Bernt Karger-Decker
An der Pforte des Lebens
Erster Band A–K

Bernt Karger-Decker

An der Pforte des Lebens

Erster Band A–K

Wegbereiter der Heilkunde im Porträt

Ferdinand von Arlt bis Adolf Kußmaul

edition q

Umschlagabbildungen

Titelseite, von links oben nach rechts unten:
Ferdinand von Arlt (Professor der Augenheilkunde in Prag und Wien - **Karl Adolf von Basedow** (Deutscher Arzt) - **Wladimir Michailowitsch Bechterew** (Russischer Psychiater und Neurologe) - **Claude Bernard** (Französischer Experimentalphysiologe) - **Theodor Billroth** (Deutscher Chirurg) - **Carl Gustav Carus** (Deutscher Arzt, Philosoph und Maler) - **Harvey Cushing** (US-amerikanischer Neurochirurg) - **Emil Du Bois-Reymond** (Deutscher Physiologe) - **Dorothea Christiane Erxleben** (Deutsche Ärztin) - **Sir Alexander Fleming** (Schottischer Bakteriologe) - **Konrad Gesner** (Schweizerischer Arzt und Naturforscher) - **Carl Ferdinand von Graefe** (Deutscher Chirurg - **Hippokrates von Kos** (Altgriechischer Arzt) - **Shibasaburo Kitasato** (Japanischer Bakteriologe) - **Robert Koch** (Deutscher Bakteriologe) - **Nikolaus Kopernikus** (Polnischer Astronom, Mathematiker und Arzt)

Rückseite: **Gerhard Domagk** (1895-1964), deutscher Bakteriologe und Industriechemiker, gemalt von Otto Dix (1891-1969). Das Ölgemälde aus dem Jahre 1953 ist im Besitz der Bayer AG in Wuppertal-Elberfeld.

Die Deutsche Bibliothek CIP-Einheitsaufnahme

Karger-Decker, Bernt:
An der Pforte des Lebens : Wegbereiter der Heilkunde im Porträt /
Bernt Karger-Decker. Erster Band A-K. -
Berlin : Ed. q, 1991. ISBN 3-928024-08-6

Lektorat/Koordination: Klaus R. Dichtl
Satz: av-satz, Berlin
Lithographie: Rheinische Reprotechnik, Düsseldorf
Druck: Loibl, Neuburg
Bindearbeiten: Leipziger Großbuchbinderei, Leipzig

Printed in Germany

Gewidmet
Frau **Liska Eckelt**
zum Dank
für selbstlose Hilfe

Inhaltsverzeichnis

Erster Band A–K

71 **Filatow**, Wladimir Petrowitsch
72 **Finsen**, Niels Ryberg
73 **Fischer**, Emil
74 **Fleming**, Sir Alexander
75 **Forlanini**, Carlo
76 **Forssmann**, Werner
77 **Fracastoro**, Girolamo
78 **Frank**, Johann Peter
79 **Frerichs**, Friedrich Theodor von
80 **Freud**, Sigmund
81 **Fuchs**, Leonhart (Fuchsius)

82 **Galen**(os)
83 **Gesner**, Konrad
84 **Giemsa**, Gustav
85 **Golgi**, Camillo
86 **Graefe**, Albrecht von
87 **Graefe**, Carl Ferdinand von
88 **Griesinger**, Wilhelm
89 **Gudden**, Bernhard Aloys von

90 **Haën**, Anton de
91 **Hahn**, Johann Sigmund
92 **Hahnemann**, Samuel
93 **Haller**, Albrecht von
94 **Hansen**, Armauer
95 **Harvey**, William
96 **Hegar**, Alfred
97 **Heim**, Ernst Ludwig
98 **Heister**, Lorenz
99 **Helmholtz**, Hermann von
100 **Helmont**, Johann Baptist van
101 **Henle**, Jakob
102 **Henoch**, Eduard
103 **Heubner**, Otto
104 **Hildanus**, Fabricius
105 **Hippokrates** von Kos
106 **Hirsch**, Rahel
107 **Hoffmann**, Friedrich
108 **Hoffmann**, Heinrich
109 **Horsley**, Victor
110 **Hoven**, Friedrich Wilhelm von
111 **Hufeland**, Christoph Wilhelm
112 **Hunter**, John
113 **Hyrtl**, Joseph

Ibn Sina (siehe **Avicenna**)

114 **Jenner**, Edward
115 **Jung-Stilling**, Johann Heinrich

116 **Kehr**, Hans
117 **Kehrer**, Ferdinand
118 **Kircher**, Athanasius
119 **Kirschner**, Martin
120 **Kitasato**, Shibasaburo
121 **Kneipp**, Sebastian
122 **Koch**, Robert
123 **Kocher**, Theodor
124 **König**, Franz
125 **Kopernikus**, Nikolaus (Kopernik, Mikołaj)
126 **Korczak**, Janusz (Goldszmit, Henryk)
127 **Korsakow**, Sergei Sergejewitsch
128 **Kroenlein**, Rudolf Ulrich
129 **Kruse**, Walther
130 **Küchenmeister**, Friedrich
131 **Kußmaul**, Adolf

Wer war Dr. Schreber?

Ein Zu-Vor von Klaus R. Dichtl

Oft bemühte Nachschlagewerke über Mediziner aus neuerer Zeit, wie das Pagel'sche „Biographische Lexikon hervorragender Ärzte“ (1901), Sigerists „Große Ärzte“ (1931), de Kruifs „Ruhmestaten großer Naturforscher und Ärzte“ (1932), und auch zeitnahe Editionen geben nur spärliche Auskünfte über die meisten der in diesen beiden Bänden vorgestellten Wegbereiter der Heilkunde; viele der jetzt von Bernt Karger-Decker Porträtierten indes sind nicht einmal erwähnt, obzwar ihre für die Medizin wegweisenden Entdeckungen, ihr grandioses ärztliches Engagement oder die Aus-Wirkungen ihres Tuns für die Heilkunde unbestritten hoch gewertet werden. Sogenannte klassische Editionen in unserem Zusammenhang verzichteten zumeist auch auf „Grenzgänger“, deren Ur-Basis nicht die eigentliche Medizin ist, würdigen „geniale Autodidakten“ kaum, klammern - meist gesellschaftlich relevant - russische, tschechische, ungarische und andere Forscher aus.

Außerdem fehlen (leider noch) in neuesten medizinhistorischen Werken Frauen und Männer der Heilkunde, die nicht nur nationale Verdienste auf den Gebieten der Sozialhygiene, der Krankenpflege, des Arzneimittelwesens oder der Volksgesundheit haben.

Und so sind es nicht allein die bekannten Größen, sondern ebenfalls die VertreterInnen des Vorgenannten, denen Bernt Karger-Decker in seiner neuen biographischen Sammlung Plätze einräumt. Wie ein Mosaik fügt der Autor seine medizin- und kulturhistorischen Feuilletons zu einem ganz neuartigen Bild zusammen, das eine komplexere Einsicht in die Heilkunde von der Antike bis in unsere Zeit - weltweit - gewährt.

Alle diese Stücke sind nicht nur kenntnisreich und populär geschrieben, sondern viele sogar mit kriminalistischem Spürsinn verfaßt: Entstanden sind anschauliche Bilder vom Ringen zeitgenössischer Medizin und des ärztlichen Standes um gesellschaftliche Anerkennung. So stellen die 239 Porträts ein überaus wertvolles kulturgeschichtliches Dokument dar, das seinen Reiz und Reichtum aus vielen Originaltextwiedergaben der Tagebücher, Memoiren und Bücher der bedeutenden Persönlichkeiten bezieht.

Die 110. Darstellung dieser erstaunlichen Sammlung beginnt Karger-Decker so:

„‚Mit ihm (Friedrich Wilhelm von Hoven) habe ich von meinem 13. bis fast zum 21. Jahr alle Epochen des Geistes gemeinschaftlich durchwandert‘, schrieb Friedrich Schiller 1793 seinem Dresdener Freund Christian Gottfried Körner aus Ludwigsburg, wo er sich vorübergehend mit seiner Familie aufhielt und erfahren hatte, daß sein einstiger Jugendgefährte von Hoven seit längerem hier als württembergischer Hof-, Stadt- und Amtsmedikus wirkte. ‚Zusammen dichteten wir, trieben wir Medizin und Philosophie‘, heißt es in dem Brief weiter. Wenige Tage danach, als Schillers Frau Charlotte vor der mutmaßlich schweren Geburt ihres ersten Kindes stand, leitete Hoven die Entbindung.“

Auch Schiller selbst (Nr. 194) ist präsent, der einst seine medizinischen Examen mit der Schrift: „Über den Zusammenhang der tierischen Natur des Menschen mit seiner geistigen“ erfolgreich abschloß. In der Vita dessen „späteren Kollegen“ Anton P. Tschechow (Nr. 221) entdecken wir einen bemerkenswerten Satz des russischen Dramatikers und Arztes: „Ich zweifle nämlich nicht daran, daß die Beschäftigung mit der Heilkunde auf meine literarische Tätigkeit einen wesentlichen Einfluß ausübte; sie hat mein Beobachtungsgebiet bedeutend erweitert, mich mit Kenntnissen bereichert, deren wirklichen Wert für mich als Schriftsteller nur der zu ermessen vermag, der selbst Arzt ist.“ Nur so beobachtet konnten Tschechows (makabre) Meistererzählungen „Krankensaal Nr. 6“ oder „Der Anfall“ entstehen. Ein Landsmann des großen Russen, der Arzt Alexander N. Winokurow, war 49jährig im Jahre 1918 Mitunterzeichner eines Ärztlichen

Bulletins über Lenins Zustand nach einem Attentat – in der Nr. 234 wiedergegeben –: „... die eine Kugel unter dem linken Schulterblatt in die Brusthöhle eingedrungen, verletzte dabei den oberen Lungenflügel und blieb in der rechten Halsseite über dem rechten Schlüsselbein stekken. Die andere Kugel drang in die Schulter ein, zerschlug den Knochen und blieb in der Haut der linken Schultergegend stecken. Es zeigten sich Erscheinungen innerer Blutungen". In seinen Erinnerungen vermerkte Winokurow, Begründer der sowjetischen Militärmedizin, daß Lenin damals zwischen Tod und Leben schwankte. „Sobald es ihm etwas besser ging, scherzte er mit den Ärzten, und sobald es nur seine Kräfte erlaubten, begann er sich selber zu bedienen ..."
Wer aber nun war Dr. Schreber? Um die Zu-Vor-Frage beantworten zu können, muß man nicht nach Leipzig gehen, wo es ein Schreberbad und eine Schreberbrücke, ein Schrebergäßchen und eine Schreberstraße sowie eine nach Dr. Schreber benannte Kleingartenanlage gibt. Zwischen Johann Lucas Schönlein und Theodor Schwann plazierte Karger-Decker eben jenen Moritz Schreber, dem man soviel Ehre angedeihen ließ (beginnend durch den damaligen Leipziger Bürgermeister Ernst Innozenz Hauschild, der 1864 den deutschen „Schreberverein" ins Leben rief, fortführend ins Heute, da man den „Laubenkolonien" durchaus zu ihrem Daseins-Recht verhilft). Schreber war einst Dozent für Innere Medizin und Arzneimittelkunde an der Leipziger Universität, danach Leiter des von E. A. Carus gegründeten Orthopädischen Instituts. Aber er war auch Gründer eines Turnvereins und richtete Spielplätze für die Jüngsten ein. Im Bild wird uns der „Reformer der Leibeserziehung und Heilgymnastik" – Nr. 197 – in einer zeitgenössischen Xylographie aus einem „Illustrierten Kalender auf das Jahr 1863" vorgestellt.
Das Bild stammt – wie alle Vorlagen der Bände „An der Pforte des Lebens" – aus der bekannten „Sammlung Karger-Decker" ... Der Schatz, den der junge Bernt Karger-Decker vor Zeiten im Garten seiner Schwiegereltern vergrub und so über die Kriegswirren rettete, bestand nicht nur aus Münzen, Schmuck oder ähnlichen Wertsachen. In zwei zinkverschlagenen Überseekisten – vor Wasser- und Naturschäden geschützt – befanden sich Zeitungsfotos, alte Kupferstiche und Holzschnitte, eine Fülle kulturhistorisch interessanter Illustrationen. Als Lehrling im Bilderdienst des Scherl-Verlages hatte der 1912 Geborene mit dem Sammeln solcher Zeitzeugen begonnen und damit noch unbewußt den Grundstock für sein lebenslanges Wirken als hochgeschätzter Publizist, Archivar und Dokumentalist gelegt.
Hinter dem Markenzeichen „Sammlung Karger-Decker" verbergen sich inzwischen eine mehrtausendbändige Bibliothek, übersichtlich geordnete Karteikästen und mehr als eine Million historischer Bilder und Reproduktionen aus allen Wissensgebieten und aus der ganzen Welt – von A wie Asklepios bis Z wie Zystoskop. Ein einzigartiges Archiv, dessen Teile nicht nur aus Zeitungen, Zeitschriften und Büchern, sondern auch in Katalogen, Prospekten, Antiquariaten, Bibliotheken und wissenschaftlichen Einrichtungen aufgespürt wurden. Aus diesem Fundus wählte der Autor für jeden der in den vorliegenden Bänden Porträtierten Abbildungen aus, die bisher kaum einem größeren Kreis bekannt sein dürften. Von anonymen zeitgenössischen Holzschnitten, Einblattdrucken, frühen zeichnerischen Darstellungen, Faksimiles und Xylographien bis hin zu künstlerischen Reproduktionen und schließlich zur modernen Fotografie reicht die Palette. Und so gestaltet sich die „Lese-" auch zur „Augen-Reise" durch die Zeiten – Zeiten, in diesen Bänden 'mal von leisem oder unüberhörbar lautem Glockengetön begleitet.

Ferdinand von Arlt (1812-1887)

Nach seiner eigenen Lebensdarstellung hatte Ferdinand Arlt in dem erzgebirgischen Dorf Obergraupen bei Teplitz als Viertgeborener eines armen Bergschmiedes das Licht der Welt erblickt. Sein Vater verdiente durch seine schwere handwerkliche Tätigkeit so wenig, daß er *„nur mit äußerster Anstrengung"* das zum Familienunterhalt Allernotwendigste erwerben konnte. Dementsprechend opfervoll und entsagungsreich war auch das nach dem Abitur in Prag absolvierte Medizinstudium des Sohnes. Bald schloß er sich der von dem Wiener Internisten Josef Skoda begründeten neuen Richtung an, die physikalische Diagnostik auf die pathologisch-anatomischen Veränderungen des Organismus zu stützen und desgleichen die Therapie wissenschaftlich zu fundieren.
Seine akademische Laufbahn begann Arlt im Anschluß an seine Doktorpromotion als chirurgischer Assistent an der Prager Lehrkanzel seines Ophthalmologieprofessors Johann Nepomuk Fischer. Hier gewann er allmählich besonderes Interesse für die Augenheilkunde, die damals noch stiefmütterlich als ein Nebenzweig der Chirurgie betrachtet wurde. Sowohl durch erfolgreiche Staroperationen, zu denen ihn sein Chef in dem von ihm betreuten Blindenerziehungsinstitut am Hradschin heranzog, wie auch durch geschickte Ausübung und Verfeinerung der kurz zuvor von Johann Friedrich Dieffenbach inaugurierten Schieloperation erwarb er sich rasch einen guten Namen als ingeniöser Schrittmacher. Einmal gelang es ihm sogar, eine schwer verkrüppelte dickleibige Patientin in ihrer unbequemen Ruhelage beidseitig vom Star zu befreien und wieder sehend zu machen.
Mit fünfunddreißig Jahren habilitierte sich Arlt für das Fach der pathologischen Anatomie des Auges. Sein Forschungseifer auf diesem Gebiet erstreckte sich vornehmlich auf die makroskopische, das heißt mit bloßem Auge, ohne Vergrößerungsgerät durchzuführende Anatomie des Sehorgans. Wesentliche Forschungsbeiträge lieferte Arlt nach seiner persönlichen Mitteilung beispielsweise *„über die Lage der Linse zu den Ciliarfortsätzen, über die Existenz einer hinteren Augenkammer, über die relative Lage der Cornea zur Iris usw."*. Noch im Jahr seiner Habilitation, 1849, erlangte er den Prager Lehrstuhl für Ophthalmologie, den er bis zu seiner Berufung als Ordinarius nach Wien, 1866, bekleidete.
Die Wiener Lehrkanzel sowie die Leitung der dortigen Universitäts-Augenklinik hatte Arlt bis zu seinem Eintritt in den Ruhestand, 1883, inne. Zu seinen wissenschaftlichen Glanzleistungen zählt sein großes **„Lehrbuch der Augenheilkunde"**, in welchem er nach der Wertung des österreichischen Medizinhistorikers Leopold Schönbauer *„als einer er ersten die Pathologie und Histologie berücksichtigte und so eine völlige Reform der Augenheilkunde einleitete"*. Daneben verfaßte er mehrere wegweisende Schriften über die pathologische Anatomie, Ätiologie, klinische Darlegung von Augenkrankheiten oder -verletzungen sowie zur Operationslehre. Auch neuartige Operationsverfahren, Instrumente und Schriftskalen zur Sehprobe schuf er.

1

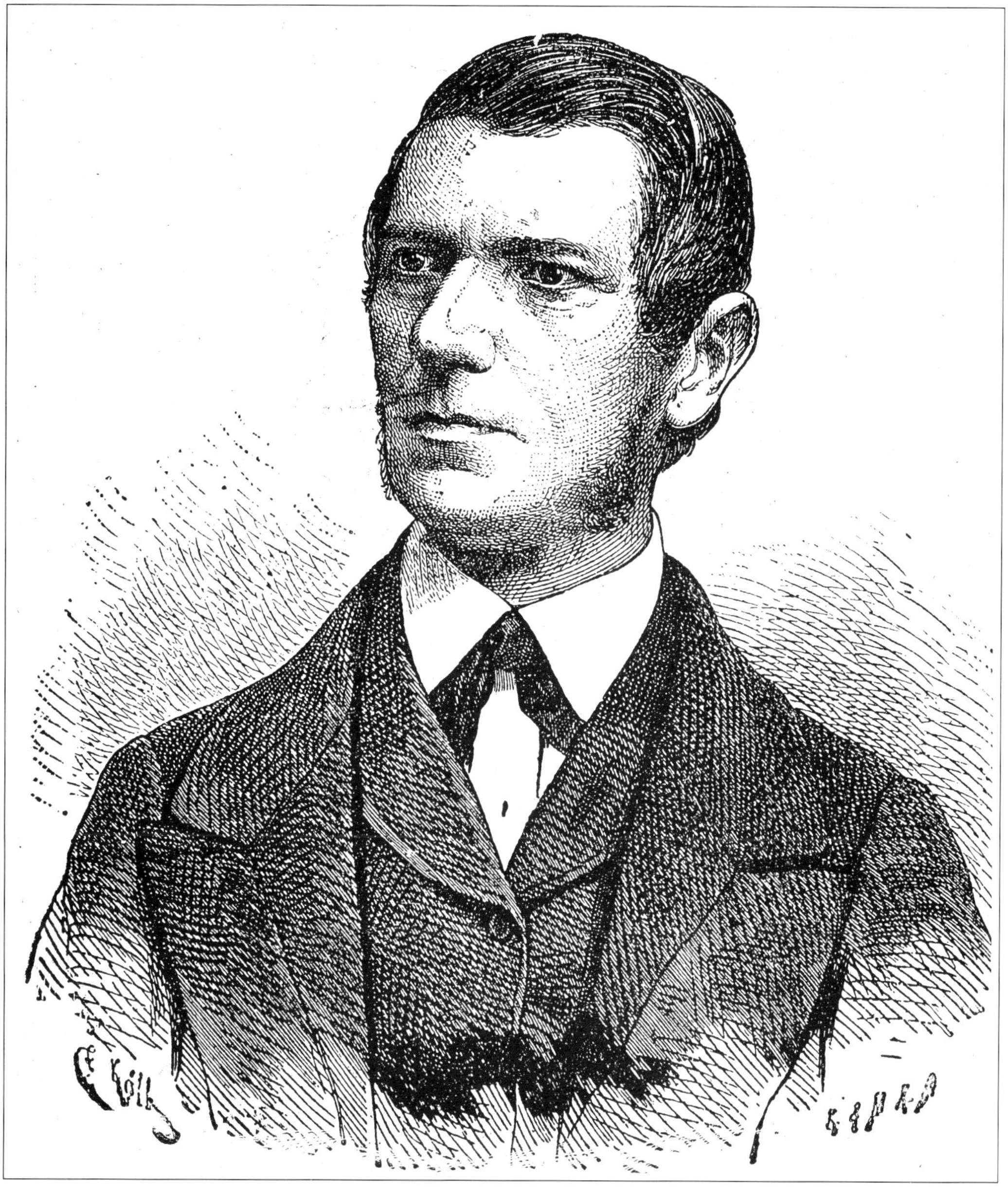

Ferdinand von Arlt. Professor der Augenheilkunde in Prag und Wien. Förderer der Ophthalmologie. Unleserlich signiertes zeitgenössisches Bildnis. Aus: S. Stefan: Hundert Jahre in Wort und Bild – Eine Kulturgeschichte des XIX. Jahrhunderts, Berlin 1899

Leopold Auenbrugger (1722-1809)

In seinem Buch **„Das Medizinische Wien"** (1944) bezeichnet Professor Schönbauer den aus Graz gebürtigen Leopold Auenbrugger emphatisch als den *„intuitivsten"* und deshalb seiner Meinung nach *„bedeutendsten Arzt seiner Zeit"*. Doch während die Nachwelt ihn dankbar als den Erfinder bzw. Entdecker der Perkussion und damit zugleich als einen Mitbegründer der physikalischen Diagnostik ehrt, war seine meisterhafte Hervorbringung bei der damaligen Kollegenschaft bis kurz vor seinem Lebensende auf Ignoranz gestoßen.

Nach seinem Medizinstudium in Wien hatte Auenbrugger zunächst mehrere Jahre als unbesoldeter Sekundararzt am Spanischen Militärhospital der Donaumetropole gearbeitet und beim Freiwerden des Primariats die Stelle des Chefarztes erhalten. Im Besitz der medizinischen Doktorwürde nahm er, durch bestürzende Obduktionsbefunde veranlaßt, seine Perkussionsversuche auf, um daraus eine ärztliche Untersuchungsmethode zu entwickeln, die es ermöglichen würde, *„mittels Anschlagens an den Brustkorb verborgene Brustkrankheiten aufzuspüren"*.

Die Gepflogenheit seines frühverstorbenen Vaters als einstigen Inhabers des Grazer Gasthauses „Zum schwarzen Mohren", den Weinvorrat in den Fässern durch Beklopfen zu ermitteln, soll den spontan sich erinnernden Sohn Leopold einer Anekdote zufolge zu seinem bedeutsamen Vorhaben angeregt haben.

Nach siebenjährigem Experimentieren, Vergleichen, Ordnen, Werten der an Leichen, Patienten und Gesunden perkutierten Schallphänomene und -qualitäten publizierte Auenbrugger 1761 seinen lateinisch abgefaßten Forschungsbericht zu allgemeiner ärztlicher Nutzanwendung. Aber allüberall begleiteten Skepsis, Widerspruch, Verunglimpfung, Totschweigen die Schrift **„Neue Erfindung, durch Beklopfen des menschlichen Brustkorbes als eines Zeichens, verborgene Krankheiten des Brustinnern aufzudecken"** („Inventum novum ..."), obwohl sie interessiert gelesen wurde, wovon eine bereits 1763 erfolgte zweite Auflage zeugte. Inzwischen hatte Augenbrugger wegen unliebsamer Streitigkeiten das Spanische Spital verlassen und eine Privatpraxis aufgetan, die rasch regsten Zulauf fand. Besonders erfolgreich führte er den „Bruststich" (Thorakozentese) aus. In Mußestunden schrieb er neben Beiträgen über Arzneimittel, Influenza, Ruhr zwei Monographien über **„Behandlung der männlichen Manie** (Tollheit) **mittels Kampfer"** (1776) und **„Von der stillen Wuth oder dem Triebe zum Selbstmord als einer wirklichen Krankheit"** (1782).

Letzteres Werk trug dem Verfasser das Adelsprädikat ein. Die Wiener medizinische Fakultät berief den Mittsiebziger zum Gastexaminator bei Doktorprüfungen. Achtundsiebzigjährig verstarb „Leopold Edler von Auenbrugg", wie es in der Todesnachricht des Wiener Magistrats heißt, an Entkräftung. Erst jetzt begann sich die Perkussion dank der von Jean-Nicolas Corvisart (1755-1821) besorgten, werbewirksam kommentierten französischen Ausgabe der Auenbruggerschen Abhandlung weltweit klinisch durchzusetzen.

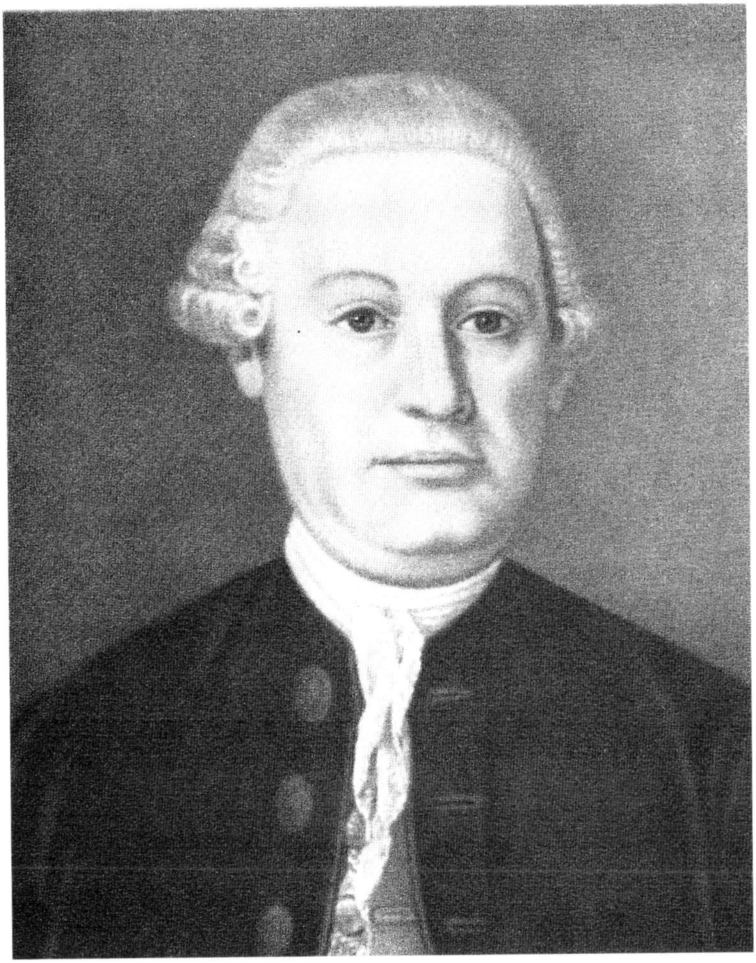

Leopoldus Auenbrugger medicus viennensis.

Leopold Auenbrugger. Praktischer Arzt in Wien. Erfinder der Perkussion (Beklopfdiagnostik).
Aus: Knoll A. G. – Edition: Vom Wirken berühmter Ärzte aus vier Jahrhunderten, Ludwigshafen a. Rh. 1936 (nach H. E. Sigerist)

Johann Heinrich Ferdinand von Autenrieth (1772-1835)

Fünf Jahre nach Abgang Friedrich Schillers von der Stuttgarter Karlsakademie bezog der dreizehnjährige Johann Heinrich Ferdinand Autenrieth diese herzogliche „Zuchtanstalt" zum Studium der Naturwissenschaften und der Medizin. Sein Vater bekleidete an derselben Hohen Schule den Lehrstuhl für Kameralistik. Unmittelbar nach seiner Promotion begab sich der erst zwanzigjährige Graduierte nach Italien, um noch an der damals hochberühmten Universität Pavia Vorlesungen des namhaften Anatomen Antonio Scarpa wie auch des hervorragenden Klinikers und Begründers der öffentlichen Gesundheitspflege Johann Peter Frank zu hören, von dem er zugleich wesentliche Impulse für sein späteres eigenes ärztliches Wirken empfing.
Über Triest, Wien und Ungarn in seine Heimatstadt zurückgekehrt, veröffentlichte Autenrieth medizinische Reiseberichte, die seinen Namen bekannt machten. Anschließend begleitete er seinen Vater nach Baltimore im US-Staat Maryland, wo er mehrere Monate eine Heilpraxis betrieb. Während dieser Zeit verfaßte er aufschlußreiche Schriften über die Anatomie der Delphine, die Seekrankheit und das Gelbfieber, das er am eigenen Leibe erfahren und glücklich überstanden hatte. Wieder daheim, wurde er zum Hofmedikus sowie zum Leiter der Zoologischen Abteilung des herzoglichen Naturalienkabinetts ernannt.
Als das Land im Herbst 1796 von der Rinderpest heimgesucht wurde, fiel Autenrieth die Aufgabe zu, amtliche Vorschriften zu wirksamer Bekämpfung der Seuche zu erarbeiten. Dadurch gelangte er zu großem Ansehen. Schon im darauffolgenden Jahr erhielt er eine Berufung zum ordentlichen Professor der Anatomie, Physiologie, Chirurgie und Geburtshilfe in Tübingen. Die beiden letztgenannten Fächer gab er jedoch 1805 ab, um sich vornehmlich der anatomischen und physiologischen Forschung wie auch der Leitung der neuerrichteten medizinischen Universitätsklinik zu widmen.
Im Sinne seines einstigen Lehrers Johann Peter Frank erhob Autenrieth erstmalig auf deutschem Boden an Stelle des herkömmlichen fruchtlosen spekulativen Theoretisierens über Krankheiten deren exakte Beobachtung am Krankenbett und physiologische Erklärung zur Maxime von Ätiologie, Diagnostik und Therapie. In seinem dreiteiligen „Handbuch der empirischen menschlichen Physiologie" legte er seine Ansichten über die Notwendigkeit experimenteller medizinischer Forschung dar. Ärzte aus dem In- und Ausland strömten ihm zu, um an seiner Klinik zu lernen.
Als jahrelanger Medizinalvisitator trug Autenrieth wesentlich zur Erneuerung des Landesgesundheitswesens und der Gerichtsmedizin bei. Für Gerichts- und Wundärzte schrieb er eine Anleitung zu forensischen Untersuchungen und Obduktionen. Seit 1822 Kanzler der Universität Tübingen, gehörte er gleichzeitig der württembergischen Städteversammlung an. In die medizinische Nomenklatur führte er die Bezeichnung Abdominaltyphus ein. Gegen das Wundliegen entwickelte er eine nach ihm benannte Salbe.

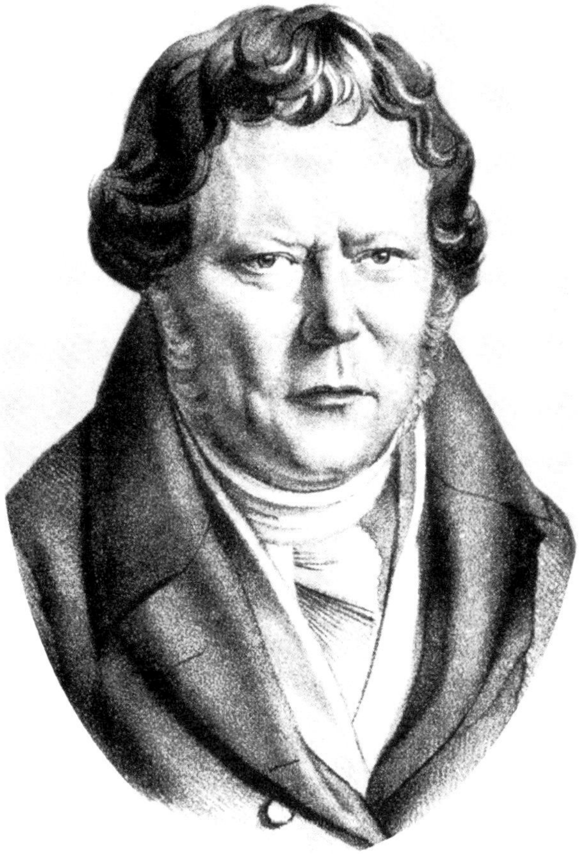

Johann Heinrich Ferdinand von Autenrieth. Deutscher Kliniker, der sich um objektive Beobachtung der Krankheiten auf physiologischer Grundlage bemühte. Führte die Bezeichnung „Abdominaltyphus" ein. Anonyme zeitgenössische Darstellung als Beilage der Münchener medizinischen Wochenschrift (1935)

Avicenna (980-1037)

„Avicenna“ lautet der latinisierte Name des im Jahre 980 unserer Zeitrechnung in der mittelasiatischen Ortschaft Churmaiten geborenen iranisch-tadshikischen Universalgelehrten und Mediziners Abu Ali al Husain Ibn Abdallah Ibn Sina. Dieser große Enzyklopädist des Ostens und *„Fürst der Ärzte“*, wie ihn seine Zeitgenossen achtungsvoll hießen, war der hochbegabte Sohn eines samanidischen Steuerbeamten und hatte in der nahegelegenen prächtigen Landeshauptstadt Buchara Rechtswissenschaft, Philosophie, Mathematik und Astronomie studiert, bevor er sich, sechzehnjährig, auch der Heilkunde zuwandte.

Bereits während seines Medizinstudiums erfreute sich Avicenna als praktizierender Arzt eines hohen Ansehens. Als es ihm gar gelang, den schwerkranken Emir, vor dessen Leiden die arrivierten Hofärzte ratlos standen, mit einer eigenen Rezeptur zu kurieren, ernannte der Herrscher ihn nicht nur zu seinem Leibmedikus, sondern gestattete ihm überdies, die reichhaltige Palastbibliothek zu benutzen.

Dadurch konnte er die aus dem Altertum überlieferten wie auch die zeitgenössischen medizinischen Lehren eingehend in sich aufnehmen und sie am Krankenbett sowie bei Operationen überprüfen. Selbst vor Leichenöffnungen, die der Koran, die wichtigste Glaubens- und Rechtsgrundlage des Islams, streng untersagte, schreckte Avicenna nicht zurück. Daß er heimlich Sektionen durchführte, schließen wir aus seinen späteren differentiellen Krankheitsbeschreibungen und seinen Einsichten in manche Organfunktionen, wie des Augenmuskels oder des Darmes, dessen auffallende windungsreiche Länge nach seinen Worten *„notwendig ist, damit die Nahrung möglichst lange in den Darmkanälen verweile und ihre nahrhaften Bestandteile Zeit haben, sich von den unbrauchbaren zu trennen. Denn wenn der Mensch nur einen kurzen, geraden Darm besäße, würde die Nahrung zu schnell wieder ausgeschieden werden, und er müßte, um sich zu ernähren, unaufhörlich essen“*.

Nach dem Tode des ihm wohlgesinnten Herrschers begann für Avicenna ein unstetes Wanderleben, das ihn von Kalifenhof zu Kalifenhof führte, wo er die Willkür der arabischen Despoten in allen Variationen, bis zur Kerkerhaft und Todesandrohung, zu spüren bekam. Erst am Hofe des aufgeklärten Emirs von Hamadan, den er von einer heftigen Darmkolik befreite, fand er wieder Ruhe. Als dessen Leibarzt und Wesir schuf er in anderthalb Jahrzehnten sein gigantisches medizinisches Hauptwerk, den **„Kanon der Heilkunde“**, eine fünfbändige systematische Zusammenfassung des gesamten ärztlichen Wissens seiner Zeit, die das Erbe des Hippokrates und des Galenos theoretisch weiterentwickelnd, das grundlegende Lehrbuch der Medizin bis ins achtzehnte Jahrhundert wurde. Hierin behandelte er alle Zweige der Heilkunde, von der Anatomie, Physiologie, Ätiologie und Symptomatologie über die Pharmazie und Toxikologie bis hin zur Chirurgie, die er um bedeutsame Empfehlungen bereicherte, sowie zur Pathologie, Therapie und Kosmetik.

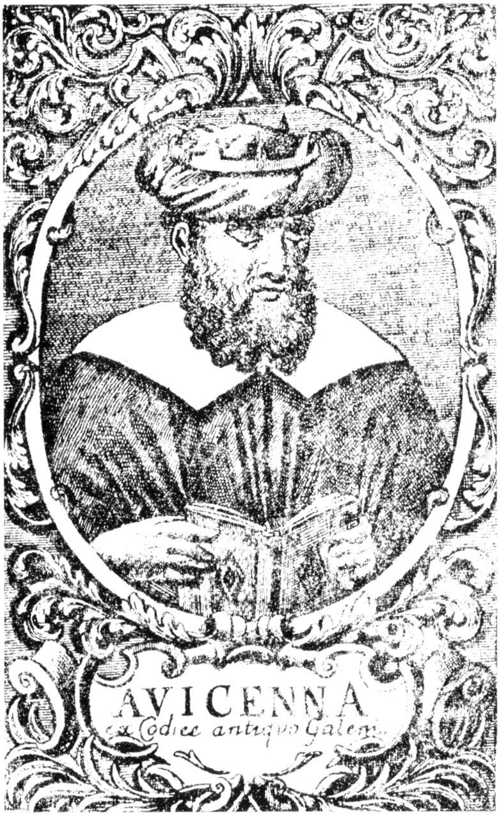

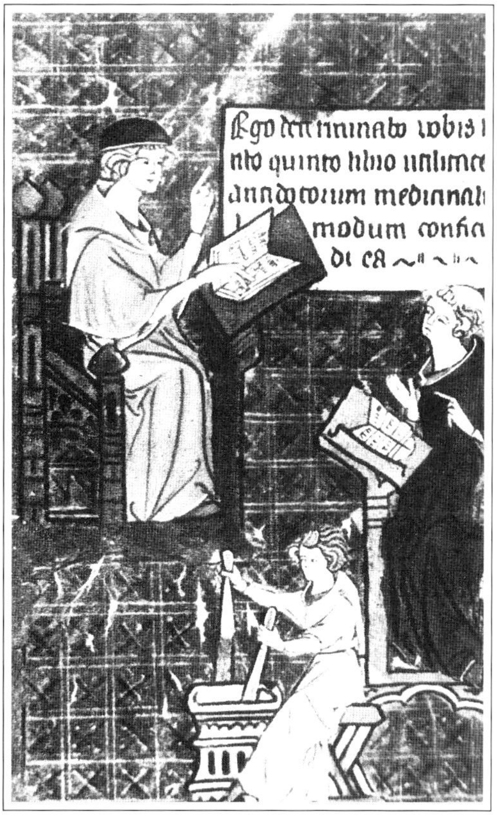

Ibn Sina (Avicenna). Iranisch-tadschikischer Arzt und Philosoph. Hauptwerk: „Canon medicinae". Idealbildnis aus einer frühen Ausgabe des „medizinischen Systems" von Galenos. Bildarchiv des Karl-Sudhoff-Instituts für Geschichte der Medizin und Naturwissenschaften der Universität Leipzig. Aus: B. Karger-Decker: Besiegter Schmerz – Geschichte der Narkose und der Lokalanästhesie, Leipzig 1984

Avicenna bei einem Disput.
Nach einer französischen Miniatur des 13. Jahrhunderts auf einem unbezeichneten älteren Illustriertendruck

Frederick Grant Banting (1891-1941)

Zu den häufigsten menschlichen Leiden zählt zweifellos der Diabetes mellitus, der auf der Unfähigkeit des Organismus beruht, den Zucker ausreichend im Stoffwechsel zu verwerten.
Jahrtausendelang bemühten sich die Ärzte vergebens, dem Übel medikamentös beizukommen; sie erzielten dabei lediglich eine Linderung der Krankheitssymptome. Einen entscheidenden Wandel in der Therapie der sogenannten Zuckerharnruhr erbrachte erst die Isolierung des „Insulins" durch den kanadischen Physiologen Frederick Grant Banting.
Es handelt sich bei dieser Substanz um das Hormon der Bauchspeicheldrüse, das der Körper unbedingt zum Abbau des Zuckers benötigt.
Bantings Eltern, die in der kanadischen Landgemeinde Alliston eine Farm betrieben, hätten es am liebsten gesehen, wenn ihr Sohn ein methodistischer Geistlicher geworden wäre. Aber das Diabetessiechtum eines Jugendfreundes, so heißt es, habe ihn zum Medizinstudium bewogen. Fünfundzwanzigjährig erhielt er seine Approbation als Arzt. Er konnte jedoch seinen Beruf vorerst nicht ausüben, da er alsbald an die Front nach Cambrai in Nordfrankreich geschickt wurde, wo er als Sanitätsoffizier wirkte. Selbst am Unterarm verwundet, benutzte er seinen Lazarettaufenthalt dazu, sich auch chirurgisch auszubilden.
Nach Beendigung des ersten Weltkrieges arbeitete Banting zunächst als Assistent am Kinderkrankenhaus in Toronto. Anschließend führte er in der kanadischen Stadt London mit wenig Glück eine ärztliche Privatpraxis. Um seinen drohenden wirtschaftlichen Ruin abzuwenden, nahm er eine Halbtagsstellung als Repetitor am Physiologischen Institut der Universität Toronto an. Bei dieser Tätigkeit wurde er im Herbst 1920 mit den bisher publizierten Forschungsberichten über die Beziehungen zwischen Bauchspeicheldrüse und Zuckerkrankheit bekannt.
Bei Studium dieser Arbeiten faßte Banting den Entschluß, das den Zuckerhaushalt des Organismus regelnde Hormon der im Pankreas gelegenen „Langerhansschen Inseln" zu gewinnen, um es als Antidiabetesmittel erproben zu können. Nachdem ihm der Institutsdirektor Professor Macleod auf seine Bitte etliche Versuchshunde zur Verfügung gestellt hatte, machte er sich im Sommer 1921 gemeinsam mit dem Medizinstudenten Charles Herbert Best ans Werk. Der von ihm als „Isletin" bezeichnete und später in das wohlklingendere „Insulin" umbenannte Extrakt (Ringerlösung-kalt) erwies sich nach Injektion in die Blutbahn eines künstlich zuckerkrank gemachten Tieres tatsächlich als therapeutisch wirksam. Am 11. Januar 1922 bewährte sich das Präparat erstmalig auch an einem schwer zuckerkranken Knaben.
Ende 1923 erhielt Banting für seine Entdeckung den Nobelpreis. Vorher hatte man ihn durch Übergabe einer Professur sowie durch den Ritterschlag geehrt. Am 21. Februar 1941 kam er bei einem Flugzeugabsturz in Neufundland ums Leben. Von seinem erfolgreichen wissenschaftlichen Forschen zeugen fünfundzwanzig Bücher sowie seine zwanzig Druckseiten umfassende Nobelrede **„Diabetes und Insulin"**.

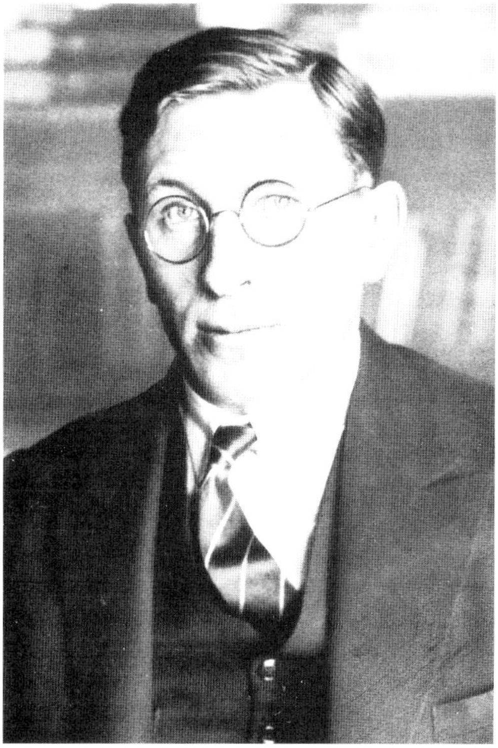

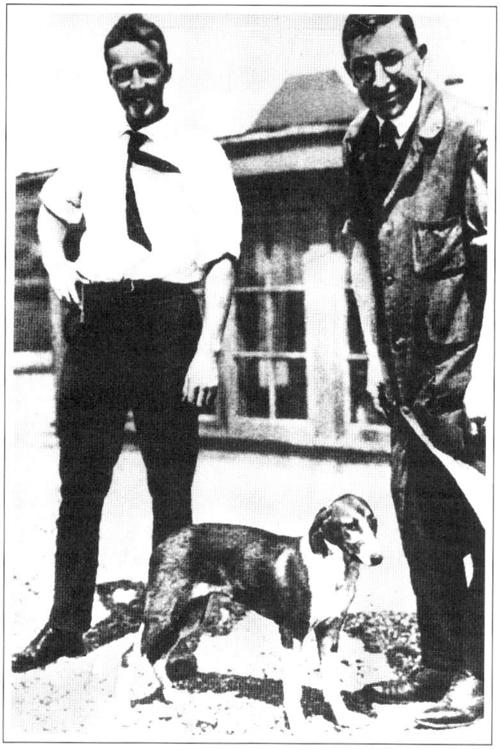

Frederick Grant Banting. Kanadischer Chirurg und Physiologe. Stellte gemeinsam mit Charles Herbert Best das Bauchspeicheldrüsenhormon Insulin dar. Reproduktion einer Originalfotografie aus dem Bildarchiv des einstigen Chefapothekers Curt Kuntze (†), Rostock

Banting (rechts) und Best mit ihrem ersten Diabetes-Patienten, dem Versuchshund Nr. 410. Reproduktion aus: Gordon Rattray Taylor: Het wondere Leven – De Beeldende Geschiedenis der Biologie, London 1963

Georg Bartisch (1535-1607)

Als der namhafte Breslauer Professor der Augenheilkunde Hermann Cohn in der Sächsischen Landesbibliothek Dresden ophthalmologische Literaturstudien trieb, fiel ihm zufällig eine aus dem 16. Jahrhundert stammende Handschrift über die operative Behandlung *„des schmertzhafftigenn, peinlichenn Blasenn Steines"* in die Hände, die nach späterer fachkritischer Analyse, als *„die erste wirklich brauchbare deutsche Quelle über den Steinschnitt von hoher Qualität"* erkannt wurde. Die Auffindung jenes 1575 zu Papier gebrachten Manuskriptes, dem auch ein Bildnis seines Verfassers, Georgius Bartisch, beigegeben ist, bedeutete eine wissenschaftliche Sensation.

Der aus Gräfenhain bei Dresden gebürtige Autor war der Sohn eines Baders und hatte bei verschiedenen Wundärzten das Starstechen sowie das Bruch- und Steinschneiden erlernt. Auf anschließender Wanderschaft und auf ausgedehnten Bildungsreisen, die ihn bis nach Wien und Prag wie auch nordwärts bis zur Ostsee führten, vervollkommnete er sich handwerklich und geistig, so daß er nach seiner endgültigen Niederlassung in Dresden rasch zu einer vielbesuchten Praxis gelangte.

Entschieden setzte er sich für die Ehrsamkeit der chirurgischen Tätigkeit ein. Mit dreiundzwanzig bereits avancierte er zum sächsisch-kurfürstlichen Hofokulisten.

Detlef Rüster charakterisiert Bartisch in seinem 1984 erschienenen Buch **„Alte Chirurgie"** als einen Mann, der nicht nur sein Handwerk auf überdurchschnittlichem Niveau beherrschte, sondern auch mit klarem Blick wesentlichen Gesichtspunkten der alten Chirurgie jener Zeit auf den Grund kam. Bartisch forderte für die Schnittärzte akademische Ausbildung, Kenntnis der lateinischen Sprache sowie die Möglichkeit anatomischer Erforschung des kranken Körpers – was freilich bei den damaligen weltanschaulichen Voreingenommenheiten unerfüllt blieb.

Bartischs eingangs erwähnte umfängliche, mit instruktiven kolorierten Zeichnungen versehene, dem Kurfürsten August gewidmete und zur Drucklegung übergebene avantgardistische Schrift über den Blasensteinschnitt wurde aus Sparsamkeitsgründen nicht veröffentlicht. Der Autor mußte sich mit kärglichem Arbeitshonorar begnügen. Die von ihm beabsichtigte Weiterentwicklung der Chirurgie, insbesondere Urologie, erfüllte sich durch das landesherrliche Versäumnis nicht.

Damit sich Gleiches nicht wiederhole, ließ Bartisch sein nächstes bedeutsames Werk **„Augendienst"** (1583) auf eigene Kosten drucken. Als frühestes deutsches Handbuch der Augenheilkunde sicherte es ihm einen unverlierbaren Platz in der Geschichte der Medizin; gab es doch treffliche Erstbeschreibungen augenheilkundlicher Operationen, Anweisungen zur Behandlung des Schielens, der Sehschwäche, zahlreicher Augenerkrankungen und -verletzungen, ferner zur Augenprophylaxe und -medikation, zur Durchführung des Starstiches und gab durch prächtige Illustrationen veranschaulichte augenanatomische Betrachtungen.

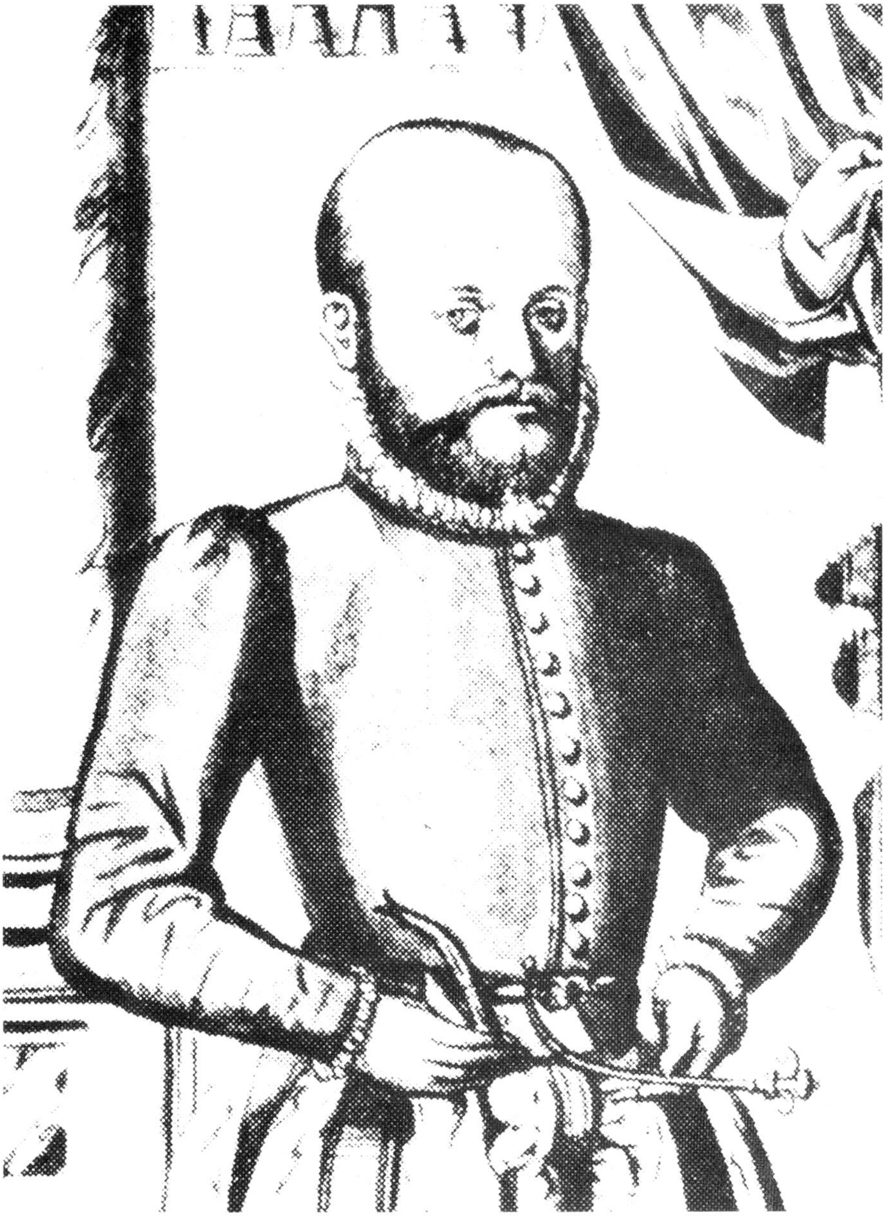

Georg Bartisch. Deutscher Okulist, Steinschneider und Wundarzt.
Selbstbildnis in seiner im Besitz der Sächsischen Landesbibliothek Dresden befindlichen Handschrift über den Steinschnitt. Aus: H. E. Kleine-Natrop: Das heilkundige Dresden – Dresdner Chirurgenschulen und medizinische Lehrstätten in drei Jahrhunderten, Dresden – Leipzig 1964

Anton de Bary (1831-1888)

Nur wenig mehr als ein Jahr hatte Anton de Bary nach seinem Studium in Heidelberg, Marburg und Berlin in seiner Vaterstadt Frankfurt am Main als Arzt gewirkt; dann wechselte er zur Botanik hinüber und erlangte schon bald nach seiner Habilitation an der Universität Tübingen eine Professur wie auch die Direktion des Botanischen Gartens in Freiburg. Anschließend bekleidete er die gleichen Ämter in Halle und schließlich in Straßburg, wo ihn der Tod vorzeitig aus seinem überaus erfolgreichen Schaffen riß.
Rasch entwickelte sich der Gelehrte zu einem der bedeutendsten Pflanzenforscher seines Jahrhunderts. Er arbeitete hauptsächlich über die Organisation, das Wachstum und die Lebensweise der niederen Pflanzen, insbesondere der Pilze und Algen. Hierbei entdeckte er die sogenannte Flechtensymbiose, das heißt die innige Lebensgemeinschaft zwischen Schlauchpilzen und Blau- oder Grünalgen zu gegenseitigem Nutzen, indem die beiden „Partner" einander mit lebensnotwendigen Stoffen versorgen.
Bald danach machte de Bary durch eine weitere Entdeckung von sich reden, die einmal sehr wichtig für die Bakteriologie werden sollte. Als er nämlich im Jahre 1879 auf geeigneten Nährböden Kulturen gemischter Mikroben anlegte, beobachtete er zu seinem Erstaunen, daß *„trotz ausreichenden Nährstoffangebots"*, wie er in seinem Versuchsbericht mitteilte, *„nur gewisse Organismen zu ungestörtem Wachstum befähigt sind, während andere überhaupt nicht oder nur stark geschwächt wachsen"*.
Ähnliches hatte kurz vorher der geniale französische Mitbegründer der Mikrobiologie, Louis Pasteur, beim Züchten des Milzbranderregers bemerkt. Die Keime gediehen in reinem Urin prächtig – bis Pasteur eine andere Mikrobenart hinzufügte. Diese ließ eine friedliche Koexistenz nicht zu, so daß die Milzbrandbazillen in der Entwicklung zurückblieben und allmählich abstarben. Damals verkündete Pasteur seine These *„Leben verhindert Leben"*; sie wurde aber überhört.
De Bary hatte sie nun durch seine Experimente bestätigt. Er vermutete, daß manche Kleinstlebewesen Stoffwechselprodukte ausscheiden, die sich für ihre Nachbarschaft verhängnisvoll auswirken. Aus den griechischen Wörtern „anti" (= „gegen") und „bios" (= „Leben") bildete er den Begriff „Antibiose", den ein Jahrzehnt später, 1889, der französische Mediziner Jean-Antoine Villemin folgendermaßen definierte:
„Wenn zwei Lebewesen verschiedener Art eng zusammenkommen und das eine auf einen mehr oder weniger großen Teil des anderen eine destruktive Wirkung ausübt, läßt sich von ‚Antibiose' sprechen." Als vierzig Jahre danach der englische Bakteriologe Alexander Fleming mit Eitererregern experimentierte und ihm zu seinem anfänglichen Verdruß die Spore eines Schimmelpilzes in eine seiner sorgfältig gehüteten Kulturen fiel, welche sich schnell vermehrte und ausbreitete, verfolgte er das Phänomen der Antibiose mit äußerster Zielstrebigkeit und entdeckte dabei das erste Antibiotikum:
das Penizillin.

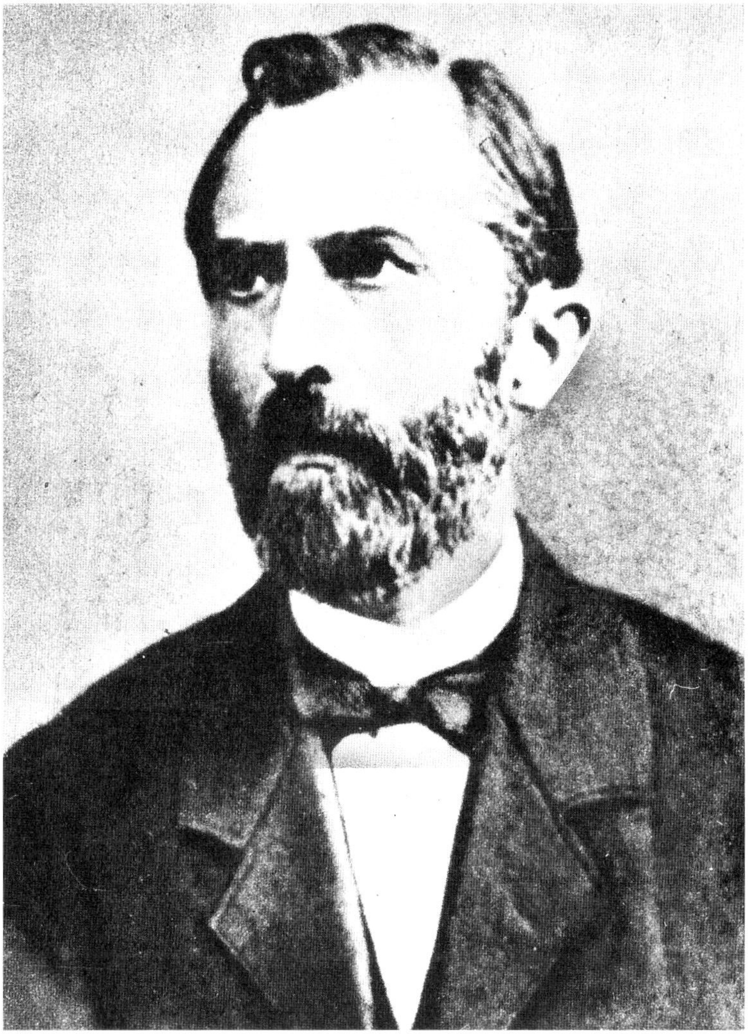

Anton de Bary. Deutscher Botaniker. Entdecker der Flechtensymbiose und der Antibiose.
Aus: B. Karger-Decker: Unsichtbare Feinde - Ärzte und Forscher im Kampf gegen den Infektionstod, Leipzig 1980

Karl Adolf von Basedow (1799-1854)

In Caspers „**Wochenschrift für die gesamte Heilkunde**" (Berlin) erschien 1840 eine Abhandlung unter dem Titel „**Exophthalmus durch Hypertrophie des Zellgewebes in der Augenhöhle**", in der erstmalig eine besondere Erscheinungsform des Kropfleidens umfassend dargestellt wurde. Als Autor zeichnete der Merseburger Kreisarzt Karl Adolf von Basedow, der am 28. März 1799 in Dessau als Sohn eines anhaltischen Regierungspräsidenten das Licht der Welt erblickt, an der Universität Halle Medizin studiert und nach seiner Approbation in der Stadt seines amtlichen Wirkens eine Zeitlang eine Privatpraxis betrieben hatte.

Schon damals fiel ihm bei manchen Patienten ein eigentümliches Heraustreten des Augapfels auf. Wenn er sie näher untersuchte, stellte er bei ihnen zudem ein verstärktes Herzklopfen, erhöhten Puls sowie eine Anschwellung der Schilddrüse fest. Als weitere Symptome verbanden sich mit jener „Glotzaugenkachexie", wie Basedow diese Krankheit bezeichnete, eine nervöse Unruhe, Mattigkeit, Atemnot, Abmagerung, starkes Schwitzen, Händezittern und Durchfälle. Nach ihren drei Haupterkennungsmerkmalen nannte die Fachwelt das Leiden zunächst „Merseburger Trias".

Bereits den Heilkundigen des Altertums war der Kropf bekannt. Allerdings betrachteten sie ihn als eine krankhafte Ausstülpung der Luftröhre.

Erst der persische Arzt Isma'il al-Jurjani wähnte zu Beginn des zwölften Jahrhunderts einen Zusammenhang zwischen dem Hervortreten des Augapfels und dem Kropf. Darüber berichtete er in seinem monumentalen medizinischen Werk „**Der Schatz des Königs Khwarizum**". Sechshundert Jahre danach brachte der päpstliche Leibarzt Giuseppe Flajani den Kropf mit den ihn begleitenden Palpitationen in Beziehung. Seine Auffassung bekräftigten in der ersten Hälfte des vorigen Jahrhunderts die englischen Mediziner Caleb Hillier Parry und Robert James Graves. Letzterer, der eine Professur für Innere Medizin am „**Irish College of Physicians**" zu Dublin bekleidete, erkannte überdies das gleichzeitige Vorhandensein von Struma, Palpitation und Exophthalmus.

Karl Adolph von Basedow endlich wurde zum gründlichsten Beschreiber des Leidens, das nach ihm heute „Morbus Basedow" heißt. Mit Recht charakterisierte der Berliner Professor der Augenheilkunde Julius Hirschberg die Verdienste der Genannten:

„Flajani hat den Weg gewiesen, Parry hat die Krankheit zuerst beschrieben, Graves hat sie wiedergefunden und genauer geschildert, Basedow hat sie noch einmal gefunden, aber zuerst vollständig beschrieben."

Bis zu seinem Lebensende versah Basedow unermüdlich sein Physikat. Er starb am 11. April 1854, nachdem er sich bei der Sektion eines Fleckfiebertoten infiziert hatte. Der berühmte Frankfurter Chirurg Ludwig Rehn, der durch die von ihm ausgeführte erste Herznaht in die Geschichte der Medizin eingegangen ist, vermutete 1884 als erster eine Überfunktion der Schilddrüse als Ursache der Basedowschen Krankheit.

8

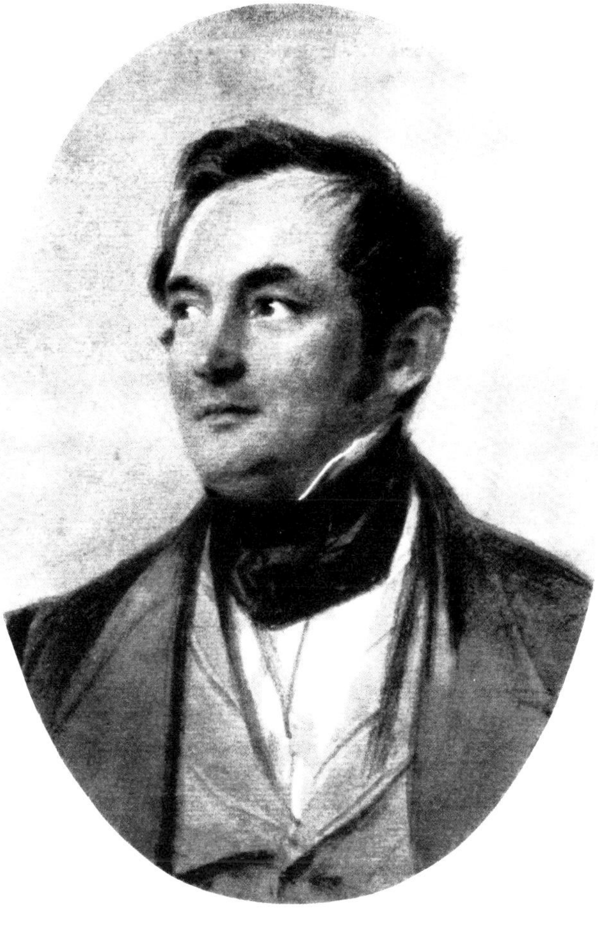

Karl Adolf von Basedow. Deutscher Arzt. Beschrieb erstmalig klar die drei Hauptsymptome der später nach ihm benannten auf Schilddrüsen-Überfunktion beruhenden Basedowschen Krankheit.
Anonymer Schwarzweißdruck nach dem Gemälde seines Vetters Franz Krüger. Im Besitz des Basedow-Kreiskrankenhauses Merseburg bei Halle (Saale)

Caspar Bauhin (1560-1624)

Jeder Medizinstudent lernt im Verlauf des Anatomieunterrichts die „Bauhinsche Klappe“ (Valva ileocaecalis) kennen, eine an der Einmündung des Dünndarms in den Dickdarm gelegene ventilartig wirkende doppelte Schleimhautfalte, die den Rücktritt von Kot in den Dünndarm verhindert. Sie trägt ihren Namen nach dem aus Basel gebürtigen schweizerischen Naturforscher Caspar Bauhin, der sie zwar nicht entdeckt, aber zum ersten Mal ausführlich beschrieben und in ihrer funktionellen Bedeutung erkannt hatte.

Sechzehnjährig, nahm der Sohn eines wegen seines protestantischen Glaubens aus Frankreich geflüchteten Arztes in seiner Vaterstadt das Studium der Medizin, insbesondere der Anatomie, und der Botanik auf. Als Basel bald danach von der Pest heimgesucht wurde, setzte er seine akademische Ausbildung zunächst an den italienischen Universitäten Padua und Bologna, sodann in Montpellier und Paris, zuletzt in Tübingen fort. Seinen Doktorgrad erlangte er 1581 an der heimatlichen Alma mater.

Unter dem Vorsitz seines „Doktorvaters“ Felix Platter durfte der frisch Promovierte vor etwa siebzig Zuschauern selbständig eine männliche Leiche sezieren, was damals noch überaus selten und als ehrende Auszeichnung für seine außerordentliche wissenschaftliche Befähigung gedacht war. Er erhielt auch gleich eine Privatdozentur der Anatomie und Botanik. Zur Ausübung seiner anatomischen Demonstrationen und botanischen Exkursionen errichtete die Fakultät ihm ein eigenes Anatomisches Theater sowie einen botanischen Garten.

Ein weiterer günstiger Umstand für Bauhins geistig-wissenschaftliche Entwicklung bestand darin, daß ihm die umfangreiche Bibliothek wie auch die gesamte Hinterlassenschaft des namhaften niederländischen Gelehrten Caspar Heller zufielen, zu deren Erbe dieser ihn als einer seiner Taufpaten bestimmt hatte. Mit achtundzwanzig Jahren bereits wurde er als Professor auf den neugegründeten Lehrstuhl für Anatomie und Botanik der Universität Basel berufen. Herzog Friedrich I. von Württemberg, der im späteren „Straßburger Kapitalstreit“ (1604) eine erfolgreiche Vermittlerrolle spielte, erkor ihn zu seinem ordentlichen Leibmedikus.

Bauhins Verdienste um die Anatomie beruhen auf seinem 1605 erschienenen Lehr- und Handbuch **„Theatrum anatomicum“**, in dem er eine umfassende Übersicht über den zeitgenössischen Stand der Disziplin gab und zugleich viele Beobachtungen und Untersuchungen genauer, als es bis dahin der Fall gewesen, darlegte. Überdies wirkte er bahnbrechend durch die von ihm nach richtigen Prinzipien aufgestellte moderne Nomenklatur der menschlichen Anatomie, vornehmlich der Muskeln.

Nach dem Tode seines berühmten Mentors Felix Platter (1614) trat Bauhin dessen Nachfolge als Professor der praktischen Medizin sowie als Baseler Stadtphysikus an. Während seines letzten Lebens- und Schaffensjahrzehntes bereicherte er insbesondere die Arzneimittellehre.

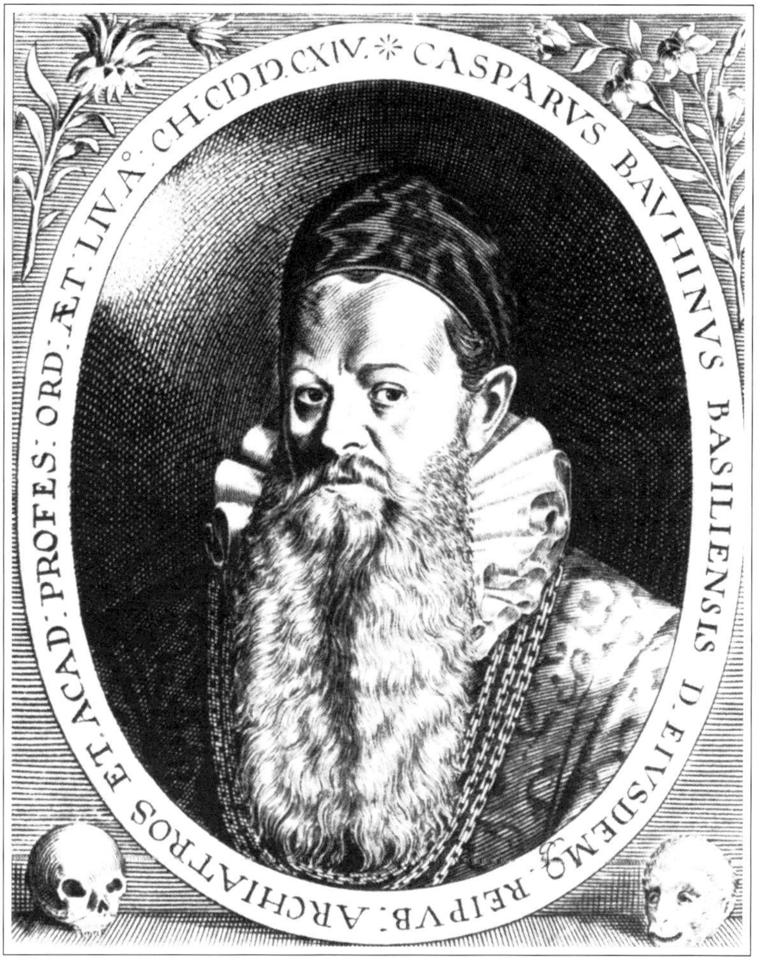
CASPARVS BAVHINVS BASILIENSIS D. EIVSDEMQ. REIPVB: ARCHIATROS ET. ACAD: PROFES: ORD: ÆT: LIV A°: CH: CIƆ.IƆ.CXIV.

Caspar Bauhin. Schweizer Anatom und Botaniker. Begründer der neueren anatomischen Nomenklatur. Unbezeichneter zeitgenössischer Kupferstich nach dem Bildnis am Kopf des Titelblattes seines anatomischen Werkes „Vivae Imagines Partium Corporis Humani“ (1620)

William Beaumont (1785-1853)

Niemals hätte sich der unbekannte amerikanische Militärarzt William Beaumont, der in einem Grenzfort der Vereinigten Staaten Kriegsdienst zu leisten hatte, träumen lassen, daß ihn einmal ein günstiger Zufall zu einem der berühmtesten Männer auf dem Gebiet der Verdauungsphysiologie machen würde. Sah sich doch der aus Lebanon im damaligen Neuenglandstaat Connecticut gebürtige siebenunddreißigjährige Chirurg nach kurzer New Yorker Privatpraxis zu seinem Bedauern in eine abgeschiedene, unwirtliche Gegend verschlagen, die ihm keine Gelegenheit zu wissenschaftlicher Fortbildung oder Forschung bot.

Doch dann kam der für Beaumont bedeutungsvolle 6. Juni 1822, da er frühmorgens zu einem jungen französisch-kanadischen Pelztierjäger namens Alexis Saint Martin gerufen wurde, dem ein unbeabsichtigter Flintenschuß Brust, Zwerchfell und Magen verletzt hatte. Mit unendlicher Geduld und Mühe gelang es ihm, die Wunden von Schrot und eingedrungenen Kleiderfetzen zu säubern, sie zu reinigen, die hervorgequollenen Organteile wieder in ihre Höhlen einzubringen und die Wunden zu vernähen. Unter einem kohlensauren Verband heilten diese allmählich.

Allerdings blieb nach einjährigem Gesundungsprozeß im Magen wie auch in der Seite ein zweieinhalb Zoll großes Loch zurück, durch das alle Speisen und Getränke heraustraten, wenn dem nicht mittels Kompressen und Bandagen vorgebeugt wurde. Anderthalb Jahre nach der Operation verdoppelten sich plötzlich die Häute des Magens; es bildete sich eine klappenförmige Verschlußfalte, die sich leicht mit dem Finger ins Leibesinnere zurückdrängen ließ. Beaumont, die Gunst des Augenblicks erfassend, bewog den ledigen Burschen, als Hausdiener und zugleich als Versuchsobjekt bei ihm zu bleiben. Schon seit langem interessierten sich die Physiologen für die chemische Umwandlung aufgenommener Nahrung in körpereigene Substanzen.

Während seiner insgesamt zweihundertachtunddreißig Versuche in sieben Jahren führte Beaumont dem Probanden verschiedenartigste Lebensmittel, bald gekocht, bald roh, bald gedämpft oder gebraten, mehr oder weniger gewürzt, bald Normal-, bald Diätkost, an Fäden durch die Leibesöffnung in den Magen ein. Er ermittelte eine unterschiedliche Verdauungsdauer bei den einzelnen Eßwaren, ergründete die Magentemperatur und die Funktion der Magendrüsen, beobachtete den Verdauungsvorgang auch außerhalb des Organismus und veranlaßte die erste chemische Analyse reinen Magensaftes, die laut Laboratoriumsbefund unter anderem einen „beträchtlichen Salzsäureanteil" zeitigte. Sein 1834 erschienener einhundertzwanzig Seiten umfassender Forschungsbericht erregte weltweites Aufsehen. Er erschien bald auch in deutscher Übersetzung.

Später übersiedelte Beaumont nach Saint Louis im US-Staat Missouri, wo er am 25. April im Alter von siebenundsechzig Jahren starb. Seine Verdauungsforschungen waren so gründlich, daß sie noch immer Gültigkeit haben.

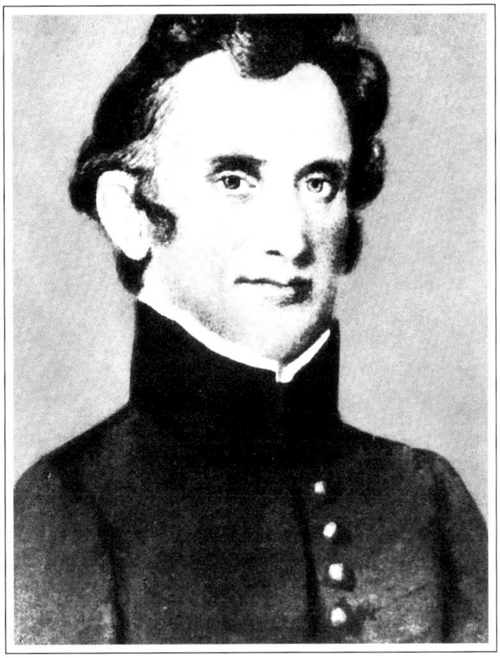

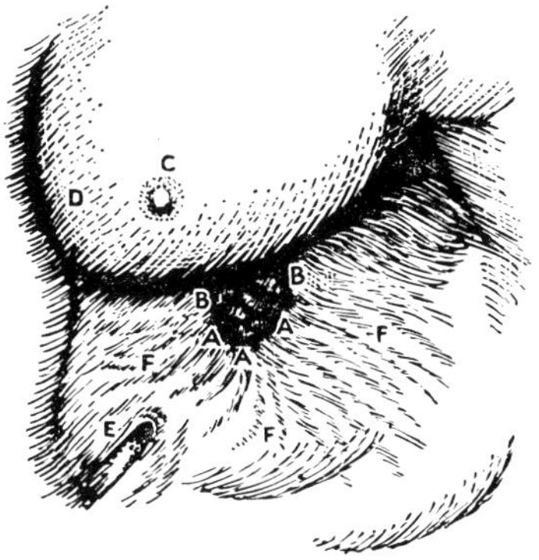

Abbildung der Wunde Alexis St. Martins in dem Buch von William Beaumont aus dem Jahre 1834
Darstellung der linken Brust und Seite. Die Öffnung ist mit der Klappe ausgefüllt; die Person ist in einer aufrechten Stellung
A = Der Umfang und Rand der Öffnung, innerhalb welcher die Klappe zu sehen ist. B = Anheftepunkt der Klappenportion des Magens an den oberen Teil der Öffnung. C = Brustwarze. D = Vorderer Teil der Brust. E = Narbe, wo mit dem Skalpell eingeschnitten und die Knorpel herausgenommen wurden. F = Vernarbung der ursprünglichen Wunde, um die Öffnung herum

William Beaumont. Amerikanischer Militärarzt. Pionier der Verdauungsphysiologie. Anonyme zeitgenössische Darstellung. Aus: Henry E. Sigerist: Amerika und die Medizin (1933)

Zeichnerische Darstellung der Wunde Alexis St. Martins in Beaumonts 1834 erschienenem Forschungsbericht. Aus: B. Karger-Decker: Ärzte im Selbstversuch, Leipzig 1981

Wladimir Bechterew (1857-1927)

Nach seiner eigenen Aussage fühlte sich der aus einem kleinen Dorf des altrussischen Gouvernements Wjatka gebürtige Wladimir Michailowitsch Bechterew während des Studiums zu verschiedenen Fächern der Medizin hingezogen, aber letztlich entschied er sich für das Gebiet der Nerven- und Geisteskrankheiten, weil damals, wie er sich in seiner Selbstbiographie ausdrückt, *„die Lokalisationen im Gehirn ihren erregenden Anfang nahmen und somit auch eine präzise Gehirndiagnostik in den Bereich des Möglichen gerückt schien"*.

Rasch stieg Bechterew nach dem Staatsexamen vom Assistenten der Nervenklinik an der Petersburger medizinisch-chirurgischen Akademie zum Professor der Psychiatrie an der Universität Kasan auf. Inzwischen hatte er sich noch bei den hervorragenden Leipziger Forschern Wilhelm Wundt und Paul Flechsig in der experimentellen Psychologie sowie in der Hirnanatomie vervollkommnet. Als im Herbst 1893 der Lehrstuhl seines Lehrers Professor Mershejewski, des Entdekkers der Riesenpyramidenzellen, verwaiste, war es nur natürlich, daß er mit ihm betraut wurde. Hatte sich Wladimir Michailowitsch in Kasan durch Schaffung des ersten russischen Laboratoriums für psychophysiologische Versuche verdient gemacht, so in Petersburg durch die Gründung eines psychoneurologischen Instituts. Er ließ es unter persönlichen Opfern mit eigenem Gelde bauen, da die zaristische Regierung seine wissenschaftliche Arbeit nur ungenügend förderte – obwohl der Zustrom von Studenten aus allen Teilen Rußlands, auch den entferntesten, so groß war, daß die Auditorien nicht ausreichten und Bechterew immer neue angliedern mußte. Hier ermittelte er mit seinen Mitarbeitern und Schülern bahnbrechend sowohl die Struktur und die Funktion des normalen Gehirns und Nervensystems wie auch die krankhaften Veränderungen. So entfernte er experimentell Hunden die Stirnlappen und stellte fest, daß die Versuchstiere daraufhin angriffslustig, reizbar und ungebärdig wurden.

Daraus konnte er entnehmen, daß das Stirnhirn besondere Bedeutung für die psychischen Vorgänge besitzt.

In rund fünfhundert wissenschaftlichen Abhandlungen legte Bechterew der Fachwelt die Ergebnisse seiner Untersuchungen dar. Als wichtigste heben wir die Entdeckung typischer „Krankheitsreflexe" sowie anderer Krankheitszeichen hervor, namentlich bei der Tabes dorsalis, der sogenannten Rückenmarkschwindsucht, und beim Ischias. Ferner entdeckte Bechterew den Ursprungskern des Nervus vestibularis im verlängerten Mark und beschrieb als erster die Wirbelsäulenversteifung, die heute von den Ärzten als „Bechterewsche Krankheit" bezeichnet wird. Der Forscher, der in lebhaftem Meinungsaustausch mit Pawlow stand, starb kurz vor Vollendung seines einundsiebzigsten Lebensjahres in Moskau.

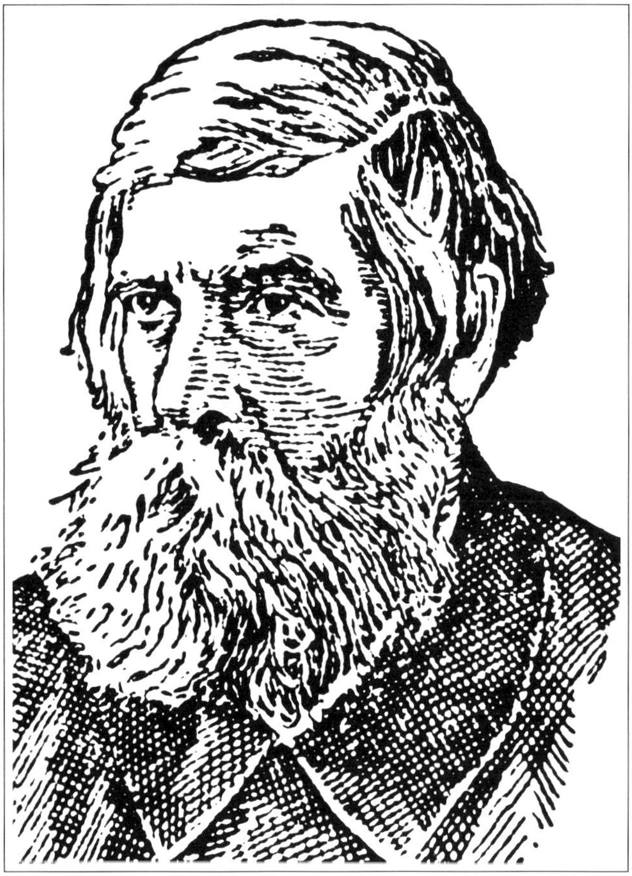

Wladimir Michailowitsch Bechterew. Russischer Psychiater und Neurologe. Arbeitete über Gewebe und Funktionen des Zentralnervensystems.
Zeichnung aus: S. I. Wawilow u. a.: Große Sowjet-Enzyklopädie. Deutsche Ausgabe, Berlin 1952

Georg Joseph Beer (1763-1821)

Mit dem Wirken des Wiener Augenarztes Georg Joseph Beer erreichte die Augenheilkunde im deutschsprachigen Raum ihren ersten grandiosen Höhepunkt. Es gelang dem in kleinen Verhältnissen aufgewachsenen Sohn eines Hausverwalters, die Ophthalmologie aus der Vormundschaft der Chirurgie zu lösen und sie als deren erster Lehrstuhlinhaber durch Einführung eines systematischen theoretisch-klinischen Unterrichts wissenschaftlich zu begründen.

Seit Beginn seiner medizinischen Studien an der Heimatuniversität von dem eigenbrötlerischen Anatomieprofessor und Augenarzt Joseph Barth (1745-1818) auf Grund seiner besonderen Geschicklichkeit zum Zeichnen anatomischer Präparate wie auch als fingerfertiger Gehilfe bei Augenoperationen ausgenutzt, hatte Beer durch ihn die erhoffte ophthalmologische Ausbildung nicht erfahren. *„Alles mußte er"*, wie Leopold Schönbauer in seinem Buch **„Das Medizinische Wien"** (1944) schreibt, *„dem Meister, der seine Geheimnisse ängstlich zu hüten bestrebt war, ablauschen."*

Auch nach seiner Promotion entbehrte der junge Aufstrebende lange jeglicher akademischer Förderung, so daß er sich vorerst auf den Betrieb einer privaten Augenpraxis beschränkte. Dank emsigen Fleißes und therapeutischer Umsicht namentlich auch minderbemittelten Augenkranken gegenüber erfreute er sich rasch regen Zuspruchs. Auf der chirurgischen Abteilung des Wiener Allgemeinen Krankenhauses stellte man ihm einige Zimmer zur Verfügung, damit er dort arme starleidende Patienten unentgeltlich operieren konnte.

Bereits damals begann Beer, sich durch fachwissenschaftliche Abhandlungen über den grauen Star und andere Augenerkrankungen einen Namen zu machen. Als am Wiener Allgemeinen Krankenhaus eine eigene Augenklinik eingerichtet wurde, übertrug man ihm deren Leitung, zunächst unter Berufung zum außerordentlichen Professor und später zum Ordinarius. Dem ausgezeichneten Lehrer strömten Studenten wie auch Ärzte von weither zu. Sein im Lichte persönlicher Forschungen entwickeltes Lehrbuch der Augenheilkunde (1813/17) legte den Grund für die sich emanzipierende Disziplin und galt über ein Halbjahrhundert als obligates Unterrichts- sowie wichtigstes fachliches Nachschlagewerk.

Beers wissenschaftliche Arbeiten förderten sämtliche Bereiche der Ophthalmologie, ganz besonders der Lehre vom Star, für deren operative Behandlung er ein verbessertes Instrumentarium schuf. Weiterhin machte sich Beer um die künstliche Pupillenbildung verdient.

Erstmalig deutete er die als „Pannus" bezeichnete krankhafte Gewebsneubildung der Augenhornhaut zutreffend als Resultat eines von der Bindehaut ausgehenden Entzündungsprozesses, erkannte die Ursachen der Staphylombildung und beschrieb den Verlauf der Regenbogenhautentzündung. Noch im besten Mannesalter befindlich, erst 58jährig, erlag er einer schweren Krankheit.

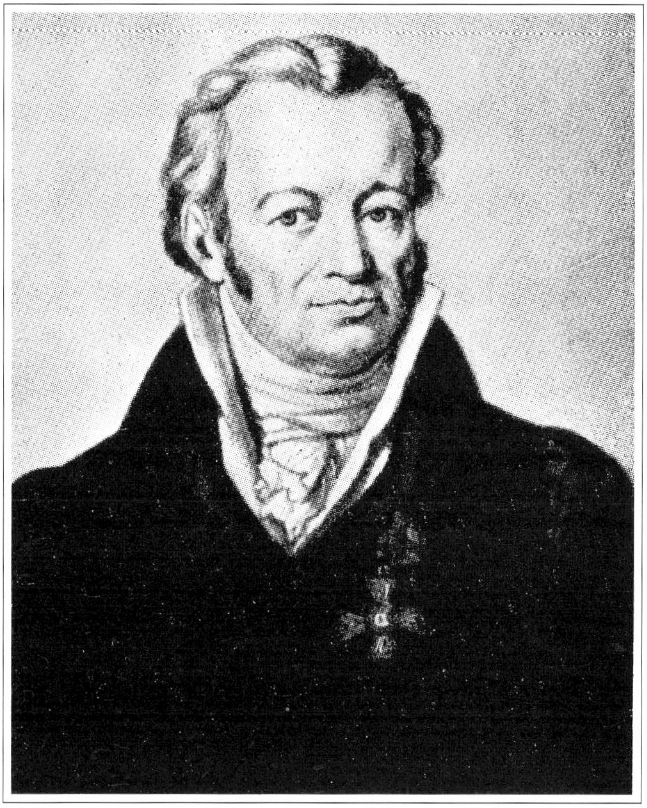

Georg Joseph Beer. Österreichischer Ophthalmologe. Ausgezeichneter Augendiagnostiker, -operateur und -Krankheitsbeschreiber.
Aus: Leopold Schönbauer: Das Medizinische Wien - Geschichte, Werden und Würdigung, Berlin - Wien 1944

Emil von Behring (1854–1917)

Erst nahezu ein Jahrzehnt nach der Entdeckung des Diphtherieerregers durch Edwin Klebs und Friedrich Loeffler in den Jahren 1883/84 gelang es dem französischen Chemiker und Bakteriologen Pierre Emile Roux, gemeinsam mit seinem Schweizer Kollegen Alexandre Yersin das Diphtherietoxin darzustellen, das den Klinikern endlich das Krankheitsgeschehen im befallenen Organismus erklärte. Auf Grund dieser Erkenntnis konnte Emil von Behring nunmehr der Frage nachgehen, ob sich dieses Gift selbst therapeutisch ausnutzen ließe; denn lange genug hatte er sich vergeblich darum bemüht, unter den zahlreichen Desinfektionsmitteln ein zur Bekämpfung jener lebensgefährlichen Seuche geeignetes ausfindig zu machen.

Gleich vielen unbemittelten Jünglingen hatte der aus Hansdorf im ehemaligen Westpreußen gebürtige Sohn eines kinderreichen Lehrers nach dem Besuch des Gymnasiums an der Berliner Pepinière, der damaligen militärärztlichen Bildungsanstalt, Medizin studiert und sich im preußischen Heer bis zum Stabsarzt emporgearbeitet. Anschließend bekleidete er eine Kreiswundarztstelle, bis er als Mitarbeiter Robert Kochs an das Hygieneinstitut der Universität Berlin kommandiert wurde. Als der berühmte „Bazillenvater" eine eigene Forschungsanstalt, das neugegründete Institut für Infektionskrankheiten, erhielt, folgte Behring ihm auch dorthin mit dem Auftrag, über Immunitätsprobleme zu forschen.

In Hunderten mühseliger Versuche an Meerschweinchen gewann der mittlerweile Sechsunddreißigjährige die bahnbrechende Einsicht, daß das Blutwasser immunisierter Tiere, sobald man es nichtimmunen infizierten Tieren injiziert, diese heilt. Damit hatte er die sogenannte Serumtherapie entwickelt. Den neutralisierenden Stoff nannte er „Antitoxin". In ausreichenden Mengen gewann er das heilkräftige Diphtherieserum über Hammel und Pferd. Nach mehrfacher erfolgreicher klinischer Erprobung gab er im Jahre 1894 sein Diphtheriemittel bekannt. Für seine Pioniertat erhielt er alsbald das Ordinariat für Hygiene an der Marburger Universität sowie die Direktion des dortigen Hygienischen Institutes. Am 30. Oktober 1901 brachte ihm der Nobelpreis zudem die höchste internationale Würdigung.

Inzwischen hatte Behring noch gemeinsam mit dem Japaner Shibasaburo Kitasato das Tetanus-Antitoxin hergestellt, das später seine große Bewährungsprobe im ersten Weltkrieg bestand. Doch neben seinen epochalen Bemühungen um die passive Immunisierung durch Verabfolgung von Heilserum, das bereits Abwehrstoffe gegen Krankheitserreger birgt, befaßte sich der Forscher auch schon mit der Möglichkeit vorbeugender aktiver Immunisierung, um den Organismus zur Produktion eigener Antikörper anzuregen. Mitte April 1913 konnte er nach fast zehnjährigen Versuchen die von ihm geschaffene Diphtherie-Vakzine „T. A." auf dem Kongreß für Innere Medizin in Wiesbaden der Fachwelt vorstellen. Die Entwicklung der Schutzimpfung selbst erlebte er nicht mehr. Er starb am 31. März 1917 an einer Lungenentzündung.

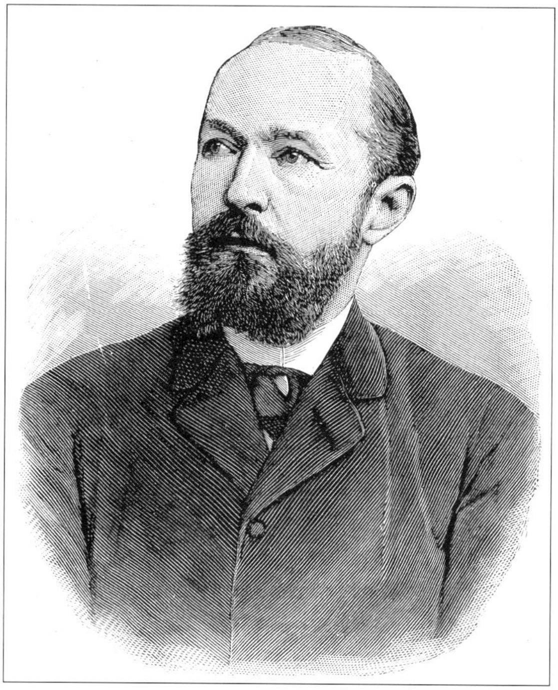

Emil von Behring. Deutscher Hygieniker und Serologe. Entwickelte das Diphtherie- und das Tetanus-Heilserum.
Anonyme zeitgenössische Xylographie.
Aus: „Illustrierte Zeitung“, Leipzig (1901)

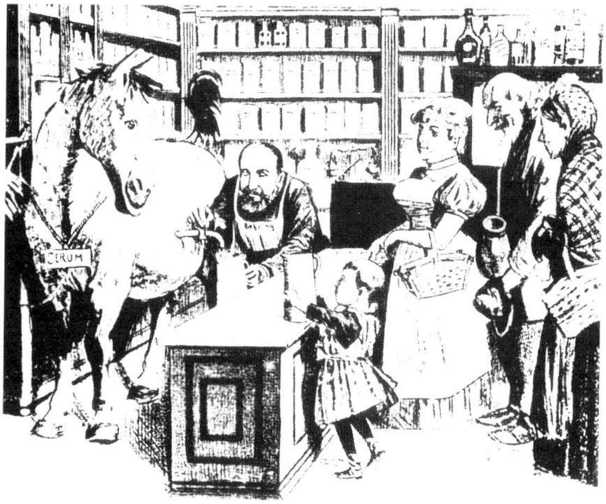

Karikatur auf Behrings „Zukunftsapotheke: Heilserum direkt vom Pferd. Frisch angestochen“.
Aus: „Lustige Blätter“, Berlin (1894)

Hans Berger (1873-1941)

Hans Berger wurde in der fränkischen Ortschaft Neuses bei Coburg geboren, bestand das Abitur mit „sehr gut", studierte zunächst ein Semester Astronomie, bevor er zur Medizin hinüberwechselte, und wurde mit vierundzwanzig Jahren Assistent an der Psychiatrischen Klinik zu Jena, an der er, neununddreißigjährig, zum Oberarzt avancierte und deren Leitung er mit sechsundvierzig als Nachfolger seines bedeutenden Lehrers Otto Binswanger übernahm.

Er begann seine wissenschaftliche Arbeit mit Forschungen über die Wechselbeziehungen zwischen den Gehirnvorgängen, der Tätigkeit der Sinnesorgane und dem Bewußtsein. Die Ergebnisse seiner Ermittlungen legte er in seiner Habilitationsschrift **„Zur Lehre von der Blutzirkulation in der Schädelhöhle des Menschen"** sowie in den beiden weiteren anspruchsvollen Abhandlungen **„Über die körperlichen Äußerungen psychischer Zustände"** und **„Untersuchungen über die Temperatur des Gehirns"** vor.

Anschließend befaßte sich Hans Berger mit hirnelektrischen Experimenten. Es waren nach seinen eigenen Worten *„vorwiegend praktische Gesichtspunkte"*, die ihn an dieser Aufgabe arbeiten ließen, *„namentlich auch die Frage, ob man vielleicht, ähnlich wie das beim Elektrokardiogramm für die Herzkrankheiten der Fall ist, eine objektive Untersuchungsmethode für krankhafte Veränderungen in der Tätigkeit des Zentralnervensystems auffinden könnte"*. Eine überaus wichtige Aufgabe angesichts der damaligen Vielzahl neurologischer Fehldiagnosen, da es an ausreichenden Untersuchungsmethoden mangelte!

Bergers Versuche an Tieren, an eröffneten Schädeln frischoperierter Patienten und schließlich auch an uneröffneten Schädeln Kranker wie auch Gesunder fußten auf der Tatsache, daß die Nervenzellen bei ihrer Tätigkeit batterienartig Aktionsströme aussenden. Indem der Forscher sie summiert über einen hochempfindlichen Verstärker ableitete und mittels eines Spezialgerätes als elektrische Hirnwellen sichtbar machte, erfand er die aus der modernen Hirndiagnostik nicht mehr fortzudenkende Elektroenzephalographie, die es dem Arzt gestattet, an Hand der dargestellten krankhaft verlangsamten, beschleunigten oder auffallend verformten Hirnwellen in diesem oder jenem Rindenbezirk Abszesse, Blutungen, Geschwüre, Verletzungen, Anfallsleiden und andere Hirnschäden zu lokalisieren. In seinem Beitrag unter dem Titel **„Über das Elektro-Encephalogramm des Menschen"** gab Berger im Jahre 1929 seine bahnbrechende Entdeckung und Erfindung der Fachwelt bekannt. Zu seinem Kummer fand sie jedoch in Deutschland vorerst kaum Beachtung. Erst nach der Zerschlagung des „Tausendjährigen Reiches" gelangte sie über das Ausland wieder zu uns. Doch ihr Schöpfer erlebte den Sieg seines Werkes nicht mehr, denn er hatte inzwischen in einem Schwermutsanfall Hand an sich gelegt.

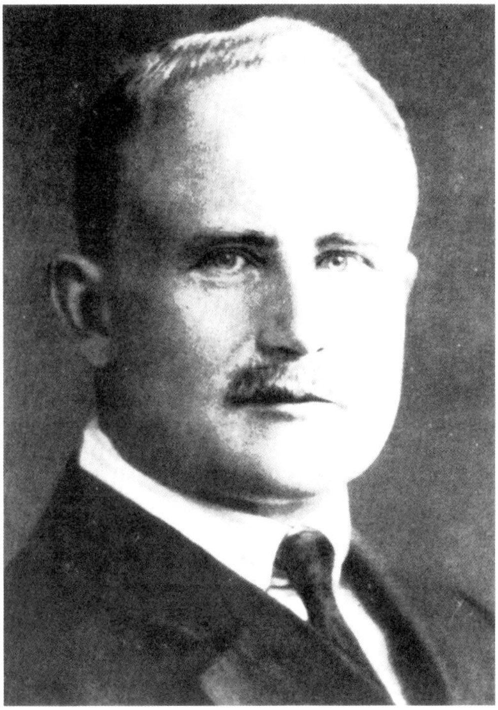

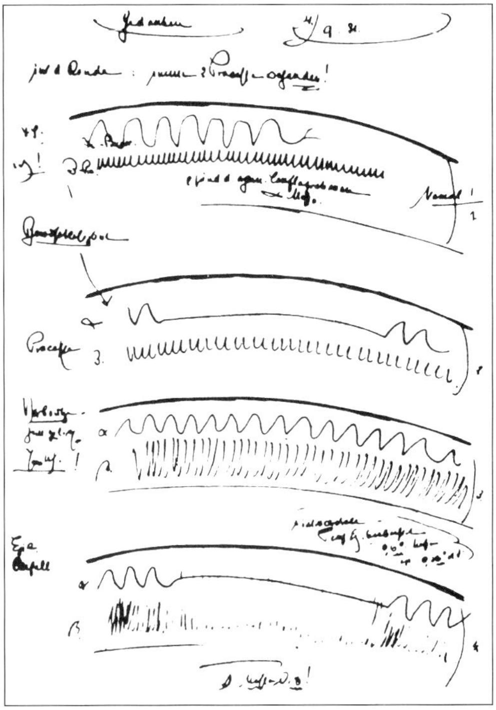

Hans Berger. Deutscher Neurologe und Psychiater. Entdecker der elektrischen Hirnwellen. Führte die Elektroenzephalographie in die Medizin ein. Fotografie. Aus: Roland Werner: Jenenser EEG-Symposion 30 Jahre Elektroenzephalographie 17.-19. Oktober 1959, Berlin 1963

Blatt aus Bergers Notizbuch mit einer Skizze über Hirnwellenprozesse bei normalen und pathologischen Bewußtseinsänderungen (1931). Archiv Curt Kunze (†), Rostock. Aus: B. Karger-Decker: Der Griff nach dem Gehirn, Leipzig 1977

Ernst von Bergmann (1836-1907)

„Weiß der Himmel, wo der Minister gerade den wieder ausgegraben hat!“ mokierte sich der berühmte Berliner Chirurgieprofessor Adolf von Bardeleben, als er erfuhr, daß der Würzburger Oberwundarzt Ernst von Bergmann als Nachfolger Bernhard von Langenbecks, des damaligen „Königs der Chirurgen“, an die Charité berufen sei. Vielleicht wußte er nicht, daß sich der aus Riga gebürtige Pastorensohn, der zugegebenermaßen nur durch einen Zufall Mediziner geworden war, bereits in drei Kriegen – dem sogenannten Deutschen Krieg von 1866, dem Deutsch-Französischen Krieg 1870/71 und dem Russisch-Türkischen Krieg von 1877 – als ein hervorragender Organisator des Sanitätswesens erwiesen hatte. Überdies hatte er die kriegschirurgische Technik durch Einführung einer konservativen Behandlung verbessert. Er amputierte nur im äußersten Falle: wenn Wundbrand und Faulfieber keine andere Wahl mehr ließen. Er verzichtete auf die übliche Sondierung der Wunden, legte vielmehr das angeschossene Glied mitsamt der Gewehrkugel in Gips und tat einen karbolgetränkten Verband darüber, um eine eiterlose Wundheilung zu erzielen.

Ähnlich wie in den von ihm geleiteten Lazaretten und am Würzburger Julius-Hospital, wo er zugleich eine Professur bekleidete, veränderte Bergmann nun auch in seiner Charitéklinik alles: Er verbannte den bislang gebräulichlichen schwarzen Talar aus dem Operationssaal und ersetzte ihn durch keimfreie weiße Kittel. Nach Robert Kochs Entdeckung, daß strömender Wasserdampf ein wirksameres Abtötungsmittel gegen Bakterien sei als die vom Engländer Lister angewandte Karbolsäure, führte er gemeinsam mit seinem Assistenten Schimmelbusch die Dampfsterilisation der ärztlichen Instrumente ein und wurde damit zum Begründer der Asepsis. Als einer der ersten bekannte er sich zu der von Carl Ludwig Schleich im Jahre 1892 erfundenen, aber von der Kollegenschaft zunächst abgelehnten Infiltrationsanästhesie. Öffentlich bezeichnete er dieses Verfahren als die *„erste deutsche chirurgische Großtat überhaupt“* und gestand freimütig: *„Schleichs Unterdrückung ist ein Schandfleck für die deutsche Chirurgie. Wir waren einfach blind!“* Fortan wandte er es an. Bergmanns weiteres Hauptverdienst liegt auf dem Gebiete der Hirnchirurgie, vornehmlich der frischen Hirnverletzungen und der Hirngeschwülste. Seine Werke **„Die Lehre von den Kopfverletzungen“** und **„Die chirurgische Behandlung der Hirnkrankheiten“** trugen ihm den Ruf des führenden deutschen Hirnchirurgen seiner Zeit ein. Sechzehn Stunden arbeitete er täglich als Universitätslehrer und Arzt. *„Man ist nicht zu seinem Glück auf der Erde, sondern dazu, es anderen zu bereiten“*, lautete sein Grundsatz. Die Deutsche Gesellschaft für Chirurgie würdigte seine Verdienste, indem sie ihn fünfmal zum Präsidenten ihres Kongresses wählte. Zahlreiche in- und ausländische Ehrungen wurden ihm während seines siebzigjährigen Lebens zuteil.

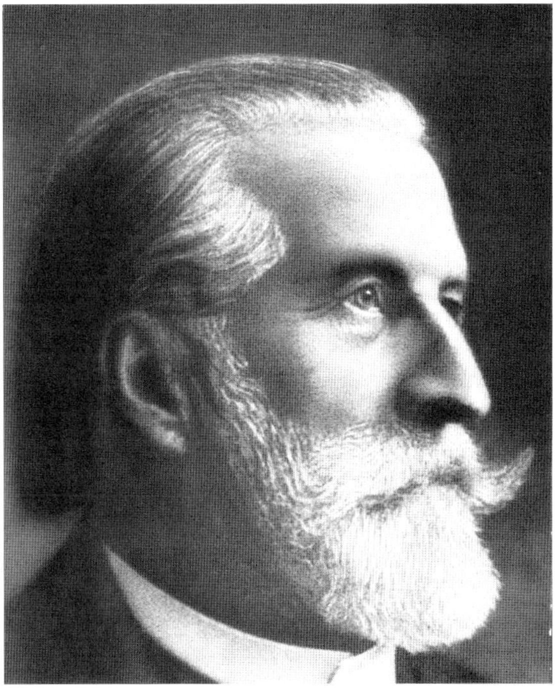

Ernst von Bergmann. Deutscher Chirurg. Führte an seiner Berliner Klinik die Methode der aseptischen Wundbehandlung und der Dampfsterilisation ein.
Nach einer Originalfotografie. Aus: B. Karger-Decker: Mit Skalpell und Augenspiegel – Großtaten der Chirurgie, Leipzig 1966

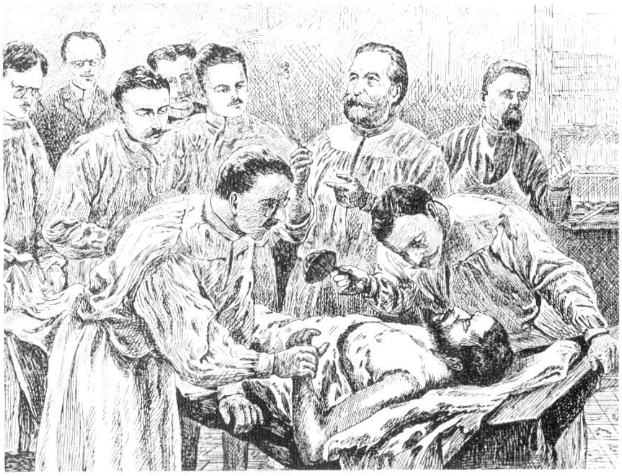

Professor Bergmann bei einer Operation in Berlin. Vor ihm sein Narkotiseur mit der Schimmelbusch-Maske beim Kontrollieren der Narkosetiefe, während ein Assistenzarzt den Puls des Patienten überwacht.
Zeitgenössische Idealdarstellung. Aus: S. Stefan: Hundert Jahre in Wort und Bild – Eine Kulturgeschichte des XIX. Jahrhunderts, Berlin 1899

Claude Bernard (1813-1878)

„Noch nie ist etwas Klareres, Vollständigeres, Tieferes über die wahren Prinzipien der so schwierigen Experimentierkunst geschrieben worden", äußerte sich der berühmte Louis Pasteur nach der Lektüre des 1865 erschienenen Buches **„Introduction à l'étude de la médecine expérimentale"** (Einführung in das Studium der experimentellen Medizin) aus der Feder Claude Bernards. Der Verfasser dieses einzigartigen Werkes, Sohn eines burgundischen Winzers, hatte seine eigentliche berufliche Neigung erst verhältnismäßig spät gefunden. Bevor er sich nämlich am Pariser Collège de France als Äskulapjünger immatrikulieren ließ, ging er ohne sonderliches Interesse bei einem Apotheker in die Lehre und versuchte sich daneben mit wenig Glück als Theaterdichter - bis Wohlmeinende ihm rieten, sich lieber der Heilkunde zuzuwenden.

So wurde Bernard in der Seinemetropole Schüler des hervorragenden Physiologen François Magendie, der ihn auf Grund seiner wissenschaftlichen Befähigung bald zu seinem Präparator sowie zu seinem ärztlichen Assistenten am Krankenhaus Hôtel-Dieu erkor. Mit seinem Mentor teilte er die Auffassung, daß die Lehre von den Lebensvorgängen und der Regulation der Körperfunktionen die Grundlage aller medizinischen Praxis bilde. Deshalb trieb er die Lehre von den normalen und den krankhaften Lebensvorgängen mit gleichem Eifer, wobei er sich als Verneiner einer übernatürlichen, immateriellen Lebenskraft auf das Experiment zur Aufdeckung der gesetzmäßigen Abläufe im menschlichen und tierischen Organismus stützte. Dreißigjährig erwarb er mit seiner Dissertation über das Wesen und die Aufgabe des Magensaftes die Doktorwürde.

Auch als späterer Physiologieprofessor an der Sorbonne und gleichzeitiger Nachfolger Magendies am Collège de France befaßte sich Bernard vornehmlich mit dem damals noch weithin rätselhaften Verdauungsprozeß. Hierbei galten seine Untersuchungen der Natur und Rolle der übrigen Verdauungssäfte, vom Speichel und Bauchspeichel bis zur Galle und zum Darmsekret, bei der Umwandlung der aufgenommenen Nahrung in körpereigene Aufbaustoffe sowie der Tätigkeit ihrer Bildungsorgane. Überdies ermittelte er die Bedeutung des sympathischen Nervensystems für die Regelung des Stoffwechsels, wies dessen Einfluß auf die Blutzirkulation und den Wärmehaushalt nach, entdeckte den Aufbau von Glykogen (tierische Stärke) aus Glukose (Traubenzukker) durch die Leber wie auch dessen Speicherung in dem Organ bis zur Rückverwandlung bei gesteigertem Zuckerbedarf.

Ferner prägte Claude Bernard den Begriff der „inneren Sekretion", stellte im Tierversuch die lähmende Wirkung des indianischen Pfeilgiftes Kurare auf die Skelettmuskulatur fest und ergründete, daß alle toxischen Substanzen - auch die Heilmittel - nicht allgemein, sondern gezielt auf den Organismus einwirken. Damit förderte er nicht zuletzt stark die Entwicklung der experimentellen Pharmakologie und Toxikologie. Jeden Montagabend führte er befreundeten Naturforschern seine bahnbrechenden Versuche vor.

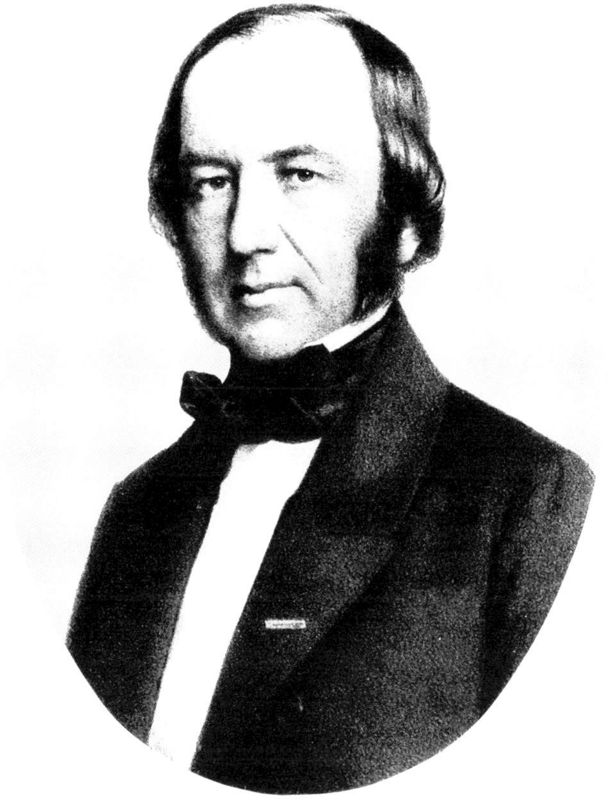

Claude Bernard. Führender französischer Experimentalphysiologe seiner Zeit.
Aus. René Fülöp-Miller: Kulturgeschichte der Heilkunde, München 1937

Arnold Adolph Berthold (1803-1861)

Bis ins 19. Jahrhundert blieb den Gelehrten, die sich mit den Lebensvorgängen im menschlichen und tierischen Organismus befaßten, die Funktion innersekretorischer Drüsen verborgen. Erst 1830 äußerte der deutsche Physiologe Johannes Müller nach eingehenden vergleichend-anatomischen Untersuchungen seine Überzeugung, daß gewisse Drüsen Wirkstoffe unmittelbar in das Blut abgeben, und unterschied damit erstmals deutlich zwischen derartigen Organen mit äußerer sowie mit innerer Sekretion.

Jene von der Fachwelt als sensationell empfundene Hypothese veranlaßte Arnold Adolph Berthold 1848 zu deren experimenteller Prüfung. Nach seinem Studium an der Göttinger Medizinischen Fakultät hatte der aus Soest in Westfalen gebürtige Forscher mit einer Dissertation über Kauterisation promoviert. Anschließend hatte er sich auf ausgedehnter Bildungsreise mit zahlreichen Institutionen und wissenschaftlichen Sammlungen in- und ausländischer Universitäten vertraut gemacht.

Wieder daheim, habilitierte sich Berthold an seiner angestammten Alma mater als Privatdozent für Physiologie und Zoologie. Seit 1835 wirkte er in Göttingen als Professor der Medizin und zugleich als ärztlicher Leiter der zoologischen und zootomischen Abteilung des universitätseigenen Naturkundemuseums. Neben seiner Lehrtätigkeit widmete er sich unterschiedlichsten Studien in allen seinen Fachbereichen.

Berthold schrieb über Wasserscheu, Kurzsichtigkeit, Gesichtswahrnehmungen, gesetzmäßige Schwangerschaftsdauer, Hermaphroditismus, Nagel- und Haarbildung beim Menschen, über Cholera, Krätze und vieles andere. Auch ein zweiteiliges **„Lehrbuch der Physiologie des Menschen und der Tiere“** verfaßte er. Im Herbst 1848 endlich führte er systematische Keimdrüsen-Hormon-Versuche an Hähnen durch, mit denen er das eingangs erwähnte, von Johannes Müller vermutete Vorhandensein der inneren Sekretion als erster experimentell bestätigte.

Berthold präparierte jungen Hähnen die Hoden heraus, woraufhin diese zu geschlechtslosen Kapaunen wurden. Bei zwei Hähnen, denen er die entfernten Keimdrüsen an beliebiger Körperstelle wieder einpflanzte, blieben die Kastrationsfolgen aus. Nach späterer Tötung dieser beiden Versuchstiere konnte er in deren versetzten Hoden lebhaft sich bewegende Spermien nachweisen. Am 8. Februar 1849 berichtete er in der „Königlichen Gesellschaft der Wissenschaften“ zu Göttingen über seine bahnbrechenden Versuche. *„Da an fremden Stellen transplantierte Hoden mit ihren ursprünglichen Nerven nicht mehr in Verbindung stehen“*, argumentierte Berthold, *„so folgt, daß der fragliche Consensus durch das produktive Verhältnis der Hoden, das heißt durch deren Einwirkung auf das Blut und dann durch entsprechende Einwirkung des Blutes auf den allgemeinen Organismus überhaupt, wovon allerdings das Nervensystem einen sehr wesentlichen Teil ausmacht, bedingt wird.“*

Damit hatte Arnold Adolph Berthold die Hormonwissenschaft begründet.

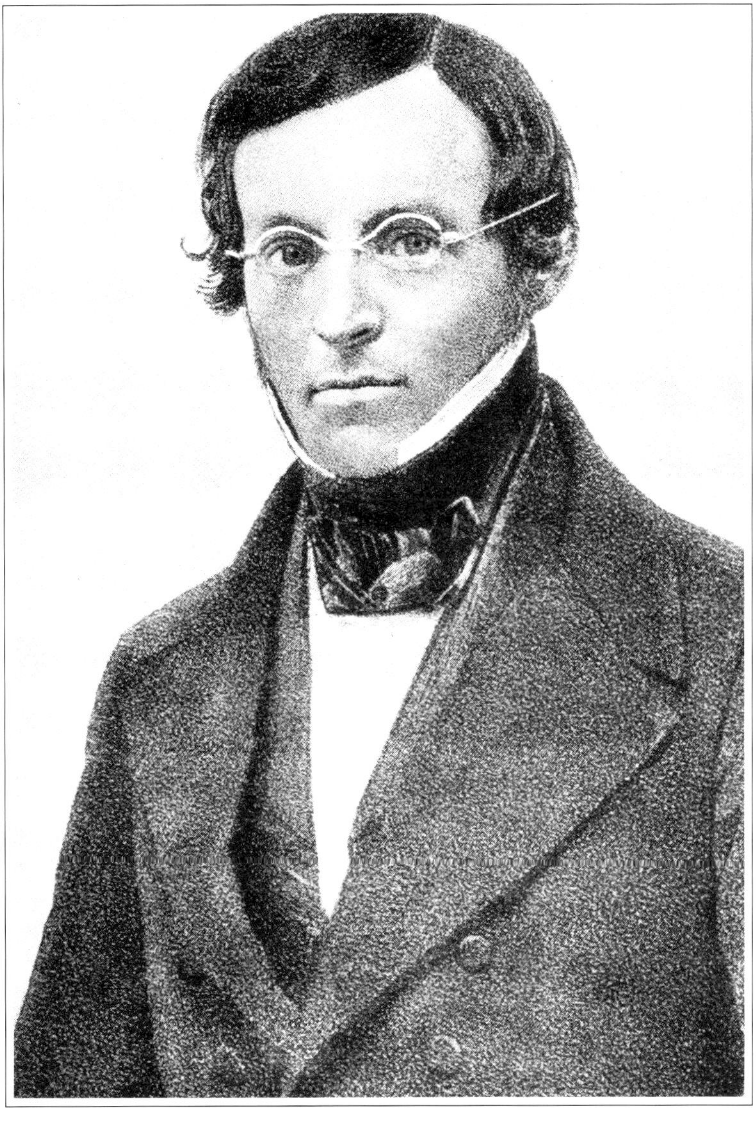

Arnold Adolph Berthold. Deutscher Mediziner und Zoologe. Experimentierte auf dem Neuland der innersekretorischen Drüsen.
Nach einer zeitgenössischen Grafik. Aus: Max Voit: Bildnisse Göttinger Professoren aus zwei Jahrhunderten 1737–1937. Bildarchiv Kurt Heinz Römer (†), Görsdorf

Marie François Xavier Bichat (1771-1802)

Der berühmte französische Chirurg Desault pflegte seinen Unterricht an der von ihm geleiteten Klinik der Pariser Ecole de Santé mit einem Überblick über seine letzte Vorlesung durch einen seiner Praktikanten einzuleiten. Als aber eines Tages der dafür vorgesehene Gehilfe ausblieb, meldete sich einer der bis dahin unauffälligsten Kursusteilnehmer zu Wort und hielt ein so glänzendes Referat, daß der Lehrer ihn sogleich zu seinem besonderen Schützling erkor. Jener junge Mann war der zweiundzwanzigjährige Marie François Xavier Bichat. Er stammte aus der Gemeinde Thoirette im Département Jura, wo sein Vater als Landarzt praktizierte, und hatte bereits an den medizinischen Fakultäten in Montpellier und Lyon studiert, bevor er sich bei dem damals führenden europäischen Operateur und Anatomen eintragen ließ.
Desault gewährte dem gelehrigen Adepten Unterkunft in seinem Haus, machte ihn zu seinem wissenschaftlichen Mitarbeiter und vertraute ihm die Redaktion seiner Zeitschrift **„Journal de Chirurgie"** an, in der er neben eigenen Forschungsberichten bedeutsame Schülerarbeiten publizierte. Nach dem baldigen Tod seines großherzigen Gönners und Förderers zog sich Bichat aus der operativen Medizin zurück, um sich fortan anatomischen, physiologischen und pathologischen Untersuchungen zu widmen. Da sich seine Hoffnung auf einen Lehrstuhl nicht erfüllte, führte er als nunmehriger Arzt am traditionsreichen Pariser Krankenhaus „Hôtel-Dieu" private Kollegs und Seminarübungen durch, die bei den Studenten regen Zuspruch fanden, weil sie ihnen neuartige Einsichten vermittelten. Hierbei handelte es sich vornehmlich um vertiefte Erkenntnisse auf dem Gebiet der Pathologischen Anatomie, welche der Forscher aus zahlreichen Leichensektionen gewann. Es heißt, daß er Tag und Nacht im Obduktionskeller gearbeitet habe, um die Struktur der Organe zu enträtseln, die der Paduaner Begründer jener Disziplin, Giovanni Battista Morgagni, ein knappes Halbjahrhundert zuvor für den Sitz der Krankheiten erklärt hatte. Bichat jedoch erschien diese Auffassung zu allgemein, ja unzureichend, da er als Kliniker oft beobachtet hatte, daß Erkrankungen verschiedener Organe ähnliche bis gleiche Symptome zeitigten.
Während er nun unermüdlich die Organe Verstorbener durchforstete, stellte er fest, daß diese nicht jeweils eine einzelne kompakte Masse bildeten, sondern jedes aus unterschiedlichen, charakteristischen (spezifischen) Geweben aufgebaut sei. Erstmalig deklarierte Bichat daraufhin die Gewebe als Träger der normalen Lebensfunktionen und im Veränderungsfall als Krankheitsherde. Überdies legte er mit seiner Entdeckung übereinstimmender Gewebe in verschiedenen Organen, die gleichzeitig erkranken können, das Fundament zum Verständnis der Systemerkrankungen. Zur Auffindung der Zelle gelangte der geniale Begründer der Histologie oder Gewebelehre nicht mehr; er starb mit dreißig an tuberkulöser Erschöpfung.

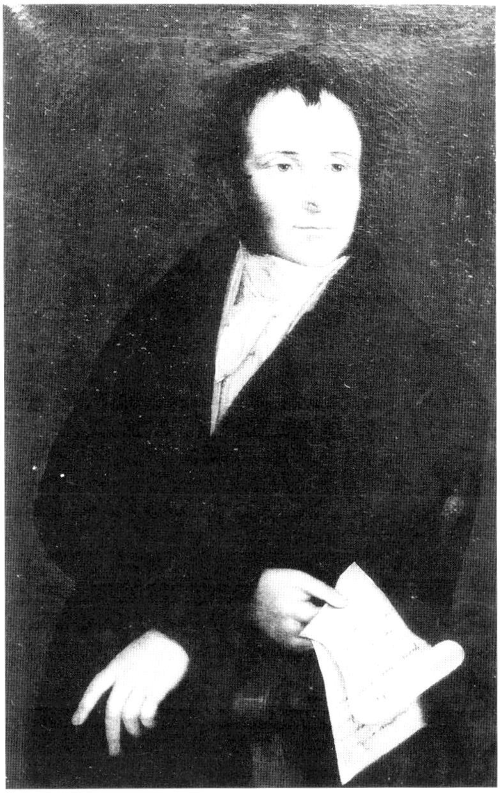

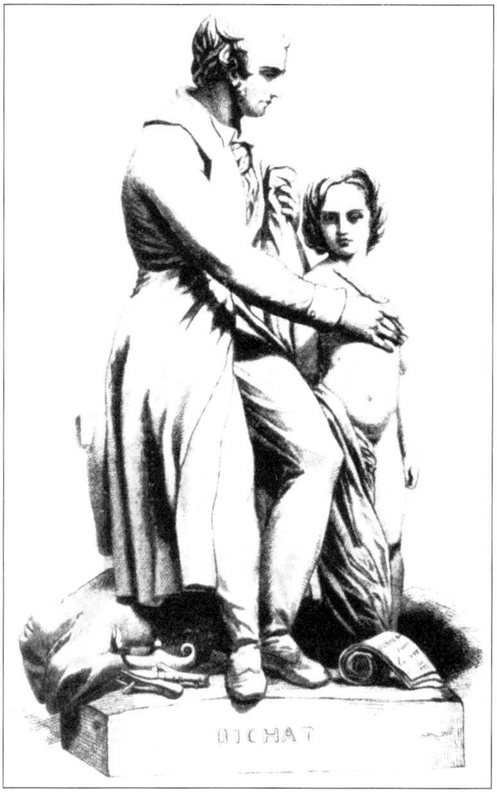

Marie François Xavier Bichat. Französischer Mediziner. Begründer der Gewebelehre (Histologie). Nach einem zeitgenössischen Gemälde im Pariser Krankenhaus Hôtel-Dieu. Bildarchiv Kurt Heinz Römer (†), Görsdorf

Bichat-Denkmal in Paris.
Nach der zeitgenössischen Skulptur von Jacques Louis David. Aus: Geschichte der Medizin (Istorija Mediziny – Übersetzung aus dem Russischen), Berlin 1957

August Bier (1861-1949)

Von einem der verdienstvollsten Chirurgen des 19. Jahrhunderts, Friedrich von Esmarch, wird erzählt, daß er in jedem Semester einen Studenten mit einer unter seiner Leitung durchzuführenden Amputation betraute. Doch niemals sei es dazu gekommen, da Esmarch dem zögernden Kandidaten das Skalpell ungeduldig wieder entriß und den Eingriff selbst vollzog - bis ihm einmal ein Prüfling durch raschen Zugriff imponierte und er diesen noch im Operationssaal zu seinem Assistenten ausersah.

Jener beherzte junge Mann war der am 24. November 1861 im ehemaligen Fürstentum Waldeck geborene Sohn eines Geometers: August Bier, der sich erst nach langem Schwanken, ob er Förster oder Arzt werden sollte, für das Medizinstudium entschieden hatte. Er avancierte an Esmarchs Klinik bald zum Oberarzt und stellvertretenden Chef. Auch befaßte er sich hier erstmals mit dem Problem der Stauungshyperämie oder künstlichen Blutüberfüllung zu Heilzwecken. Er entwickelte die Methode, einen Beinamputationsstumpf durch Überdecken des Knochenendes mit Periost tragfähig zu machen, und erfand die Rükkenmarkanästhesie zur Betäubung der unteren Körperhälfte. Sie wurde von ihm 1899 in einem heroischen Selbstversuch erprobt.

Berufungen nach Greifswald und Bonn folgten. Mit Biers Amtsantritt in der linksrheinischen Universitätsstadt fiel das Erscheinen seines berühmten, mit dem Kußmaul-Preis der Medizinischen Fakultät Heidelberg ausgezeichneten Buches „**Hyperämie als Heilmittel**" zusammen, das innerhalb eines Jahrfünfts sieben Auflagen erlebte. Von weit her kamen Chirurgen nach Bonn, um Biers Verfahren zu erlernen.

Die Krönung seiner Laufbahn jedoch erfuhr Bier durch seine Berufung nach Berlin, als Nachfolger des 1907 verstorbenen führenden deutschen Chirurgen und Begründers der aseptischen Wundbehandlung in Deutschland, Ernst von Bergmann.

Trotz anfänglicher Befehdung durch Mißgünstige vermochte er der ruhmreichen Chirurgischen Universitätsklinik in der Ziegelstraße den Stempel seiner überragenden Persönlichkeit aufzudrücken und sie zu einem „Mekka der Chirurgie" zu machen. Bier stieg nach einem Ausspruch eines seiner zahlreichen ausländischen Schüler zum *„Leibchirurgen der Könige aus aller Welt, der Präsidenten der Republiken und der Universitätsprofessoren"* auf.

Als Hochschullehrer zeichnete sich Bier nach dem Urteil eines weiteren Zeugen *„durch große Beredsamkeit, Einfachheit und Klarheit seines Vortrages, durch die Ausrichtung auf das Praktische sowie einen überall sich geltend machenden Humor"* aus. Bis zu seiner Emeritierung im Jahre 1932 wirkte er an der Berliner Charité. Seine späteren Arbeiten bezogen sich vor allem auf Knochenregeneration und Reizkörpertherapie. Nach der Methode der „Sonnendoktoren" Rollier und Oskar Bernhard führte Bier im brandenburgischen Kurort Hohenlychen die Stauungs- sowie Sonnenlicht- und Freiluftbehandlung zur Beeinflussung der Knochen- und Gelenktuberkulose ein. Er starb am 12. März 1949 im hohen Alter von achtundachtzig Jahren.

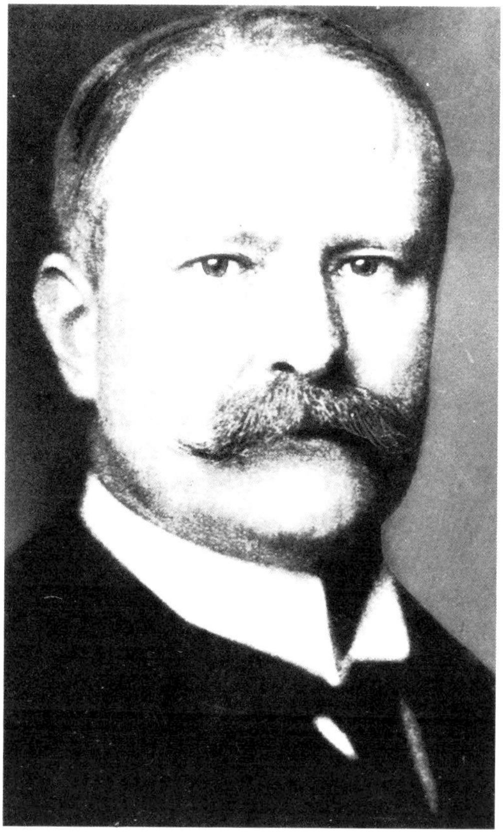

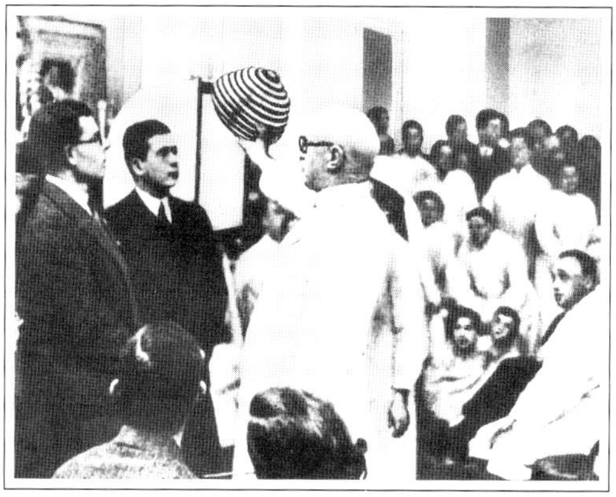

August Bier. Deutscher Chirurg. Schöpfer der Hyperämie-Behandlung und der Lumbalanästhesie. Reproduktion einer Fotografie. Aus: B. Karger-Decker: Ärzte im Selbstversuch, Leipzig 1981

August Bier bei seiner Abschiedsvorlesung in der Berliner Charité 1932.
Aufnahme aus dem einstigen Scherl-Archiv Berlin.
Aus: Karl Vogeler: August Bier - Leben und Werk, München - Berlin 1942

Theodor Billroth (1829-1894)

„Mein Leben war unendlich reich. Ich habe viel empfangen und gern so reichlich gegeben, als ich es vermochte." - Der Mann, der am Ende seiner Tage so über die Erfülltheit seines Daseins schreiben konnte, war Theodor Billroth, einer der bedeutendsten Chirurgen des neunzehnten Jahrhunderts. Wenn man freilich den am 26. April 1829 in Bergen auf Rügen geborenen Pfarrerssohn hätte frei wählen lassen, wäre er wahrscheinlich Musiker geworden. Jedoch seine Mutter, nach dem frühen Tod ihres Mannes mit fünf Kindern allein dastehend, wünschte, daß er von seiner „brotlosen Schwärmerei" abließe.

So entschied sich der Jüngling für das Studium der Medizin. Dreiundzwanzigjährig erlangte er die Doktorwürde. Mit einer Privatpraxis hatte er wenig Glück, so daß er bald darauf eine Assistentenstelle bei Bernhard von Langenbeck, dem weltbekannten Direktor der Chirurgischen Abteilung der Berliner Charité, annahm. Schon damals interessierte er sich besonders für die im Aufkeimen begriffene mikroskopische Erforschung der Geschwülste. Auf Grund seines rasch sich ausbreitenden wissenschaftlichen Rufes betraute die Universität Zürich ihn 1859 mit der Professur für Chirurgie und der Leitung der Chirurgischen Klinik.

Über sieben Jahre wirkte Billroth in der Schweizer Kantonshauptstadt, wo er sich weiterhin vorrangig den Geschwulstkrankheiten widmete, sich aber auch intensiv mit dem Wundfieber und den „akzidentellen Wundkrankheiten" befaßte. Obwohl man in der vorbakteriologischen Ära noch nichts von Wundinfektionserregern wußte, lehnte er die überkommenen Irrlehren vom „Miasma", „Genius epidemicus" oder von ähnlichen ominösen Ursachen ab. Am Wiener Allgemeinen Krankenhaus, seiner nächsten Wirkungsstätte, führte er die ersten Isolierzimmer für ansteckende Wundkrankheiten ein.

Namentlich seinem in zahlreichen Auflagen und Übersetzungen erschienenen Buch **„Die allgemeine chirurgische Pathologie und Therapie in 50 Vorlesungen"** verdankte Billroth seine Berufung nach Wien. Sowohl als klinischer Lehrer wie auch als Chef der II. Chirurgischen Universitätsklinik leistete er Bahnbrechendes, indem er seine Studenten nicht nur zur geschickten Handhabung des Skalpells, sondern mehr noch *„zur Beherrschung der künstlerischen Seite der Chirurgie"* erzog. Zu diesem Zweck forderte er vom chirurgischen Nachwuchs ein allseitiges medizinisches Wissen auf anatomischer und physiologischer Grundlage.

Als genialer Operateur führte Billroth bisher nie gewagte Eingriffe am Kehlkopf, an der Speiseröhre und an der Schilddrüse aus, entfernte erstmalig die Gebärmutter von der Scheide her und entwickelte zwei nach ihm benannte Verfahren der Magensekretion. Zur Heranbildung von Krankenschwestern schuf er das Rudolfinerhaus in Döblingen und verfaßte für die Elevinnen ein eigenes Lehrbuch. Desgleichen baute er ein Haus für die Gesellschaft der Ärzte in Wien, deren Präsident er war.

Am 6. Februar 1894 starb er - ein enger Freund Johannes Brahms', mit dem er häufig musizierte - an einem Herzleiden.

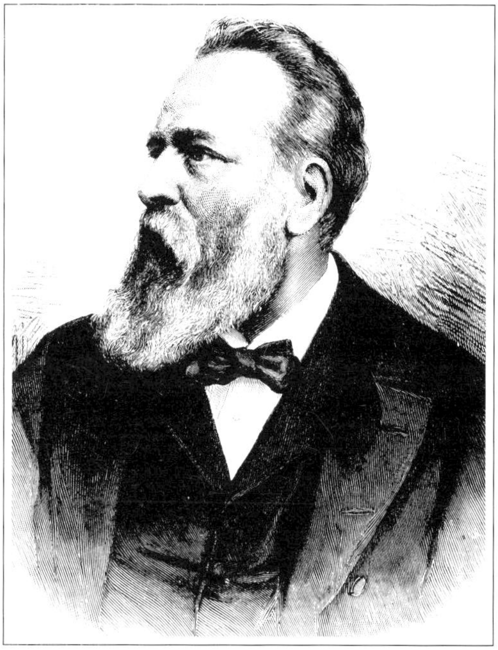

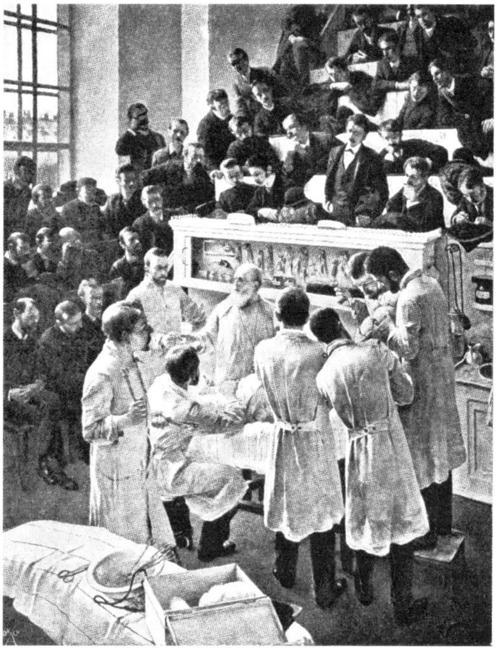

Theodor Billroth. Deutscher Chirurg. Begründer der modernen Bauchchirurgie. Entwickelte zwei nach ihm benannte Methoden der Magenresektion. Nach einer zeitgenössischen Lithographie von Josef Bauer xylographiert

Billroth bei einer Operation.
Nach einem Gemälde von A. F. Seligmann (Standort nicht bezeichnet). Aus: S. Stefan: Hundert Jahre in Wort und Bild - Eine Kulturgeschichte des XIX. Jahrhunderts, Berlin 1899

Hildegard von Bingen (um 1098–1179)

Wer ein Buch über die Frau in der Heilkunde schreiben wollte, dürfte auf keinen Fall die berühmte Äbtissin Hildegard von Bingen unterschlagen, die vor mehr als achthundert Jahren ihr Leben als erste deutsche Ärztin beschloß. Als zehntes Kind adliger Eltern zu Bermersheim im Rheinhessischen geboren, wurde sie, erst achtjährig, in klösterliche Erziehung gegeben. Unter der umsichtigen Lenkung der gebildeten Oberin Jutta entwickelte sie sich in der Ordensgemeinschaft der Benediktinerinnen auf dem Disibodenberg bei Bingen rasch zu einer mit dem damaligen Elementarwissen bestvertrauten Nonne. Nach dem Tode ihrer Mentorin rückte sie selbst zur Vorsteherin des Klosters auf.

Binnen zwei Jahrzehnten brachte Hildegard zahlreiche kulturgeschichtlich höchst aufschlußreiche Schriften hervor. Neben etlichen mystisch-religiösen Werken, geistlichen Liedern und einem umfangreichen Briefwechsel mit hervorragenden, einflußreichsten Persönlichkeiten ihrer Epoche – drei Päpsten, mehreren Bischöfen, führenden Mitschwestern, Hochschulprofessoren, zwei Kaisern sowie vielen hochstehenden Patienten aus ganz Europa – verfaßte sie natur- und heilkundliche Bücher, die uns wertvolle Einblicke in die mittelalterliche Mönchsmedizin geben. Ihre intensive Beschäftigung mit der Arzneikunst einschließlich der Wundarznei war um so verdienstvoller, als die strenge Ordensregel den Nonnen im Krankheitsfall die Hinzuziehung eines männlichen Arztes untersagte. Auf Anregung und eindringliche Mahnung des französischen scholastischen Philosophen und Theologen Abaelard, des unsterblichen Geliebten der Héloise, diktierte Hildegard von Bingen ihre durch Selbststudium in der Klosterbibliothek sowie durch Anschauung und Erfahrung im Gewürzgarten, in der Klosterapotheke, am Krankenbett und nicht zuletzt in Gesprächen mit Kräuterfrauen gesammelten medizinischen Kenntnisse in mittelhochdeutscher Sprache einem Mönch zur Übersetzung ins Lateinische. Ihr Buch **„Physica“** bot neben einer Naturbeschreibung einen Leitfaden für den Gebrauch der von ihr empfohlenen Heilmittel, ihr zweites medizinisches Hauptwerk, **„Causae et curae“**, eine Zusammenfassung der zeitgenössischen Ansichten über die Ursachen und die Behandlung der wichtigsten Krankheiten.

Hildegards Krankheitsbegriff gründete getreu der das gesamte Mittelalter hindurch gültigen Viersäftelehre der antiken Ärzte auf der Anschauung, daß alle Erkrankungen auf einer gestörten Mischung der Grundsäfte des Körpers – Schleim, Blut, gelbe und schwarze Galle – beruhten. Zum Glück für die Germanisten und Medizinhistoriker vermochte der Übersetzer beider Werke nicht immer den geeigneten Ausdruck für angeregte Heilmaßnahmen oder für Krankheitserscheinungen zu finden, so daß er auf Hildegards Anraten einfach die jeweilige deutsche Bezeichnung in den lateinischen Text einfügte und dadurch der Nachwelt einen kostbaren Wortschatz jener sitten- und kulturgeschichtlich sehr bedeutsamen Epoche überliefert.

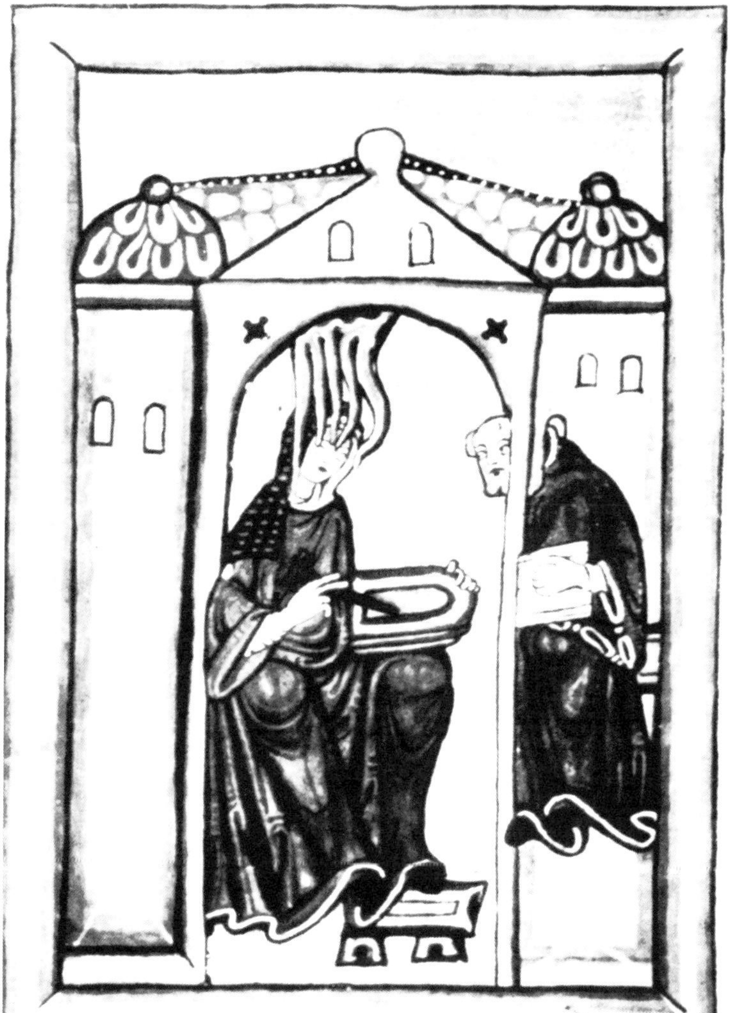

Hildegard von Bingen. Deutsche Mystikerin, Äbtissin und erste deutsche Ärztin.
Nach einer Miniatur aus dem „Großen Hildegardis-Codex" Wiesbaden. Aus: B. Karger-Decker: Die Frau in der Heilkunde, Sammelbildmappe, Reichenbach (Vogtland) 1972

Hermann Boerhaave (1668-1738)

Wenn sich der aus Voorhout bei Leiden gebürtige holländische Arzt Hermann Boerhaave nach einmütigem Urteil der Fachhistoriker auch nicht durch umwälzende Entdeckungen verdient gemacht hat, so gilt er doch fraglos als der prominenteste Kliniker und medizinische Hochschullehrer seiner Zeit. Wie groß sein hierauf bezüglicher Ruhm war, ist daraus ersichtlich, daß ihm Studenten aus aller Welt zuströmten und daß ihn einmal ein Brief aus China unter der Aufschrift seines Namens mit dem bloßen Zusatz „Arzt in Europa" erreichte.

Als Sohn eines evangelischen Landpfarrers sollte sich Boerhaave gemäß dem Wunsch seiner Eltern ebenfalls dem geistlichen Beruf zuwenden. Aber er fühlte sich stärker zum Studium der Chemie, Botanik und besonders der Heilkunde hingezogen. Mit einer Dissertation über krankhafte Veränderungen der Ausscheidungen unter dem Titel **„Semiotik der Exkremente"** erlangte er, fünfundzwanzigjährig, die Doktorwürde. Neben seiner ärztlichen Privatpraxis in Leiden bildete er sich wissenschaftlich weiter, so daß er bald auch als Repetent und Lektor für theoretische Medizin tätig sein durfte.

Auf Grund seiner hervorragenden Lehrbefähigung berief die Universitätsleitung Boerhaave anno 1709 zum Professor der Medizin und Botanik sowie zum Verwalter des Leidener botanischen Gartens. Anno 1714 übertrug sie ihm die klinische Professur wie auch die Leitung des Bürgerhospitals und 1718 zusätzlich den Lehrstuhl für Chemie. Ein Gichtleiden veranlaßte ihn 1729, den botanischen und den chemischen Unterricht aufzugeben, wohingegen er das medizinische Lehramt bis zu seinem Lebensende beibehielt. Zweimal, 1714 und 1730, versah er das Rektorat der Universität Leiden, die durch ihn als den Begründer des modernen klinischen Unterrichts zum Zentrum der Medizin wurde.

Boerhaave gestaltete die klinische Ausbildung neu, indem er sie, entgegen der überkommenen scholastischen, rein theoretischen Methode, direkt am Krankenbett praktizierte.

Seine ihn auf der täglichen Visite begleitenden Schüler leitete er an, die Anamnese oder Vorgeschichte einer Erkrankung und den Status praesens, den gegenwärtigen Krankheitszustand des Patienten bzw. den Untersuchungsbefund, genau aufzunehmen, die Diagnose zu stellen, eine Prognose über den voraussichtlichen Krankheitsverlauf vorzunehmen und nach all diesen Ermittlungen die Therapie zu bestimmen.

Überdies machte Boerhaave das Mikroskop und das Thermometer der klinischen Untersuchung nutzbar, stellte die Chemie und die Physik wie auch das vorliegende anatomische und physiologische Wissen in den Dienst der Medizin zur Erklärung organischer Vorgänge. Sein Beispiel machte in ganz Europa Schule, nicht zuletzt an der Berliner Charité. Seine beiden lateinisch abgefaßten wegweisenden medizinischen Hauptwerke erschienen in deutscher Übersetzung unter den Benennungen **„Kurze Lehrsätze über Erkenntnis und Heilung von Krankheiten"** und **„Die Grundsätze der Diagnostik und Therapie"**.

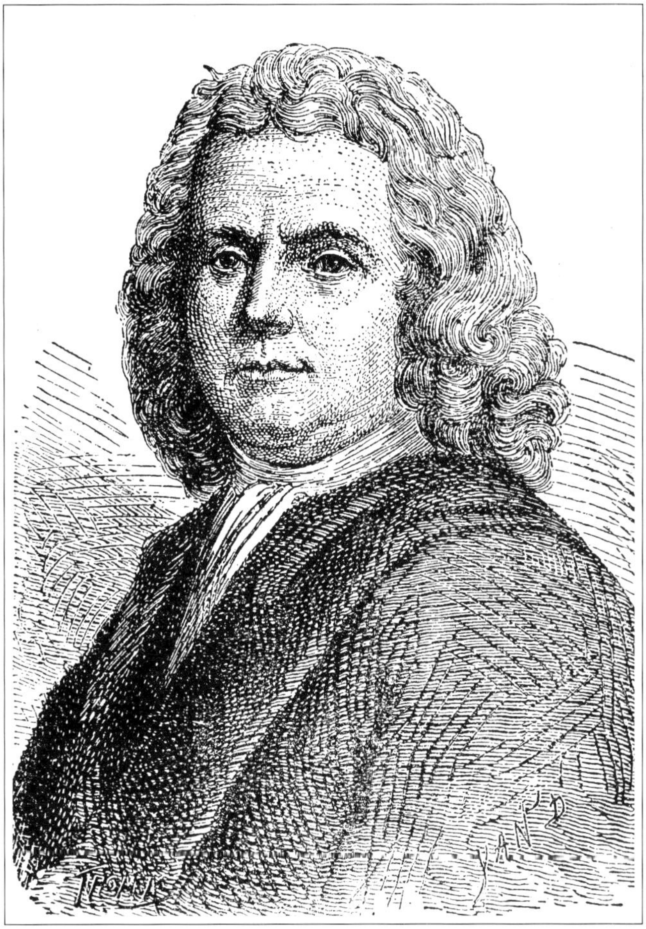

Hermann Boerhaave. Niederländischer Internist. Bedeutendster Kliniker und medizinischer Lehrer seiner Zeit. Spätere Nachzeichnung eines anonymen zeitgenössischen Kupferstiches. Aus: Spamer's „Illustriertes Conversations-Lexicon", Leipzig (19. Jahrhundert)

Alexander Borodin (1833-1887)

Als Schöpfer der russischen Heldenoper „Fürst Igor" mit den darin befindlichen vollblütigen „Polowezer Tänzen" ist Alexander Porfirjewitsch Borodin international bekannt. Doch daß der aus Petersburg gebürtige Komponist hauptberuflich zunächt als Militärarzt und später als Professor der Chemie an der Medizinisch-Chirurgischen Akademie seiner Vaterstadt wirkte, wissen nur wenige Eingeweihte.
Ein willkommener Anlaß also, ihn als bedeutenden heilkundlichen Naturwissenschaftler zu würdigen. Er war der uneheliche Sohn des Fürsten Luka Gedeanow, der ihn, da seine Mutter dem einfachen Volke entstammte, zum Schein auf den Namen eines seiner eigenen Leibeigenen in das Amtsregister eintragen ließ.
Als Hausbesitzerin konnte Frau Antonowna ihrem Jungen eine gute, umfassende Erziehung und Ausbildung angedeihen lassen. Nach dem Abitur studierte er an der vorerwähnten Petersburger Akademie. Sein Abschlußexamen bestand er mit Belobigung. Seine militärärztliche Tätigkeit absolvierte er im zweiten Heereslazarett. Daneben betrieb er eigene chemische Forschungen, denen er sich letztlich ganz verschrieb, da er bald spürte, daß ihn die praktische Ausübung der Heilkunde auf die Dauer nicht befriedigen würde. Nachdem er den Doktorgrad erlangt hatte, wurde er von der Akademie zur wissenschaftlichen Vervollkommnung wie auch zur Erlernung der damals vorbildlichen westeuropäischen Laboratoriumsarbeit für einige Jahre ins Ausland kommandiert.
Gemeinsam mit dem russischen Chemiker Mendelejew, den er in Heidelberg antraf, reiste Borodin nach Italien und der Schweiz. Anschließend bildete er sich in Paris physikalisch und physiologisch weiter. Nach Petersburg zurückgekehrt, erhielt er einen Lehrstuhl für Chemie an der Medizinisch-Chirurgischen Akademie. Durch zahlreiche Entdeckungen und Schriften förderte er die organische Chemie und die Toxikologie. Als Hochschullehrer legte er größten Wert auf eine gediegene naturwissenschaftliche Unterweisung des medizinischen Nachwuchses. Später noch mit der Leitung des Akademielaboratoriums betraut, setzte er hier erstmalig in Rußland die obligatorische experimentelle Schulung aller Studenten einschließlich der angehenden Ärzte durch.
Verdient machte sich Borodin ferner um die Organisation des medizinischen Frauenstudiums in seinem Vaterland. Jahrelang hatte er um die Genehmigung dazu kämpfen müssen.
Eine Epidemie erst, zu deren Überwindung die Anzahl der Ärzte sich als unzureichend erwies, bewog die zaristische Regierung, ihm die Einrichtung medizinischer Lehrgänge für Frauen zu gestatten, um gegen künftige Seuchenzüge besser gewappnet zu sein. – Auf einem Fastnachtsball erlitt Borodon im Vollbesitz seiner Schaffenskraft einen Herzschlag. Aus der Menge der Kränze an seinem Grabe leuchtete einer mit der Aufschrift hervor: *„Dem Gründer, Bewahrer und Streiter für medizinische Frauenkurse, dem Freund und Beschützer der lernenden Jugend – die Ärztinnen von 15 Jahrgängen, 1872-1887".*

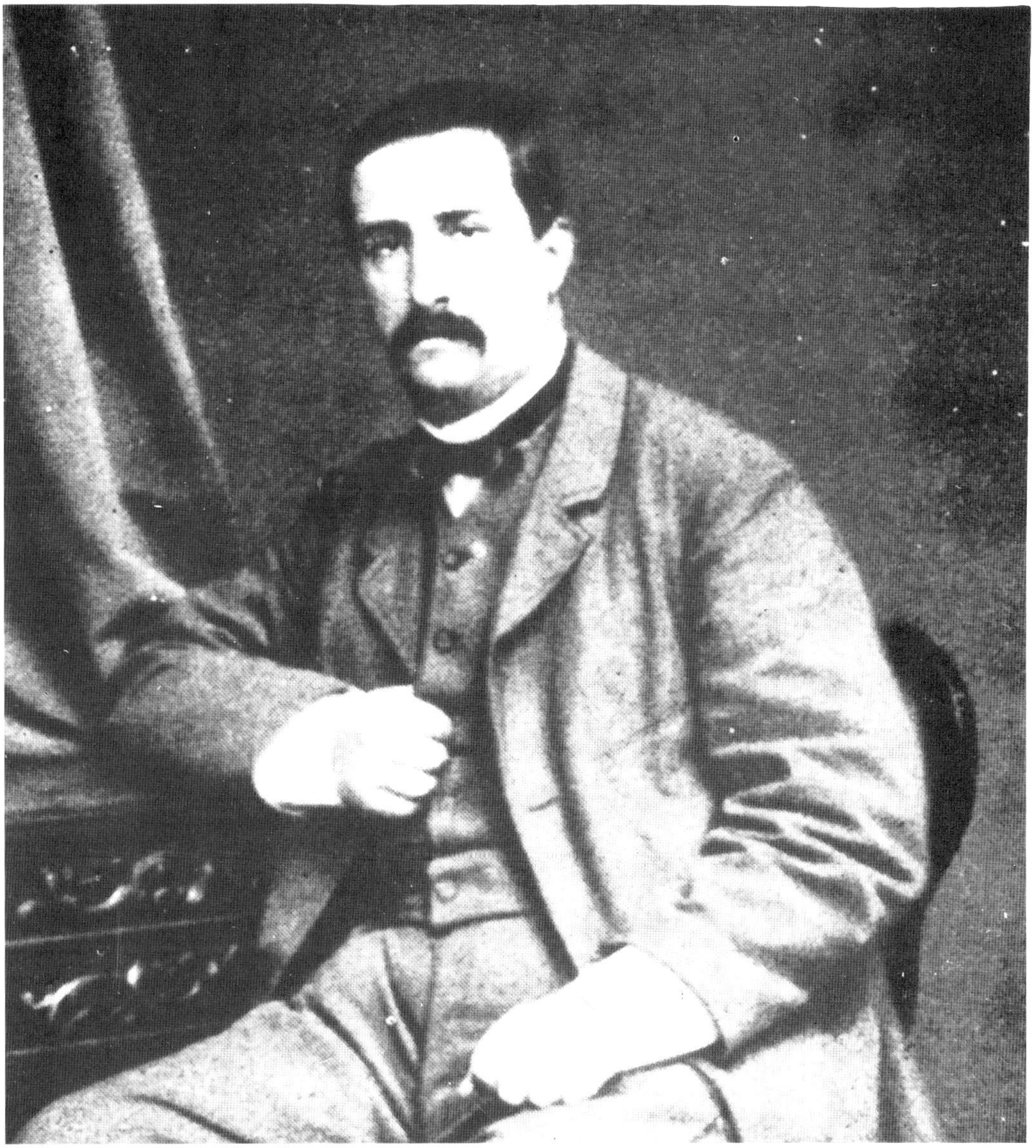

Alexander Borodin. Russischer Komponist, Mediziner und Chemiker. Hervorragender Hochschullehrer. Förderer des Frauenstudiums in Rußland.
Anonyme Fotoreproduktion

Sergei Petrowitsch Botkin (1832–1889)

Die sowjetischen Medizinhistoriker sehen in Sergei Petrowitsch Botkin einen der progressivsten Internisten und Kliniker Rußlands. Als Sohn eines Moskauer Kaufmanns, in dessen Haus der Kreis um die revolutionären Demokraten Stankewitsch, Alexander Herzen und Wissarion Belinski seine geheimen Zusammenkünfte durchführte, kam der Hochbegabte schon frühzeitig mit materialistischem Gedankengut in Berührung.

Sein besonderes Interesse für physiologische Prozesse erlangte Botkin nach seinem Studium an der Moskauer Universität und seinem anschließenden einjährigen Einsatz als Lazarettarzt im Krimkrieg, während seiner weiteren Ausbildung im Laboratorium des weltberühmten Pariser Professors Claude Bernard, der als einer der ersten Fachwissenschaftler die Auffassung vertrat, daß die Lehre von den Lebensvorgängen und der Regulation der Körperfunktionen des menschlichen Organismus die Basis aller ärztlichen Praxis bilde und somit die normale und die pathologische Physiologie voneinander nicht zu trennen seien.

Nach Erfüllung seines Auslandsauftrages erhielt Botkin eine Professur an der Akademisch-Therapeutischen Klinik in Petersburg. Sogleich richtete er hier das erste russische Laboratorium für experimentelle Medizin ein.

Es diente zur physikalischen und chemischen Aufhellung von Krankheitsbefunden, zur Ermittlung der physiologisch-pharmakologischen Wirkungen von Medikamenten und nicht zuletzt zur Aufdeckung von Krankheitsbedingungen und -verläufen in Tierversuchen.

Auf Grund seiner fundierten Forschungsmethoden wurde Botkin zum Begründer der wissenschaftlichen klinischen Medizin seines Vaterlandes. Seine Krankheitslehre fußt auf der materialistischen Betrachtung des Organismus als eines in ständiger Wechselbeziehung mit der Umwelt stehenden einheitlichen Ganzen. Stets sah der Forscher nach sowjetischer Darstellung *„die Ursache der Krankheit in der unmittelbar auf den Organismus wirkenden oder in der durch die Vorfahren geprägten Umwelt“.*

Neben der Heilbehandlung zählte er den vorbeugenden Gesundheitsschutz zu den Hauptobliegenheiten der Medizin. Indem er die These aufstellte, daß gemäß dem von Iwan Michailowitsch Setschenow erkannten Reflexmechanismus auch die pathologischen Prozesse auf reflektorischen Bahnen verlaufen, wurde er zum Mitbegründer des physiologischen Nervismus, dessen bahnbrechende Forschungsergebnisse Iwan Petrowitsch Pawlow, ein Schüler und Mitarbeiter Botkins, durch seine aufsehenerregenden experimentellen Studien weiterentwickelte.

Mit Botkins Namen verbinden sich weiterhin die Entdeckung des infektiösen Charakters der epidemischen Gelbsucht sowie die Diagnose und Therapie der Wanderniere. Und schließlich gehen auf ihn die Einrichtung der ersten russischen Poliklinik zu kostenloser Behandlung von Patienten wie auch der ersten Medizinischen Hochschule für Frauen in der Welt zurück.

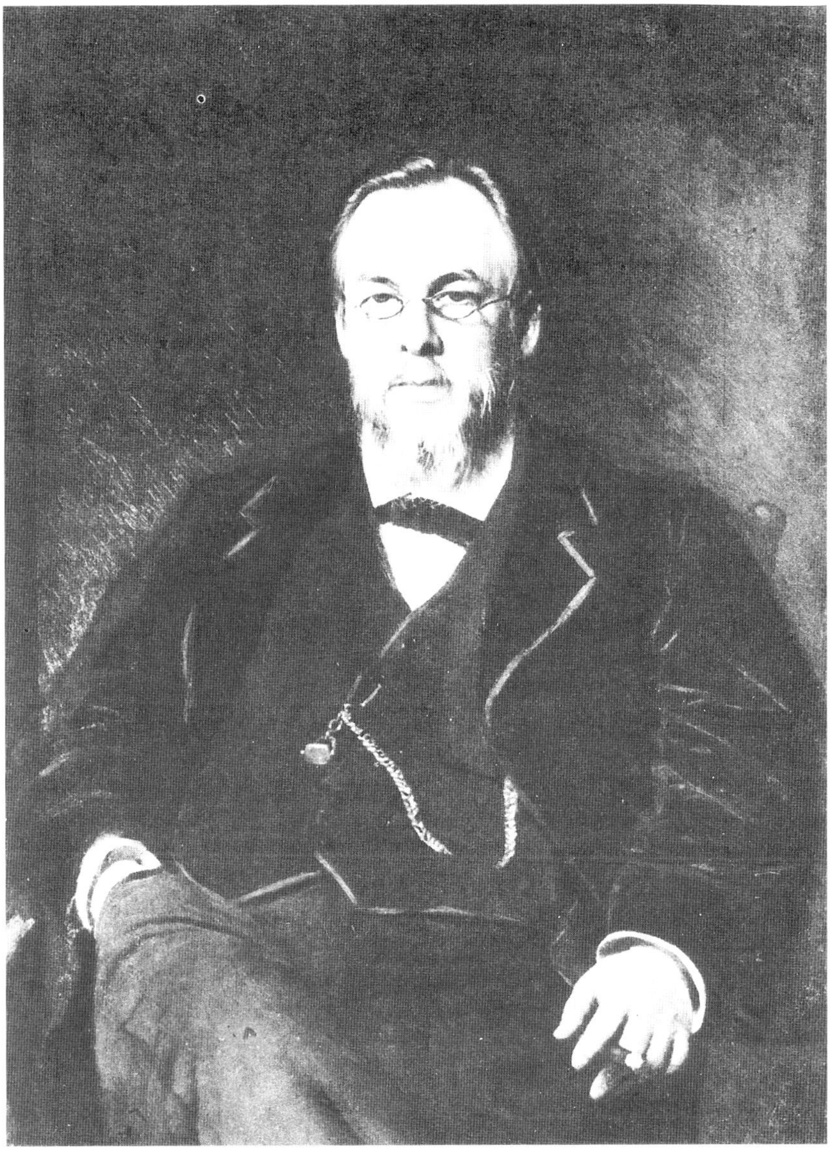

Sergei Petrowitsch Botkin. Russischer Internist. Hauptvertreter des physiologischen Nervismus. Nach einem Gemälde von Iwan Nikolajewitsch Kramskoi 1881. Aus: N. Maschkowzew: Iwan N. Kramskoi, Moskwa 1973

Robert Boyle (1627-1691)

Vor 300 Jahren starb in London der berühmte englische Naturforscher Robert Boyle, dessen Verdienst es ist, die Chemie von der Medizin getrennt und beide Wissenschaften durch das Experiment auf eine exakte Grundlage gestellt zu haben. Seine Landsleute belegten ihn dafür mit dem Beinamen „The Great Experimenter". Er entstammte einem alten Adelsgeschlecht und genoß auf dem College in Eton eine ebenso sorgfältige Erziehung wie Ausbildung.

Auf dieser Aristokratenschule lernte der von seinem Vater für den geistlichen Stand bestimmte Knabe Francis Bacons naturphilosophisches Hauptwerk **„Novum Organon Scientiarum"** („Neues Hilfsmittel der Wissenschaften") kennen, in dem der Verfasser eine auf Erfahrung, Vergleiche und Schluß vom Einzelnen auf das Allgemeine, das Gesetzmäßige, gründende Wissenschaft forderte. Dessen Lektüre veranlaßte den erst Zwölfjährigen, sich neben seinem Jura- und Theologiestudium in Genf und Florenz den Naturwissenschaften, vornehmlich der Chemie, zu widmen.

Nach seines Vaters Tod kehrte Boyle in die Heimat zurück, um auf dem Familiengut Stalbridge als Privatgelehrter zu leben. Damals befand sich England in der bürgerlichen Revolution unter Oliver Cromwell gegen König Karl I. und dessen Anhänger. Später übersiedelte der Forscher nach Oxford und schließlich nach London, wo er während seines letzten Lebensjahrzehnts die Präsidentschaft der von ihm mitbegründeten Britischen Akademie der Naturwissenschaften, der Royal Society, innehatte. Diese war aus dem sogenannten Invisible College, dem „Unsichtbaren Kollegium", einer geheimen Vereinigung fortschrittlicher und deshalb als Ketzer verschriener Gelehrter, hervorgegangen.

In seinem 1661 erschienenen bahnbrechenden Werk **„The sceptical Chemist"** (oder „Der skeptische Chemiker"), in dem er neben vielem anderem erstmalig den Begriff des chemischen Elements wie auch das Wesen der Elemente eindeutig darlegte, empfahl Boyle den Naturwissenschaftlern, *„Versuche durchzuführen, Beobachtungen zu machen und keine Theorien zu entwickeln, ohne zuvor die darauf bezüglichen Erscheinungen geprüft zu haben".* Wie sehr er auch die Medizin in sein Postulat einbezog, erhellt aus etlichen von ihm angestellten physiologischen und pharmakologisch-toxikologischen Experimenten:

So beschäftigte sich Boyle mit den Vorgängen der Atmung und überwand dabei die lang vertretene Auffassung, daß die Atemluft ausschließlich der Abkühlung des Blutes diene.

Venöses Blut – dies beobachtete er mehr als hundert Jahre vor der Entwicklung der Sauerstoffverbrennungstheorie durch Antoine Lavoisier – verfärbe sich bei der Berührung mit der Luft rötlich. Auch die Anregung der ersten Bluttransfusion von Hund zu Hund geht auf ihn zurück, mit der festgestellt werden sollte, ob das Empfängertier nach Aufnahme des fremden Blutes seinen Herrn wiedererkenne. Und endlich vollführte Boyle erstmalig intravenöse Injektionen von Medikamenten in Versuchstiere, um deren Wirkung zu erproben.

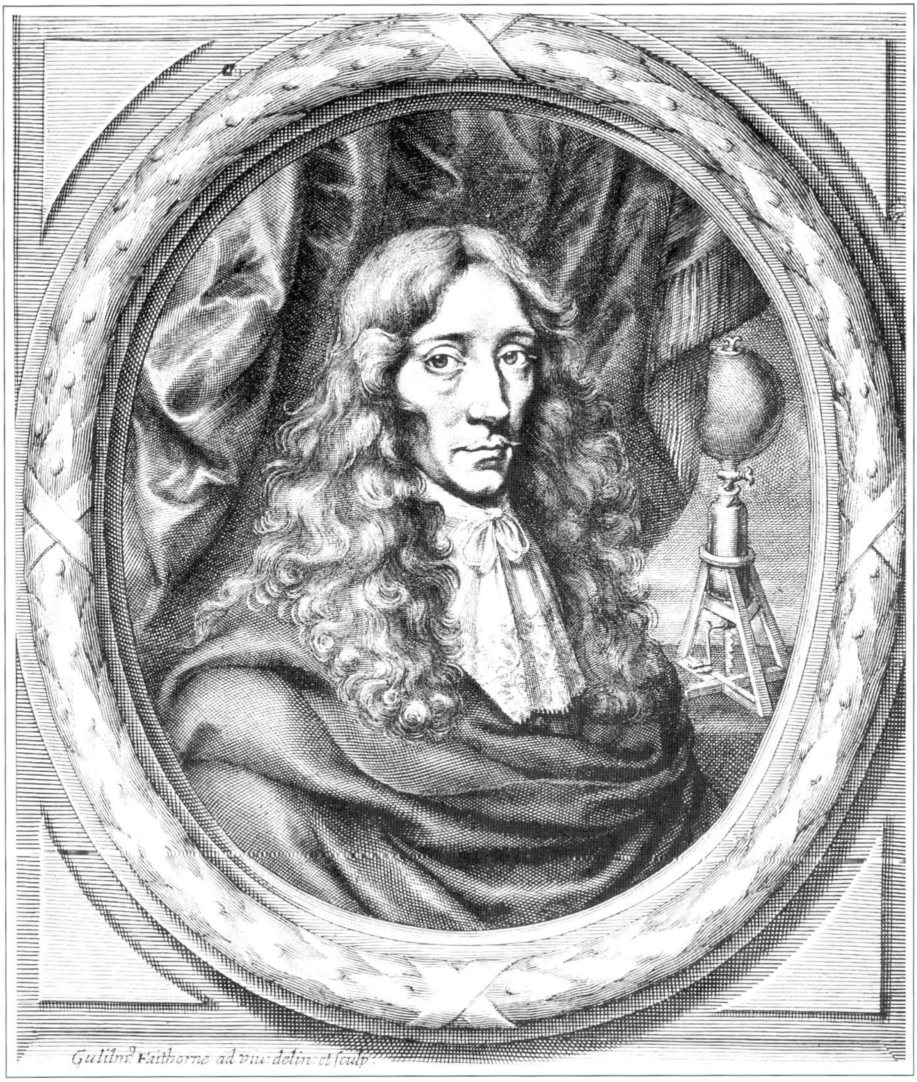

Robert Boyle. Irischer Physiker und Chemiker. Erforschte die Ausdehnung von Gasen. Kupferstich von G. Faithorne aus Boyles „Opera varia“ (1680)

Ludolf Brauer (1865-1951)

Der einer alten Bremer Bürgerfamilie entstammende Ludolf Brauer wurde in Hohenhausen, Kreis Thorn (jetzt Toruń), als Sohn eines Rittergutsbesitzers geboren. Nach seinem Medizinstudium in Bonn, Marburg, München und Freiburg im Breisgau hatte er bis zu seiner Promotion in Bonn und anschließend in Heidelberg als Assistenzarzt gewirkt. In der Stadt am Neckar habilitierte er sich auch für Innere Medizin. Seine wissenschaftliche Tätigkeit erstreckte sich zunächst auf Herz-Kreislauf-Forschung.

Seinem hervorragenden Ruf als Herzspezialist verdankte Brauer seine 1905 erfolgte Berufung zum Ordinarius und Direktor der Medizinischen Klinik in Marburg. Schon damals begann er sich daneben für die Lungen- und die Tuberkuloseforschung zu interessieren, in denen er seine Hauptverdienste erwerben sollte. Angeregt hierzu wurde er durch die 1895 von dem schottischen Chirurgen William Maceven erstmals mit Erfolg ausgeführte operative Entfernung eines tuberkulös veränderten Lungenflügels.

Die hierbei vorgenommene Thorakoplastik oder totale Entknochung der Brustwand beeindruckte Brauer dermaßen, daß er dieses Operationsverfahren überschwenglich als eine *„bildhauerische Leistung am lebenden Menschen"* kennzeichnete und den Marburger Chirurgen Paul Leopold Friedrich im Dezember 1907 zur ersten Anwendung des Eingriffs in Deutschland bewog. Desgleichen beteiligte sich Brauer am Ausbau des Druckdifferenzverfahrens zur Verhütung des Lungenkollaps und Pneumothorax nach Brustkorberöffnung: In Umkehrung des von Ferdinand Sauerbruch 1903/04 kreierten „Unterdruckverfahrens" empfahl Brauer 1905 das weniger umständliche und kostenaufwendige „Überdrucksystem" (auch „Überdrucknarkose" genannt). Freilich bot diese Methode gleichfalls keine Ideallösung, da der Patient gegen den Überdruck ausatmen mußte und sein Herz dadurch stark strapaziert wurde.

Im Jahre 1910 zum Direktor des Krankenhauses Hamburg-Eppendorf berufen, gründete Brauer hier neben einer Diätküche mehrere Institute, je eines für angewandte klinische Pharmakologie, Krebsforschung, Luftfahrtmedizin und Zahnheilkunde. Als späterer Professor und Ordinarius der Hamburger Universitätsklinik nahm er regen Anteil an der Entwicklung der Alma mater, deren Rektorat er 1930/31 innehatte.

Nach seiner Emeritierung im Jahre 1934 rief Brauer in Wiesbaden ein Tuberkulose-Zentrum zur weiteren Entschleierung der Krankheit ins Leben. Noch im hohen Alter von über achtzig Jahren reiste er nach Konstantinopel, um türkische Ärzte auf den Gebieten der Lungenkrankheiten und Lungenfürsorge fortzubilden. Auf Einladung sowjetischer Universitäten und Wissenschaften hatte er zwei Jahrzehnte vorher zu ähnlichem Zweck eine dreimonatige Vortragsreise durch den jungen Sowjetstaat absolviert. Seine letzten Lebensjahre verbrachte er in München. Bis zu seinem Tode widmete er sich dort in geistiger Frische seinen ihm liebgewordenen Studien.

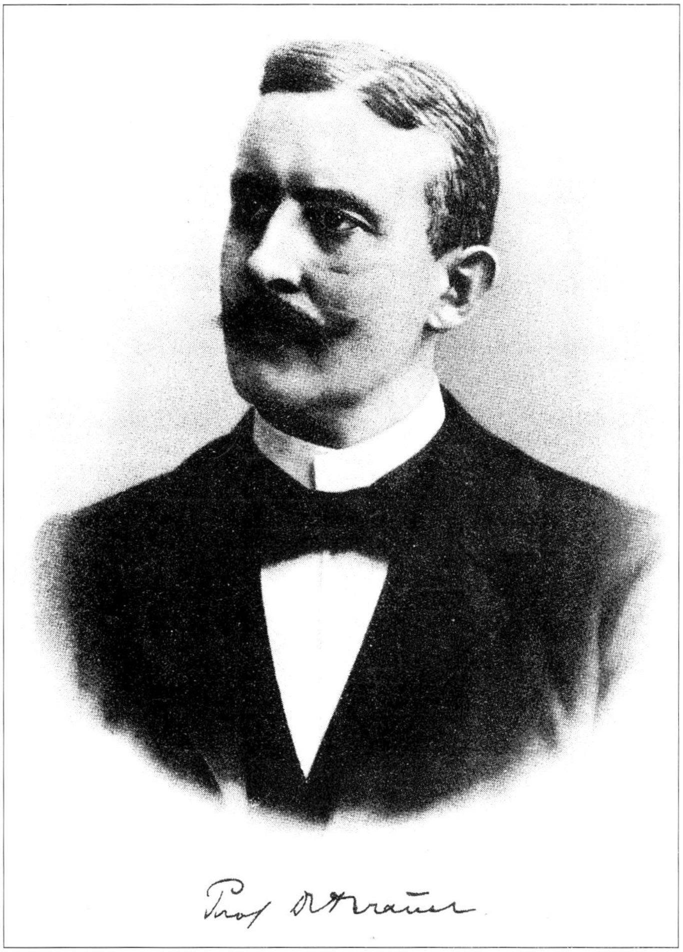

Ludolph Brauer. Deutscher Kliniker. Entwickelte das Überdruckverfahren (Überdrucknarkose).
Begründer der Lungenkollapstherapie.
Nach einer Originalfotografie. Aus: H. Zeiss und R. Bieling: Behring – Gestalt und Werk, Berlin 1941

Heinrich Braun (1862-1934)

Eine wesentliche Bereicherung erfuhr die Chirurgie im letzten Viertel des neunzehnten Jahrhunderts durch die Entdeckung der örtlichen Betäubung mittels des Kokains. Während der Wiener Arzt Carl Koller das Alkaloid erstmalig zur Anästhesierung von Schleimhautpartien anwandte und der Amerikaner William Stewart Halsted mit ihm die „Leitungsanästhesie" entwickelte, bei der durch Kokaininjektion die Nervenleitfähigkeit unterbrochen wird, schufen an der Berliner Charité Carl Ludwig Schleich die „Infiltrationsanästhesie", die den Operationsschmerz lokal durch künstliche Aufschwemmung der Gewebe mit Hilfe des Kokains ausschaltet, und August Bier durch Kokaineinspritzung in den Lendenwirbelkanal die „Lumbalanästhesie".
Da sich das Kokain jedoch als nicht ungefährlich erwies, bemühte sich der Leipziger Chirurg Heinrich Braun Anfang des zwanzigsten Jahrhunderts erfolgreich um die Verbesserung der Lokalanästhesie durch weitestgehende Ausschaltung des Gifteinflusses. Am Neujahrstag 1862 in Ravicz (Poznań) geboren, hatte er ursprünglich Naturwissenschaften und erst später, auf Drängen seiner Eltern, Medizin studiert. Seit 1891 betrieb er in Leipzig eine kleine Privatklinik mit fünf Betten, einem gut ausgerüsteten Operationsraum und einem Laboratorium für mikroskopische und bakteriologische Untersuchungen. Der Herztod eines seiner Patienten in Chloroformnarkose veranlaßte ihn, sich mit der örtlichen Betäubung zu befassen.
Bei ihrer Erprobung im Selbstversuch erkannte Braun ihre Vorzüge; andererseits bereitete ihm die Bösartigkeit des Kokains Kummer. Kurz vorher las er in einer Fachzeitschrift, daß der japanische Mediziner Jokichi Takamine und der amerikanische physiologische Chemiker Thomas Aldrich unabhängig voneinander das gefäßverengende und die Gewebe blutleer machende Nebennierenmarkhormon Adrenalin isoliert und kristallin dargestellt hatten. Sogleich beschaffte er sich aus London eine Probe dieses Extraktes, um sie dünner Kokainlösung zuzusetzen, und beobachtete nach Injektion der Mischung in seinen Vorderarm, wie er berichtet, *„eine örtliche Betäubung von bis dahin unbekannter Intensität, Ausdehnung und Dauer"*.
In Anerkennung seiner Methode, durch Adrenalinzusatz das toxische Anästhetikum nicht in die Blutbahn gelangen zu lassen, sondern es auf das Operationsgebiet zu beschränken, wurde Braun zum außerordentlichen Professor der Chirurgie an der Leipziger Universität berufen und bald danach zum Ärztlichen Direktor des staatlichen Krankenstiftes in Zwickau. Zu seiner größten Befriedigung erlebte er zudem die synthetische Herstellung des Lokalanästhetikums Novocain (Procain) durch Alfred Einhorn, das fortan das hochgiftige Kokain ersetzte. Als Kliniker machte sich Braun, der 1934, zweiundsiebzigjährig, starb, durch wertvolle Neuerungen im Krankenhausbau verdient. Sein Name lebt unauslöschlich fort in der sogenannten Braunschen Schiene zur ruhigen Lagerung verletzter oder erkrankter Gliedmaßen, die er 1928 publizierte.

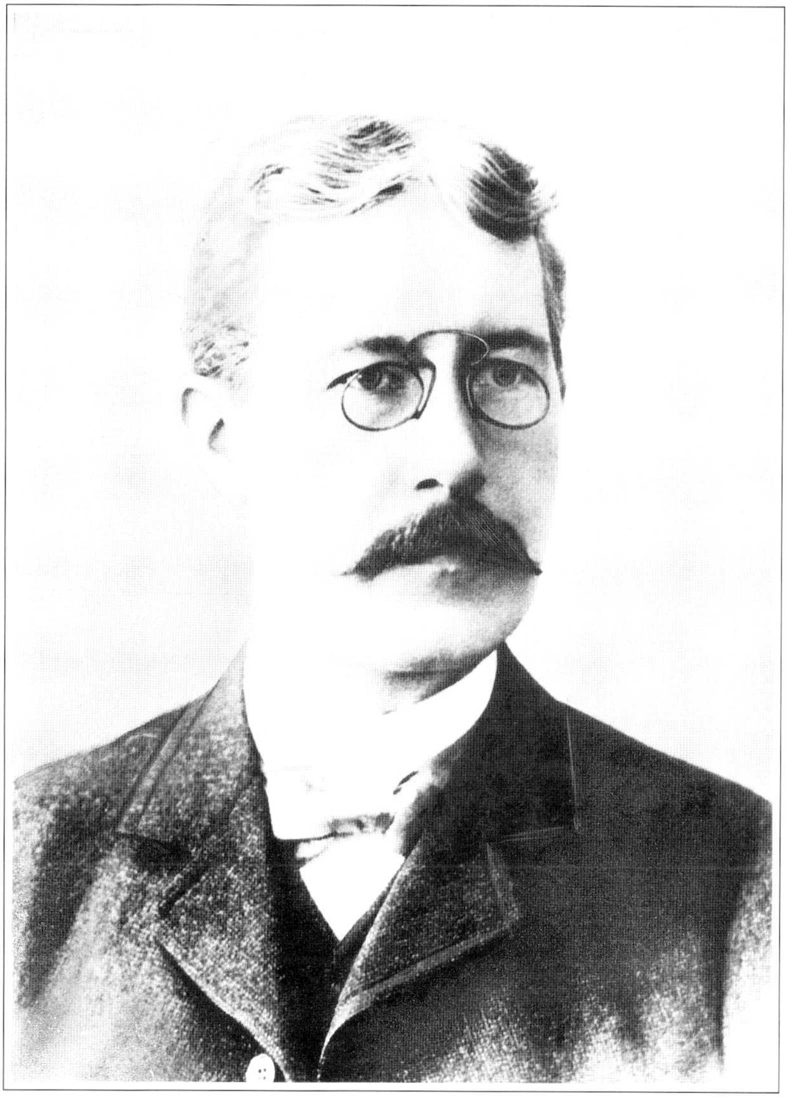

Heinrich Braun. Deutscher Chirurg. Erfinder der nach ihm benannten Metallschiene zum Ruhigstellen verletzter und erkrankter Gliedmaßen. Führte das Adrenalin in die Lokalanästhesie ein. Fotoreproduktion vom Karl-Sudhoff-Institut für Geschichte der Medizin und Naturwissenschaften der Universität Leipzig. Aus: B. Karger-Decker: Besiegter Schmerz, Leipzig 1984

Hermann Brehmer (1826-1889)

Freimütig hatte sich der zweiundzwanzigjährige Breslauer Student der Mathematik, Astronomie und Naturwissenschaften Hermann Brehmer als Anhänger der Revolution von 1848 bekannt und war deshalb von der Hochschule verwiesen sowie unter Polizeiaufsicht gestellt worden. Er ging daraufhin nach Berlin, um am dortigen Herbarium zu arbeiten. Hier nahm sich der berühmte Alexander von Humboldt seiner an und erwirkte für ihn beim damaligen Polizeipräsidenten Hinkeldey die Aufhebung der Maßregelung, so daß er nun an der Berliner Universität weiterstudieren konnte. Unter dem Einfluß des hervorragenden Physiologen Johannes Müller wandte sich Brehmer jetzt aber der Medizin zu. Besonderes Interesse erweckte in ihm die Erforschung der Tuberkulose, deren Erreger noch längst nicht entdeckt war.

Er selbst litt einmal am „Bluthusten", von dem er während einer Himalajaexpedition überraschend genas. Weitere sorgfältige Beobachtungen führten ihn schließlich zu der Überzeugung, daß die Lungenschwindsucht, wie man in jenen Tagen noch zu sagen pflegte, heilbar sei. In seiner Dissertationsschrift, 1858, vertrat er erstmalig diese These öffentlich wie auch die Auffassung, daß man die „Seuche" in einem geeigneten Höhenklima angehe müsse.

Im darauffolgenden Jahre bereits gründete Brehmer in der 550 Meter über dem Meeresspiegel gelegenen schlesischen Ortschaft Görbersdorf, mitten im Kiefernwald, die erste „Lungenheilanstalt" der Welt, in der er nach einer Lobrede Ferdinand Sauerbruchs *„die alten Zauberkräfte der Natur: Sonne, Luft, Licht – und auch das Wasser in den Dienst der Tuberkulosebehandlung stellte"*. In mehreren Schriften verteidigte er seine von den Behörden anfänglich mit Mißtrauen betrachtete und behinderte Methode, *„Lungenkranke im Freien liegen zu lassen, sie gut zu ernähren und zu systematischen Körperübungen anzuhalten"*. Nur durch die Fürsprache des namhaften Klinikers und königlichen Leibarztes Professor Johann Lukas Schönlein, der übrigens den Krankheits-Begriff „Tuberkulose" prägte, hatte er überhaupt erst die Konzession zur Errichtung seiner Görbersdorfer Anstalt erlangt.

Seit der Entdeckung des Tuberkelbakteriums durch Robert Koch, 1882, sind freilich Hermann Brehmers Theorie von der „Schwindsucht" als einer allgemeinen Ernährungsstörung, von einem unverhältnismäßig kleinen Herzen des Tuberkulösen bei unverhältnismäßig großer Lunge und von der sogenannten schwindsuchtfreien Zone des Hochgebirges überholt; doch unauslöschlich bleibt sein Verdienst um das Tuberkulose-Heilstättenwesen schlechthin, das später sein einstiger Patient, Schüler und Mitarbeiter Peter Dettweiler, im Taunus mit seiner nicht mehr an ein bestimmtes Höhenklima gebundenen, sondern allein konsequent durchgeführten „Dauer-Luft-Ruhekur" vorbildlich weiterentwickelte.

Am 22. Dezember 1889, zwei Jahre nach dem Erscheinen seines Hauptwerkes **„Die Therapie der chronischen Lungenschwindsucht"**, starb Hermann Brehmer als Dreiundsechzigjähriger.

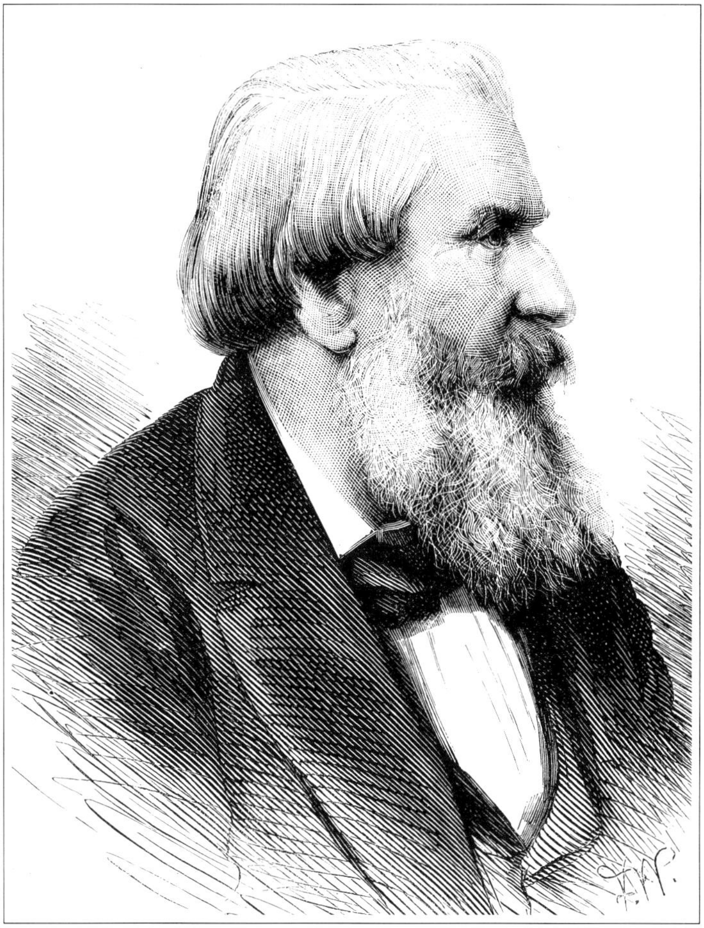

Hermann Brehmer. Deutscher Mediziner. Gründer der ersten „Lungenheilanstalt“ der Welt.
Nach einer unleserlich monogrammierten Xylographie (ohne bibliographische Herkunftsangabe)

Paul Broca (1824-1880)

Dem aufmerksamen Parisbesucher fällt vor der Medizinischen Hochschule ein Standbild auf, das einen Forscher beim Betrachten eines menschlichen Gehirns zeigt. Es handelt sich bei dem Dargestellten um den berühmten französischen Arzt Paul Broca, der durch seine vielfältigen bahnbrechenden Untersuchungen als einer der bedeutendsten Vertreter des anatomisch-chirurgischen Denkens im neunzehnten Jahrhundert gilt. Er wurde am 28. Juni 1824 in Sainte-Foy-la-Grande, einer kleinen Stadt bei Bergerac an den Ufern der Dordogne, geboren und rückte nach seinem Studium an der Sorbonne binnen weniger Jahre vom einfachen „Interne", einer Art Assistenzarzt, bis zum Universitätsprofessor und Akademiemitglied auf.

Schon als Dreißigjähriger hatte sich Broca durch beachtliche Arbeiten über den Krebs und andere Geschwülste, über die Verrenkung des Sprunggelenks sowie über Aneurysmen einen Namen gemacht. Danach wandte er sein Hauptinteresse der Anthropologie, insbesondere kraniometrischen Ermittlungen zu, für die er neuartige Meßmethoden entwickelte und sinnvolle Meßinstrumente erfand. Auch die Gründung der Pariser Anthropologischen Gesellschaft, eines anthropologischen Forschungslaboratoriums und einer anthropologischen Lehranstalt war sein Werk.

Durch seinen Freund Louis Pierre Gratiolet, einen hervorragenden Zoologen, der ebenfalls der von ihm ins Leben gerufenen „Société d'Anthropologie de Paris", angehörte, wurde Broca im Jahre 1861 auf die Vergleichende Anatomie und Physiologie des Gehirns gelenkt, der er sich fortan mit leidenschaftlichem Eifer widmete. Damals bekleidete er die Stelle eines Chirurgen im Hospital Bicêtre. Hier nun gelang ihm seine wichtigste Entdeckung, die ihm unauslöschlichen Ruhm eintrug. Wiederholt bemerkte er bei der Obduktion von Patienten, die infolge eines Schlaganfalles die Sprache verloren hatten, daß die dritte Stirnhirnwindung durch Blutaustritt zerstört war. Diese Beobachtung führte ihn zu der Erkenntnis, daß sich im fraglichen Feld des linken Stirnlappens das motorische Sprachzentrum befindet. Damit leitete er die Erforschung der Hirnlokalisation ein. Die von ihm festgestellte Störung bezeichnete er selbst als „Aphémie". Erst später bürgerte sich dafür der uns geläufigere Begriff „Aphasie" ein.

Eben jene wegweisenden Untersuchungen am Gehirn stellte der Schöpfer des eingangs erwähnten Broca-Denkmals, Pierre Choppin, dar. Auf den Forscher geht überdies die nach ihm benannte Formel zur Bestimmung des normalen Körpergewichtes zurück, die sich in der Gleichung „Soll-Körpergewicht in Kilogramm = Körperlänge in Zentimeter minus hundert" ausdrückt. Für seine medizinischen Pioniertaten wie auch für seine außerordentlichen Verdienste um den öffentlichen Gesundheitsschutz, die hygienische Erziehung des Volkes und nicht zuletzt um das Frauenstudium wurde er zum ständigen Senator der Französischen Republik ernannt. Doch erfreute er sich dieser Ehrung nur wenige Monate; am 9. Juli 1880 erlag er im Anschluß an eine Vollsitzung des Senats einem Anfall von Angina pectoris.

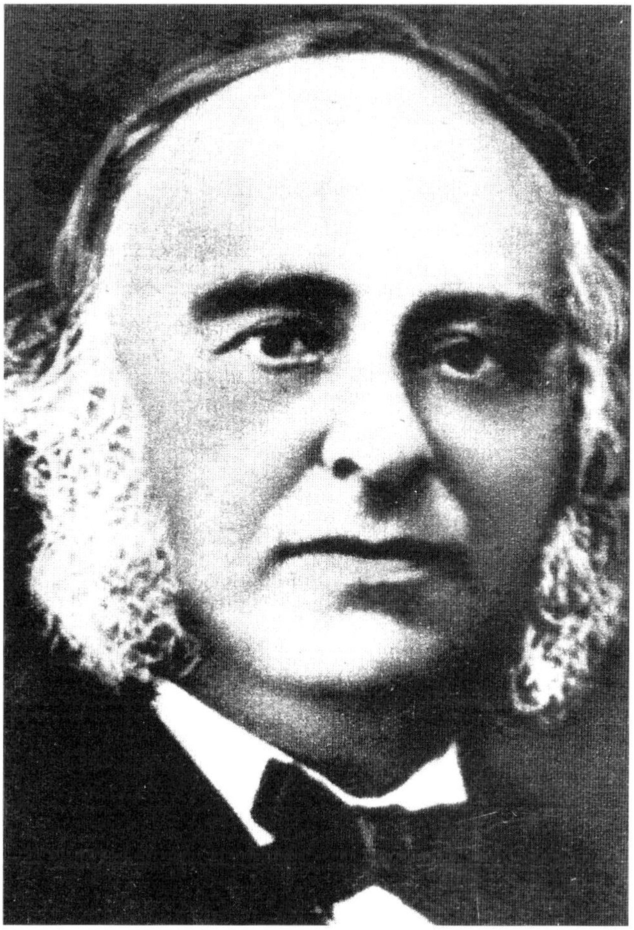

Paul Broca. Französischer Physiologe, Chirurg und Anthropologe. Entdecker des nach ihm benannten motorischen Sprachzentrums im Gehirn. Ausschnitt aus einer Fotoreproduktion. Aus: B. Karger-Decker: Der Griff nach dem Gehirn, Leipzig 1977

Korbinian Brodmann (1868-1918)

„Überblicken wir seinen Lebensgang, so bewegt es uns schmerzlich, daß für einen Forscher vom Range Brodmanns an deutschen Universitäten nicht gesorgt war", äußerte sich der namhafte Münchener Psychiater Walter Spielmeyer im Gedenken an seinen hervorragenden Fachkollegen. Bis kurz vor seinem frühen Tode habe er sich *„mit untergeordneten und abhängigen Stellungen, die keineswegs seiner Bedeutung entsprachen, begnügen müssen. Mit Erbitterung sah er, wie geschäftige Mittelmäßigkeit zu den angesehensten Stellungen gelangte, während er, der erfolgreiche und anerkannte Gelehrte, trotz aller Anspruchslosigkeit nicht einmal die bescheidenste Lebensstellung an einer Universität erreichen konnte"*.

Nach seinem Studium in München, Berlin und Freiburg 1895 als Arzt approbiert, hatte der aus Liggersdorf in Hohenzollern gebürtige Bauernsohn ausnahmslos Assistentenstellungen bekleidet: an der Nervenheilanstalt Alexandersbad im Fichtelgebirge, wo er sich wissenschaftlich mit der Hypnosetherapie befaßte, am Pathologischen Institut in Leipzig, wo er mit einer Dissertation über Ependymsklerose promovierte, an der Psychiatrischen Klinik in Jena, wo er plethysmographische Untersuchungen am Gehirn betrieb, an der Irrenanstalt in Frankfurt (Main), wo er vornehmlich über das Wesen der Korsakowschen Psychose arbeitete.

Anschließend wirkte er acht Jahre als Mitarbeiter an dem von Oskar Vogt gegründeten Neurobiologischen Laboratorium zu Berlin. An diesem der Universität angegliederten Institut widmete er sich besonders der histologischen Untersuchung der Hirnrindenarchitektonik, die es ihm ermöglichte, die Lokalisationslehre zu kreieren. Anhand breitester vergleichend-morphologischer Studien an Säugetieren schuf er eine 50 Felder umfassende Hirnkarte, die später von Vogt erweitert wurde. In seinem 1909 veröffentlichten Buch **„Vergleichende Lokalisationslehre der Großhirnrinde in ihren Prinzipien, dargestellt auf Grund des Zellbaues"** erläuterte der Forscher seine zytoarchitektonischen Entdeckungen, wobei er zugleich die Möglichkeit einer Zuordnung gewisser funktioneller Aufgaben zu gewissen Hirnbezirken andeutete. Neben der Klärung der Hirnrindenanatomie suchte er namentlich auch die anatomischen Grundlagen der Geisteskrankheiten zu ermitteln.

In Tübingen, wo er von 1910 bis 1915 als Oberarzt und Leiter des Anatomischen Laboratoriums an der psychiatrischen Universitätsklinik wirkte, habilitierte sich Brodmann. Da ihm jedoch ein Lehrstuhl versagt blieb, übernahm er die Prosektur an der Landesheilanstalt Nietleben bei Halle. Zwei Jahre danach erhielt er die Leitung der topographisch-histologischen Abteilung der neugegründeten Deutschen Forschungsanstalt für Psychiatrie in München. Zur Wiederaufnahme seiner durch den Weltkrieg unterbrochenen bahnbrechenden Forschungsarbeit kam es aber nicht mehr, da er schon bald infolge einer tückischen Sepsis starb.

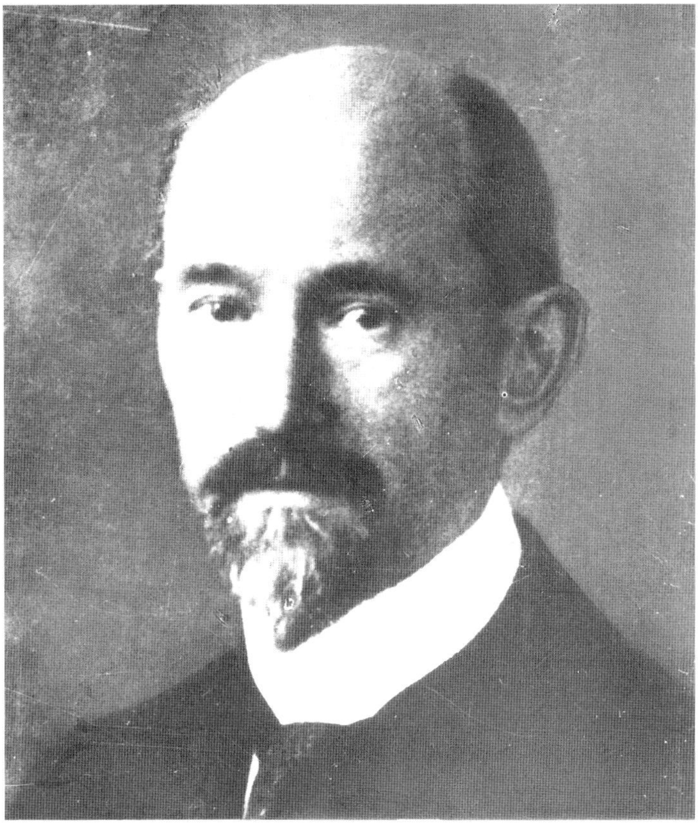

Korbinian Brodmann. Deutscher Neurologe und Psychiater. Schöpfer der vergleichenden Zytoarchitektonik der Großhirnrinde.
Nach einer Originalfotografie. Aus: Kurt Kolle: Große Nervenärzte, Stuttgart 1956/63

François-Joseph Broussais (1772-1838)

Der am 17. Dezember 1772 in der bretonischen Stadt Saint-Malo geborene französische Mediziner François-Joseph-Victor Broussais durchkostete eine rauhe Kindheit. Sobald er tagsüber seiner Schulpflicht genügt hatte, mußte er seinem Vater in der Arztpraxis helfen und abends noch zu Pferde über Land traben, um bettlägerigen Patienten die verschriebenen Medikamente zu bringen. Kein Wunder, daß er selbst ein rauher Mensch wurde, hart im Nehmen, aber auch hart im Geben. Nach dem Besuch des Gymnasiums erlernte er am Krankenbett das Chirurgenhandwerk, nahm anschließend als erbitterter Gegner der Königstreuen an den Revolutionskämpfen teil und nahm dann erst, reich erfahren, das Medizinstudium in Paris auf. Dreißigjährig erwarb er mit einer Dissertation über die hektische Röte bei Schwindsucht die Doktorwürde.

Da Broussais als Privatarzt kaum sein Leben fristen konnte, kehrte er bald wieder in seine militärmedizinische Laufbahn zurück und machte als Gesundheitsoffizier die Napoleonischen Feldzüge mit. Nach der Vernichtung der Grande Armée erlangte er eine Professur am Pariser Militärhospital Val-de-Grâce. Schon immer wünschte er sich, einmal die Medizin umwälzen zu können. Vermeintlich neuartige Erkenntnisse, die er bei seinen zahllosen Leichensektionen im Felde gewonnen haben wollte, verleiteten ihn dazu, eine eigene Krankheitslehre aufzustellen, die er als „physiologische Medizin" bezeichnete und die von seinen begeisterten Anhängern namentlich unter der studentischen Jugend „Broussaismus" genannt wurde. Nach dieser Theorie existierte im Gegensatz zu der von ihm heftig befehdeten ontologischen Auffassung keine Wesensverschiedenheit der Krankheiten, sondern Broussais führte die pathologischen Vorgänge hauptsächlich auf Überreizung sowie daraus erwachsende Entzündung zurück, zu deren gewichtigsten Herd er den Magendarmkanal erklärte. Durch sogenannte Sympathie würden andere Organe in Mitleidenschaft gezogen. Demnach käme es bei der Therapie in erster Linie darauf an, die „Gastroenteritis" als vorgebliche Mutter aller Krankheiten durch Diät, ableitende Schleimgetränke, warme Breiumschläge und besonders durch rigorosen Blutentzug in Form von Aderlässen oder durch Blutegel anzugehen.

Begreiflicherweise blieb Broussais' Lehre nicht unwidersprochen. Des Forschers großes medizinisches Verdienst indes liegt in seinem ebenfalls leidenschaftlichen Eintreten für die materialistische Auslegung der Geisteskrankheiten als Hirnerkrankungen. Aus dieser Sicht wirkte er für die Befreiung der „Irren", wie man damals noch sagte, von Ketten und Zwangsjacke. Nach der Julirevolution erlangte er in Anerkennung seiner Verdienste den eigens für ihn geschaffenen Lehrstuhl für Pathologie und Allgemeine Therapie an der Pariser Universität. Ferner avancierte er zum Akademiemitglied und Generalinspekteur des Militärgesundheitswesens. Nach seinem Tode erhielt er ein Staatsbegräbnis.

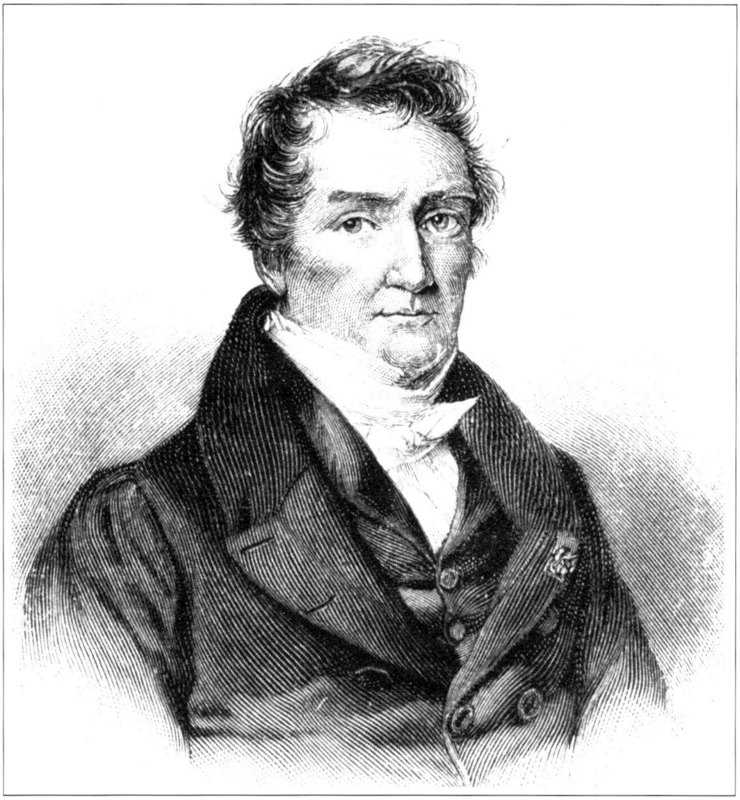

François-Joseph Broussais. Französischer Mediziner. Schöpfer eines nach ihm benannten Krankheitssystems (Broussaismus).
Xylographie nach der zeitgenössischen Lithographie von Delpech

Charles Brown-Séquard (1818-1894)

Der von seinen Zeitgenossen als ein bedeutender Gelehrter mit Scharlatanallüren belächelte Physiologe Charles Edouard Brown-Séquard war der Sohn eines amerikanischen Seemannes und einer auf der Insel Mauritius im Indischen Ozean beheimateten französischen Mutter, die sich nach dem frühzeitigen Unfalltod ihres Mannes noch vor der Geburt ihres Kindes mühselig mit schlechtbezahlten Näharbeiten durchs Leben schlagen mußte.

Notgedrungen erlernte der Knabe daher zunächst den Kaufmannsberuf, übersiedelte anschließend nach Paris, wo er sich eine Zeitlang mit wenig Glück als Schriftsteller produzierte, und studierte dann erst Medizin, ohne vorerst eine innere Neigung dafür zu verspüren. Nach Abschluß seines Examens reiste Brown-Séquard durch alle Welt, ständig auf der Suche nach lohnenden Aufgaben, betätigte sich als Privatarzt, als Chefarzt eines Hospitals, als Leiter eines biologischen Laboratoriums, als Hochschuldozent – bis er nach jahrzehntelangem Umherirren endlich als Professor der Physiologie und experimentellen Medizin am Pariser Collège de France die von ihm ersehnte fesselnde Dauerbeschäftigung fand.

Originaluntersuchungen über Pathologie und Diagnostik des Nervensystems, über Blutzusammensetzung und animalische Wärme, über Hirnlokalisation und ganz besonders über die innersekretorischen Drüsen machten seinen Namen rasch international bekannt. Um die Wissenschaft von den Lebensfunktionen des menschlichen Körpers durch neue Erkenntnisse zu bereichern, unterzog sich Brown-Séquard unglaublich harten Selbstversuchen. So würgte er einen Schwamm herunter und zog ihn, mit Magensaft getränkt, zur Analyse an einem langen Draht wieder heraus.

Im Sommer 1889 berichtete er vor der Pariser Akademie der Wissenschaften, wie er sich als hinfälliger Greis mehrfach tierische Hodenextrakte injizierte und danach vorübergehend eine Erhöhung der körperlichen und geistigen Leistungsfähigkeit beobachtete. Durch diese sensationellen Experimente leitete er die planmäßige Hormonforschung ein und wurde überdies zum Mitbegründer der sogenannten Organotherapie oder Heilbehandlung mit Drüsenpreßsäften beziehungsweise -sekreten.

Bereits 1856 hatte Brown-Séquard die Wichtigkeit der Nebennieren nachgewiesen. Sieben Jahre später beschrieb er erstmalig den nach ihm benannten Symptomenkomplex der halbseitigen Rückenmarkslähmung. Ferner ermittelte er, daß es sich beim Eierstock (Ovar) um eine die weibliche Geschlechtsfunktion weitestgehend beeinflussende endokrine Drüse handelt.

Wie abenteuerlich Brown-Séquards vorerwähnte (vergebliche) „Verjüngungskuren“ damals sowohl medizinische Laien wie auch die Fachwelt anmuteten, läßt die sarkastische Bemerkung eines renommierten Kollegen bei der Nachricht vom Ableben des Forschers ahnen. *„Armer Brown-Séquard!“* spottete dieser. *„Zuerst spritzt er sich Keimdrüsen ein und rennt die Treppe hinauf, und dann stirbt er auf dem oberen Treppenabsatz!“*

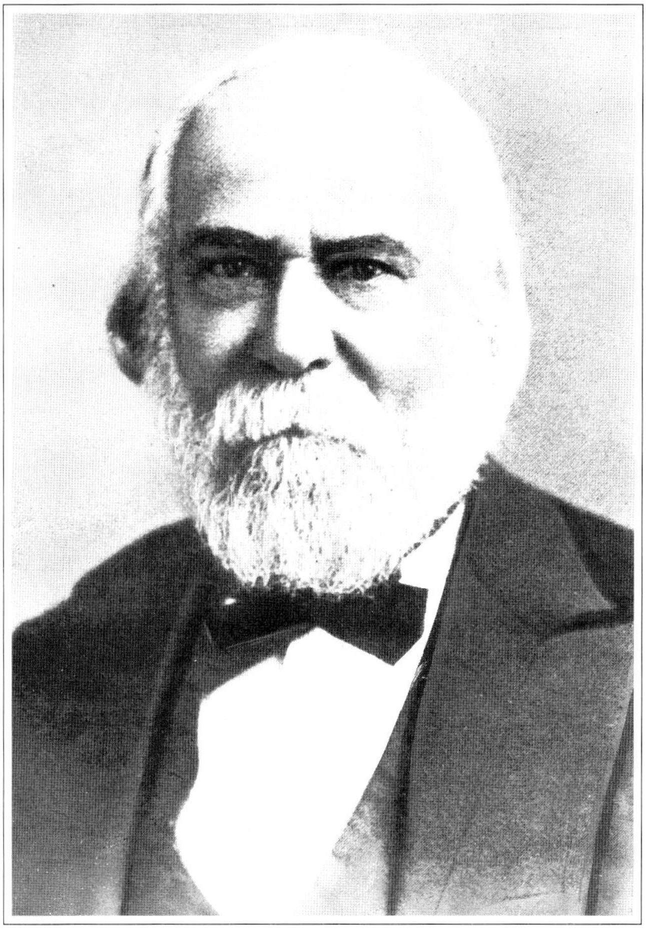

Charles Edouard Brown-Séquard. Französischer Physiologe. Begründer der Organotherapie. Nach einer Originalfotografie. Aus: B. Karger-Decker: Ärzte im Selbstversuch, Leipzig 1981

Sir David Bruce (1855-1931)

Gerade während der Sarg seiner Frau zu Grabe getragen wurde, starb Sir David Bruce, den die Briten schon zu Lebzeiten den „Sherlock Holmes der tropenmedizinischen Wissenschaft" genannt hatten. Diese Ehrenbezeichnung für den aus Melbourne in Australien gebürtigen Forscher bestand durchaus zu Recht, da sich mehrere hochbedeutsame bakteriologische Entdeckungen an ihn knüpfen. Die erste bewerkstelligte er als Angehöriger des Königlichen Armee-Sanitätskorps auf der Mittelmeerinsel Malta, wo in jenen Tagen zahlreiche Menschen von dem sogenannten Maltafieber erfaßt wurden. Sowohl aus Eingeweiden an der Seuche Verstorbener wie auch aus Milzpunktionen Erkrankter vermochte er den Erreger, einen - nach ihm benannten - Mikrokokkus (Brucella melitensis) zu isolieren, den er in Reinkultur züchtete und mit Infektionseffekt auf Affen übertrug.

Nachdem Bruce auf diese Weise die spezifische Pathogenität jenes Bakteriums überzeugend nachgewiesen hatte, blieb freilich noch immer die Frage nach dem Übertragungsmechanismus der Krankheit offen. Bei der Aufdeckung des Rätsels kam ihm 1905 als nunmehrigem Leiter einer englischen Maltafieberkommission der Zufall zu Hilfe. Der Forscher beobachtete nämlich, daß auf der Insel stationierte Matrosen und Soldaten nach Genuß ungekochter Ziegenmilch erkrankten, während Personen, die nur abgekochte Milch zu sich nahmen, oder Inhaftierte, die überhaupt keine Milch zu trinken bekamen, von der Krankheit verschont blieben.

Eine weitere verheerende Seuche, deren Entschleierung Bruce wesentlich förderte, bot sich ihm in Gestalt der afrikanischen Viehseuche Nagana dar. Eigens zu ihrer Erforschung war er 1894 nach Südafrika gesandt worden.

Als deren Ursache machte er im Blut erkrankter Rinder und Pferde winzige Geißeltierchen oder Trypanosomen ausfindig, die später ebenfalls seinen Namen, „Trypanosoma brucei", erhielten. Als Überträgerin der krankmachenden Schmarotzer entlarvte er die Tsetsefliege.

Auf dieser Erkenntnis aufbauend, konnte Bruce die im November 1902 von dem italienischen Tropenmediziner Aldo Castellani im Blut wie auch in der Hirn-Rückenmark-Flüssigkeit schlafkranker Neger gesichteten Trypanosoma gambiense experimentell als die pathogenen Mikroben der menschlichen Schlafkrankheit nachweisen. Er befand sich damals im Auftrag der Londoner Royal Society zum Studium der Seuche in Uganda, wo er sich Castellanis Präparate hatte zeigen lassen, bevor er seine Untersuchungen in Angriff nahm. In seinem Forschungsbericht **„Presence of trypanosoma ..."** („Report über die Gegenwart von Trypanosomen bei Schlafkrankheit") bestätigte er Castellanis Entdeckung und legte zugleich dar, daß auch diese Seuche von Tsetsefliegen, insbesondere durch die Glossina palpalis, verbreitet wird.

Für seine Pioniertaten wurde Bruce 1908 von der britischen Regierung geadelt und wenige Monate nach Ausbruch des Ersten Weltkriegs zum Kommandanten des Königlich-Medizinischen College sowie zum Leiter der dortigen Institutslaboratorien ernannt.

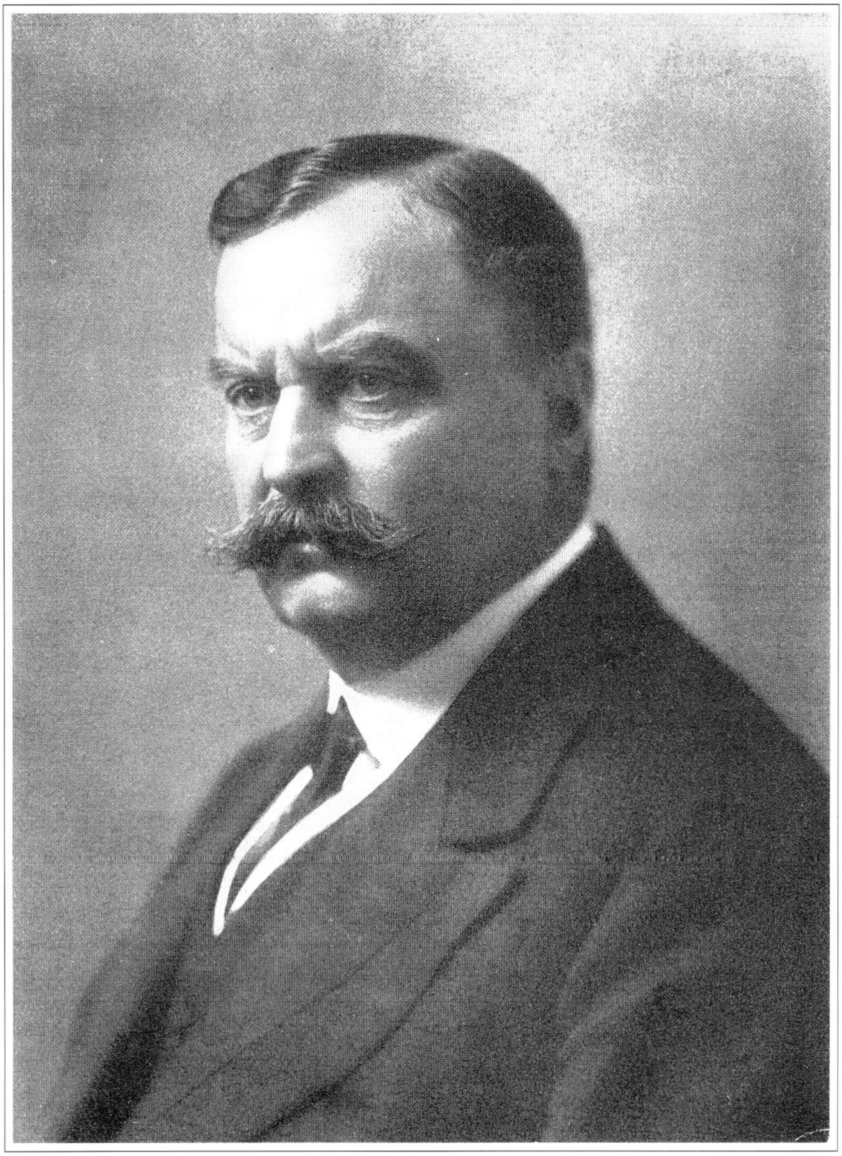

Sir David Bruce. Australisch-englischer Tropenmediziner und Bakteriologe. Entdecker verschiedener Seuchenerreger.
Nach einer Originalfotografie. Aus: Paul de Kruif: Mikrobenjäger, Zürich – Leipzig 1927

Ernst Wilhelm von Brücke (1819-1892)

„Herrliche Zeiten erlebe ich jetzt mit meinem Brücke. Er ist von Altersgenossen der erste adäquate Kopf, dem ich begegne. Unglaublich viel erlebt und erdacht, fein und schlau in seinen wissenschaftlichen Leistungen, eine ruhige, freundliche Persönlichkeit.“ So stellte Emil Du Bois-Reymond, einer der Meisterschüler und Assistenten des weltberühmten Berliner Physiologen Johannes Müller, einem Freund seinen damals zweiundzwanzigjährigen Studienkollegen Ernst Wilhelm Brücke dar. In einem weiteren Brief an denselben Empfänger teilte Du Bois-Reymond diesem begeistert mit, sie beiden hätten sich *„verschworen, die Wahrheit geltend zu machen, daß im Organismus keine anderen Kräfte wirksam seien als die gemeinen physikalisch-chemischen“.* Dies klang programmatisch. Die „Bündnispartner“ hielten sich konsequent an ihr Forschungsanliegen und rückten auf Grund wegweisender physiologischer Einsichten und Entdeckungen rasch zur internationalen Spitze ihres Fachgebietes auf.

Ernst Brücke wurde in Berlin als Sohn eines Bildnis- und Historienmalers geboren. Da sein Vater in Italien lebte, die Mutter aber früh starb, kam der Junge in die Obhut eines Onkels, der in Stralsund ein hohes geistliches Amt bekleidete. Nach seinem Medizinstudium und seiner Doktorpromotion an der Berliner Universität trat Brücke als Assistent in das von Johannes Müller geleitete Museum für vergleichende Anatomie ein. Schon bald erlangte er zudem eine Privatdozentur für Physiologie.

Zwei Jahre lang lehrte Brücke auch Anatomie an der Berliner Akademie der bildenden Künste. Die hier vornehmlich an gestalterische Belange zu bindenden Vorlesungen kamen seiner angeborenen ästhetischen Neigung sehr entgegen und boten ihm vielfältige Studienergebnisse, die er in seinem Alterswerk über **„Schönheit und Fehler der menschlichen Gestalt“** abhandelte. Von Berlin aus folgte der Neunundzwanzigjährige einem Ruf als Extraordinarius für Physiologie und Allgemeine Pathologie nach Königsberg. Im Sommer 1849 übersiedelte er als ordentlicher Professor und Leiter des Instituts für Physiologie nach Wien.

Im Gegensatz zu Du Bois-Reymond, der sich hauptsächlich den bioelektrischen Erscheinungen in Muskel- und Nervengewebe widmete und dadurch die Elektrophysiologie begründete, forschte Brücke grundlegend auf sämtlichen Fachgebieten: von der mikroskopischen Anatomie und der Morphologie bis zur Physiologie des Blutes, der Verdauung, der Muskeln und der Nerven, der Sinnes- und der Sprachorgane, bis zur physiologischen Chemie und zu vielem mehr. Seine Theorie des Augenleuchtens führte Hermann Helmholtz 1850 zur Erfindung des Augenspiegels. 1857 entdeckte Brücke die quergestreifte Muskulatur sowie deren Wesenheit; 1861 kennzeichnete er die Zellen als Elementarorganismen. Sein Werkverzeichnis zählt 140 Publikationen, darunter seine klassischen **„Vorlesungen über Physiologie“** (1873/74). Hochgeehrt, geadelt und zum Ritter geschlagen, beendete er sein vierzigjähriges ruhmvolles Wirken in Wien.

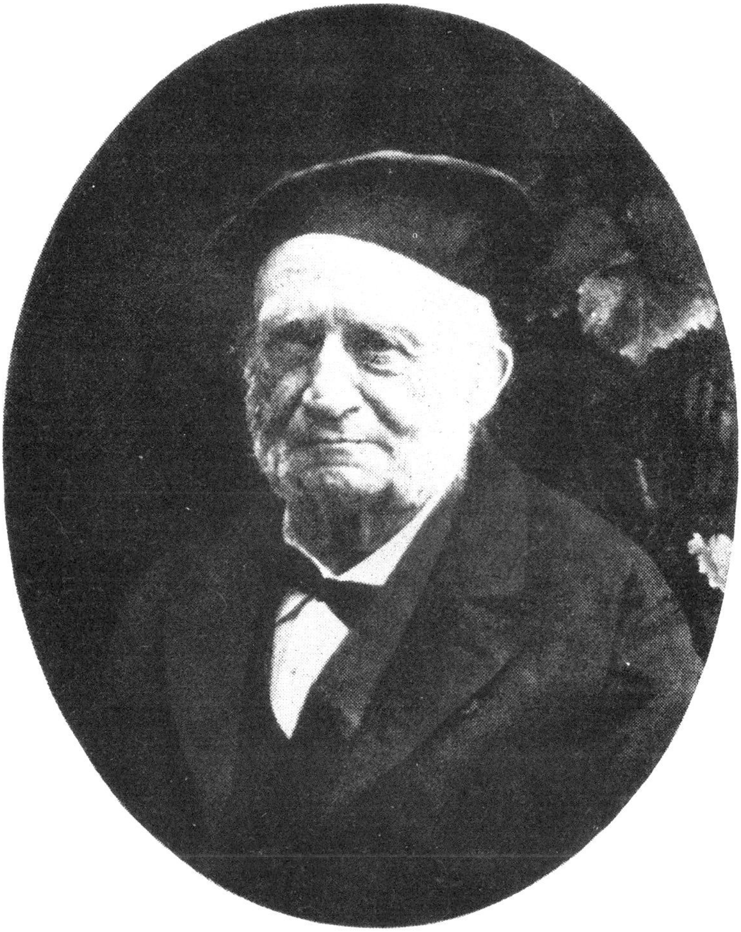

Ernst Wilhelm von Brücke. Deutscher Physiologe. Arbeitete über mikroskopische Anatomie u. a. Fotoreproduktion. Aus: Leopold Schönbauer: Das Medizinische Wien, Berlin und Wien 1944

Ernst Bumm (1858–1925)

„Ein ungemein vornehmer, liebenswürdiger, charmanter Mann, der sich alle Herzen im Sturm zu erobern verstand – das war Bumm." So charakterisierte der 1961 verstorbene Frauenarzt Walter Stoeckel seinen einstigen Chef und Vorgänger an der Berliner Universitäts-Frauenklinik.

Als Hochschullehrer habe der aus Würzburg gebürtige hochangesehene Gynäkologe und Geburtshelfer die Studenten durch *„ein schönes, einfaches Deutsch"* sowie *„durch seine mit farbigen Kreiden in wenigen Strichen an die Tafel gezauberten Akte bei der Darstellung pathologischer Geburtsvorgänge aufs höchste"* fasziniert. Bumms zeichnerische Fähigkeiten waren frühzeitig so stark in Erscheinung getreten, daß er sich vor seinem Medizinstudium heimlich nach Paris begeben hatte, um im Wonnegefühl seiner Begabung dort als Maler sein Glück zu versuchen. Es blieb eine Episode.

Nach seiner frauenärztlichen Ausbildung an der heimatlichen Alma mater arbeitete Bumm bis zu seiner Habilitation als Assistent. Seine akademische Laufbahn begann er gleichfalls in Würzburg. Zunächst etliche Jahre als Privatdozent. 1894 erfolgte seine Berufung zum Professor der Geburtshilfe und Gynäkologie nach Basel, 1900 nach Halle/Saale und als Krönung seines Wirkens 1904 nach Berlin.

In der damaligen Reichshauptstadt war Bumm zuerst Direktor der Frauenklinik an der Charité; einige Jahre später übernahm er die Leitung der Berliner Universitäts-Frauenklinik. Hier wie dort erwies er sich sowohl als ein „moderner, erfolgreicher Operateur", wie der eingangs zitierte Walter Stoeckel in seinen Lebenserinnerungen überliefert, wie auch als grandioser Verbesserer des klinischen Betriebes, indem er die baulich völlig veraltete, räumlich katastrophal beengte, hygienisch gänzlich desolate Uni-Frauenklinik von Grund auf umgestaltete. War doch nach Stoeckel zum Beispiel der im Kellergeschoß gelegene *„Untersuchungsraum für Schwangere zugleich Klosett! Während eine Schwangere ihre Notdurft verrichtete, wurde gleichzeitig eine andere untersucht!"*

Bumms wissenschaftliche Arbeiten bezogen sich auf strengste Durchsetzung der Asepsis, auf Ätiologie und Verlauf des Kindbettfiebers und der weiblichen Gonorrhoe (Tripper), auf den Blutkreislauf im menschlichen Mutterkuchen, auf die Vervollkommnung der operativen Ausschälung von gutartigen Muskelgeschwülsten aus der Gebärmutter (Myomektomie) und vieles andere. Erstmalig führte Bumm die planmäßige Bakteriologie in die Frauenheilkunde ein. Sein **„Grundriß zum Studium der Geburtshilfe"** erzielte elf Auflagen.

Ernst Bumm, der sich mit seiner Familie über Weihnachten bei seinen Eltern aufgehalten hatte und anschließend zu kurzem Erholungsurlaub in die Berge fahren wollte, wurde unterwegs Todesopfer einer schweren Gallenkolik, weil ein dringend erforderlicher chirurgischer Eingriff nicht rechtzeitig als lebensrettend erkannt worden war. Der in höchster Not telegrafisch herbeigeholte Sauerbruch fand – nach Stoeckel – nur noch „einen Sterbenden" vor.

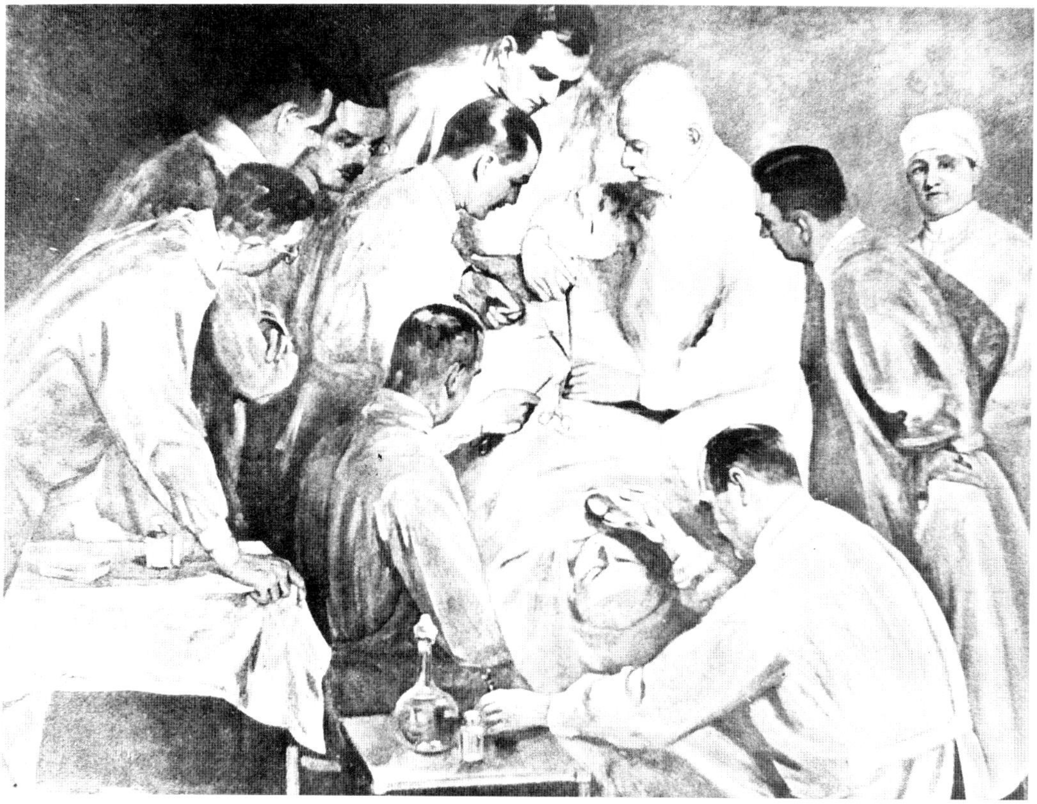

Ernst Bumm. Deutscher Gynäkologe und Geburtshelfer. Führte die planmäßige Bakteriologie in die Frauenheilkunde ein.
Nach einem Gemälde von Reinhard Huebner (Standort unbekannt). Aus: „Illustrierte Zeitung", Leipzig (1904)

Nilolai Burdenko (1876-1946)

Wenn von den Schöpfern der sowjetischen Neurochirurgie die Rede ist, fällt vor allem der Name Nikolai Nilowitsch Burdenkos. Der aus der Ortschaft Nishni Lomow im ehemaligen Gouvernement Pensa gebürtige Mediziner hatte zunächst an der Universität Tomsk studiert.

Besonders interessierte er sich damals für die Anatomie. Wie er selbst berichtete, verbrachte er seine gesamte Freizeit im Sektionsraum, um die Struktur des menschlichen Körpers gründlich kennenzulernen. Doch da er sich als Abkömmling einstiger Leibeigener auf studentischen Zusammenkünften wiederholt als Gegner des zaristischen Regimes bekannte, wurde er von der Hochschule verwiesen und aus der Stadt verbannt. Er verfügte aber bereits über genügend Fachwissen, um während des Russisch-Japanischen Krieges 1904/05 im Feldlazarett selbständig einfache Schußverletzungen operieren zu können.

Nach dem Frieden von Portsmouth, der die Niederlage Rußlands besiegelte und den Zarismus empfindlich schwächte, nahm Burdenko sein zwangsweise unterbrochenes Medizinstudium in Jurjew (Tartu) wieder auf, wo er schließlich mit seiner Dissertation über **„Folgeerscheinungen nach Unterbindung der Pfortader“** die Doktorwürde erwarb. Bereits drei Jahre später, 1912, berief ihn seine Fakultät zum Professor für operative Chirurgie. Nunmehr trat der erfindungsreiche Gelehrte mit grundlegenden Forschungen über die Physiologie der Bauchspeicheldrüse, der Leber, des Magens und des Zwölffingerdarms hervor. Im ersten Weltkrieg wirkte er als Generalinspekteur des Sanitätswesens der russischen Armee. Trotz damit verbundener gewaltiger organisatorischer Arbeit vollführte er persönlich mehr als zweitausend chirurgische Eingriffe an Schwerverwundeten.

Es war nur selbstverständlich, daß sich nach der Oktoberrevolution die Sowjetmacht Burdenkos große militärärztliche Erfahrung durch seine Ernennung zum Leiter des Medizinischen Dienstes der Roten Armee nutzbar machte. Daneben vertraute sie dem Tüchtigen nacheinander mehrere chirurgische Lehrstühle, zuletzt den an der Moskauer Fakultät an. Zudem errichtete er in der Hauptstadt das Zentralinstitut für Neurochirurgie, das nach dem „Vaterländischen Krieg“ mit stark erweitertem Klinik- und Laborbereich der Akademie der Medizinischen Wissenschaften der UdSSR angegliedert wurde. Als „Burdenko-Institut“ hält es heute die Erinnerung an ihn wach.

Nach Angaben der Großen Sowjetenzyklopädie verdankt die Neurochirurgie dem für seine Verdienste mit höchsten staatlichen Ehrungen ausgezeichneten Forscher vornehmlich die wissenschaftliche Konzeption der Schockpathogenese und -behandlung, ferner verschiedene Operationsverfahren bei Hirngeschwülsten und Traumen des Zentralnervensystems sowie eine eigene Methode der offenen Vagusblockade. Während seines letzten Lebensjahrzehnts gehörte Burdenko als Abgeordneter dem Obersten Sowjet der UdSSR an.

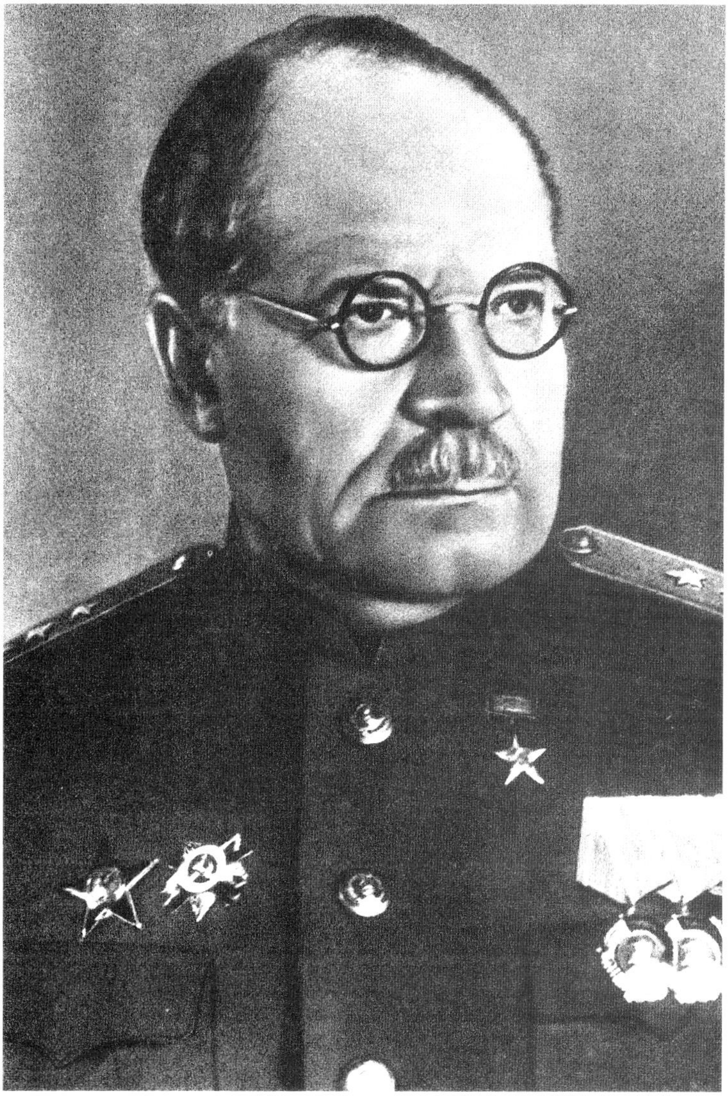

Nikolai Burdenko. Sowjetischer Chirurg. Mitbegründer der sowjetischen Neurochirurgie. Fotoreproduktion aus einem englischsprachigen UdSSR-Kalender des Jahres 1948

Konstantin Michailowitsch Bykow (1886-1959)

Im Jahre 1952 erschien in der ehemaligen DDR ein Buch unter dem verlockenden, programmatischen Titel „**Großhirnrinde und innere Organe**", das, während der Belagerung Leningrads durch faschistische Truppen geschrieben, binnen kurzem seinen Siegeszug durch die internationale Fachwelt angetreten hatte. Wie sein Verfasser, der bereits durch frühere Forschungen auf dem Gebiet der höheren Nerventätigkeit berühmt gewordene sowjetische Physiologe Konstantin Michailowitsch Bykow, im Vorwort mitteilte, entstand dieses richtungweisende Werk als Ergebnis seiner mit einem, wie er betont, *„zielstrebigen, schöpferischen Arbeitskollektiv"* durchgeführten Untersuchungen, *„auf welche Weise die sogenannte vegetativen Prozesse mit den Bewußtseinsvorgängen verknüpft sind."*

Der für seine wissenschaftlichen Leistungen vielfach, darunter auch mit dem Staatspreis der UdSSR ausgezeichnete Gelehrte stammte aus der Kostomsker Kleinstadt Tschuchloma. Seine Eltern hatten ihn zum Besuch einer Klosterschule bestimmt; er aber setzte als Zehnjähriger seinen Willen durch, auf ein weltliches Gymnasium zu gehen. Nicht weniger entschlossen zeigte er sich als Student der Kasaner Universität, da er sich mit gleichgesinnten Kommilitonen der bürgerlich-demokratischen Revolution von 1905 anschloß. Der Verfolgung konnte er sich nur durch Flucht ins Ausland entziehen. In Genf setzte er sein Chemiestudium fort, wobei er sich besonders für die chemischen Vorgänge im tierischen und menschlichen Organismus interessierte. Wieder daheim, begann Bykow in Kasan Medizin zu studieren. Nach dem Examen wandte er sich nach Petersburg, um in den Laboratorien des gefeierten Entdeckers der bedingten Reflexe, Iwan Petrowitsch Pawlow, zu arbeiten. Hier untersuchte er die chemische Natur der Erregungsübertragung in den Nervenzellen. Zur Entschleierung ihrer Abläufe ersann er die weltbekannte Perfusionsmethode, ein Verfahren *„künstlicher Durchströmung isolierter Organe, um die nervalen und humoralen Regulationen im Experiment zu trennen"* (Dr. K. Fichtel).

Anfangs der dreißiger Jahre entwickelte er aus den von ihm und seinen Schülern gewonnenen Kenntnissen über die Wechselbeziehungen zwischen Großhirnrinde und inneren Organen sowie deren Bedeutung für die Anpassung des Organismus an die Umweltbedingungen sein Lehrgebäude der „kortikoviszeralen Physiologie und Pathologie".

Seit seiner Berufung zum Professor, 1926, bekleidete Bykow verschiedene hohe akademische Ämter. Zuletzt leitete er als Mitglied der Akademie der Wissenschaften der Sowjetunion den bei ihr errichteten Lehrstuhl für Physiologie des Zentralnervensystems. Die Biographie über den am 13. Mai 1959 gestorbenen namhaftesten Pawlowschüler wäre unvollständig ohne Erwähnung seiner politisch-gesellschaftlichen Tätigkeit als Mitglied des sowjetischen Friedenskomitees sowie als Deputierter und Stellvertretender Vorsitzender des Obersten Sowjets der RSFSR.

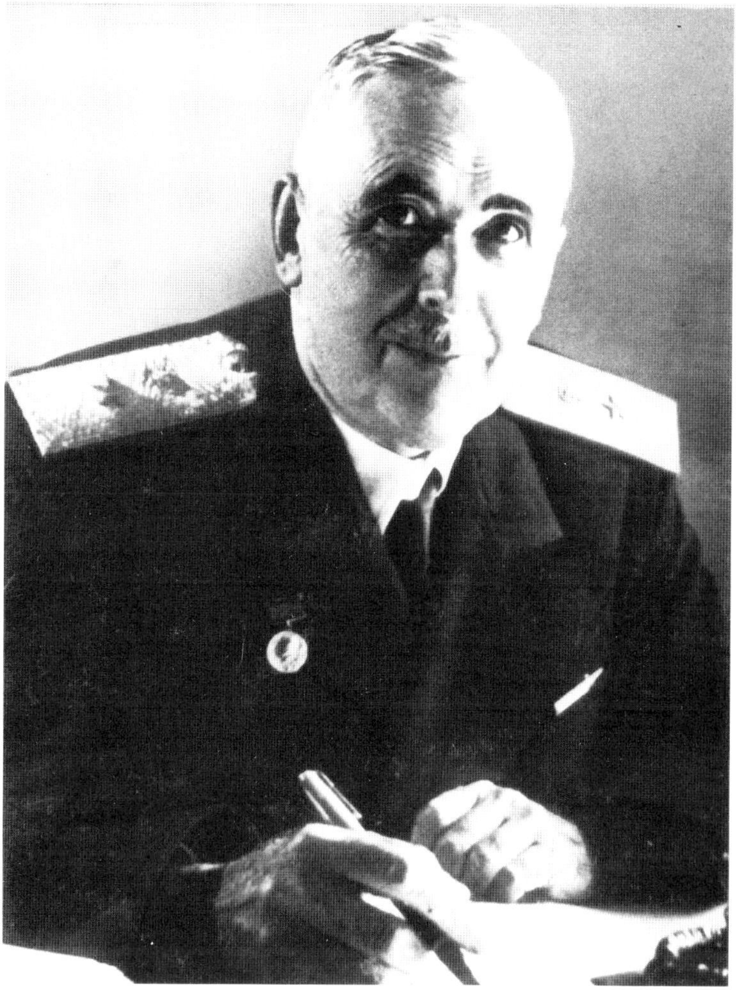

Konstantin Michailowitsch Bykow. Sowjetischer Physiologe. Arbeitete vornehmlich über funktionelle Wechselbeziehungen zwischen Großhirnrinde und inneren Organen.
Ausschnitt aus einer Originalfotografie in seinem Arbeitszimmer. Aus: B. Karger-Decker: Der Griff nach dem Gehirn, Leipzig 1977

Albert Calmette (1863-1933)

Ende Oktober 1933 erlag wenige Wochen nach seinem siebzigsten Geburtstag der namhafte französische Mediziner Albert Léon Charles Calmette einer damals in Paris grassierenden Grippe. Der aus Nizza stammende Forscher galt als einer der bewährtesten Hygieniker und Bakteriologen seines Vaterlandes. Er war aus dem Marinesanitätsdienst hervorgegangen und hatte als junger Flottenarzt an verschiedenen überseeischen Kriegszügen teilgenommen, bis er auf seinen Antrag 1890 zum kolonialen Sanitätskorps versetzt und alsbald als wissenschaftlicher Mitarbeiter an das neugegründete Pariser Pasteur-Institut kommandiert wurde.

An seiner neuen Wirkungsstätte erwarb sich Calmette zunächst durch die Entdeckung eines antitoxischen Serums gegen Schlangengifte Anerkennung. Ein Jahr danach machte er sich in Saigon, der einstigen Hauptstadt Französisch-Cochinchinas, wohin ihn der berühmte Louis Pasteur entsandt hatte, um dort eine Station zur Gewinnung von Büffellymphe einzurichten, zudem um die Bekämpfung der Tollwut und der Pocken verdient. Im Juli 1893 nach Paris zurückgekehrt, nahm er im Pasteur-Institut seine Studien über tierische Gifte wieder auf und arbeitete weiterhin vornehmlich über Vakzination, Serumtherapie, Reisgärung sowie Opiumfermentation. Im Jahre 1895 wurde Calmette mit der Bildung und Leitung einer Filiale des Pasteur-Instituts in Lille wie auch mit einer Professur für Hygiene und Bakteriologie betraut. Auch in dieser unweit der belgischen Grenze gelegenen nordfranzösischen Industriestadt bewältigte er eine Fülle dankenswerter Aufgaben. Abgesehen davon, daß er hier eine große Anzahl von Schülern in Pasteurschem Sinne heranbildete und somit zu weltweiter Verbreitung der mikrobiologischen Forschungsmethoden Pasteurs beitrug, betrieb er eigene bahnbrechende Untersuchungen über verschiedene Pilzformen und -krankheiten, befaßte sich erfolgreich mit der Heilbehandlung der Ankylostomiasis oder Grubenwurmkrankheit der Bergleute und widmete sich ganz besonders der Eindämmung der Tuberkulose. Gemäß dem Vorbild Robert Kochs setzte sich Calmette energisch für die Aufklärung seiner Landsleute über die verbreitetste Volksseuche ein, forderte soziale Hygiene- und Vorbeugungsmaßnahmen gegen sie und errichtete 1901 in Lille die erste französische Tuberkulosefürsorgestelle, das sogenannte Dispensaire antituberculeux, zur Erfassung und Betreuung der Erkrankten wie auch ihrer gefährdeten Familienangehörigen. Gemeinsam mit seinem engsten Mitarbeiter Camille Guérin entwickelte er die Tuberkuloseschutzimpfung mittels der nach ihnen beiden benannten **B**(acillus)-**C**(almette)-**G**(uérin)-Vakzine.

Seit 1919 war Calmette erneut am Pariser Institut Pasteur tätig.

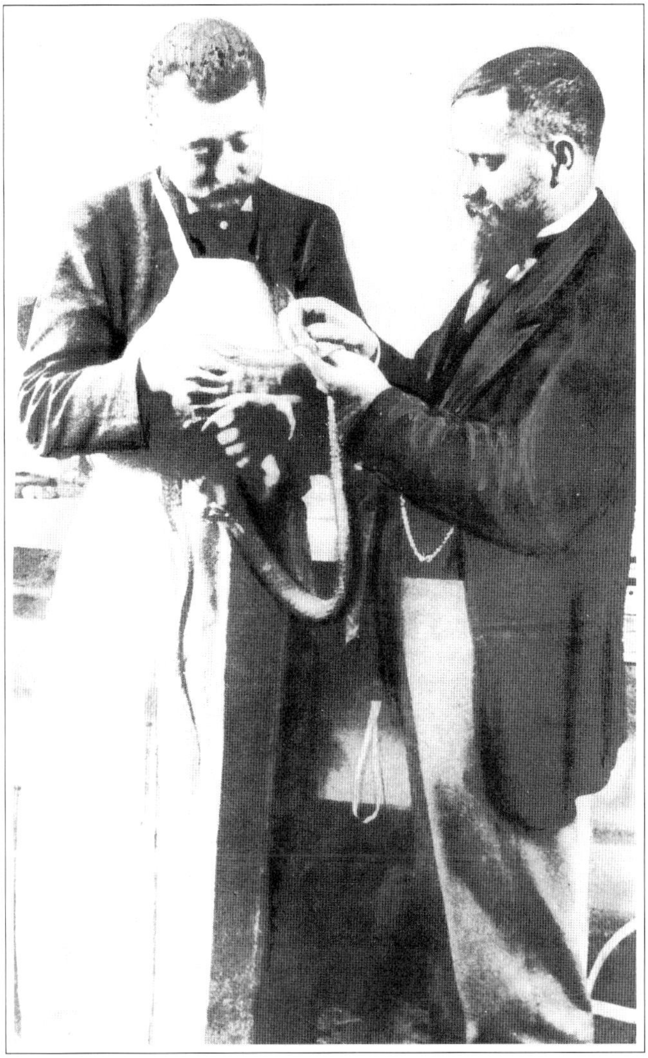

Albert Calmette. Französischer Hygieniker und Bakteriologe. Schuf mit Camille Guérin (rechts im Bild) die nach ihnen beiden benannte Tuberkulose-Schutzimpfung mit BCG-Impfstoff.
Nach „World Health", London, März 1964. Aus: B. Karger-Decker: Schach der Tuberkulose, Berlin 1966

Johann Friedrich Wilhelm Camerer (1842-1910)

Als es zu Beginn unseres Jahrhunderts galt, den würdigsten Mediziner für die erstmalige Verleihung des Nobelpreises zu benennen, gelangte der württembergische Arzt und Physiologe Johann Friedrich Wilhelm Camerer in die engste Wahl. Obzwar die hohe Auszeichnung letztlich Emil von Behring für dessen bahnbrechende Arbeiten über Serumtherapie, besonders für deren Anwendung gegen Diphtherie, zufiel, bezeugt Camerers bloß Aufnahme in die Vorschlagsliste immerhin die außerordentliche internationale Wertschätzung seines Wirkens.

Zunächst hatte der aus Stuttgart gebürtige Sohn eines Arztes und Krankenhausvorstehers in seiner Vaterstadt Mathematik, Physik und Chemie studiert. Erst im dritten Semester wandte er sich dem Medizinstudium in Tübingen zu, wo er auch, erst dreiundzwanzigjährig, das ärztliche Examen ablegte. Nach seiner Promotion praktizierte er ein Jahrzehnt in verschiedenen württembergischen Landstädten.

In Urach ließ er sich schließlich endgültig nieder. Hier gründete und betrieb er bis an sein Lebensende eine Privatklinik für Stoffwechselkrankheiten.

Da Camerer bereits während seines Studiums an der Tübinger Universität in dem von seinem berühmten Lehrer Karl von Vierordt geleiteten physiologischen Institut mit größtem Eifer über die Physiologie des Kindes geforscht hatte, befaßte er sich in seiner Heilanstalt neben der klinischen Behandlung stoffwechselgestörter Patienten speziell mit der Physiologie und der Pathologie des kindlichen Stoffwechsels. Seine fünf eigenen Kinder dienten ihm von ihrer Geburt bis zum Ausbruch ihrer ersten puberalen Phase zu systematischen Untersuchungen.

Seine zahlreichen Einzelveröffentlichungen über die chemische Zusammensetzung des Neugeborenen, die er an Leichen ermittelte, über richtige Stoffwechselbilanz des Säuglings, über das Stoffwechselgleichgewicht, die Stoffwechselprodukte, über natürliche und künstliche Säuglingsernährung, über Ausscheidungsmengen, Gewichts- und Längenzunahme usw. faßte Camerer in seinem 1894 zu Tübingen erschienenen grundlegenden Werk **„Der Stoffwechsel des Kindes von der Geburt bis zur Beendigung des Wachstums, meist nach eigenen Versuchen“** zusammen.

Die Monographie erregte in der Fachwelt großes Aufsehen. Für sie erhielt Camerer den Stiebel-Preis der Senckenbergischen Naturforschenden Gesellschaft, der auch Goethe und Darwin als korrespondierende Mitglieder angehörten. Die Tübinger naturwissenschaftliche Fakultät verlieh ihm den Ehrendoktor. Ferner erlangte er, seit 1883 bereits in Urach zugleich als Oberamtsarzt tätig, den Titel und Rang eines württembergischen Medizinalrats sowie die Ehrenmitgliedschaft der Deutschen Gesellschaft für Kinderheilkunde.

Verdienstreich forschte Camerer nicht zuletzt über die Sinnesphysiologie bei Kindern, über die chemische Zusammensetzung und bessere Verdaulichkeit der Frauenmilch für das Kind gegenüber der Kuhmilch, über Urinchemie sowie über Fettsucht, Diabetes, Gicht und chronische Nierenleiden.

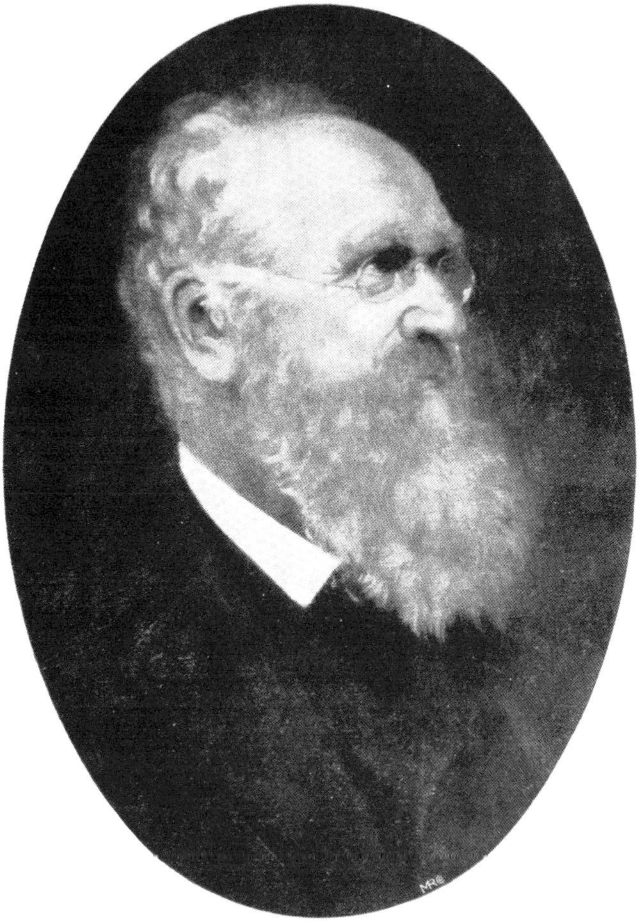

Johann Friedrich Wilhelm Camerer. Deutscher Arzt und Physiologe. Arbeitete speziell über Pathologie des kindlichen Stoffwechsels sowie über Sinnesphysiologie bei Kindern.
Nach einer Originalfotografie aus einer Beilage der „Münchener medizinischen Wochenschrift"

Carl Gustav Carus (1789-1869)

Als die 1954 neu gegründete Dresdner Medizinische Akademie bei der Eröffnungsfeier auf den Namen „Carl Gustav Carus" getauft wurde, ehrte man damit das Andenken eines universal gebildeten Arztes und des letzten deutschen Polyhistors nach Johann Wolfgang von Goethe und Alexander von Humboldt, deren Zeitgenosse und Freund der aus Leipzig gebürtige Gelehrte zugleich war. Sein Vater, ein kunst- und wissenschaftsfreundlicher Färbermeister, ließ ihn die berühmte Thomasschule besuchen und, da sein Sohn schon frühzeitig lebhaftes naturkundliches Interesse zeigte, an der Leipziger Universität Chemie, Physik und Botanik studieren. Daneben hörte der erst Fünfzehnjährige philosophische Vorlesungen. Doch nach dem dritten Semester entschied sich Carl Gustav Carus für das Studium der Heilkunde, weil ihm der Arztberuf nach eigenem Bekenntnis *„die reichste Gelegenheit darbot, mit allen Zweigen des Naturstudiums stets in innigster Berührung zu bleiben"*. Nachdem er eine Zeitlang an verschiedenen Kliniken der Pleißestadt, zuletzt am Trierschen Entbindungsinstitut unter dem angesehenen Mitbegründer der modernen Gynäkologie, Johann Christian Gottfried Joerg, praktiziert hatte, folgte er 1814 einem Ruf als Professor der Geburtshilfe und Klinikdirektor nach Dresden. Desgleichen übernahm er das Amt des Armenarztes der Stadt, bekleidete die Stelle eines Königlichen Leibarztes und wirkte schließlich auch jahrzehntelang im öffentlichen Gesundheitswesen. Für seine segensreichen Reformen auf letztgenanntem Gebiet wurde er auf der Höhe seines Lebens zum Geheimen Medizinalrat ernannt.

In seiner ausgedehnten Privatpraxis bemühte sich Carus um eine individuelle Krankenbehandlung und vor allem um eine vorbeugende Gesundheitspflege, indem er seine Patienten zu vernünftiger, maßvoll ausgeglichener Lebensweise erzog. Als ärztlicher Lehrer veröffentlichte er zahlreiche, teils bahnbrechende Fachbücher. Herausragend neben dem **„Versuch einer Darstellung des Nervensystems"**, seiner ersten größeren wissenschaftlichen Arbeit, vornehmlich ein zweibändiges **„Lehrbuch der Gynäkologie"**, in dem er erstmals die Geburtshilfe als Bestandteil der Frauenheilkunde betrachtete. Ein dreibändiges Handbuch der vergleichenden Anatomie und Physiologie wurde zur wissenschaftlichen Sensation, weil er hiermit die vergleichende Anatomie als selbständige Disziplin einführte.

Der Naturforscher Carus entdeckte den Blutkreislauf in den Larven netzflügliger Insekten, ferner den parasitären Saugwurm in den Fühlern der Bernsteinschnecke und verfaßte grundlegende Werke über Physiognomik, Schädellehre und Psychologie. Im Gedächtnis der Laienwelt aber lebt der am 28. Juli 1869 Gestorbene besonders durch seine kulturgeschichtlich interessanten **„Lebenserinnerungen und Denkwürdigkeiten"**, wie auch durch eine Anzahl an Caspar David Friedrich erinnernde stimmungsvolle Landschaftsbilder fort. Sein Dresdner Haus war ein geselliger Mittelpunkt vieler Berühmtheiten aus Kunst und Wissenschaft.

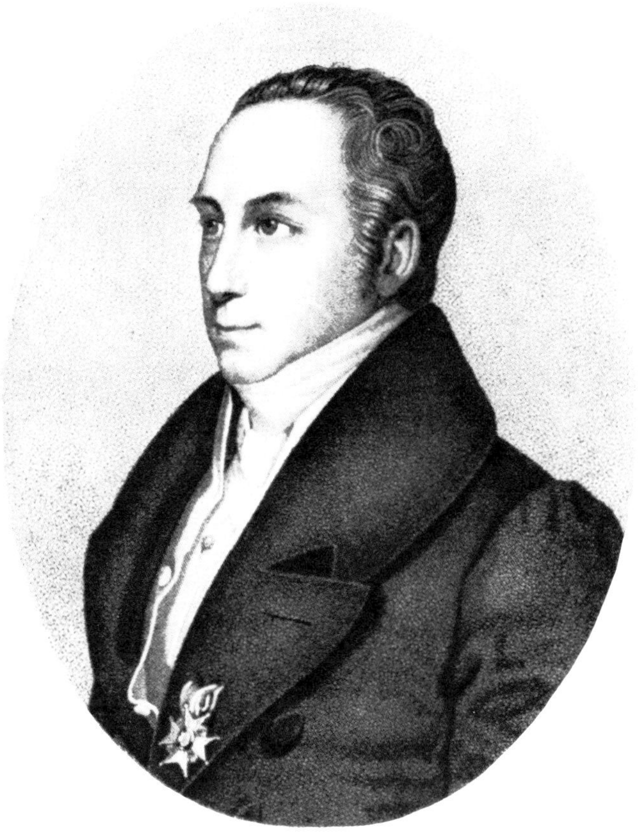

Carl Gustav Carus. Deutscher Arzt, Philosoph und Maler. Führte die vergleichende Anatomie als selbständige Wissenschaft ein.
Kupferstich nach einer Zeichnung von Zoellner. Aus: Knoll A.-G.-Edition: Vom Wirken berühmter Ärzte aus vier Jahrhunderten, Ludwigshafen a. Rh. 1936

Jean Martin Charcot (1825-1893)

Als sich Sigmund Freud nach seiner Habilitation und Erlangung einer Privatdozentur für Neuropathologie bei der Wiener Medizinischen Fakultät um die Verleihung des Jubiläums-Reisestipendiums 1885/86 bemühte, gab er in seinem Gesuch die Absicht an, in der Pariser Salpêtrière bei Jean Martin Charcot studienhalber zu hospitieren. Jener französische Kliniker zählte zu den hervorragendsten europäischen Nervenärzten seiner Zeit. Er hatte seine Tätigkeit am Großen Frauenkrankenhaus der Salpêtrière als Sekundararzt ohne eigene Abteilung begonnen und war 1862 zum Primar- beziehungsweise Chefarzt aufgerückt.

Daneben wirkte Charcot als Professor der pathologischen Anatomie am Collège de France, bis er an der Salpêtrière eine für ihn errichtete Nervenklinik mit Lehrstuhl für Neuropathologie sowie einem anatomisch-physiologischen Laboratorium, einem Museum für pathologische Präparate, einem Fotoatelier, einem augenheilkundlichen Behandlungsraum wie auch einer elektro- und hydrotherapeutischen Anstalt erhielt. Nach Freuds Bericht führte der Professor hier einen streng geregelten Arbeitsplan durch: Montag öffentliche Vorlesungen über seine neuesten Forschungen mit Patientenvorstellung, dienstags Poliklinik für ambulante Behandlung Nervenkranker, mittwochs ophthalmologische Sprechstunde durch einen auswärtigen Augenarzt in seinem Beisein, an den übrigen Wochentagen Visite am Krankenbett und Spezialuntersuchungen.

Charcots besonderes organisatorisches Verdienst bestand darin, daß er in der Salpêtrière der Klinik für nervenkranke Frauen eine Nervenklinik für Männer angliederte. Hierher kamen stationär zu behandelnde männliche Patienten aus seiner allwöchentlich einmal abgehaltenen poliklinischen Sprechstunde.

Von Anbeginn bemühte sich Charcot als einer der ersten „Irrenärzte“ Frankreichs um die Erforschung der chronischen Nervenkrankheiten mit naturwissenschaftlichen Methoden, als eines geistig-seelischen Prozesses, sowie um eine der Heilung dienende Psychiatrie. Fast alle Zweige der Neuropathologie förderte Charcot wesentlich. Vorzugsweise befaßte er sich mit dem Studium der Neurosen, namentlich der Hysterie, welche er erstmalig systematisch mittels der von dem englischen Bergwerksarzt James Braid um 1841 in die Medizin eingeführten Hypnose therapeutisch anging. Aber auch auf dem Gebiet der Leber- und Nierenkrankheiten leistete er Wertvolles. Mehrere Krankheiten beziehungsweise Krankheitserscheinungen tragen seinen Namen.

Weiteste Verbreitung fanden Charcots Schriften über die von ihm in der Salpêtrière beobachteten Systemerkrankungen des Gehirns und des Rükkenmarks, die auch in deutscher Übersetzung erschienen. Kurz vor seinem Tode kam sein neun Bände umfassendes fachschriftstellerisches Gesamtwerk heraus.

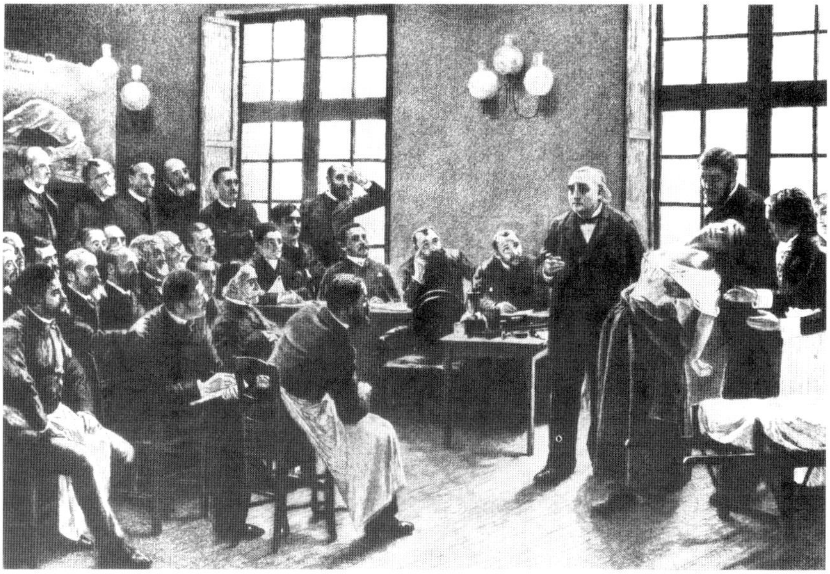

Jean Martin Charcot. Französischer Neurologe. Förderte alle Zweige der Neuropathologie. Auf dem Bild: Charcot beim Demonstrieren eines Falles von Hysterie.
Aus: René Fülöp-Miller: Kampf gegen Schmerz und Tod, Berlin 1938

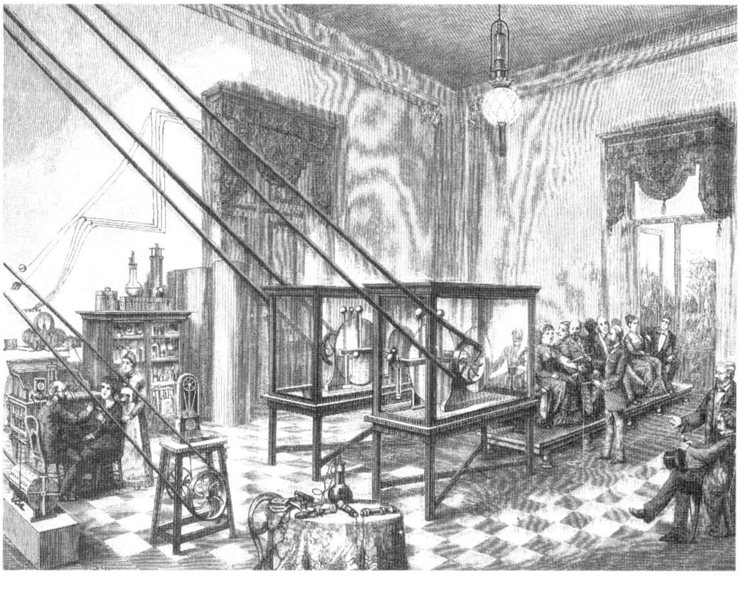

Krankenbehandlung in Charcots elektrotherapeutischem Institut an der Pariser Irrenanstalt „Salpêtrière".
Xylographie von G. E. Danz. Aus: „Die Gartenlaube". Berlin (1886)

Jean Civiale (1792-1867)

„Ich habe ihm den Stein herausgeschnitten, Gott möge ihn heilen", pflegte der französische Wanderchirurg Jacques Beaulieu ausgangs des 17. Jahrhunderts nach jeder von ihm durchgeführten Blasensteinoperation zu sprechen, denn abgesehen von der Tortur, die ein derartiger blutiger Eingriff jahrtausendelang für die Patienten bedeutete, erlitten viele von ihnen dabei ernstliche Verletzungen oder kamen daran zu Tode. „Bruder Jakob", wie sich der im Mönchsgewand umherziehende Beaulieu nannte, pflegte sich den Zugang zur Harnblase mittels der sogenannten Sectio lateralis, seitlich vom Damm her, zu verschaffen.

Erst dem Pariser Wundarzt Jean Civiale gelang es, die unblutige Steinzertrümmerung (Lithotripsie) zu entwickeln und damit das Risiko für die Steinleidenden zu beseitigen. Er stammte aus dem zentralfranzösischen Departement Cantal, studierte in Paris Medizin und widmete sich danach am Pariser Krankenhaus Hôtel-Dieu unter der Leitung des damals führenden französischen Chirurgen Guillaume Dupuytren vornehmlich den Erkrankungen der Urinwege. An Leichen der Pariser Anatomie begann er mit Versuchen, den Blasenstein durch mechanische Zerkleinerung zu zerstören. Hierfür konstruierte Civiale verschiedene Geräte, die er jedoch immer wieder verwarf, bis er nach fünfjährigem Bemühen im „Trilabe", einer dreiarmigen Zange, eines gefunden hatte, das er am 13. Januar 1824 erstmals an einem Lebenden mit Erfolg anwandte. Zu diesem medizinhistorisch bedeutsamen Ereignis hatte er als Vertreter der Pariser Akademie der Wissenschaften als Zuschauer und Zeugen in seine Wohnung geladen. Behutsam führte er dem auf einem Tisch gelagerten 32jährigen Patienten einen stabförmigen Hohlschaft in die Harnröhre ein, mit dem er den Blasenstein zunächst ortete. Sodann faßte Civiale das Konkrement mit dem angebrachten elastischen „Dreiarm" und durchbohrte es mittels eines ebenfalls daran befindlichen fräsenartig wirkenden Stiletts. In insgesamt drei „Sitzungen" vollzog er die erste Lithotripsie: ohne Skalpell, ohne körperliche bzw. organische Schädigung sowie relativ schmerzarm. Für seine Pioniertat, die rasch auch außerhalb Frankreichs Schule machte, wurde Civiale 1826 von der Académie des Sciences mit einer Geldprämie von 6000 Francs und im darauffolgenden Jahr von der Académie Française mit dem Montyon-Preis oder Prix de vertu (Tugendpreis) von 10 000 Francs bedacht. Anno 1847 wählte die Pariser Akademie der Wissenschaften den Erfinder der unblutigen Steinzertrümmerung zu ihrem Mitglied. Über seine Methode und ihre im Laufe seiner urologisch-chirurgischen Praxis nahezu anderthalbtausendfache glückliche Anwendung wie auch über die Erkrankungen der Urogenitalorgane und deren Behandlung verfaßte Civiale mehrere Lehr- und Handbücher, die zum Teil auch in deutscher Übersetzung in Breslau, Berlin bzw. Leipzig erschienen. Aus seinem Nachlaß machte 1870 sein literarischer Vergleich zwischen der Lithotripsie und dem herkömmlichen Steinschnitt Furore.

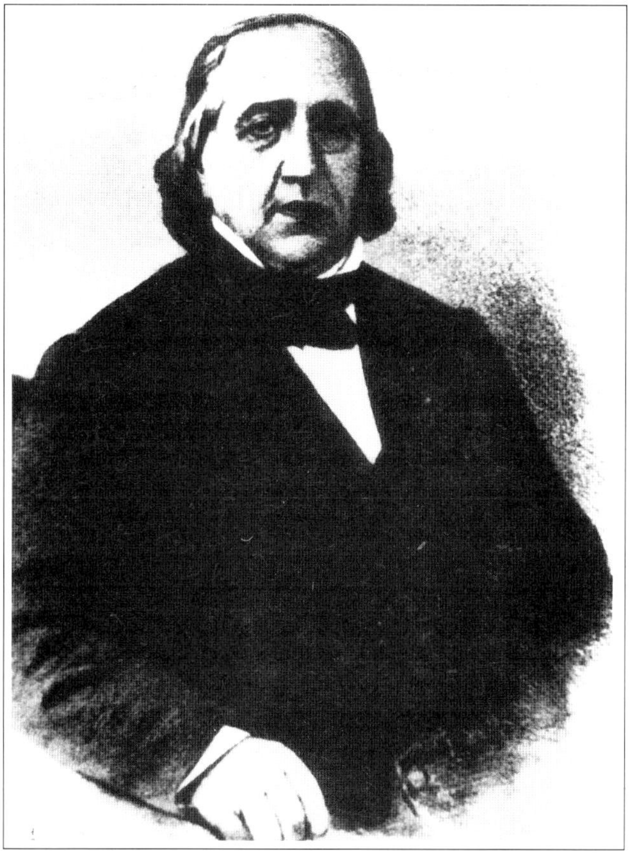

Jean Civiale. Französischer Wundarzt. Schöpfer der unblutigen Blasenstein-zertrümmerung (Lithotripsie). Reproduktion einer Originalfotografie aus „Zeit im Bild", Dresden (1956)

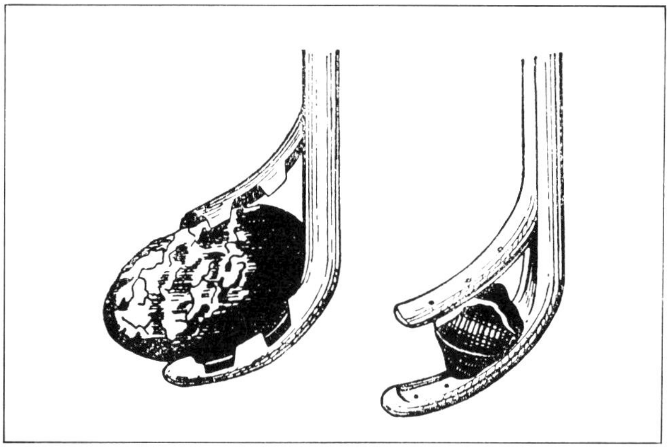

Zeitgenössische zweiarmige zangen-artige Geräte zur unblutigen Steinzertrümmerung, sogenannte Percuteurs.
Ausschnitt aus einem damaligen Instrumententableau des französischen Chirurgen Nicolas Heurteloupe (in waagerechter Anordnung)

Julius Cohnheim (1839-1884)

Der aus Demmin gebürtige Mediziner Julius Cohnheim, hervorragender Pathologe vor allem, entstammte einer pommerschen Kaufmannsfamilie. Nach dem Abitur am Prenzlauer Gymnasium studierte er an mehreren deutschen Universitäten, zuletzt in Berlin, wo er auch das Staatsexamen ablegte und den Doktorhut erwarb. Anschließend arbeitete er sieben Jahre als Assistent bei Rudolf Virchow. Schon während dieser Zeit lenkte er durch bedeutende histologische sowie pathologisch-anatomische Forschungen die Aufmerksamkeit der Fachwelt auf sich, so daß er, erst neunundzwanzigjährig, als Professor der pathologischen Anatomie und allgemeinen Pathologie nach Kiel berufen wurde.

Zu Cohnheims frühen wissenschaftlichen Verdiensten zählen vorrangig seine ergiebigen Untersuchungen über den „feineren Bau der quergestreiften Muskelfaser". In seinem Bericht hierüber beschrieb er erstmals deren später nach ihm benannte Säulenfelderung und gab darin zugleich die von ihm eingebrachte Gefriermethode zur Herstellung mikroskopischer Schnitte an. In seinem darauffolgenden Aufsatz über die „**Nervenendigungen in der Cornea**" (1866) legte er die von ihm entwickelte Goldmethode dar. Danach teilte er in seiner berühmt gewordenen Abhandlung „**Über die Entzündung und Eiterung**" (1867) seine umwälzende Entdeckung der Leukozytenauswanderung als Wesen der Eiterung mit.

in Kiel befaßte sich Cohnheim vornehmlich mit experimenteller Tuberkuloseforschung. Zwei Jahre zuvor (1865) hatte der französische Militärarzt Jean-Antoine Villemin die Krankheit durch Injektion von Knötchensubstanz eines tuberkulösen Menschen serienweise auf Kaninchen übertragen und dadurch ihre Ansteckungsfähigkeit bewiesen. Cohnheim bestätigte dessen Versuche durch erfolgreiche Verimpfung menschlicher Tuberkel in die vordere Augenkammer von Meerschweinchen. Dies geschah bereits anderthalb Jahrzehnte vor der Entdeckung des Tuberkuloseerregers durch Robert Koch.

Seinen Kieler Lehrstuhl vertauschte Cohnheim 1872 mit dem gleichen in Breslau (Wrocław). Hier machte er seine mustergültigen „**Vorlesungen über allgemeine Pathologie**" druckfertig. Sie erschienen 1877 in zwei Bänden und sind nach dem Zeugnis des 1969 gestorbenen renommierten deutschen Pathologen Professor Dr. Walther Fischer ein *„bis heute noch nicht übertroffenes Meisterwerk"* geblieben. Seit 1878 bekleidete der Forscher die Professur für pathologische Anatomie in Leipzig. Trotz angegriffener Gesundheit widmete er sich mit aller ihm verbliebenen Kraft der Pathologie der Geschülste. Die von ihm aufgestellte und nach ihm benannte Theorie, daß bösartige Tumoren aus versprengten embryonalen Gewebskeimen entstünden, wirkte stimulierend auf die weitere Forschung. Desgleichen seine und seiner Mitarbeiter Erkenntnisse über die Entstehung von Tochtergeschwülsten (Metastasen). Häufige, immer länger anhaltende Gichtanfälle verleideten ihm die letzten Jahre, bis er hinzutretenden Nierenkomplikationen erlag.

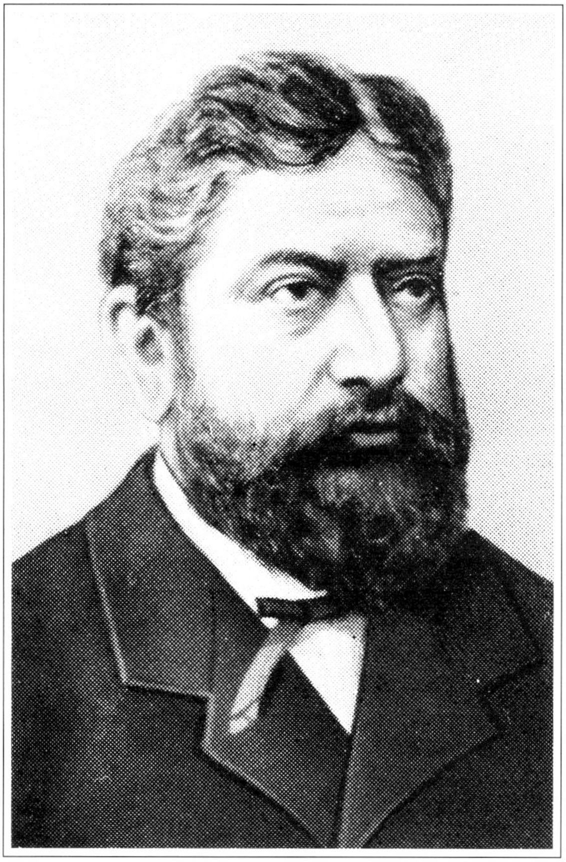

Julius Cohnheim. Deutscher pathologischer Anatom und Geschwulstforscher. Arbeitete über Entzündung und Eiterung.
Fotoreproduktion. Aus: Institut für Geschichte der Medizin und der Naturwissenschaften der Humboldt-Universität Berlin (Hrsg.): Lebensbilder deutscher Ärzte, Leipzig 1963

Jean Nicolas Corvisart (1755-1821)

Fast ein Halbjahrhundert verstrich, bis sich die von dem Wiener Arzt Leopold Auenbrugger im Jahre 1761 erfundene Perkussion (Beklopfdiagnostik) gegen Totschweigen, Widerspruch, ja Spott durchzusetzen vermochte. Dem hervorragenden französischen Kliniker Jean Nicolas (Baron) Corvisart des Marest gebührt das Verdienst, ihr zu wohlverdienter Anerkennung und unverlierbarer Nutzung in der medizinischen Untersuchungspraxis verholfen zu haben.

Als Sohn eines Pariser Staatsanwalts hatte Corvisart nach dem Schulabschluß auf Wunsch seines Vaters, der ihn gern als Jurist gesehen hätte, in dessen Büro gearbeitet. Des fortwährenden Umgangs mit Akten schließlich überdrüssig, nahm er in dem traditionsreichen, medizinhistorisch bedeutsamsten Krankenhaus der Seinestadt, im „Hôtel-Dieu", das Studium der Heilkunde auf. Im Besitz der Approbation, betätigte er sich zunächst als schlecht entlohnter städtischer Armenarzt.

Um sein Einkommen aufzubessern, bemühte sich Corvisart um eine freie Stelle im Necker-Hospital, einer Stiftung der Bankierswitwe Susanne Nekker, der Mutter der berühmten Schriftstellerin Madame de Staël. Letztlich verzichtete er lieber auf sie, als dem Verlangen der Anstaltsleitung, die hier für einen Krankenhausarzt noch obligate Standesperücke zu tragen, nachzukommen. Dreiunddreißigjährig erlangte er eine Anstellung an der Pariser Charité, an der er zum Begründer des klinischen Unterrichts in Frankreich heranreifte.

„*Systematisch wurden die Kranken untersucht*", schreibt Henry E. Sigerist in seiner Corvisart-Charakteristik, „*und nach dem Tode seziert, wurden Krankengeschichte und Sektionsprotokoll in der Epikrise verglichen. Und die Freude war groß, wenn die Diagnose stimmte.*" Über Corvisarts großartige diagnostische Beobachtungsfähigkeit berichtet eine Anekdote, daß er einmal beim Betrachten eines Porträts geäußert habe, das Modell müsse, wenn vom Maler lebenswahr gestaltet, an einer Herzkrankheit gestorben sein, was sich auch als richtig herausstellte.

Seit 1794 leitete Corvisart die medizinische Klinik der Pariser Charité als Professor. Drei Jahre später erlangte er zusätzlich den Lehrstuhl für praktische Medizin an der Ecole de Santé. Als Herzspezialist machte er sich einen Namen durch Mitbegründung der pathologischen Anatomie der Herzkrankheiten sowie durch grundlegende Forschungen über den Verlauf der Herzinsuffizienz und seine 1806 erschienene Abhandlung über funktionelle und organische Störungen des Herzens und seiner Gefäße. Im darauffolgenden Jahr ernannte Napoleon ihn zum Leibarzt.

Jetzt entriß Corvisart Auenbruggers Perkussionsmethode durch französische Übersetzung des Erfindungsberichtes sowie deren Ausbau der Vergessenheit. Nach Napoleons Sturz wirkte er unter dem Restaurationsregime als Chef des Medizinalwesens, bis er sich, durch einen Schlaganfall gelähmt, auf sein Landgut bei Paris zurückzog, wo er nach fünfjährigem Leiden starb.

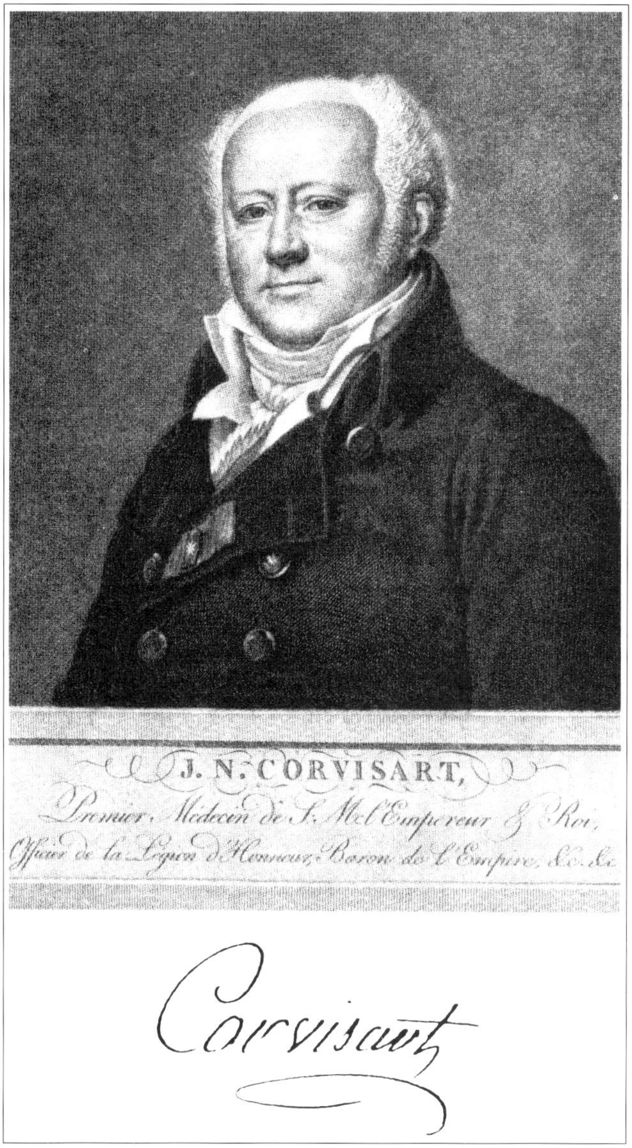
J. N. CORVISART,
Premier Médecin de S. M. l'Empereur & Roi,
Officier de la Légion d'Honneur, Baron de l'Empire, &c. &c.
Corvisart

Jean Nicolas Baron Corvisart. Französischer Internist. Setzte sich für Leopold Auenbruggers Perkussion (Beklopfdiagnostik) ein.
Nach einem unbezeichneten zeitgenössischen Kupferstich. Aus: Henry E. Sigerist: Große Ärzte, München 1931

Karl Siegmund Credé (1819-1892)

In große Bestürzung geriet der Direktor der Leipziger Universitäts-Frauenklinik Karl Siegmund Credé immer wieder, wenn ein auf seiner Entbindungsstation glücklich geborenes Kind in den ersten Lebenstagen von einer schweren eitrigen Augenbindehautentzündung befallen wurde, die sehr häufig zum Verlust oder zu starker Beeinträchtigung des Sehvermögens führte. Als im Jahre 1879 der vierundzwanzigjährige Breslauer Dermatologe Albert Neisser seine Entdeckung des Gonorrhoe- oder Trippererregers bekanntgab, erkannten die Geburtshelfer endlich, daß jene unheilvolle Erkrankung Neugeborener auf einer Infektion der Augen bei der Passage des Kindes durch die Geburtswege der gonorrhoischen Mutter beruht.

Diese Feststellung veranlaßte Credé zu der später nach ihm benannten Prophylaxe durch systematische Einträufelung von zwei-, heute einprozentiger Silbernitratlösung in den Augenbindehautsack jedes neu entbundenen Erdenbürgers. Schlagartig vermochte er durch diese Maßnahme die Seuche an seiner Klinik zu verhüten. Sein Beispiel fand in aller Welt Nachahmung und gesetzliche Sanktion. Wie der ungarische Gynäkologe Ignaz Philipp Semmelweis durch die von ihm eingeführte Händedesinfektion der Geburtshelfer das Kindbettfieber überwand und so zum „Retter der Mütter" wurde, erwarb sich Credé nach dem Urteil des verdienstvollen DDR-Ophthalmologen Professor Karl Velhagen durch sein Vorbeugungsverfahren den Ehrentitel „Retter des Augenlichtes ihrer Kinder".

Der aus Berlin gebürtige Sohn eines ranghohen preußischen Ministerialbeamten hatte nach seinem Medizinstudium als Assistent an der geburtshilflichen Klinik seiner Heimatstadt gearbeitet. Nach seiner Habilitation in dieser Anstalt übernahm er die Leitung der Berliner Hebammenschule sowie der Frauenabteilung an der Charité. Danach folgte er einem Ruf als Professor der Geburtshilfe nach Leipzig. Bevor er als gleichzeitiger Chef der dortigen Universitäts-Frauenklinik seine vorerwähnte Augenprophylaxe der Neugeborenen angab, machte er sich durch verschiedene andere Kreationen einen Namen.

So entwickelte Credé schon 1860 den ebenfalls nach ihm benannten geburtshilflichen „Handgriff zur künstlichen Beförderung der gestörten Nachgeburt" mittels methodischer Reibung und Kompression der Gebärmutter. Um 1864 führte er als erster die in Rußland konstruierte und mit Erfolg angewandte Wärmewanne für frühgeborene Kinder in Deutschland ein. Ferner beschrieb er erstmalig die Anzeichen, den Verlauf und die Behandlung der Bauchhöhlenschwangerschaft. Zur Granulationsanregung bei schlecht heilenden Wunden stellte er aus kolloidalem Silber, Benzoeschmalz und gelbem Wachs eine wirksame Salbe her, die auch nach ihm benannt wurde. Als medizinischer Schriftsteller schließlich verfaßte er neben einer Reihe weiterer Fachbücher zwei Bände **„Klinische Vorträge über Geburtshilfe"** und ein amtlich-sächsisches **„Lehrbuch der Geburtshilfe für Hebammen"**.

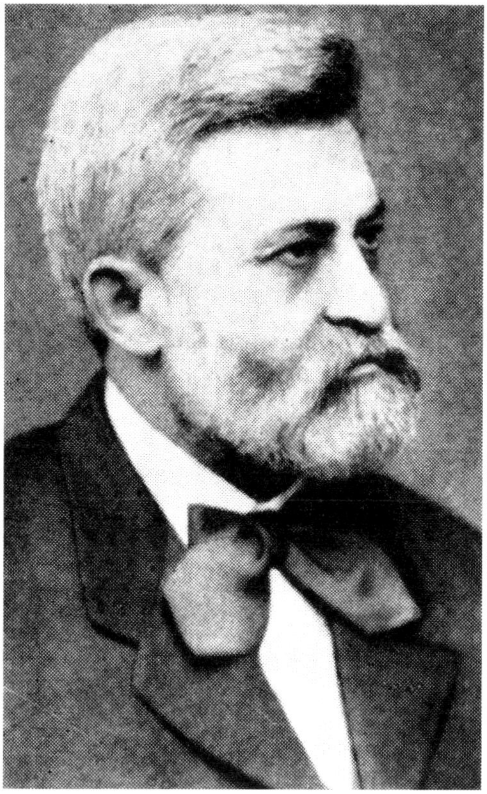

Karl Siegmund Credé. Deutscher Gynäkologe. Schuf verschiedene nach ihm benannte geburtshilfliche Methoden.
Fotoreproduktion. Aus: Institut für Geschichte der Medizin und der Naturwissenschaften der Humboldt-Universität Berlin (Hrsg.): Lebensbilder deutscher Ärzte, Leipzig 1963

Marie Curie (1867-1934)

Mit Marie Curie-Sklodowska, die am 4. Juli 1934 in einem südfranzösischen Sanatorium als Opfer ihres Berufes an perniziöser Anämie starb, ging unbestritten eine der populärsten Gestalten der wissenschaftlichen Welt dahin, eine zweimal mit dem Nobelpreis ausgezeichnete Chemikerin und Physikerin, deren bahnbrechende Forschungen auch die Medizin auf neue Wege lenkten. Da sie, eine gebürtige Warschauerin, in ihrem damals noch unter zaristischer Herrschaft schmachtenden Vaterland nicht studieren konnte, weil Frauen der Zugang zu den polnischen Hochschulen versagt war, übersiedelte sie, vierundzwanzigjährig, nach Paris, um dort die Sorbonne zu beziehen. Noch während ihrer akademischen Ausbildung lernte sie in der Seinestadt ihren künftigen Ehemann Pierre kennen, der sich bereits durch die Entdeckung der Piezo- und Druckelektrizität bestimmter Kristalle verdient gemacht hatte. Schon durch ihre Doktorarbeit erregte die junge Lehramtskandidatin größtes Aufsehen in Fachkreisen. Zum Thema hatte sie sich die Aufklärung der kurz zuvor von dem Pariser Physiker Henri Becquerel entdeckten „besonderen Art von Strahlen“ gewählt, die ständig, ohne äußere Anregung von Uransalzen ausgehen, durch dunkles Papier, ja sogar durch dünne Metallfolien fotografische Platten schwärzen und, gleich den Röntgenstrahlen, die sie umgebende Luft für elektrische Ströme leitend machen. Mit genialem Weitblick ermittelte Marie Curie, daß die ihrem Wesen nach bislang unbekannten „Becquerelstrahlen“ als eine „Atomeigenschaft des Urans“ zu werten seien, und bezeichnete deren spontane Tätigkeit als „Radioaktivität“, während sie die strahlenden Stoffe selbst „radioaktive Elemente“ nannte.

Auf Grund der Becquerelschen Entdeckung isolierte das Ehepaar Curie 1898 aus dem Uranmineral Pechblende eine radioaktive Substanz, die Marie als glühende Patriotin zu Ehren ihres Vaterlandes mit dem Namen „Polonium“ belegte. Zu ihrem Bedauern erlangte diese jedoch nicht die epochale Bedeutung, die dem wenige Monate später von ihr und ihrem Mann aufgespürten „Radium“ zuteil wurde. Sehr bald stellte sich nämlich heraus, daß Radiumstrahlen unter anderem die Eigenschaft aufweisen, Körpergewebe zu zerstören und sich deshalb, wohldosiert, zur Heilbehandlung von Krebsgeschwülsten sowie verschiedenen Haut- und Drüsenerkrankungen eignen.

Als Marie Curie mit ihrer sensationellen Dissertation promovierte, war ihr Eheglück noch ungetrübt. Doch drei Jahre darauf, im Frühjahr 1906, wurde ihr Mann von einem Pferdefuhrwerk tödlich verletzt. Tapfer übernahm Marie nun seinen Lehrstuhl an der Pariser Universität.

Während des ersten Weltkrieges setzte sie sich unermüdlich für die Verwundeten ein, indem sie Frankreich mit einem Netz von Röntgenstationen versah und persönlich einen Bestrahlungswagen an der Front übernahm. Nach Kriegsende gründete sie das Pariser Radiuminstitut und leitete es bis zu ihrem tragischen Tod infolge fortwährender Radiumeinwirkung.

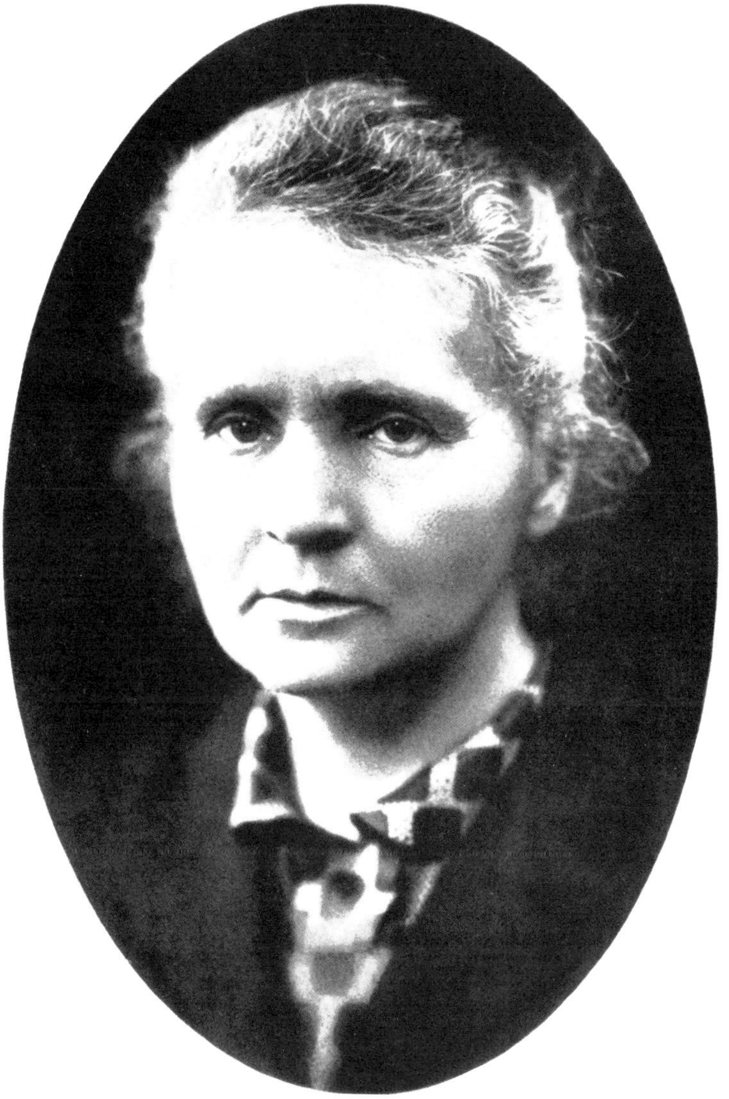

Marie Curie. Polnische Physikerin und Chemikerin. Entdeckerin des Poloniums und des Radiums.
Nach einer Fotografie (1921) aus dem Archiv des Hauses der Polnischen Kultur, Berlin

Heinrich Curschmann (1846-1910)

Auf dem XI. Kongreß der Deutschen Gesellschaft für Innere Medizin 1892, der sich unter anderem mit Fragen der medizinischen Ausbildung befaßte, forderte der Leipziger Ordinarius Heinrich Curschmann in seiner Eröffnungsrede seine Amtskollegen auf, *„aus der heranwachsenden Generation nach wie vor humane tüchtige praktische Ärzte"* zu entwickeln; dies allein sei nach seiner Auffassung *„der Nährboden, auf dem die Spezialisten von selber üppig gedeihen"* würden.

Curschmann persönlich pflegte sich an seine Maxime strikt zu halten und erzielte dadurch einen klinisch wie wissenschaftlich hervorragend geschulten Nachwuchs. Zahlreiche seiner Schüler gelangten gleich ihm zu akademischen Berufungen und Ehren. Als er während der Pause des vorerwähnten Kongresses dem Berliner Klinikdirektor Ernst von Leyden seine Bewunderung über dessen weltweiten Ruhm äußerte, erwiderte ihm dieser: *„Und ich beneide Sie, Kollege Curschmann. Denn Ihre Schüler sitzen auf den Lehrstühlen Deutschlands, von meinen Schülern keiner."*

Anfänglich schwankte der aus Gießen gebürtige Lehrerssohn, ob er Malerei oder Heilkunde studieren sollte. Letztlich siegte der Wissensdrang über seine künstlerische Ambition, der er fortan nur noch aus Liebhaberei nachging. Sämtliche Studiensemester absolvierte er an der Universität seiner Vaterstadt. Nach seiner Promotion assistierte er drei Jahre am Rochus-Hospital in Mainz. Anschließend bildete er sich an der Berliner Charité weiter aus. Hier wurde er Schüler bei Theodor von Frerichs, Ludwig Traube und Rudolf Virchow.

Neunundzwanzigjährig habilitierte sich Curschmann. Neben seiner intensiven Lehrtätigkeit leitete er das Städtische Barackenlazarett in Berlin-Moabit. Durch erfolgreiche Freiluftbehandlung zahlreicher Erkrankungen, insbesondere infektiöser Natur, förderte er die von Peter Dettweiler ins Leben gerufene deutsche Heilstättenbewegung. Er ließ nach zeitgenössischem Bericht Fleckfieberpatienten während einer Epidemie *„im strengsten Winter bei geöffneten Türen und Fenstern liegen"*.

Im Jahre 1879 übernahm Curschmann das Direktorat des Allgemeinen Krankenhauses in Hamburg. Dort entstanden unter seiner maßgeblichen architektonischen Mitwirkung die im Pavillonsystem angelegten Eppendorfer Anstalten, in denen er seine in Berlin gewonnenen guten Erfahrungen mit der Freiluftbehandlung großzügig auswertete. In seine Hamburger Zeit fiel auch seine Entdeckung der nach ihm benannten spiraligen Schleimgebilde im Auswurf von Asthmatikern. 1888 übersiedelte Curschmann als Professor der Inneren Medizin nach Leipzig. Dieses Ordinariat bekleidete er bis zu seinem Tode. Seine Forschungen erstreckten sich an seiner letzten Wirkungsstätte weiterhin auf Infektionskrankheiten (Pocken, Fleckfieber, Abdominaltyphus) sowie auf Lungen-, Herz-, Leber- und Darmkrankheiten. Desgleichen machte er sich um die bauliche wie auch die personelle Erweiterung der von ihm geleiteten Leipziger Universitätsklinik hochverdient.

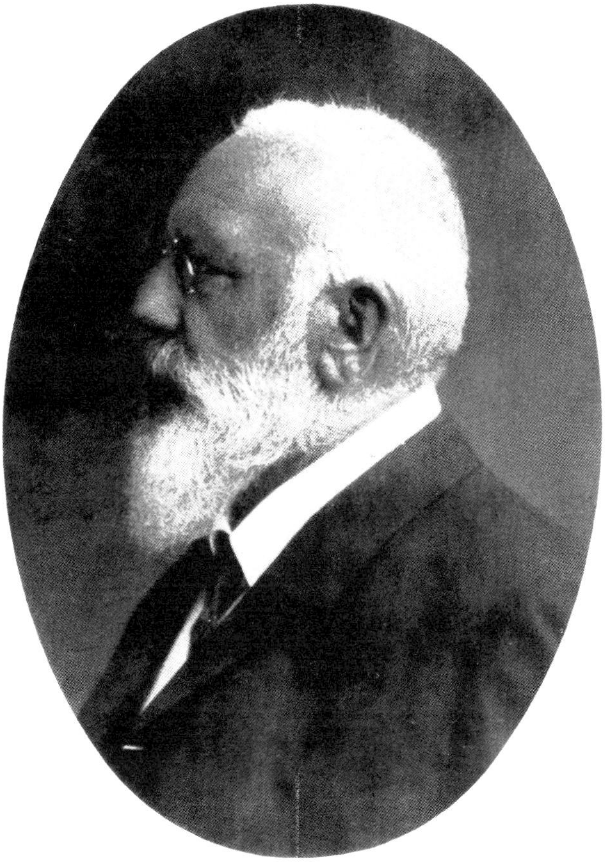

Heinrich Curschmann. Deutscher Internist. Beschrieb die nach ihm benannten im Asthmatikerauswurf auftretenden Schleimhautspiralen.
Fotoreproduktion aus: „Deutsches Rotes Kreuz", Dresden, H. 6/1985

Harvey Cushing (1869-1939)

Als Begründer der modernen Hirnchirurgie bezeichnen die Annalen der Medizin den aus Cleveland im US-Staat Ohio gebürtigen nordamerikanischen Arzt Harvey Cushing. Er hatte zuerst an der berühmten Yale University studiert, wo er auch das Baccalaureusexamen absolvierte, und war dann zur Harvard University übergewechselt, um dort die Doktorwürde zu erwerben. Nach einjähriger Gehilfenzeit am angesehenen Massachusetts General Hospital, dem einstigen Schauplatz der ersten schmerzlosen Operation mittels der neuentdeckten Äthernarkose, gelang es ihm, an der renommierten Johns-Hopkins-University in Baltimore eine Assistentenstelle bei William Stewart Halsted, dem Schöpfer der Leitungsanästhesie und Initiator hauchdünner Gummihandschuhe beim Operieren, zu bekommen.

Bei Halsted erlernte Cushing nicht nur die meisterliche Handhabung des Skalpells, sondern er verdankte ihm überdies seine baldige Hinwendung auf das noch unerschlossene Gebiet der Neurochirurgie und auf die Erforschung des Hirnanhangs. Gemäß damaliger Gepflogenheit, besonders befähigte Chirurgen zwecks weiterer Vervollkommnung nach Europa zu entsenden, erhielt er die Gelegenheit, unter anderem fast ein Jahr in Bern an der Klinik des weltbekannten Schweizer Kropfspezialisten Theodor Kocher zu arbeiten. Noch immer galten Hirngeschwülste als inoperabel. Bestürzt kehrte der Stipendiat in die Vereinigten Staaten zurück, nachdem er hatte mit ansehen müssen, wie selbst der gefeierte Kocher eine Hirngeschwulstoperation als undurchführbar abbrach. Fortan verschrieb sich der nunmehr als Associate Professor an Halsteds Klinik und später als Ordinarius in Cambridge wirkende Cushing vornehmlich der Neurochirurgie. Weit über zweitausend erfolgreiche Tumoroperationen – bis hin zu den Geschwülsten der Hypophyse und des Hörnervs – führte er nach eigenem Verfahren durch. Abgesehen davon, daß er überaus sorgfältig, behutsam und langsam operierte, inaugurierte er zur Blutstillung die Versorgung der Hirngefäße mit Silberklips und anderen wirksamen Mitteln, ferner die elektrische Verkochung oder Ausschneidung krankhafter Gewebswucherungen durch Diathermie sowie den elektrischen Schmelzschnitt.

Sogar während des längsten Eingriffs – ihm machte es nach der Schilderung eines Augenzeugen *„gar nichts aus, acht Stunden lang ohne Pause an der Entfernung eines einzigen Gehirntumors zu operieren“* – kontrollierte Cushing, eisern hart gegen sich und seine Mitarbeiter, unablässig Puls und Atmung des Patienten. Aber auch mit den Problemen der Inneren Sekretion befaßte er sich und beschrieb erstmalig die nach ihm benannte Krankheit, die sich infolge überschüssiger Glukokortikoid-Produktion durch Rumpffettsucht, Mondgesicht und andere Symptome manifestiert. Nach seiner Emeritierung widmete sich Harvey Cushing anatomiegeschichtlichen Forschungen. Daneben verfaßte er seine Erinnerungen als Lazarettchirurg im ersten Weltkrieg. Befreundet war er mit Iwan Petrowitsch Pawlow.

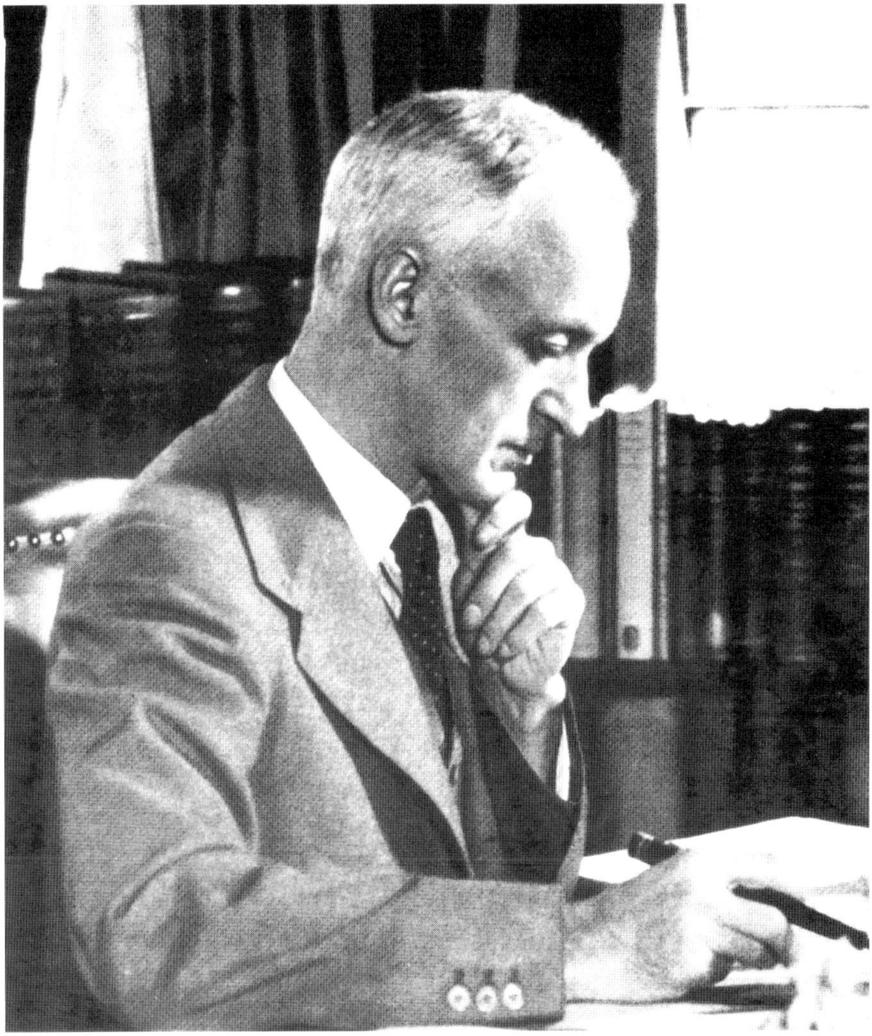

Harvey Cushing. US-amerikanischer Neurochirurg. Begründer der modernen Hirnchirurgie. Entwickelte das Narkose- bzw. Anästhesieprotokoll.
Reproduktion einer Originalfotografie. Aus: B. Karger-Decker: Der Griff nach dem Gehirn, Leipzig 1977

Adalbert Czerny (1863-1941)

In seinem Nachruf auf den aus Galizien gebürtigen und in Berlin gestorbenen Kinderarzt Adalbert Czerny schrieb sein Kollege Walter Birk in der Münchener Medizinischen Wochenschrift *„Es würde sich erübrigen, von diesem Lebensweg besondere Notiz zu nehmen, wenn nicht der Inhalt dieses Lebens gleichbedeutend wäre mit dem Anfang und dem Aufstieg der deutschen Kinderheilkunde."* Besonders drei Verdienste seien es gewesen, die Czernys Namen als den *„eines großen Bahnbrechers der Medizin in aller Zukunft erhalten"* würden: die Begründung der „Stoffwechselpathologie des Säuglings", des „Konstitutionsbegriffes in der Medizin" sowie der „ärztlichen Erziehungskunst".

Nach seinem Studium in Prag war Czerny mehrere Jahre als Assistent an der Prager Findelanstalt tätig, wo er sich eingehend mit den Krankheiten des Säuglings- und des Kleinkindstadiums vertraut machte. Seine beiden während dieser Zeit publizierten Abhandlungen **„Die Ernährung des Säuglings auf Grund der physiologischen Funktionen seines Magens"** und **„Klinische Beobachtungen an magendarmkranken Kindern im Säuglingsalter"** erregten in der Fachwelt Aufsehen, so daß er 1894 als außerordentlicher Professor an die Universität Breslau (Wroclaw) berufen wurde.

Da es damals noch an allgemeiner Anerkennung der Kinderheilkunde als einer notwendigen medizinischen Spezialdisziplin mangelte, setzte Czerny an seiner neuen Wirkungsstätte den Bau einer eigenständigen Kinderklinik durch. Ferner forderte er unermüdlich die Einführung der Pädiatrie als medizinisches Pflicht- und Prüfungsfach. Auch die Bezeichnung „Exsudative Diathese", in der er eine erbliche Neigung des kindlichen Organismus zu Haut- und Schleimhauterkrankungen erblickte, prägte er, womit er den ersten Baustein zu dem Komplex der Konstitutionskrankheiten legte. Noch in Breslau erhielt Czerny eine ordentliche Professur. In den Jahren 1910/13 bekleidete er den Straßburger Lehrstuhl für Kinderheilkunde. Anschließend folgte er einem Ruf nach Berlin als Nachfolger Otto Heubners.

Nach seiner Versetzung in den Ruhestand leitete der nunmehrige Siebziger drei Jahre lang die Kinderklinik der Medizinischen Akademie in Düsseldorf. Sein Tod ereilte ihn in Berlin; doch bestattet wurde sein Leichnam in Pilsen (Plzeň).

An der Berliner Universitäts-Kinderklinik, der er bald eine eigene kleine Infektionsabteilung angliederte, widmete sich Czerny vornehmlich der Physiologie und Pathologie der Ernährung und des Stoffwechsels im Säuglingsalter.

Gemeinsam mit seinem Oberarzt Arthur Keller schuf er das Standardwerk **„Des Kindes Ernährung, Ernährungsstörung und Ernährungstherapie"**. Zusammen mit Hans Kleinschmidt gab er 1918 die besser als bloße Kuhmilch verdauliche Buttermehlnahrung für Säuglinge an. Bereits in Breslau hatte er mit seinem Werk **„Der Arzt als Erzieher des Kindes"** die Kinderärzte zur obligatorischen Beschäftigung mit Erziehungsfragen angeregt.

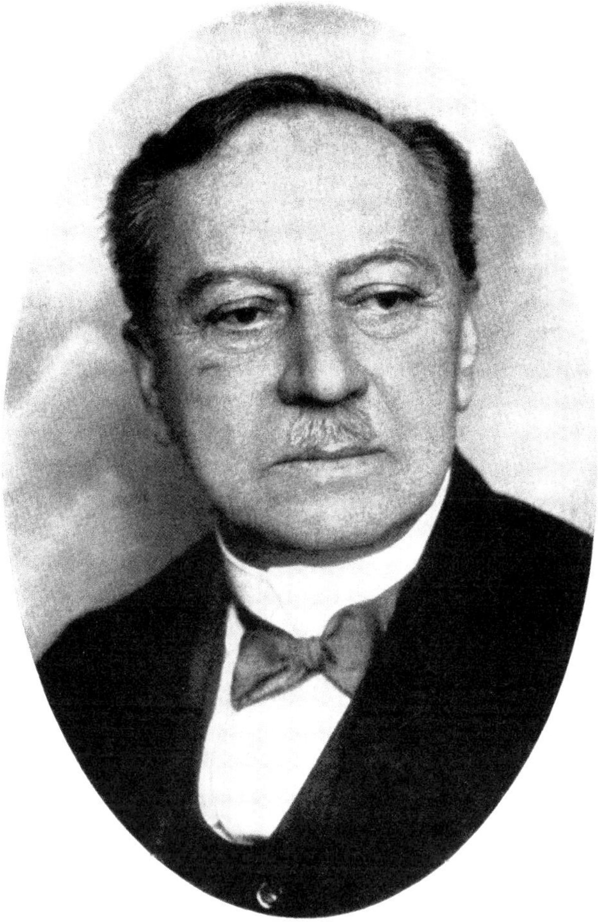

Adalbert Czerny. Aus Galizien gebürtiger Kinderarzt. Mitbegründer der modernen Kinderheilkunde. Fotoreproduktion. Beilage der „Münchener medizinischen Wochenschrift" (1933)

Vinzens Czerny (1842-1916)

Ein Buch über die großen Meister des Skalpells würde unvollständig sein, wenn es das Wirken des bahnbrechenden Chirurgen Vinzens Czerny unterschlüge. Nach seinem Medizinstudium in Prag und in Wien hatte der aus der ostböhmischen Bezirksstadt Trautenau (Trutnov) Gebürtige in der österreichischen Metropole nacheinander als Assistent Ferdinand Hebras (des Begründers der modernen Dermatologie), Salomon Strickers (eines der bedeutendsten Förderer der experimentellen Pathologie unter Zuhilfenahme der damals heftig umstrittenen Vivisektion), des berühmten Klinikers Johann von Oppolzer und des kühnsten Operateurs seiner Zeit, Theodor Billroth, gearbeitet, bevor er sich im Sommer 1871 selbst habilitierte.

Bereits am Anfang seiner akademischen Laufbahn hatte sich Czerny durch gewichtige Journalabhandlungen, die ihn als einen Meisterschüler Billroths ausweisen, in der Fachwelt einen guten Ruf erworben, so daß er bald als Ordinarius für Chirurgie an die Universität Freiburg im Breisgau berufen wurde. Hier wirkte er sechs Jahre. Danach folgte er einem Ruf in das gleiche Amt nach Heidelberg, das er bis zu seiner Emeritierung bekleidete. Im Ruhestand blieb er jedoch nicht untätig, sondern übernahm als Mittsechziger die Direktion des Heidelberger Instituts für experimentelle Krebsforschung und des von ihm ins Leben gerufenen Samariterhauses. Im Besitz vieler Ehrungen und Titel starb er am 3. Oktober 1916. Jetzt erhielt das von ihm ein Jahrzehnt geleitete Krebsforschungsinstitut in Verbindung mit einer Geschwulstklinik seinen Namen.

Zur Zerstörung bösartiger Tumoren führte Czerny die sogenannte Blitzbehandlung oder Fulguration mittels Funkenentladung von Hochfrequenzströmen, eine Vorläuferin der Elektrochirurgie, ein. Im Jahre 1877 resezierte er erstmalig den Halsteil der Speiseröhre wegen eines Karzinoms. Desgleichen vollführte er als erster Chirurg mit Erfolg die radikale Entfernung der Gebärmutter von der Scheide aus und leitete dadurch die Entwicklung der Gynäkologie zu einer eigenständigen medizinischen Disziplin ein. Darüber hinaus bereicherte er wesentlich die Magen-Darm-Chirurgie, die Gallenchirurgie sowie die Nieren-und-Blasen-Chirurgie. Er wies experimentell nach, daß der Patient die totale Magenresektion verträgt, führte in Deutschland die erste operative Entfernung eines Teils der vergrößerten Vorsteherdrüse vom Damm aus durch, wagte, wie der frühere Direktor der Jenaer Chirurgischen Universitätsklinik Nicolai Guleke bildhaft interpretiert, *„unter dem Schutz der Antisepsis die bis dahin nicht geübte Radikaloperation des Leistenbruchs mit Verschluß der Bruchpforte durch die (nach ihm benannte) Pfeilernaht"* und erfand eine Anzahl plastischer Operationsverfahren.

Neben seinen zahlreichen Veröffentlichungen in Fachzeitschriften publizierte Czerny 1878 sein avantgardistisches Werk „**Beiträge zur operativen Chirurgie**" und betätigte sich als Mitherausgeber der „**Beiträge zur klinischen Chirurgie**" sowie der „**Mitteilungen aus den Grenzgebieten der Medizin und Chirurgie**".

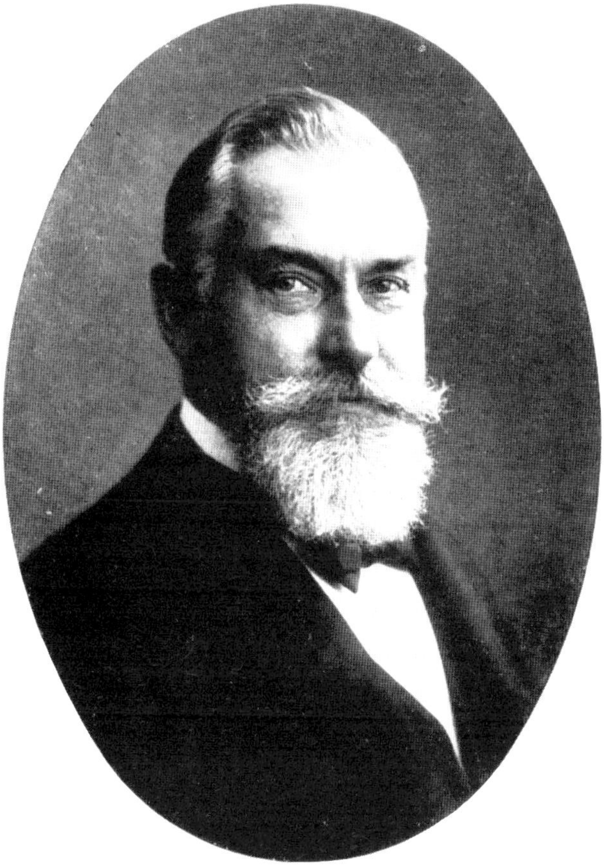

Vinzens Czerny. Böhmischer Chirurg. Krebsforscher. Glänzender Radikaloperateur der Eingeweidebrüche. Fotoreproduktion aus: „Deutsches Rotes Kreuz", Dresden, H. 10/1976

Erasmus Darwin (1731-1802)

Der aus der mittelenglischen Grafschaft Nottingham gebürtige Erasmus Darwin war der Großvater des berühmten Begründers der modernen Abstammungslehre. Er hatte sich ebenfalls als Entwicklungstheoretiker einen Namen gemacht; sein System wurde von seinem späteren Biographen Ernst Ludwig Krause rückblickend als *„eine in sich bedeutungsvolle Vorstufe des Erkenntnisweges, den sein Enkel Charles eröffnete"*, gewertet. Die Zeitgenossen hatten für Erasmus' naturphilosophische Ideen einer organischen Evolution von Niederem zu Höherem den kennzeichnenden Begriff „Darwinizing" geprägt.

Gleichermaßen avantgardistisch erwies sich Erasmus Darwin als Arzt. Nach seinem Medizinstudium in Cambridge und in Edinburgh betrieb er eine Privatpraxis in Lichfield. Auf Grund seiner beeindruckenden Heilerfolge wandten sich Patienten aus weiter Umgebung an ihn. Um die vielen Stunden, die er sich auf Besuchsfahrten zu seinen Patienten befand, nicht ungenutzt verstreichen zu lassen, baute er seinen Kutschwagen zu einem mit Oberlicht, Schreibpult sowie kleiner Handbücherei ausgestatteten Gefährt um, in dem er unterwegs ungestört studieren, dichten und erfinden konnte.

Als einfallsreicher Konstrukteur arbeitserleichternder technischer Anlagen interessiert Erasmus Darwin in unserem Zusammenhang nicht – wohl aber als Verfasser naturwissenschaftlicher Lehrgedichte sowie als heilkundlicher Neuerer. Neben seiner ausgedehnten Arztpraxis unterhielt er in Lichfield einen botanischen Garten, um pharmakologisch-toxikologisch experimentieren zu können. Im Jahre 1780 veröffentlichte der Forscher erstmalig seine Beobachtungen über die harntreibende Wirkung des Roten Fingerhuts (Digitalis purpurea) bei mangelhaftem Kreislauf mit Stauungserscheinungen und nachfolgender Wassersucht, *„deren Sitz man in einen Teil der Brust setzt"*, wie er sich in seiner Abhandlung ausdrückte. (Die heutige Fachbezeichnung für diese örtliche Ansammlung wäßriger Flüssigkeit lautet „kardialer Hydrops".) Zugleich berichtete Darwin in seiner Schrift über seine Digitalisrezeptur und deren Wirkkraft. Somit wurde er zum bedeutendsten Vorläufer seines als „Vater der Digitalistherapie" in die Annalen der Medizin eingegangen Landsmannes William Withering.

Nach jahrzehntelangen Vorstudien publizierte der mittlerweile Fünfundsechzigjährige sein wissenschaftliches Hauptwerk **„Zoonomia oder Die Gesetze des Lebens"**. Hierin vertrat er wiederholt seine Entwicklungsgedanken und behandelte überdies medizinisch-physiologische Probleme, nach Ilse Jahn am Museum für Naturkunde der Humboldt-Universität zu Berlin *„als Grundlage einer Theorie der Krankheiten und ihrer Heilung"*.

Man erachtete das Buch – ebenfalls nach der vorerwähnten Autorin – *„für das wichtigste medizinische Werk des Jahrhunderts"*. In Ashbourne gründete Erasmus Darwin ein Schulinternat für Mädchen mit Gesundheitspflege als obligates Lehrfach.

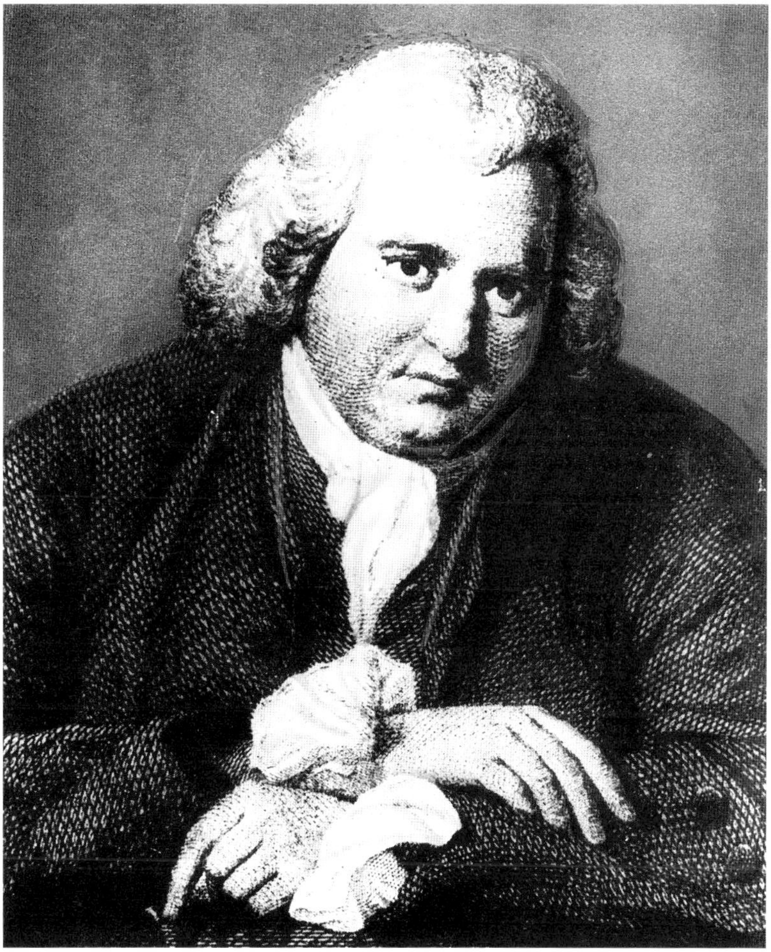

Erasmus Darwin. Englischer Arzt. Erstentdecker der Heilkraft des Roten Fingerhuts bei Herzwassersucht. Nach einem Kupferstich von I. T. Wedgwood nach einem Gemälde von Wright. Aus: Grundlagen und Ergebnisse der Digitalistherapie – Zum 25jährigen Jubiläum des Digalen „Roche" 1904–1929, Berlin 1929

Demokrit aus Abdera (um 460–370 v. Chr.)

Nach einer altgriechischen Anekdote ersuchten die Einwohner der thrakischen Stadt Abdera den auf der Wanderschaft eine Zeitlang bei ihnen praktizierenden berühmten Arzt Hippokrates, ihren immer gedankenverlorenen und sich unentwegt über sie belustigenden Mitbürger Demokrit auf seinen Geisteszustand zu untersuchen. Der von den einfältigen Abderiten für nicht normal Erklärte war beileibe nicht geistesgestört, sondern im Gegenteil einer der renommiertesten Philosophen und Naturforscher der Antike. Er hatte die atomistische Weltauffassung formuliert, wonach die Materie aus unendlich vielen, kleinsten, unteilbaren, ewigen Teilchen, den Atomen, bestehe.

Alles in der Welt geschehe mit uneingeschränkter, ursächlicher Notwendigkeit. Den Menschen erachtete Demokrit für einen Kosmos im kleinen, einen Mikrokosmos, der gleichen ihm innewohnenden Gesetzmäßigkeiten folgte wie der Makrokosmos, das Weltganze. Sowohl der Körper als auch die den Alten geläufige Seele bestünden aus Atomen.

Keineswegs sei letztere höheren, übernatürlichen, Ursprungs. Demokrits materialistisch-naturwissenschaftliche Ansichten sollten bald auch bestimmenden Einfluß auf die Heilkunde und die gesamte biologische Forschung nehmen. Die ersten Früchte dieser geistigen Einwirkungen zeigten sich in der sogenannten hippokratischen Medizin. – Die eingangs erwähnte konsultative Begegnung zwischen Hippokrates und Demokrit verlief nicht nur befundlos, sondern führte überdies zu regem Gedankenaustausch.

Demokrit selbst schenkte ja beachtliches Augenmerk auch medizinischen Problemen. Physiologische Fragen suchte er in Tierversuchen zu klären. Auch Sektionen soll er hierzu vorgenommen haben. Von seinen zahlreichen Schriften existieren freilich nur noch Fragmente oder Berichte über sie. Seine medizinischen Abhandlungen befaßten sich beispielsweise mit der Natur des Menschen, den Sinnesempfindungen, der Zeugung, den Körpersäften, ferner mit Krankheiten, wie der Hundswut, den Entzündungen, Fiebererkrankungen, sowie mit ärztlicher Prognostik, gesunder Lebensweise und mit Krankenkost.

Namentlich auf die Gesunderhaltung durch heitere Gemütsruhe – Demokrit stand im Rufe eines „lachenden Philosophen“ –, durch Maßhalten bei jedwedem Tun, durch Beherrschung der Triebe, vernünftige Ernährung bzw. gewissenhaftes Befolgen ärztlich verordneter Diät dürfte sich seine Äußerung bezogen haben, die der griechische Philosoph und Schriftsteller Stobaios in seinem im nachchristlichen 5. Jahrhundert zusammengestellten antiken Zitatenschatz **„Florilegium“** (= „Blütenlese“) überliefert: *„Gesundheit verlangen die Menschen in ihren Gebeten von den Göttern; daß sie die Fähigkeit dazu aber in sich selbst tragen, wissen sie nicht. Indem sie ihr aus Unmäßigkeit zuwiderhandeln, werden sie durch ihre Begierden persönlich zu Verrätern an ihrer Gesundheit.“* Es heißt, daß Demokrit dies zu Hippokrates gesagte habe, woraufhin der Gesprächspartner ihn als den Weisesten der Menschen bezeichnet haben soll.

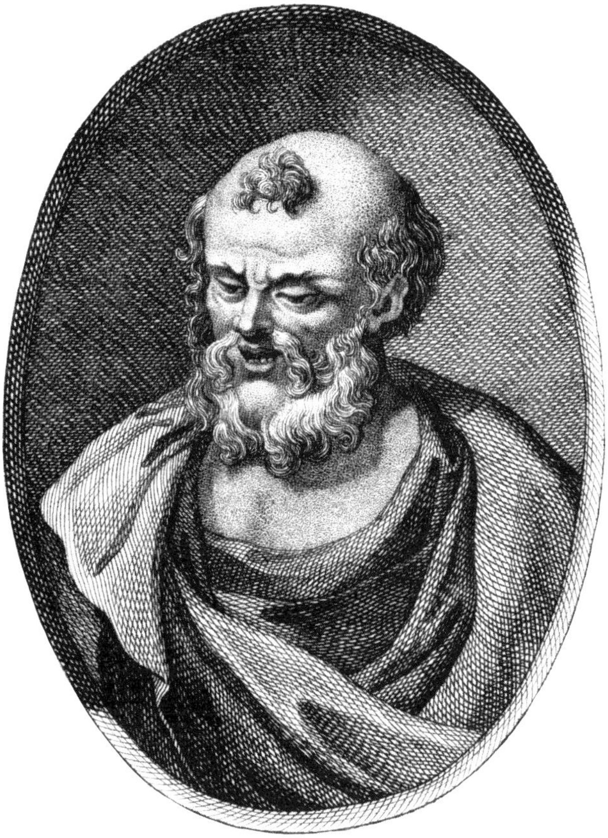

Demokrit aus Abdera. Altgriechischer Philosoph. Schöpfer der Atomistik und des kausalen Weltbildes. Suchte physiologische Fragen in Tierversuchen zu klären.
Spätere anonyme Grafik nach einer antiken Skulptur

Johann Friedrich Dieffenbach (1792-1847)

Er könne nicht Theologe bleiben, eröffnete der zweiundzwanzigjährige Predigerkandidat Johann Friedrich Dieffenbach nach seiner Rückkehr aus dem Befreiungskrieg 1813/14 seinem Onkel, der Vaterstelle an ihm vertrat, sondern wolle künftig versehrten Menschen als Arzt dienen. Er nahm das Medizinstudium in seiner Geburtsstadt Königsberg auf und setzte es in Bonn fort.
Seine Hauptneigung gehörte der Chirurgie; bereits während der Ausbildung vermochte er allerlei Operationen geschickt auszuführen. In Würzburg erwarb er mit seiner Dissertation „**Über die Transplantation tierischer Stoffe**" die Doktorwürde. Diese Arbeit erregte wegen ihrer kühnen Gedanken und Vorstellungen über neuartige plastische Operationen beträchtliches Aufsehen in der Fachwelt.
In Berlin, wohin Dieffenbach als Dreißigjähriger übersiedelte, wurde er auf Grund seiner wendigen Amputations- und Wiederherstellungsmethoden rasch so populär, daß die Schusterjungen ihm auf der Straße nachsangen: *„Das ist der Doktor Dieffenbach, der Doktor der Doktoren; er schneidet Arm' und Beine ab, macht neue Nas' und Ohren."* Und Dieffenbach vollbrachte noch mehr: führte 1827 die erste plastische Wiederherrichtung eines komplett zerrissenen Dammes durch und nahm im darauffolgenden Jahr die Übertragung defibrinierten Blutes wie auch die Eingabe von Heilmitteln in die Blutgefäße auf.
In seiner Praxis unterschied er nicht zwischen Armen und Reichen; jeden Erkrankten behandelte er mit gleicher Sorgfalt und Menschenfreundlichkeit. Meisterlich im Handhaben der chirurgischen Geräte, operierte er unglaublich rasch unter listiger Ablenkung der Patienten vom Eingriff – ein Segen für sie in vornarkotischer Zeit.
In Würdigung seiner Tätigkeit und außerordentlichen Beliebtheit bei der Bevölkerung erhielt Dieffenbach 1830 eine Bestallung als leitender Wundarzt an der Berliner Charité. In diesem Amt steigerte er seine Operationskunst weiterhin. Erstmalig wagte er 1839 die von Ludwig Stromeyer in Leichenversuchen vorgebildete Schieloperation an Lebenden durch Tenotomie oder subkutane Augenmuskel(sehnen)-durchtrennung. Hierfür entwickelte er auch ein als „Tenotom" bezeichnetes spitzes, gekrümmtes Messer. Er operierte überdies mit Erfolg Hasenscharten, den Schiefhals, den Klumpfuß und befaßte sich mit der „**Heilung des Stotterns**", wie der Titel seines 1841 erschienenen einschlägigen Buches – eines neben mehreren anderen Monographien über seine chirurgischen Kreationen – lautete. Noch während der Niederschrift vorerwähnter Abhandlung wurde Dieffenbach zum Professor der Chirurgie an der Berliner Universität sowie zum Direktor der Chirurgischen Klinik ernannt. Dort führte er als einer der ersten Operateure Europas die kurz zuvor von dem amerikanischen Zahnarzt William T. G. Morton erfundene Äthernarkose ein. Er starb durch plötzliches Herzversagen im besten Mannesalter, gerade als er während einer Vorlesung einen chirurgischen Eingriff demonstrieren wollte.

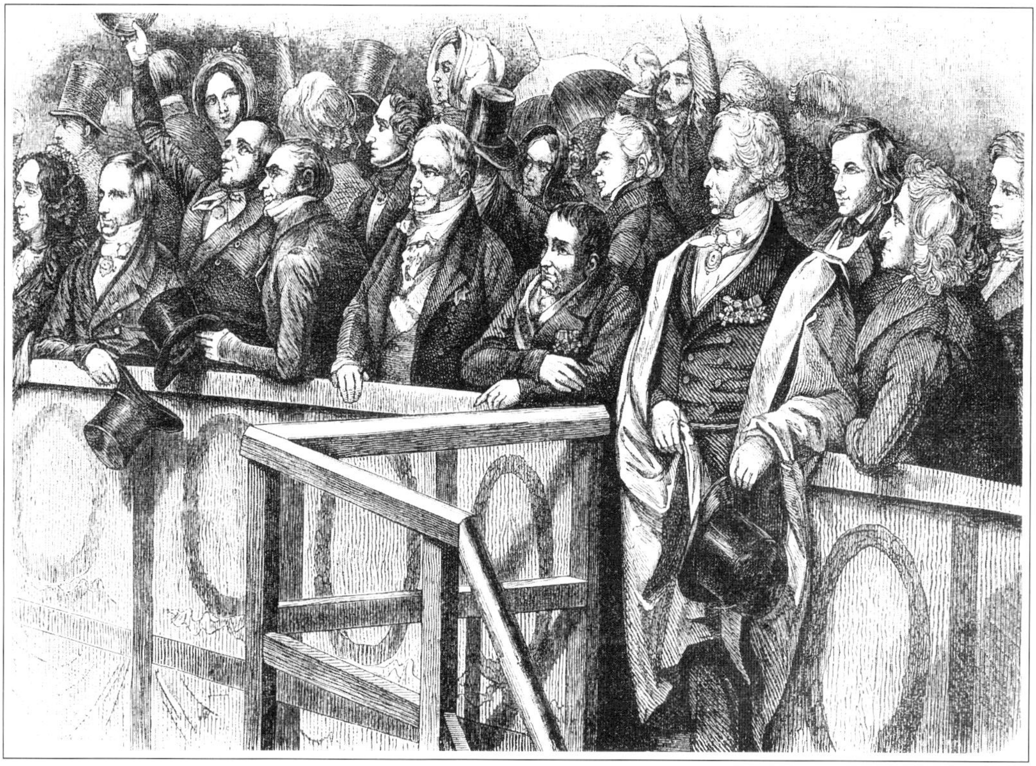

Johann Friedrich Dieffenbach. Deutscher Chirurg. Begründer der plastischen Chirurgie.
Unser Bild zeigt ihn (erste Reihe: Dritter von links) in einer Darstellung der „Erbhuldigung Friedrich Wilhelms IV. von Preußen in Berlin". Rechts neben ihm der Mediziner Johann Lucas Schönlein, der Naturforscher Alexander von Humboldt, der Dichter Ludwig Tieck, der Bildhauer Christian Daniel Rauch sowie die Brüder Jakob und Wilhelm Grimm.
Xylographie von R. Cremer nach dem Schwarzkunstblatt von F.W. Schwechten und dem Originalgemälde von Franz Krüger

Gerhard Domagk (1895-1964)

Zunächst deutete nichts darauf hin, daß der im Brandenburgischen gebürtige Sohn eines Dorfschullehrers eine ungewöhnliche wissenschaftliche Laufbahn einschlagen würde. Hatte er doch nach dem Abitur sowie der sich daran anschließenden unglückseligen Frontzeit im ersten Weltkrieg an der Universität Kiel Medizin studiert, danach eine Zeitlang an der berühmten Schittenhelmschen Klinik der Holstenstadt assistiert und sodann am Greifswalder Pathologischen Institut gearbeitet, bis er endlich eine bescheidene Dozentur in Münster in Westfalen erhielt. Damals interessierten ihn besonders Krebsforschungen. Daneben beschäftigte sich Domagk mit bakteriologischen Untersuchungen, vor allem mit der Problematik der Bekämpfung von Infektionserregern. Bereits in seiner Habilitationsschrift hatte er seine Erkenntnisse hierüber dargelegt: Man müsse entweder die Abwehrkräfte des Körpers in ihrem Ringen mit den Krankheitskeimen unterstützen oder die gefährlichen Mikroben erheblich schwächen, wenn nicht gar vernichten.

Diese zu schönen Hoffnungen berechtigte Arbeit veranlaßte die Direktion eines namhaften Elberfelder Arzneimittelwerkes, ihren befähigten Verfasser 1927 zum Leiter eines neu einzurichtenden Laboratoriums für experimentelle Pathologie und Bakteriologie zu engagieren. Zusammen mit seinen chemischen Mitarbeitern Mietzsch und Klarer entwickelte Gerhard Domagk hier das erste Sulfonamid gegen Kokkeninfektionen. Es erhielt den Präparatenamen „Prontosil" und wirkte ausgezeichnet gegen schwere Formen der Streptokokken-Angina und ihre Komplikaktionen, wie Venenentzündung, entzündliche Lymphknotenschwellung und Mittelohrentzündung, ferner bei Wundrose, Sepsis und gewissen Formen infektiöser Gelenkentzündung - aber auch bei Staphylokokken- und Coliaffektionen.

1939 wurde Domagk für die Entdeckung der Sulfonamidtherapie der Nobelpreis zugesprochen. Doch der Forscher durfte die Ehrung auf Befehl des braunen Diktators nicht annehmen. Erst nach der Zerschlagung des Hitlerreiches, im Dezember 1947, konnte er die Verleihungsurkunde und die goldene Medaille empfangen. Der mit dem Nobelpreis verbundene Geldbetrag freilich war inzwischen satzungsgemäß der Stiftung wieder anheimgefallen.

Zum ersten Sulfonamid gesellten sich bis heute zahllose weitere derartige Verbindungen. Zu Domagks Bedauern vermochte jedoch der von ihm kreierte gelb-rote Azofarbstoff gegen die Tuberkulose nichts auszurichten. Gegen deren Erreger gelang es ihm, nach Hunderten vergeblicher Bemühungen aus der Reihe der sogenannten Thiosemikarbazone zwei Medikamente ausfindig zu machen: das „Conteben" sowie das spätere verbesserte „Neoteben", die die Keime zwar nicht abtöteten, dafür aber deren Lebensfunktionen empfindlich hemmten. Seine Pionierarbeit auf den Gebieten der Pharmazie und Therapie trug Domagk viele Ehrungen in Form von Ehrendoktoraten, Ehrenmitgliedschaften, Orden und den Professorentitel ein.

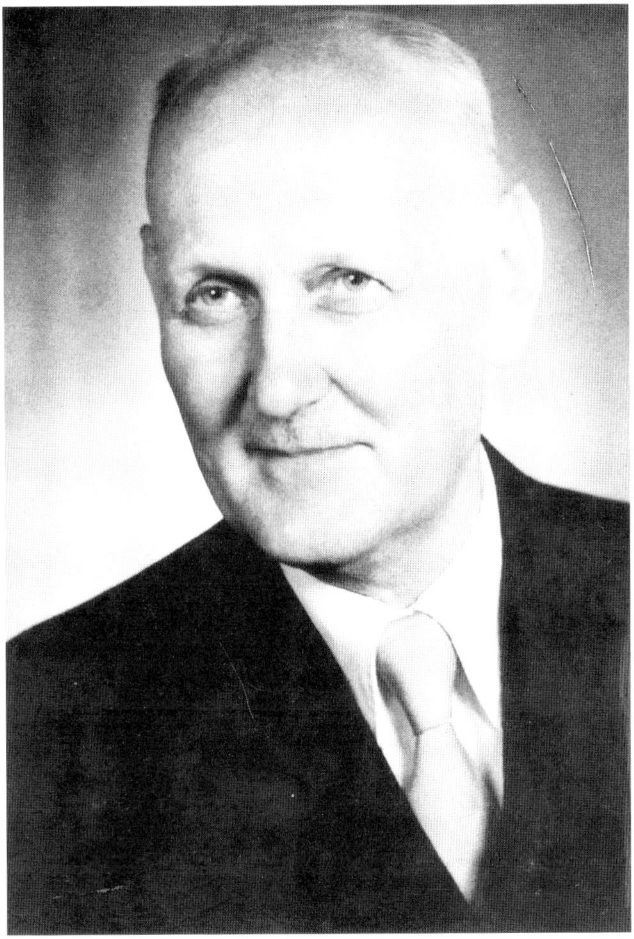

Gerhard Domagk. Deutscher Bakteriologe und Industriechemiker. Entdecker der antibakteriellen Wirkung des Prontosils.
Fotografie aus dem Bildarchiv Bayer-Leverkusen. Aus: B. Karger-Decker: Unsichtbare Feinde, Leipzig 1970

Emil Du Bois-Reymond (1818-1896)

Der gebürtige Berliner war, wie sein französischer Name vermuten läßt, Nachfahre einer Hugenottenfamilie. Der Vater, ein aus der Schweiz nach der preußischen Hauptstadt übergesiedelter Uhrmacher, hatte hier Zugang zur Beamtenlaufbahn gefunden und es dank seiner Tüchtigkeit bis zum Geheimen Regierungsrat sowie zum Direktor der königlichen Kunstkammer gebracht. Nach dem Besuch des Französischen Gymnasiums studierte Sohn Emil Naturwissenschaften, Mathematik und Philosophie in Berlin und in Bonn. Erst danach wandte er sich dem Studium der Physiologie bei Johannes Müller, dem damals angesehensten Vertreter jener Fachrichtung im deutschsprachigen Raum, zu.

Schon bald erhielt Bois-Reymond bei seinem Lehrer eine Assistentenstelle. Zu dieser Zeit war es dem berühmten italienischen Elektrophysiker und Physiologen Carlo Matteucci erstmalig gelungen, die Aktionsströme eines tierischen Muskels mittels eines Galvanometers nachzuweisen. Auf Grund seiner Erfolgsnachricht betraute Johannes Müller seinen gelehrigen Schüler und Gehilfen mit der Aufgabe, die Experimente des Italieners nachzuprüfen und darüber hinaus das Verhalten der Nerven zur Elektrizität zu untersuchen. Die Beschäftigung mit dem Problem der sogenannten tierischen oder animalischen Elektrizität faszinierte den jungen Mann so sehr, daß er sie fortan zu seinem Lebensinhalt erkor.

Zur Darstellung bioelektrischer Aktivitäten am Muskel- und Nervengewebe entwickelte Du Bois-Reymond mannigfache empfindlichst reagierende Gerätschaften. Überdies schuf er mit seinem zweiteiligen Standardwerk **„Untersuchungen über die tierische Elektrizität“** (1848/60) die wissenschaftlichen Grundlagen der Elektrophysiologie. Inzwischen hatte er zusammen mit weiteren Vertretern der physikalischen Richtung in der Physiologie die Physikalische Gesellschaft Berlin gegründet und sich an der Berliner Universität habilitiert. Auf Johannes Müllers und Alexander von Humboldts Empfehlung wurde er 1851 als Ordentliches Mitglied in die Preußische Akademie der Wissenschaften aufgenommen. Von 1845 bis 1853 wirkte Emil Du Bois-Reymond als Dozent für Anatomie an der Berliner Akademie der Künste. Nach Johannes Müllers plötzlichem Tod im Frühjahr 1858 trat er dessen Nachfolge als Professor der Physiologie und Leiter des Physiologischen Instituts der Berliner Universität an. Diesen Lehrstuhl bekleidete er bis an sein Lebensende. Zweimal hatte er auch das Rektorat der Alma mater inne. Seit 1859 gab er mit dem Anatomieprofessor Karl Reichert das **„Archiv für Anatomie und Physiologie“**, seit 1877 allein das davon abgetrennte **„Archiv für Physiologie“** heraus. Seine bahnbrechenden Arbeiten über die bioelektrischen Vorgänge im menschlichen Organismus erlangten auch weltweite praktisch-medizinische Bedeutung, indem sie wesentlich die Entwicklung der Elektrodiagnostik und der Elektrotherapie förderten. Der Forscher starb am zweiten Weihnachtsfeiertag des Jahres 1896.

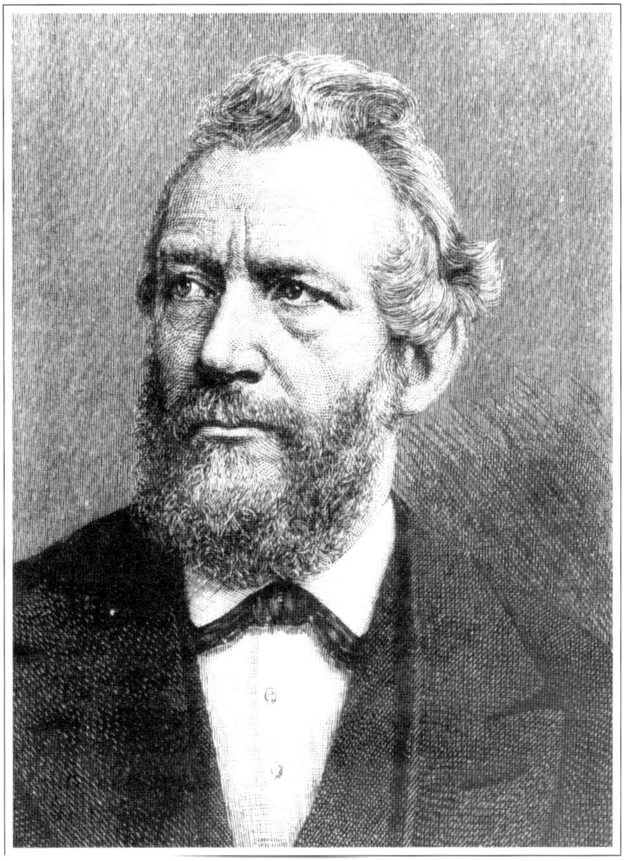

Emil Du Bois-Reymond. Deutscher Physiologe. Schuf die Grundlagen der modernen Elektrophysiologie. Holzschnitt von Moritz Klinkicht. Aus: M. Klinkicht und K. Siebert: Dreihundert berühmte Deutsche, Stuttgart 1912

Guillaume Benjamin Duchenne (1806–1875)

Jeden Morgen lenkte ein etwa vierzigjähriger untersetzter, vollbärtiger Mann mit einem Handkoffer seine Schritte zu einem der Pariser Hospitäler, um mit Erlaubnis des jeweiligen Stationsarztes an Patienten mit ihn besonders interessierenden Krankheitsbildern pathologische und elektrotherapeutische Beobachtungen anzustellen. Es handelte sich bei diesem als Sonderling betrachteten Menschen um den geraume Zeit in der französischen Hauptstadt frei praktizierenden Neurologen Guillaume Benjamin Duchenne. Am 17. September 1806 in Boulogne-sur-Mer als Sohn eines Schiffskapitäns geboren, hatte er nach seinem Studium an der berühmten Ecole de Médecine zunächst über ein Jahrzehnt in seiner Vaterstadt als Arzt gewirkt. Erst die Bekanntschaft mit der neu eingeführten Galvanopunktur, der Zerstörung krankhaften Gewebes durch eine in die Tiefe eingebrachte nadelförmige Elektrode, veranlaßte ihn, nach Paris überzusiedeln.

Zu Recht erhoffte sich Duchenne in der Seine-Metropole beste Möglichkeiten zur eingehenden Erforschung der in sogleich fesselnden Elektrotherapie und -diagnostik, deren Begründer er schließlich werden sollte. Bei seinen historischen Vorstudien ermittelte er, daß schon die Heilkundigen der Antike wie auch des Mittelalters andauerndes Kopfweh beispielsweise oder das sogenannte Zipperlein mit den Schlägen des Zitterrochens bekämpften, ohne freilich zu ahnen, daß sie sich dabei einer dem Tier innewohnenden elektrischen Kraft bedienten. Nach der Erfindung der Elektrisiermaschine empfahl der Hallesche Medizinprofessor Johann Gottlob Krüger in seiner 1744 veröffentlichten Abhandlung mit dem Mammuttitel „**Zuschrift an seine Zuhörer, worin er ihnen seine Gedanken von der Elektrizität mitteilt und ihnen zugleich seine künftigen Lektionen bekanntmacht**", als erster Arzt die „Elektrifikation als Heilmethode".

Seit Beginn des neunzehnten Jahrhunderts benutzten die Kliniker den aus der Voltaschen Säule gewonnenen Strom mehr oder weniger willkürlich. Duchenne überwand die vielfach mit Hautverletzungen einhergehenden ungeeigneten oder unzulänglichen Verfahren, indem er nach der von Professor Dietrich Tutzke 1980 herausgegebenen „**Geschichte der Medizin**" *„die Elektrizität nur lokal auf zusammengehörende Nerven- und Muskelgruppen anwandte und primär von der klinischen Beobachtung ausging, daß sich die einzelnen Patienten gegenüber der Elektrizität verschieden verhalten, wodurch er neue Krankheitsbilder entdeckte".* Er persönlich verwendete faradischen Strom zur Therapie sowie zu seinen richtungweisenden muskelphysiologischen Untersuchungen.

Darüber hinaus bereicherte Duchenne durch ausgezeichnete Schilderung der progressiven Muskelatrophie, der muskulären Pseudohypertrophie, der Bulbärparalyse und anderer spezifischer Krankheitszustände die Pathologie des Nervensystems. Doch ungeachtet seiner großen medizinischen Verdienste wurde er bis zu seinem Tode – er starb am 15. September 1875 infolge einer Gehirnblutung – von Neidern angefeindet und in Prioritätsstreite verwickelt.

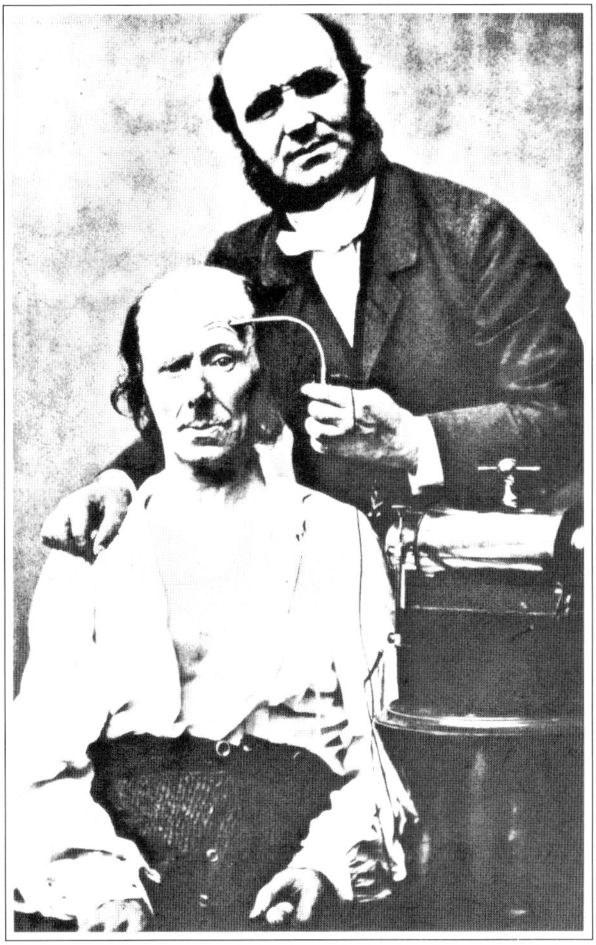

Guillaume Benjamin Duchenne. Französischer Neurologe. Begründer der Elektrotherapie und -diagnostik. Hier bei einem Versuch der medizinischen Beeinflussung einer Erkrankung des 1. Trigeminusastes durch faradischen Strom.
Nach einer Fotografie aus dem Jahre 1862. Aus: B. Karger-Decker: Der Griff nach dem Gehirn, Leipzig 1977

Guillaume Dupuytren (1777-1835)

Der aus einer Ortschaft des französischen Départements Haute-Vienne gebürtige Guillaume Dupuytren gilt als führender Chirurg seiner Zeit in Frankreich. Von weither strömten ihm Hochschulabsolventen wie auch Fachkollegen zu, um von seinem beeindruckenden operativen Geschick zu lernen. Seine akademische Laufbahn hatte er, noch nicht zwanzigjährig, als Prosektor und Dozent für pathologische Anatomie an der medizinischen Fakultät in Paris begonnen. Aufgrund gleich großer Fähigkeiten als Obduzent, Wissenschaftler und Lehrer avancierte er mit vierundzwanzig Jahren zum Oberhaupt der anatomischen Disziplin.
Daneben erlangte Dupuytren eine Anstellung als Chirurg am Pariser Krankenhaus „Hôtel-Dieu". In dieser Eigenschaft fiel ihm während der blutigen Einnahme der französischen Hauptstadt durch die gegen Napoleon I. verbündeten Armeen Ende März 1814 die Bergung und klinische Versorgung der Verwundeten zu. Er bewältigte die schwere, verantwortungsvolle Aufgabe mit erstaunlicher Besonnenheit, Umsicht und Hingabe, so daß ihm bei eintretender Vakanz der Posten des Chefchirurgen am Hôtel-Dieu zuteil wurde. Seit 1812 bekleidete er überdies als Nachfolger Raphael Sabatiers den Lehrstuhl für operative Chirurgie an der Akademie.
Seine Vorlesungen zeichneten sich nach zeitgenössischem Urteil durch methodische Klarheit und ansprechenden Vortrag aus. In seiner ärztlichen Praxis erwies sich Dupuytren als ein zuverlässiger, erfindungsreicher Diagnostiker. Ihm verdankt beispielsweise die Frauenheilkunde die Wiedereinführung der jahrhundertelang vergessenen Scheidenspekula. Als Operateur handhabte er das Skalpell selbst bei Komplikationen meisterlich exakt und seelenruhig. Reich an Ideen und schöpferischer Phantasie, entwickelte er mehrere chirurgische Instrumente und Verfahren. So die erste Unterkieferresektion, die Durchtrennung des Kopfnickermuskels unter der Haut (subkutane Tenotomie) bei angeborenem Schiefhals, ferner eine Methode des bilateralen Steinschnitts sowie die für Frankreich erstmalige Unterbindung der Schlüsselbein-, der Kopf- und der Hüftschlagader bei der operativen Behandlung traumatischer oder variköser Aneurysmen.
Etliche chirurgische Krankheiten tragen Dupuytrens Namen; man findet sie noch heute in jedem medizinischen Wörterbuch verzeichnet und kurz beschrieben, wie etwa die Kontraktur der Finger in dauernde Beugezwangsstellung.
Ein Schlaganfall bewog den unermüdlich kreativen Operateur, sein jahrzehntelang mit leidenschaftlichem Arbeitseifer bekleidetes Amt des Chefchirurgen am Hôtel-Dieu niederzulegen. Lange wirkte Dupuytren überdies als Mitglied des Nationalrates für Gesundheitswesen und der Pariser Akademie sowie als königlicher Leibarzt. Er starb im Ruf, keinen Unterschied zwischen mittellosen und wohlhabenden Patienten gemacht, ja arme Kranke besonders sorgsam behandelt zu haben. Der Universität von Paris stiftete er 200 000 Francs für die Errichtung eines medizinischen Museums.

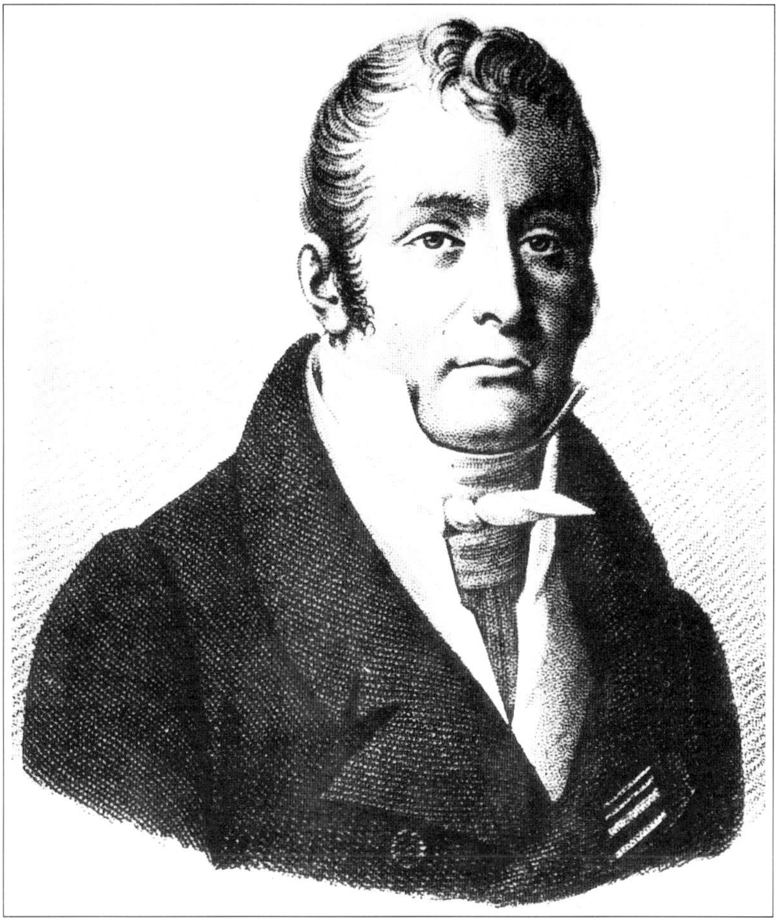

Guillaume Dupuytren. Führender französischer Chirurg seiner Zeit. Förderer der Frauenheilkunde. Vollführte erste Unterkieferresektion u. a.
Anonyme Grafik nach einem Gemälde von Ambroise Tardieu

Karl Joseph Eberth (1835-1926)

Bis in die siebziger Jahre des neunzehnten Jahrhunderts bildete der Bauch- oder Unterleibtyphus noch eine sehr häufige Sterbeursache in Europa. Vergebens grübelten die Forscher über die Entstehung und Verbreitung dieser Volksseuche, die nach allgemeiner Beobachtung unter unhygienischen Verhältnissen bestens gedieh und die der Volksmund deshalb instinktiv als die „Krankheit der schmutzigen Hände" bezeichnete. Am 17. April 1880 endlich zerriß der Zürcher Professor der Pathologischen Anatomie Karl Joseph Eberth vor der kantonalen Ärztevereinigung den Schleier der Unwissenheit über den Typhuserreger.

Der damals im besten Mannesalter befindliche Entdecker war ein gebürtiger Würzburger und hatte nach erfolgreichem Medizinstudium bei namhaften Hochschullehrern in seiner Vaterstadt die Doktorwürde erworben. Vier Jahre später habilitierte er sich an derselben Fakultät. Mit dreißig bereits erhielt er seine Berufung sowohl an die Universität wie auch an die Tierarzneischule in Zürich. Vor seiner Beschäftigung mit dem Typhusproblem machte er sich durch gelehrte Abhandlungen über den Peitschenwurm, das Lungenepithel, die Froschhaut, den Kretinismus beim Kalbe sowie zahlreiche weitere Themen der Fachwelt bekannt.

Anlaß zum intensiven Studium des Typhus bot Eberth die große Epidemie, die im Winter 1879/80 den Kanton Zürich heimsuchte und ein Massensterben unter der Bevölkerung bewirkte. Fast fünfhundert Leichen sezierte der Forscher, um die von der Seuche ausgelösten organischen Schäden zu ermitteln. Vornehmlich in mikroskopischen Präparaten des Dünndarms und der Milz spürte er winzige, an den Enden deutlich abgerundete plumpe, durch allseitig angeordnete Geißeln stark bewegliche Stäbchenbakterien aus der Salmonellagruppe als spezifische Krankheitskeime auf.

Glänzende Bestätigung fand Eberths Entdeckung alsbald durch Robert Koch, der sich zu gleicher Zeit ebenfalls um die Auffindung des Typhuserregers bemühte und diesen, was Eberth mißglückt war, außer im Darm und in der Milz auch in der Leber und in den Nieren nachzuweisen vermochte. In seiner 1880 erschienenen Schrift **„Die Organismen in den Organen bei Typhus abdominalis"** publizierte Eberth seine bahnbrechenden Untersuchungsergebnisse. Im Frühjahr des darauffolgenden Jahres übersiedelte er nach Halle (Saale), wo er zunächst eine Professur für Histologie und Vergleichende Anatomie und später für Pathologie und Pathologische Anatomie bekleidete.

Als Direktor des Pathologischen Instituts der Saalestadt machte er sich um dessen großzügigen Ausbau verdient. Im Mittelpunkt seiner wissenschaftlichen Arbeit standen an dieser Forschungsstätte die Entzündungslehre, namentlich die Bedeutung der Bakterien für die Entzündungsprozesse, sowie die Aufklärung verschiedener tierischer Infektionskrankheiten. Darüber hinaus zeichnete Eberth jahrzehntelang als Herausgeber der **„Bakteriologischen Wandtafeln"**. Einundneunzigjährig starb er in Berlin.

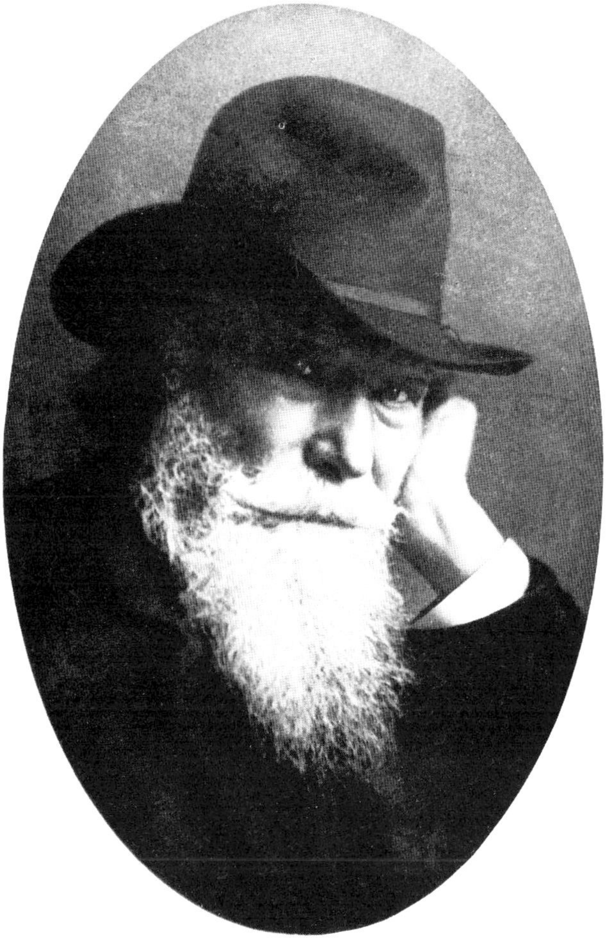

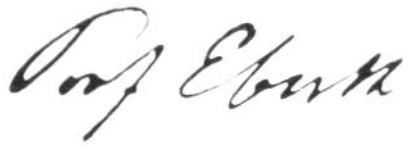

Karl Joseph Eberth. Deutscher Anatom und Bakteriologe. Entdecker des Typhusbakteriums (Salmonella typhi).
Fotoreproduktion von Curt Kunze (†), Rostock

Constantin von Economo (1876-1931)

Constantin von Economo entstammte einer vornehmen, begüterten griechischen Familie, aus der etliche orthodoxe Kirchenfürsten hervorgingen, wurde am 21. August 1876 zufällig in der rumänischen Stadt Braila geboren, verlebte in dem damals zu Österreich gehörenden Kronland Triest seine Kindheit, erkor sich aber Wien als Wahlheimat, der er zeitlebens treu blieb, und die zu seinem Gedächtnis eine Straße nach ihm benannte. Seine Eltern hatten ihn ungeachtet seiner Begeisterung für den Arztberuf zum Studium an der Technischen Hochschule in die Donaumetropole gesandt; doch nach vier Semestern endlich erwirkte er von ihnen die Erlaubnis, zur medizinischen Fakultät hinüberzuwechseln.

Im Besitz des Doktordiploms begab sich Economo zunächst auf eine mehrjährige Auslandsreise, um sich bei namhaften europäischen Nervenärzten zu spezialisieren, vornehmlich bei Emil Kraepelin, dem Begründer der modernen klinischen Psychiatrie, sowie bei Alois Alzheimer, dem Mitschöpfer der Lehre von den krankhaften Gewebsveränderungen des Gehirns. Nach seiner Rückkehr arbeitete er als Assistent Julius Wagner von Jaureggs, bevor er sich selbst für Neurologie und Psychiatrie mit dem Titel eines außerordentlichen Professors habilitierte. Um die gleiche Zeit bestand er das Pilotenexamen und avancierte 1910 sogar zum Präsidenten des Österreichischen Aeroklubs.

Mitte des ersten Weltkriegs wurde die Erde von einer rätselhaften Massenerkrankung heimgesucht. Die von ihr Betroffenen zeigten eine eigentümliche Schlafsucht und litten an Kopfweh, Nackenschmerzen, Fieber, Benommenheit, Augenmuskelstörungen mit Doppeltsehen sowie an nächtlichen deliranten Bildern. Da dieser Krankheit häufig Grippeerscheinungen vorausgingen, bezeichnete man sie irrigerweise als Gehirn- oder Kopfgrippe. Economo indes glaubte, dieser Auffassung alsbald widersprechen zu sollen, da er bei der Obduktion der Toten, die er zur Erforschung der Seuche vornahm, charakteristische anatomische Veränderungen in den den Schlaf steuernden Kerngebieten des Stammhirns vorfand.

Vorerst berichtete Economo nur mündlich über seine Feststellung. Nachdem er überdies - gemeinsam mit dem Mikrobiologen Julius von Wiesner - durch Übertragungsversuche auf Affen die Infektiosität der Krankheit ermittelt hatte, teilte er seine Untersuchungen in einer wissenschaftlichen Abhandlung mit und beschrieb darin die Encephalitis lethargica oder epidemica erstmalig ausführlich. - Ein weiteres bedeutsames Werk lieferte er mit seiner **„Cytoarchitektonik der Großhirnrinde des erwachsenen Menschen“**, in dem er die Forschungen Korbinian Brodmanns über die Hirnfelderung weiterführte und ausbaute.

Eigens für Economo ließ die Wiener Universitäts-Nervenklinik 1931 ein Hirnforschungsinstitut errichten, dessen Leitung der Gelehrte jedoch nur kurze Zeit innehatte; denn schon am 21. Oktober desselben Jahres erlag er, erst Mitte der Fünfzig, einem Herzleiden.

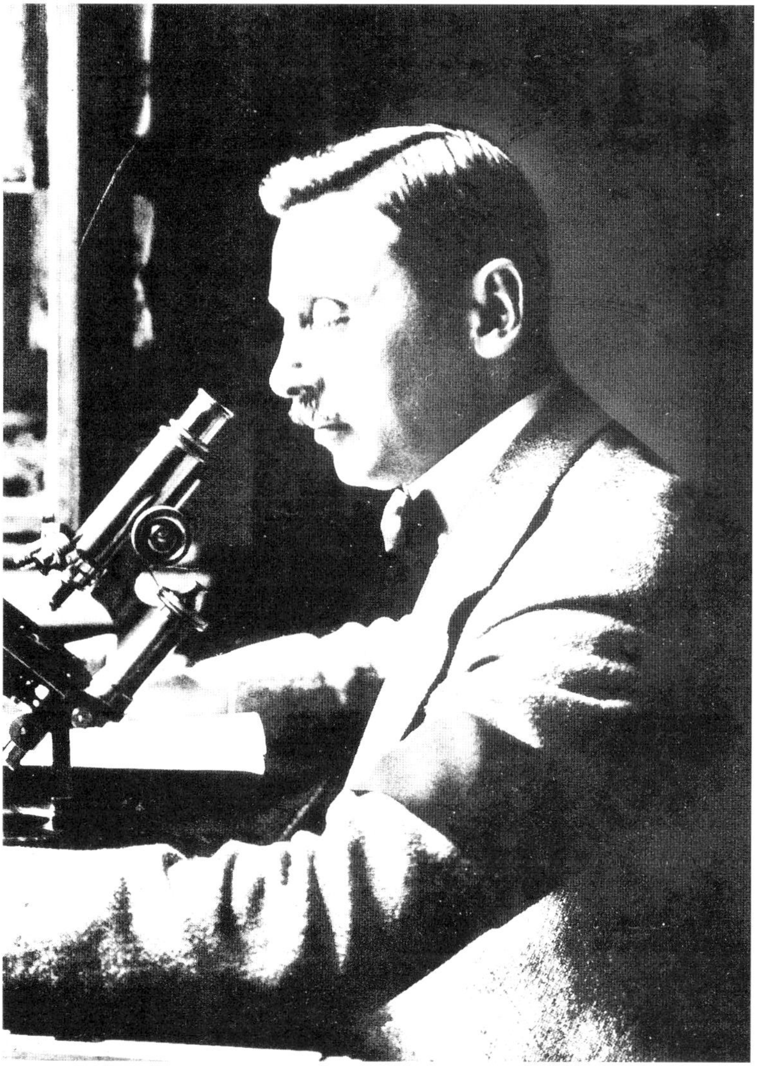

Constantin von Economo. Rumänischer Psychiater und Neurologe. Beschrieb die nach ihm benannte Enzephalitis epidemica (lethargica).
Fotoreproduktion aus: B. Karger-Decker: Der Griff nach dem Gehirn, Leipzig 1977

Christian Gottfried Ehrenberg (1795–1876)

Von einem naturwissenschaftlichen Studium seines Sohnes wollte der sächsische Gerichtsbeamte Ehrenberg nichts wissen. Sein Sproß sollte ein Theologe werden. So ließ sich denn der 1795 in Delitzsch geborene Christian Gottfried nach dem Besuch der Lateinschule an der Leipziger Universität als Kandidat der Gottesgelehrtheit einschreiben. Doch er brachte es nur bis zur ersten Probepredigt, dann ging er als Medizinstudent nach Berlin. Bereits nach sechs Semestern legte er sein ärztliches Staatsexamen ab und begann sogleich zu praktizieren.

Allerdings fühlte sich Ehrenberg durch seine Freundschaft mit dem weitgereisten Dichterbotaniker Adalbert von Chamisso bald stärker zur wissenschaftlichen Forschung hingezogen. Seine Vorliebe gehörte dem Mikroskopieren; das hatte er bereits während seiner Doktorarbeit über die Pilze der Umgebung Berlins bewiesen, die er unter das Motto stellte: *„Der Welten Kleines auch ist wunderbar und groß, und aus dem Kleinen bauen sich die Welten."*

Durch Vermittlung des berühmten Talenteförderers Alexander von Humboldt durfte der noch sehr junge Forscher im Auftrage der Berliner Akademie der Wissenschaften an einer mehrjährigen Ägyptenexpedition teilnehmen, von der er eine reiche Ausbeute an zoologischen und botanischen Präparaten heimbrachte. Zum Lohn dafür wurde er nach seiner Rückkehr zum Professor der medizinischen Fakultät sowie zum Akademiemitglied ernannt. Später erhielt er den seit langem verwaisten Berliner Lehrstuhl für Geschichte der Heilkunde. Überaus angetan von den wissenschaftlichen Fähigkeiten und Leistungen seines Schützlings, nahm Humboldt ihn 1829/30 auf seine eigene Asienexpedition mit.

Durch seine bahnbrechenden Untersuchungen über die Welt der kleinsten Lebewesen und ihrer Versteinerungen, die er in seinen beiden Hauptwerken **„Die Infusionstierchen als vollkommene Organismen an der Grenze der Sehkraft"** (1838) und **„Mikrogeologie"** (1854) mit einem reich bebilderten Atlaswerk veröffentlichte, wurde Ehrenberg zum Begründer der Mikrozoologie.

Im erstgenannten Buch widerlegte der Forscher überdies die damals noch in zahlreichen Gelehrtenhirnen spukende Irrlehre von der Urzeugung, der elternlosen Entstehung gewisser Lebewesen aus organischen oder anorganischen Stoffen.

Er wies den Nachbetern mittelalterlicher Fehlspekulationen mit Hilfe des von ihm meisterhaft gehandhabten Mikroskops nach, daß sogar die einfachen „Aufgußtierchen" nicht spontan entstehen, sondern sich regelrecht vermehren. Überall – in der Luft, im Wasser, im Erdreich – spürte Ehrenberg Mikroben auf und wurde damit nicht nur wegweisend für Geologen, Techniker und Hygieniker, sondern auch für die Bakteriologen. Als Wahlberliner starb er am 27. Juni 1876 im Besitz höchster internationaler Ehrungen und Auszeichnungen.

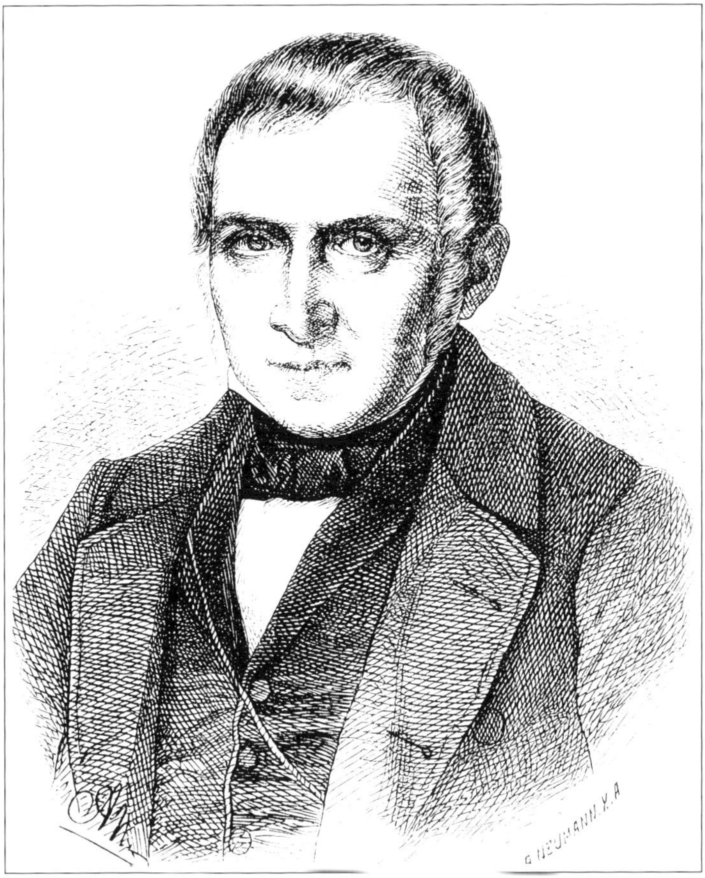

Christian Gottfried Ehrenberg. Deutscher Naturforscher. Entdeckte die Teilung der Bakterien. Begründer der Mikropaläontologie.
Xylographie von Adolph Neumann. Aus: Spamer's „Illustriertes Conversations-Lexicon", Leipzig (19. Jahrhundert)

Paul Ehrlich (1854-1915)

Die Lehrer des Breslauer humanistischen Gymnasiums konnten partout nicht das besondere Interesse ihres Schülers Paul Ehrlich für die naturwissenschaftlichen Fächer, namentlich für die Chemie, verstehen. Auch die Mutter zeigte sich wenig entzückt über die Experimentierfreudigkeit ihres Sohnes, die ihn sogar dazu verleitete, ihre beiden weißen Lieblingstauben mit Anilinblau zu färben. Erst als Student der Medizin in Straßburg fand der junge „Besessene" einen tatkräftigen Förderer seiner Neigung in dem berühmten Anatomieprofessor Wilhelm von Waldeyer, der ihn nach Herzenslust Präparate zu besserer Kenntlichkeit farbig behandeln ließ. Bei diesem leidenschaftlichen Bemühen beschäftigte ihn überdies die Frage, welche Farbstoffe sich mit welchen Geweben und Zellen des Organismus am innigsten verbinden.
Auf Grund seiner bedeutsamen Doktorarbeit über **„Theorie und Praxis der histologischen Färbung"** berief der damalige Direktor der II. Medizinischen Klinik der Charité, Friedrich Theodor von Frerichs, den vielversprechenden Vierundzwanzigjährigen zu seinem Assistenten. Nicht lange brauchte der zielstrebige Gehilfe, der im Verlauf seiner emsigen farbenanalytischen Untersuchungen die Methylenblaufärbung der lebenden Nervensubstanz und damit die sogenannte Intravitalfärbung entdeckte, auf seine Ernennung zum Oberarzt zu warten. Weiterhin entwickelte Ehrlich zu jener Zeit die Diazoreaktion als Harnprobe und schuf, nachdem er die Säurefestigkeit des von Robert Koch aufgefundenen Tuberkulosebakteriums ermittelt hatte, zu dessen mikroskopischem Nachweis eine zuverlässige Färbemethode mit Säurefuchsin.
Nach seinem Ausscheiden aus der Charité arbeitete der inzwischen zum Titularprofessor avancierte Forscher als Privatdozent und etliche Jahre als freier Mitarbeiter an Kochs Institut für Infektionskrankheiten, wo er sich mit den Problemen der aktiven und passiven Immunität befaßte. Seit 1896 leitete er das eigens für ihn in Berlin-Steglitz errichtete staatliche „Institut für Serumforschung und -prüfung". Als dieses Ende des neunzehnten Jahrhunderts unter der Umbenennung „Institut für experimentelle Therapie" nach Frankfurt (Main) übersiedelte, verließ Ehrlich auch als dessen Direktor die Hauptstadt.
Da sich die Serumtherapie nicht bei allen Infektionen als brauchbar erwies, begann der Forscher an seiner nunmehrigen Wirkungsstätte seine Teerfarbenexperimente gegen Krankheitserreger, um Substanzen aufzuspüren, die infolge ihrer „Affinität" oder Verankerungsfähigkeit die pathogenen Keime und Toxine isoliert angreifen und überwinden, ohne dem Körper zu schaden.
Gemeinsam mit seinem japanischen Mitarbeiter Sahachiro Hata schuf er in einer riesigen Versuchsreihe 1907 das Antisyphilitikum „Salvarsan". Mit dieser erfolgssicheren Arsenobenzolverbindung, die er in weiteren Hunderten von Abwandlungen zum „Neosalvarsan" vervollkommnete, begründete er die Chemotherapie.
Ein Schlaganfall beendete 1919 das Leben des Nobelpreisträgers.

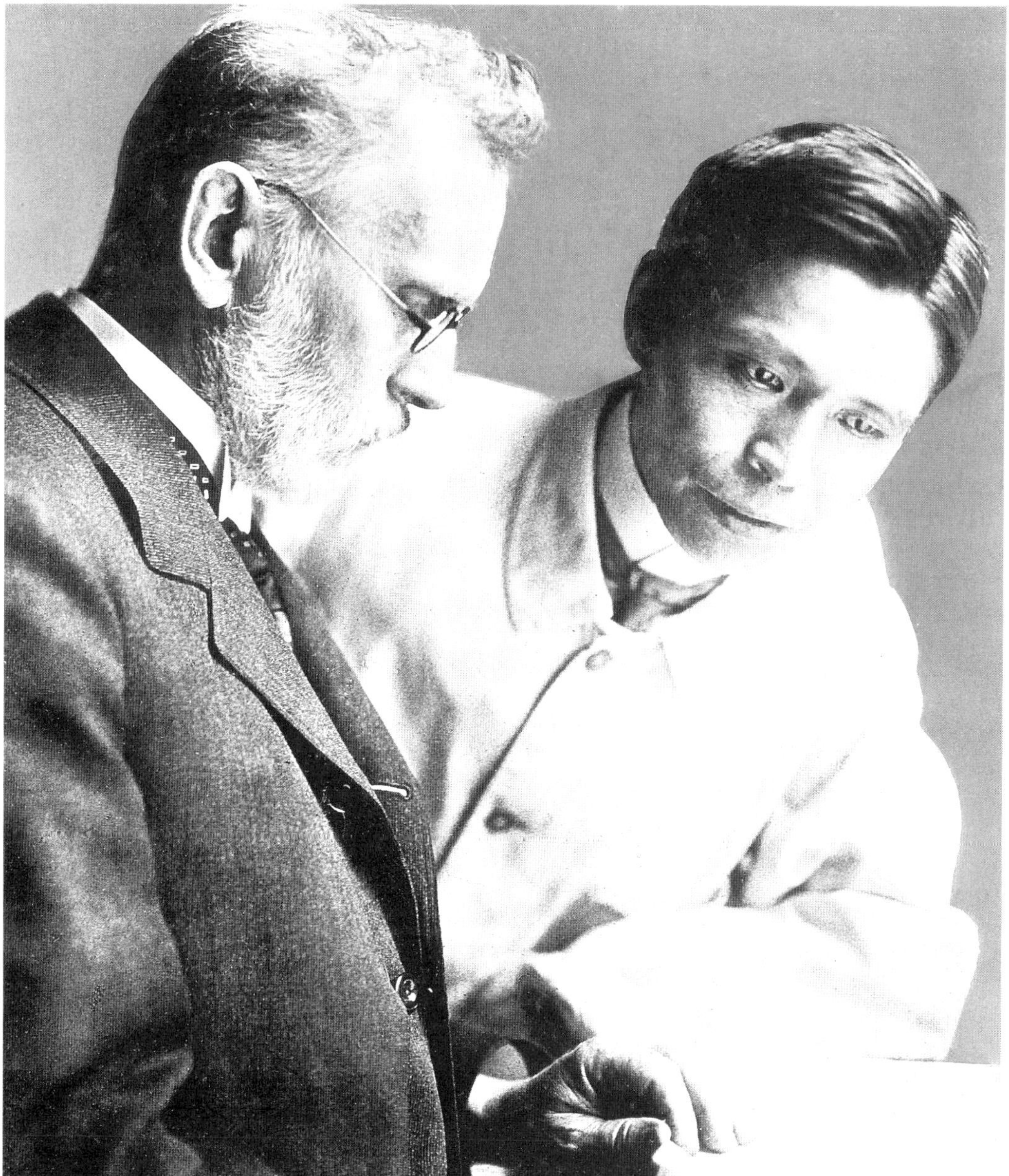

Paul Ehrlich. Deutscher Serumforscher und Chemiker. Begründer der Chemotherapie. Entwickelte gemeinsam mit Sahachiro Hata (rechts) das Salvarsan gegen Syphilis.
Fotografie aus dem Bildarchiv der Hoechster Farbwerke. Aus: B. Karger-Decker: Kräuter, Pillen, Präparate, Leipzig 1970

Christiaan Eijkman (1858-1930)

Als die niederländische Kolonialmacht ausgangs des 19. Jahrhunderts auf Sumatra einen erbitterten atschinesischen Aufstand blutig bekämpfte, wurden ihre Truppen durch eine unheimliche Krankheit dezimiert, von der die einheimischen Krieger verschont blieben. Es handelte sich um eine Art Nervenentzündung verbunden mit Muskelschwund, Beinlähmungen, Ödemen sowie häufigem Herzversagen. Gänzlich unbekannt war die Entstehungsursache jener von den Einheimischen als „Beriberi“ bezeichneten Krankheit. Das Massensterben veranlaßte die niederländische Regierung, eine ärztliche Untersuchungskommission zur Aufspürung eines vermeintlichen mikrobiellen Erregers zum „Seuchenherd“ zu entsenden.

Der dreiköpfigen Forschungsexpedition unter der Leitung des Utrechter Tropenmediziners Cornelis Pekelharing gehörte der aus Nijkerk im Gelderland gebürtige Lehrerssohn Christiaan Eijkman an. Er hatte an der Militärärztlichen Schule der Amsterdamer Universität studiert und mit einer Dissertation „**Über die Polarisation der Nerven**“ die medizinische Doktorwürde erlangt. Nach kurzem Einsatz als Militärarzt auf Java wegen Malariaerkrankung zu längerem Erholungsurlaub nach Europa zurückgekehrt, bildete er sich unter anderem bei Robert Koch bakteriologisch aus. Dieser empfahl ihn letztlich zur Teilnahme an der Forschungsreise. Da sich kein „Beriberibazillus“ zeigte, blieb Eijkman allein zur Enträtselung der „Endemie“ im Lande.

Nahezu acht Jahre benötigte er als Direktor eines eigens dafür im Militärhospital der Residenz Weltevreden (Batavia) eingerichteten Laboratoriums zur Lüftung des Geheimnisses.

Wie so oft in der Geschichte der Medizin kam ihm dabei eine Zufallsbeobachtung zu Hilfe: Nachdem nämlich der Tierwärter des Laboratoriums im Juni 1889 die Hühner des Hofes eine Zeitlang mit Überresten der aus poliertem Reis bestehenden täglichen Krankenkost gefüttert hatte, weil ihm der ihnen gewöhnlich verabreichte Rohreis ausgegangen war, befielen diese plötzlich die gleichen Krankheitssymptome, wie sie die beriberikranken Patienten aufwiesen. Die Tiere gesundeten jedoch, als sie nach Eintreffen neuer Rohreisvorräte wieder damit ernährt wurden. Blitzartig durchfuhr Eijkman der geniale Verdacht, ob die Hühnerpolyneuritis und die menschliche Beriberi auf Mangelernährung zurückzuführen seien, anstatt, wie allgemein angenommen, auf mikrobielle Infektion. In anschließenden systematischen Fütterungsversuchen mit geschältem und ungeschältem Reis an Hühnern sowie ausgedehnten Recherchen über die Ernährung der Strafgefangenen mit poliertem bzw. unpoliertem Reis gelangte er schließlich zur Bestätigung seiner Hypothese über Beriberi als Avitaminose, da es dem seiner Hülsen beraubten polierten Reis am lebenswichtigen antineuritischen Vitamin mangelt. Für seine Entdeckung erhielt Eijkman, bald danach zum Professor für Hygiene und gerichtliche Medizin in Utrecht berufen, 1929 den Nobelpreis.

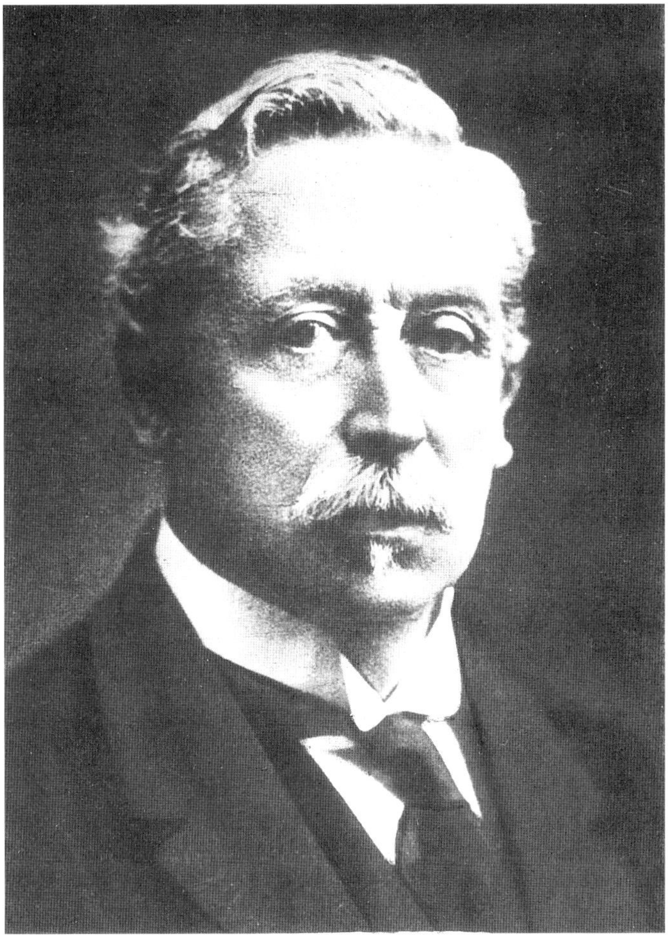

Christiaan Eijkman. Niederländischer Mediziner und Hygieniker. Entdecker des antineuritischen Vitamins. Fotografie des Wissenschaftlichen Dienstes „Roche", Grenzach. Aus: B. Karger-Decker: Kräuter, Pillen, Präparate, Leipzig 1970

Anton Freiherr von Eiselsberg (1860-1939)

Zu den Opfern des tragischen Eisenbahnunglücks bei der niederösterreichischen Gemeinde Sankt Valentin am 25. Oktober 1939 zählte auch der berühmte Wiener Chirurg Freiherr von Eiselsberg. Der damals bereits neunundsiebzigjährige Sproß eines Adelsgeschlechtes zu Schloß Steinhaus bei Wels war der Lieblingsschüler des genialen Schöpfers der Magen-Darm-Chirurgie Theodor Billroth. Schon während seiner Assistentenzeit bei ihm bewies er größte Geschicklichkeit in der Handhabung des Skalpells, so daß sein Lehrer und Chef ihn als einen „eminenten Operateur allerersten Ranges" rühmte und ihn für am besten geeignet hielt, nach seiner Emeritierung seine Nachfolge auf dem Wiener Lehrstuhl anzutreten.

Vorher hatte Eiselsberg auf Grund seiner „goldenen Hände" Berufungen als Leiter der Utrechter und danach der Königsberger chirurgischen Klinik erhalten. Zu Beginn unseres Jahrhunderts nach der Donaumetropole zurückgekehrt, widmete er sich hier als Klinikdirektor der Entwicklung verschiedener chirurgischer Disziplinen. So setzte er seine unter Billroth überaus erfolgreich begonnenen Untersuchungen über die Schilddrüse und den Kropf fort. Erstmalig beobachtete er eine Kachexia strumipriva, einen bis zum Tode führenden fortschreitenden Verfall der Körperkräfte nach vollständiger Entfernung der Schilddrüse, ferner wies er experimentell den Zusammenhang zwischen Tetanie und Funktionsausfall oder Unterfunktion der Epithelkörperchen nach und schuf durch seine Forschungen, die er 1901 unter dem Titel „**Die Krankheiten der Schilddrüse**" veröffentlichte, grundlegende Richtlinien für die Chirurgie dieses Organs.

Mit nicht geringerer Intensität untersuchte Eiselsberg die Erkrankungen des Gehirns und des Rükkenmarks, um die Entwicklung einer planmäßigen Neurochirurgie zu fördern. Besonderes Augenmerk richtete er auf die Verbesserung der operativen Behandlung der Hirngeschwülste und der Tumoren des Hirnanhanges, der sogenannten Hypophyse. Sein Hauptinteresse jedoch galt nach wie vor dem weiteren Ausbau der Chirurgie von Magen und Darm. So ersann er die Ausschaltoperationen zur Behandlung des Zwölffingerdarmgeschwürs. Bei diesem Verfahren wird der das Geschwür tragende Zwölffingerdarm vor dem weiteren Zustrom von Mageninhalt bewahrt und kann dadurch ausheilen.

Alle, die Eiselsbergs weitem Bekanntenkreis angehörten, bestätigten übereinstimmend seine rührende Sorge für die ihm anvertrauten Kranken. Zu jeder Tages- oder Nachtstunde hielt er sich für sie bereit, ohne einen Unterschied zwischen vermögenden Privatpatienten und unbemittelten Krankenhausinsassen zu machen.

Obgleich ihm viele zahlungskräftige Patienten zuströmten, erwarb er kein Vermögen, weil er seine nicht unbedingt zum Leben benötigten Einkünfte zum Ausbau seiner Klinik sowie zur finanziellen Unterstützung hilfsbedürftiger Assistenten aufwandte. Als akademischer Lehrer und Examinator zeigte er sich nachsichtig; nur jenen Prüfling ließ er durchfallen, der einem zu untersuchenden Patienten weh tat.

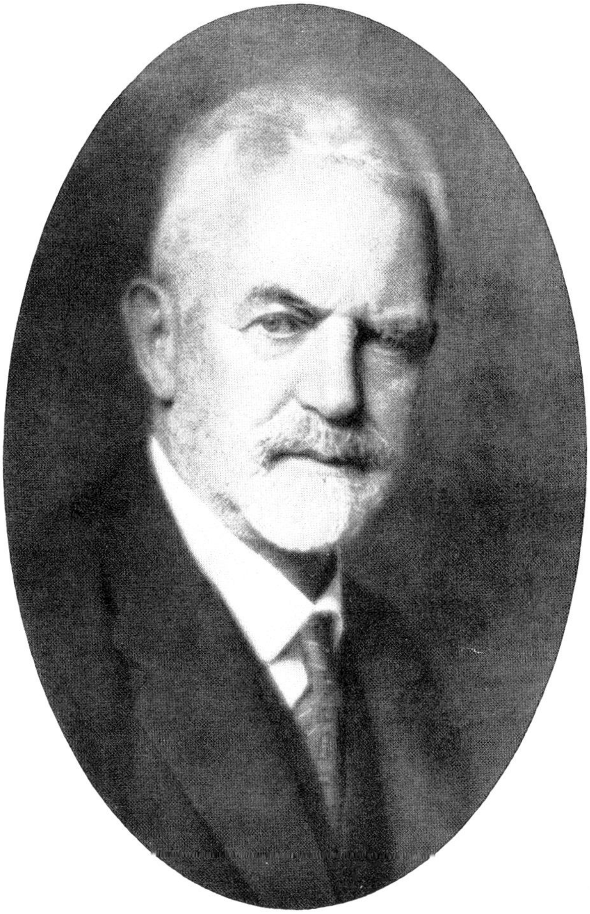

Anton Freiherr von Eiselsberg. Österreichischer Chirurg. Förderer namentlich der Magen-Darm-Chirurgie. Fotoreproduktion. Beilage der „Münchener medizinischen Wochenschrift" (1930)

Johann Andreas Eisenbart (1661/63-1727)

Als der heute vergessene kurhessische Staatsminister Theodor Schwedes im Sommer 1837 auf dem Hannoversch-Mündener Ägidien-Friedhof nach einem alten Familienbegräbnis suchte, entdeckte er an einer von Moos und Efeu überwucherten Stelle einen Denkstein mit der Aufschrift: *„Allhir ruhet in Gott der weiland hochedle, hocherfarne, weltberühmte Herr, Herr Johann Andreas Eisenbart, Königl. Großbritannischer und Churfürstl. Braunsch. Lüneburg. priviligirter Landarzt wie auch Königl. Preussischer Rath und Hofocoliste von Magdeborg, geboren anno 1661, gestorben 1727 a. 11. Novemb. aetatis 66 Jahr.“*

Bislang hatte die Nachwelt jenen Mann nur aus einem spöttischen Studentenlied gekannt, ohne an seine einstige Existenz zu glauben, doch durch den eingangs vorgestellten sensationellen Fund war er plötzlich aus der Legende entlassen. Medizinhistoriker begannen sogleich fieberhaft nach Zeugnissen über sein Leben und Wirken zu suchen, und tatsächlich wurden ihre Bemühungen belohnt. Wir wissen nun von ihm, daß er aus der bayerischen Gemeinde Oberviechtach stammte, wo sein Vater als Augenarzt sowie Bruch- und Steinschneider tätig war, daß er nach seinem Schulbesuch in seinem Heimatort nach Bamberg ging, um dort ebenfalls Wundarzneikunst zu erlernen, und daß er es schließlich zu einer riesenhaften Wanderpraxis brachte, durch die er steinreich wurde. In Magdeburg, wo er sich 1704 endgültig niederließ, erwarb er sich ein gewaltiges Anwesen mit komfortablem Wohnhaus, einem Brauhaus, mit Remise und Pferdestall, Laborgebäude, einem Lustgarten und einer Wohnunterkunft für Gesellen, Lehrlinge und Bediente.

Anläßlich seines zweihunderjährigen Todestages, 1927, hatten die Stadtväter von Hannoversch-Münden am „Gasthaus zum wilden Mann“ eine Holzstatuette des hier Verblichenen mit seinem Wappen und dazu eine Erinnerungstafel angebracht, auf der zu lesen ist, daß „Doktor“ Eisenbart - den Doktortitel hatte er sich gekauft - *„anders als sein Ruf“* gewesen sei, das heißt, seine Patienten durchaus nicht zu Tode kurierte, wie ihm spätere Lästermäuler andichteten.

Wenn Eisenbart als Kind des theatralischen, auf dekorative Effekte bedachten Barockzeitalters mit zirkusähnlichem Aufwand von Jahrmarkt zu Jahrmarkt zog und marktschreierisch Kranke in sein Behandlungszelt lockte, so war dies bei dem damaligen Stand der Chirurgie kaum anders möglich. Die studierten Ärzte erachteten es für unter ihrer Würde, das Skalpell in die Hand zu nehmen. Da man in Eisenbarts Tagen überdies weder eine Antisepsis noch die Narkose kannte, galt es, sehr rasch und überraschend zu schneiden, um den Schmerz wie auch Wundverschmutzungen weitestgehend herabzumindern. Wie glänzend sich Eisenbart auf Bruchoperationen, Starstich, Zahnextraktionen, Steinschnitt und andere Eingriffe verstand, ersehen wir aus einer überlieferten amtlichen Bescheinigung. Darin heißt es, daß er seine Operationen mit großem Fleiß, außerordentlicher Fertigkeit und glücklichem Heilerfolg bewerkstelligt habe, wie sie *„keiner allhier erwiesen“* hatte.

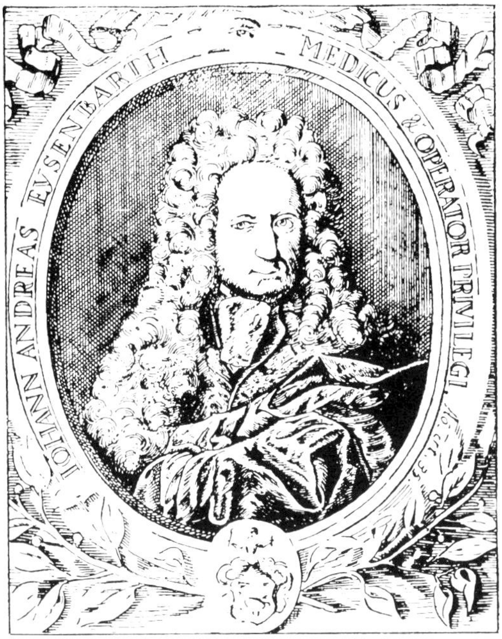

Johann Andreas Eisenbart. Geschickter fahrender Okulist und Wundarzt.
Anonymer Kupferstich nach dem Gemälde von C. Schütz

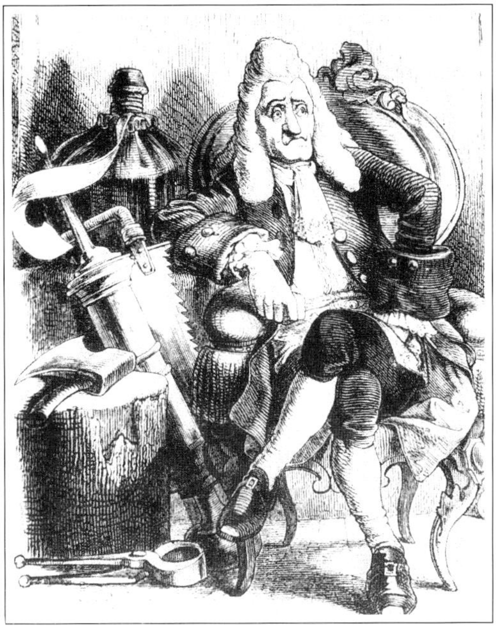

Karikatur auf Dr. Eisenbart.
Nach einer Federlithographie von Friedrich Michael Heil (Standort unbekannt)

Dorothea Christiane Erxleben (1715–1762)

Im Jahre 1742 veröffentlichte der Berliner Verleger Johann Andreas Rüdiger eine für die damaligen gesellschaftlichen Verhältnisse revolutionäre Schrift unter dem Haupttitel **„Gründliche Untersuchung der Ursachen, die das weibliche Geschlecht vom Studieren abhalten ...“.** Jene etwa zweihundert Seiten umfassende Abhandlung erweckte unter den Gebildeten aller Stände großes Unbehagen, weil sie energisch die aus religiöser Tradition gewährte abergläubische Vorstellung ad absurdum führte, daß die Frau nicht zur Gelehrsamkeit berufen wäre, sondern ihre Tätigkeit auf den Haushalt und die Familie zu beschränken hätte.

Als Verfasserin dieses deutlich gegen die geistige Vorherrschaft des Mannes gerichteten Werkes zeichnete die siebenundzwanzigjährige Dorothea Christiane Leporin, die der Nachwelt unter ihrem späteren ehelichen Namen Erxleben bekannt geworden ist. Sie war die Tochter eines Quedlinburger praktischen Arztes mit wissenschaftlicher Neigung, der sie, nachdem er ihre Lernfreudigkeit entdeckt hatte, von geschickten Erziehern und Lehrern sprachlich, philosophisch und literarisch ausbilden ließ. Er selbst unterwies sie in der Kräuterkunde und der Medizin.

Damit sie sich auch in der Heilpraxis übe, nahm er sie zu seinen bettlägerigen Patienten mit. Bald hatte Dr. Leporin seine Tochter so weit gefördert, daß sie ihn erforderlichenfalls in der Sprechstunde vertreten konnte. Da sie neben ihrem Studium und ihrer Mitarbeit in der väterlichen Praxis auch noch ihrer Mutter im Haushalt tüchtig zur Hand ging, schrieb sie also in ihrer eingangs erwähnten Publikation aus persönlicher Erfahrung, daß es zum guten Teil Sache der Frauen selbst wäre, sich aus ihrer untergeordneten Stellung zu befreien und sich geistig zu emanzipieren. Noch im Erscheinungsjahr ihrer Schrift erwirkte sie sich, zumal männliche Neider sie fortgesetzt der Kurpfuscherei bezichtigten, eine königliche Sondergenehmigung zur Promotion an der Universität Halle. In ihrer lateinisch abgefaßten Dissertation über *„gar zu geschwinde und angenehme, aber deswegen öfters unsichere Heilung der Krankheiten“*, die sie im Frühjahr 1754 der Medizinischen Fakultät der Saalestadt einreichte, warnte die inzwischen mit dem verwitweten Mann ihrer Jugendfreundin, dem Quedlinburger Dekan Christian Erxleben, verheiratete Kandidatin aus ärztlichem Verantwortungsbewußtsein vor einem überhasteten Kurieren mit stark angreifenden, überdosierten oder gar zur Unzeit verabfolgten Medikamenten. Glänzend verteidigte sie ihre Auffassung gegen alle ihr von der Prüfungskommission vorgelegten Zweifel. Unter feierlicher Vereidigung erhielt Christiane Erxleben als erste deutschsprachige Frau die medizinische Doktorwürde wie auch die Ordinationserlaubnis. Allerdings konnte die leidenschaftliche Vorkämpferin für das Frauenstudium ihre behördlich genehmigte Arztpraxis nur wenige Jahre ausüben. Sie starb am 13. Juni 1762 an selbstdiagnostiziertem Brustkrebs.

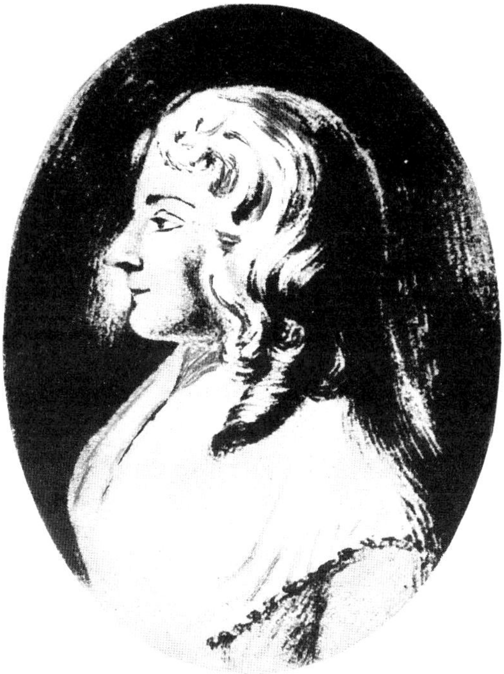

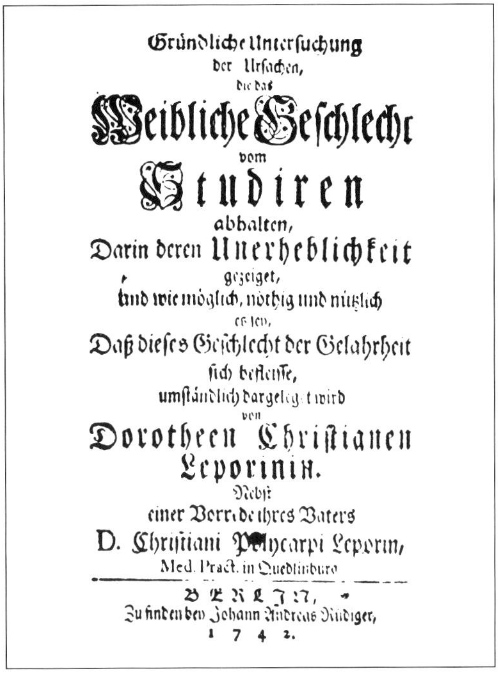

Gründliche Untersuchung
der Ursachen,
die das
Weibliche Geschlecht
vom
Studiren
abhalten,
Darin deren Unerheblichkeit
gezeiget,
und wie möglich, nöthig und nützlich
es sey,
Daß dieses Geschlecht der Gelahrheit
sich befleisse,
umständlich dargeleget wird
von
Dorotheen Christianen
Leporinin.
Nebst
einer Vorrede ihres Vaters
D. Christiani Polycarpi Leporin,
Med. Pract. in Quedlinburg.
BERLIN,
Zu finden bey Johann Andreas Rüdiger,
1742.

Dorothea Christiane Erxleben. Deutsche Ärztin. Erste Frau, die in Deutschland den medizinischen Doktorgrad erwarb. Vorkämpferin des Frauenstudiums.
Nach einem in der Sächsischen Landesbibliothek Dresden befindlichen Gemälde. Fotoreproduktion.
Aus: „Deutsches Rotes Kreuz", Dresden, H. 11/1975

Titelseite der Schrift über das Frauenstudium von Dorothea Christiane Erxleben (noch unter deren Mädchennamen Leporin 1742 zu Berlin erschienen). Fotoreproduktion

Theodor Escherich (1857-1911)

Als der Wiener Pädiater Theodor von Escherich im Februar 1911, erst 53jährig, einem Schlaganfall erlag, würdigte ihn sein bedeutendster Schüler und Nachfolger im Amt, Clemens von Pirquet, in seinem Nachruf als einen *„der großen Begründer des Lehrfaches der Kinderheilkunde"*. Auch die Mikrobiologie verdankte dem gebürtigen Ansbacher entscheidende wissenschaftliche Bereicherungen. Als Sohn eines Arztes und Medizinalstatistikers wandte er sich nach ausgelassener Gymnasialzeit ebenfalls dem Studium der Heilkunde zu. An der Universität München promovierte er. Seine klinische Ausbildung nahm Escherich als Assistent am berühmten Würzburger Juliushospital, wo er sich vorwiegend mit laryngologischen Problemen befaßte, sodann am St.-Anna-Kinderspital in Wien und endlich an der Universitätskinderklinik in München. Im Laboratorium des Pathologen Otto von Bollinger machte er sich überdies mit bakteriologischer Forschung und Technik vertraut. Bald schon kam er durch seine richtunggebende Monographie **„Die Darmbakterien des Säuglings und ihre Beziehungen zur Physiologie der Verdauung"** zu fachlichem Ansehen. Noch im Erscheinungsjahr, 1886, erlangte er an der Münchener medizinischen Fakultät eine Dozentur für Kinderheilkunde. Ende des Jahrzehnts folgte Escherich einem Ruf als Professor und Klinikdirektor nach Graz.

Weiterhin untersuchte er intensiv die Darmflora des Säuglings, entdeckte hierbei das (jetzt nach ihm benannte) Bacterium coli commune sowie das Bacterium lacti aerogenes und beschrieb etliche durch Darmbakterien verursachte Infektionskrankheiten des Kindesalters, wie besonders die (gleichfalls nach ihm benannte) Säuglingsenteritis. Wichtige Erkenntnisse zeitigten auch seine Arbeiten über Säuglingstetanie und Diphtherie. Als einer der ersten wandte er in seiner Grazer Klinik das von Emil von Behring entwickelte Diphtherie-Heilserum an.

Nach dem Ableben seines Lehrers Hermann Widerhofer trat Escherich 1901 dessen Nachfolge auf dem Lehrstuhl für Kinderheilkunde in Wien an. Als gleichzeitiger Leiter des St.-Anna-Kinderspitals baute er dieses älteste Kinderkrankenhaus im deutschsprachigen Raum zu einer den neuzeitlichen Ansprüchen weitgehend gewachsenen Klinik aus und setzte hier seine in Graz begonnene Aktivität zum „Säuglingsschutz" verstärkt fort, indem er eine eigene Neugeborenenabteilung einrichtete, ihr eine Pflegerinnenschule angliederte sowie Dienststellen für Mütterberatung, prophylaktische Säuglingsuntersuchung, für Milchausgabe an stillunfähige Mütter, für Stillpropaganda und Unterstützung selbstnährender Mütter mit Geld und Lebensmitteln. Neben der baulichen und organisatorischen Erneuerung von Sankt Annen betrieb Escherich mit Elan den Bau einer von ihm selbst entworfenen, alle damaligen wissenschaftlichen und technischen Belange berücksichtigenden Universitätskinderklinik. Er erlebte jedoch wegen seines für jedermann überraschenden, unfaßbaren Todes nur deren Rohbau.

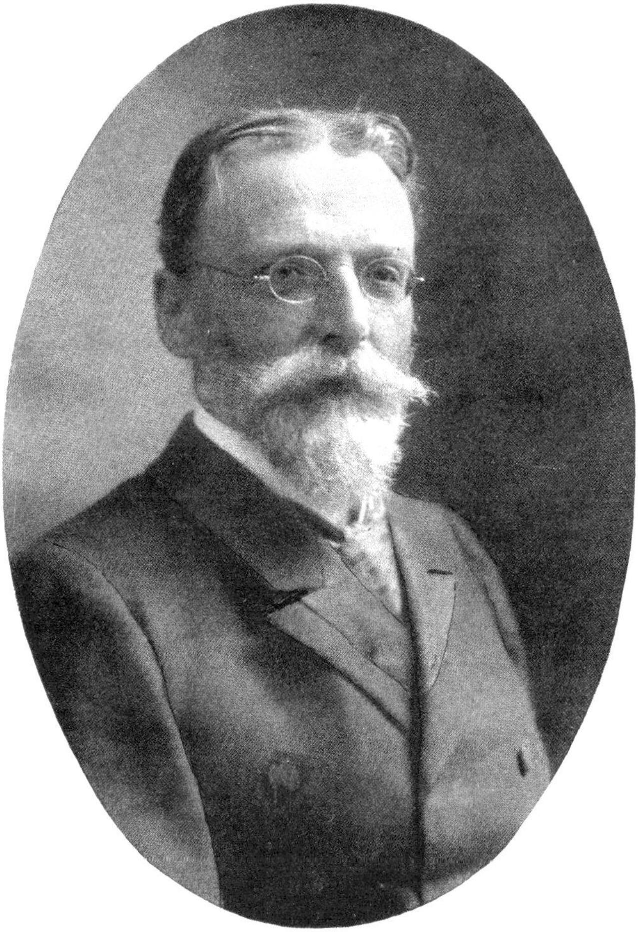

Theodor Escherich. Deutscher Mediziner. Arbeitete speziell über die durch Darmbakterien hervorgerufenen Kinderkrankheiten.
Fotoreproduktion. Aus: Deutsche Medizinische Wochenschrift, Leipzig – Berlin (1911)

Friedrich von Esmarch (1823-1908)

Drei Kliniken lagen in der zweiten Hälfte des neunzehnten Jahrhunderts auf dem Kieler Hospitalberg inmitten freundlicher Grünanlagen. Die mittlere von ihnen, die chirurgische, wurde nach dem Bericht eines Augenzeugen von einem *„kleinen, vornehmen, liebenswürdigen Herrn mit sehr regelmäßigem, schönem, edlem Profil und einem kurzen, weißen geteilten Vollbart"* geleitet. Es war dies der Geheime Medizinalrat Friedrich von Esmarch, einer der damals volkstümlichsten deutschen Ärzte. Er stammte aus der schleswig-holsteinischen Stadt Tönning, wo sein Vater das Amt eines Physikus bekleidete. Nach einer völlig unbeschwerten Kindheit und Gymnasialzeit auf der Flensburger Gelehrtenschule studierte er an verschiedenen Universitäten Heilkunde, vor allem die Wundarzneikunst.

Esmarch gehörte, wie sein späterer langjähriger Mitarbeiter und Nachfolger August Bier bescheinigte, *„zu den wenigen Menschen, über deren Geschick fast ihr ganzes Leben lang ein glücklicher Stern schwebte":* Noch während seiner medizinischen Ausbildung erlangte er bei dem berühmten Meister des Skalpells Bernhard von Langenbeck eine Assistentenstelle und avancierte schon mit einunddreißig zum Professor der Chirurgie und Direktor der chirurgischen Universitätsklinik in Kiel. Gleich seinem großen Lehrer erwies er sich als glänzender Operateur, der sein Fach durch mehrere Neuerungen bereicherte. So beschenkte er die Narkose mit dem nach ihm benannten „Handgriff", bei dem der Unterkiefer vorgeschoben wird, um das Absinken der Zunge zu verhindern und damit den Luftweg offenzuhalten, und erfand die Narkosemaske mit Drahtgestell zur Aufnahme der Mullagen. Selbst bei Laien ist der von ihm geschaffene „Irrigator" zum Verabfolgen von Spülungen und Darmeinläufen bekannt. Zur Blutstillung bei Operationen führte Esmarch die (ebenfalls nach ihm benannte) „künstliche Blutleere" durch Umschnüren einer Extremität mit einer breiten elastischen Binde beziehungsweise einem Gummischlauch ein.

Ein weiteres unauslöschliches Verdienst dieses hervorragenden Arztes beruht auf der Verbesserung der Kriegschirurgie. Sie erwuchs ihm aus schmerzlichen Erfahrungen, die Esmarch als Sanitätsoffizier während der Feldzüge in Schleswig-Holstein gegen die dänische Fremdherrschaft gemacht hatte, und bestand in der Umgestaltung des Verbandplatzes wie auch der Lazarette. Auf Esmarchs Initiative empfing jeder Soldat vor dem Ausrücken an die Front ein Verbandpäckchen. In seinem 1893 erschienenen **„Handbuch der kriegschirurgischen Technik"** berichtete Esmarch wegweisend über die Behandlung von Schußwunden. Und schließlich wirkte er bahnbrechend auf dem Gebiet des Samariterwesens, indem er die Gründung der ersten Samaritervereine veranlaßte, die es sich zur Aufgabe machten, Laien über Erste Hilfe bei Unglücksfällen zu unterrichten, und die überdies fliegende Rettungsstationen bei Massenveranstaltungen einrichteten.

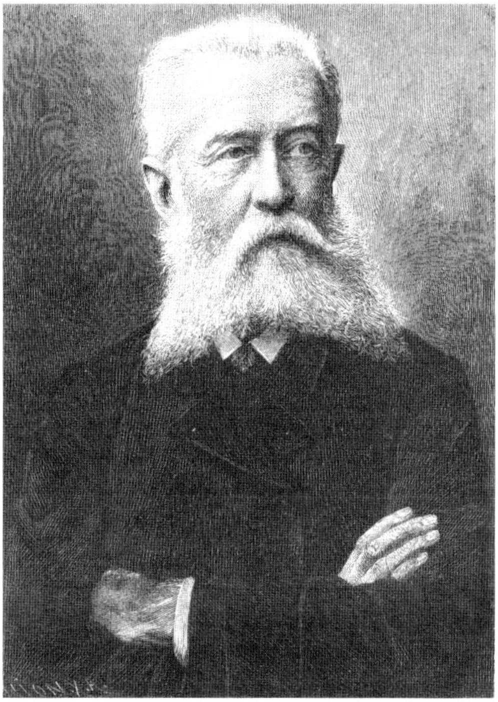

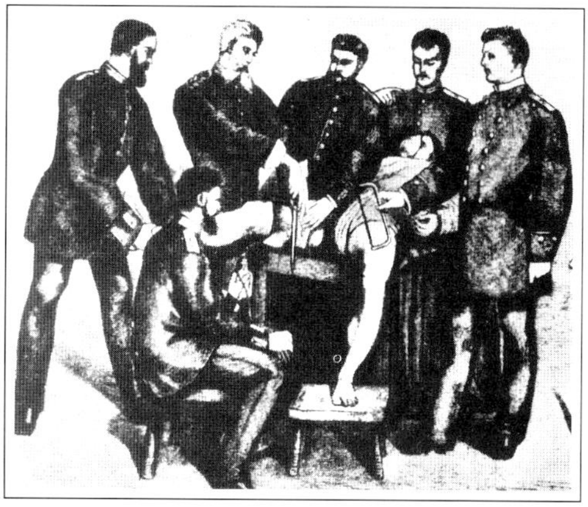

Friedrich von Esmarch. Deutscher Chirurg. Wesentliche Verdienste um das Lazarettwesen und die Feldchirurgie.
Zeitgenössische Xylographie von A. K. NOINU

Esmarch bei der Demonstration einer Oberschenkelamputation an einem Verwundeten des Deutsch-Französischen Krieges 1870/71.
Xylographie nach einer zeitgenössischen Zeichnung von Th. Marckwort. Aus „Zeit im Bild", Dresden (1956)

Jean Etienne Dominique Esquirol (1772-1840)

Zwar hatte der Pariser Psychiater Philippe Pinel 1793 unter dem Eindruck der von der Französischen Revolution proklamierten Menschenrechte die Geisteskranken in der von ihm geleiteten Irrenanstalt Salpêtrière von Ketten und Zwangsmaßnahmen befreit; doch gemeinhin war alles beim alten geblieben. Erst seinem Schüler und Nachfolger Jean Etienne Dominique Esquirol gelang es, einen allgemeinen Sinneswandel hinsichtlich der Irrenbehandlung wie auch der Krankheitserkenntnis einzuleiten.

Der aus Toulouse gebürtige Sohn eines Hospizverwalters hatte ursprünglich Geistlicher werden sollen. Als während der Revolution die Priesterseminare geschlossen wurden, wechselte er zum Medizinstudium in Montpellier über. Seine ärztliche Laufbahn begann er als Sanitätsoffizier im Garnisonslazarett zu Narbonne. Anschließend eröffnete er in Paris eine Privatpraxis. Daneben hospitierte er zur Weiterbildung in verschiedenen Krankenhäusern. Beim Besuch der Salpêtrière erwachte in ihm das Interesse für die Geisteskrankheiten.

Esquirol wurde Pinels Mitarbeiter und erwarb mit seiner Dissertation über Ursachen, Symptome und Beeinflussung der Geistesumnachtung den Doktorgrad. Infolge der starken Beachtung seiner Promotionsschrift avancierte er 1811 zum Arzt an der Irrenabteilung der Salpêtrière. Später erkor Pinel ihn zu seinem Stellvertreter. Zudem betrieb Esquirol in der Pariser Vorstadt Ivry eine kleine Privatstation für fünf bis sechs geistesgestörte Patienten. Er wohnte mit ihnen unter einem Dach und hielt ständigen engen Kontakt mit ihnen.

Um seine hier gewonnenen menschlichen Erfahrungen allgemein nutzbar zu machen, hielt Esquirol ab 1817 psychiatrische Vorlesungen und klinische Kurse über humane Irrenpflege.

Aus aller Welt strömten ihm lernwillige Eleven, Ärzte und Adepten zu. 1823 wurde er zum Generalinspekteur der medizinischen Fakultäten berufen. Darüber hinaus zum Chefarzt der Königlichen Irrenanstalt in Charenton. Diese baute er nach eigenen Plänen mustergültig aus und reorganisierte sie nach seinen liberalen, humanistischen Prinzipien.

In seinem 1838 erschienenen avantgardistischen psychiatrischen Lehrbuch **„Des maladies mentales ...“** vertrat Esquirol nachdrücklich seine Auffassung, daß Geisteskrankheiten als echte, tragische Gehirnleiden zu werten und demgemäß mit höchster klinischer Sorgfalt zu behandeln seien. In seiner Denkschrift, die er nach einer in ministeriellem Auftrag unternommenen landesweiten Besichtigungsreise verfaßte, hatte er schon im Jahre 1818 die erbärmlichen Daseinsbedingungen und Zwangsmethoden in der Irrenpflege gebrandmarkt. Zwanzig Jahre danach endlich kam in Frankreich unter seiner Mithilfe ein Gesetz zur Beseitigung der Mißstände im Anstaltssystem wie auch zu menschenfreundlicher Pflege und Wartung der Geisteskranken zustande, das bald auch im Ausland Schule machte. Im Zuge seiner Reformbemühungen wurde er auch zum Förderer der gerichtlichen Psychiatrie.

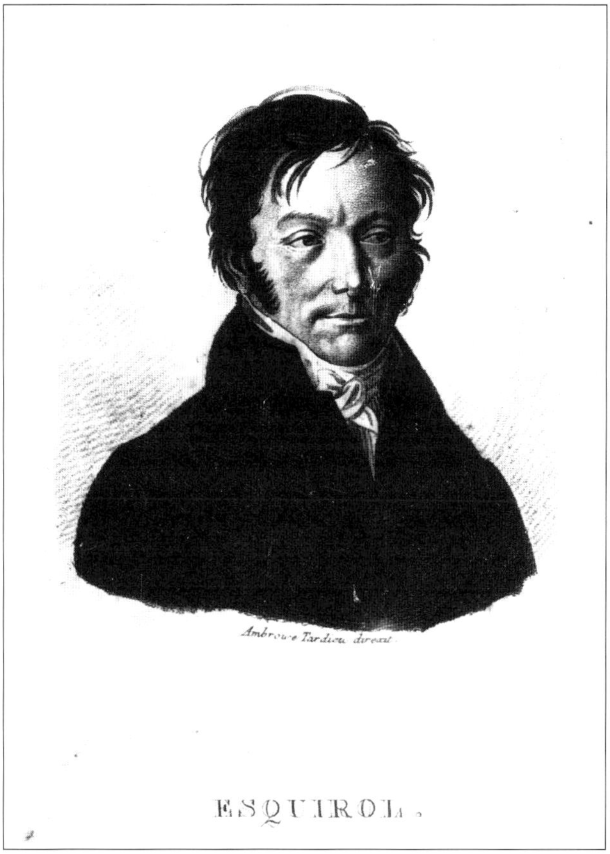

Jean Etienne Dominique Esquirol. Französischer Psychiater. Verdienste um die Beseitigung der inhumanen Behandlungsweise in den damaligen „Irrenhäusern".
Nach einem Kupferstich von Ambroise Tardieu. Aus: Esquirol: Des maladies mentales, Paris 1816

Hieronymus Fabricius ab Aquapendente (um 1530/37-1619)

Der Anatom, Physiologe und Chirurg Hieronymus Fabricius legte sich nach seiner mittelitalienischen Geburtsstadt den Beinamen „ab Aquapendente" zu. Er gehörte dem Zeitalter der Renaissance an. Während seines Medizinstudiums in Padua fühlte sich der Sohn armer Eltern besonders von seinem prominenten Anatomie- und Chirurgieprofessor Gabriele Falloppio angezogen, dem er schon bald bei wundärztlichen Eingriffen und Sektionen assistieren durfte.
Nach seiner Doktorpromotion übte Fabricius einige Jahre in seiner Universitätsstadt eine Privatpraxis aus - bis er nach Falloppios Tod zunächst zum Dissektor und 1565 zum Amtsnachfolger seines Lehrers berufen wurde.
Gleich nach der Übernahme des Lehrstuhls errichtete er auf eigene Kosten ein stattliches anatomisches Theater. Legionen von Studenten aus dem In- und Ausland fanden sich hier zu seinen weithin gerühmten Vorlesungen ein.
Sämtliche von ihm vertretene Fachrichtungen der Medizin bereicherte Fabricius durch bedeutsame Entdeckungen. Überdies gebührt ihm das Verdienst, die vergleichende Untersuchungsmethode in die Anatomie und die Embryologie eingeführt zu haben.
Seine anatomischen und physiologischen Studien erstreckten sich auf den gesamten menschlichen Organismus. Sie betrafen sowohl die höheren Sinnesorgane wie auch die Eingeweide, die Gelenke, die Haut und die Muskeln, das Bauchfell, den Kehlkopf, die Zunge. Ferner spürte der Forscher der Mechanik der Atmung und der Fortbewegung nach. Als vortrefflicher Beobachter entdeckte er die Bewegungen der Pupille des Auges und lieferte in seiner 1603 erschienenen Abhandlung **„De venarum ostiolis"** erstmals eine genaue Beschreibung und zeichnerische Darstellung der Venenklappen. Wenn er auch deren Funktion mißdeutete, weil er noch der galenischen Doktrin über eine ebbe-flutähnliche Blutbewegung verhaftet war, so regte seine Fehlvorstellung seinen Schüler William Harvey zur Berichtigung und letztlichen Erkenntnis des Blutkreislaufes ean.
In seinem 1604 publizierten embryologischen Werk **„De formatione foetu"** legte Fabricius seine Beobachtungen über die Entstehung und Entwicklung des Menschen sowie zahlreicher Säugetiere im Mutterleib dar, wobei sich wiederum seine Bilderläuterungen durch bewunderungswürdige Naturtreue auszeichneten.
Als Chirurg befaßte sich Fabricius vorrangig mit Entbindungskomplikationen, dem Luftröhrenschnitt (Tracheotomie) bei stenosierender Diphtherie, der Orthopädie und Prothetik. Er konstruierte orthopädische Geräte zur Besserung von Wirbelsäulendeformitäten sowie künstliche Ersatzteile zum Verschluß von Gaumenspalten.
Seine 1617 gedruckten **„Opera chirurgica"** kamen noch hundert Jahre nach seinem Ableben in deutscher Übersetzung heraus.

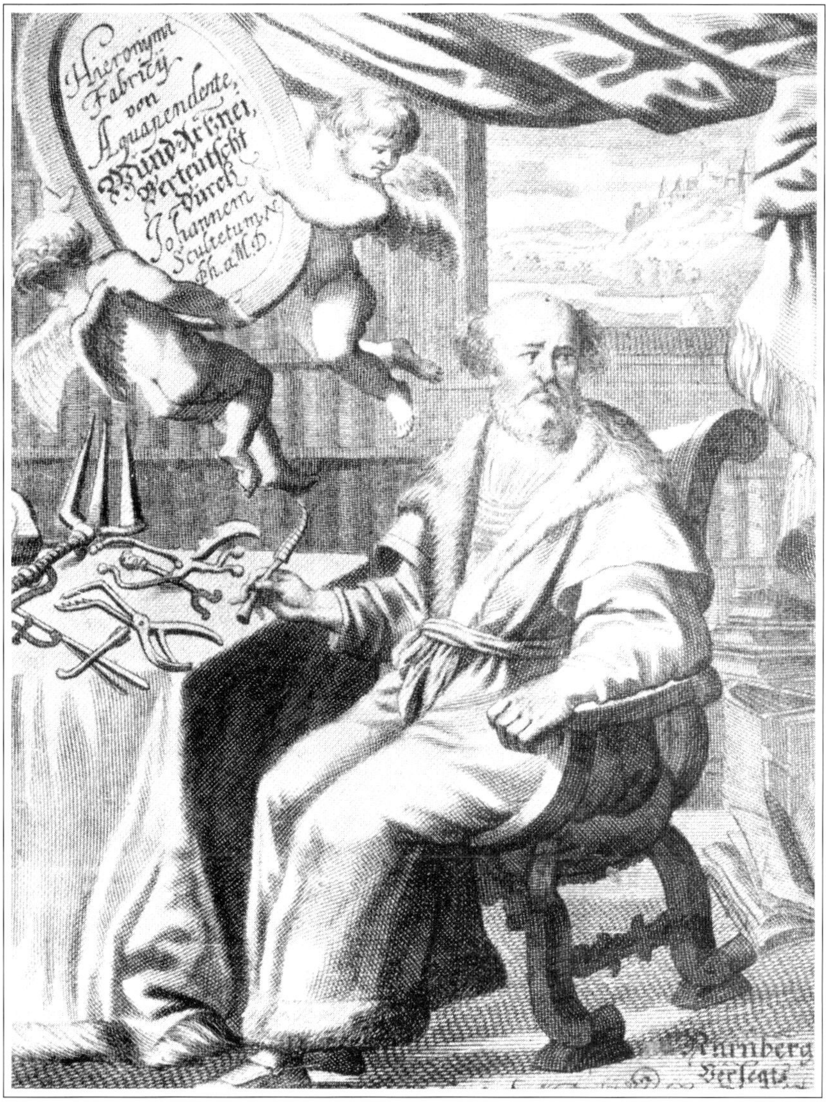

Hieronymus Fabricius ab Aquapendente. Italienischer Anatom, Physiologe und Chirurg. Beschrieb erstmalig die Venenklappen.
Bildnis auf dem Titelblatt seiner „Wund-Artzney“, verdeutscht durch Johannes Scultetus. Nürnberg 1673.
Aus: Felix Boenheim: Von Huang-ti bis Harvey – Zur Geschichte der Entdeckung des Blutkreislaufs, Jena 1957

Gabriele Falloppio (1523-1562)

Im Jahre 1543 hatte der an der Universität Padua lehrende hochberühmte deutsch-flämische Anatom Andreas Vesalius mit seinem lateinisch abgefaßten revolutionären Werk **„De humani corporis fabrica“** („Über den Bau des menschlichen Körpers“) erstmalig eine offene Stellungnahme gegen die auf Tiersektionen gegründete „menschliche Körperlehre“ des antiken Arztes Galenos abgegeben. Trotz aller Auflehnung vermochte er aber noch nicht, sich gänzlich von der eingefleischten und hartnäckig verfochtenen Überlieferung zu befreien. Dies gelang erst seinem mit äußerst kritischem, tiefschürfendem Verstand ausgestatteten Nachfolger Gabriele Falloppio.

Jener aus der oberitalienischen Stadt Modena gebürtige Forscher tat sich bereits als Student an seiner Heimatuniversität durch eine so hervorragende Wissenschaftlichkeit und Beobachtungsgabe hervor, daß ihm schon damals anatomische Vorlesungen anvertraut wurden. Seine ärztliche Laufbahn begann er mit einer Privatpraxis. Wegen einiger chirurgischer Mißerfolge, die seinem Ansehen schadeten, verließ er seine Vaterstadt und wandte sich nach Ferrara, um dort seine medizinische Vervollkommnung zu betreiben. Auf Grund seiner Gelehrsamkeit und seines Entdeckersinnes übertrug ihm die Fakultät bald den Lehrstuhl für Anatomie.

Weitere Berufungen erfolgten nach Pisa und anschließend nach Padua, wo er bis zu seinem frühen Tod im vierzigsten Lebensjahr erfolgreich wirkte. Neben seiner Professur für Anatomie und Chirurgie oblag ihm in Padua auch die Verwaltung des botanischen Gartens.

Ungeachtet seiner anfänglichen chirurgischen Unsicherheit wuchs seine operative Gewandtheit nunmehr beträchtlich. Erlauchte Persönlichkeiten, wie die ferrarische Herzogin Eleonora d'Este oder der Leiter der päpstlichen Druckerei in Rom, Paolo Manuzzi, zählten zu seinem weitreichenden Patientenkreis. Besonders verstand er sich auf die Behandlung von Verrenkungen, Brüchen, Geschwülsten und Geschwüren; überdies galt er als ein Meister der Wundversorgung sowie der Gefäßunterbindung.

In zahlreichen kleineren Schriften legte Falloppio seine chirurgischen Verfahren dar. Desgleichen verfaßte er bemerkenswerte Abhandlungen über Arzneimittel. Berühmt wurde seine avantgardistische Beschreibung der damals beängstigend grassierenden „Lustseuche“ in ihren mannigfachen Erscheinungsformen. Doch unauslöschliche Verdienste erwarb er sich durch viele bedeutende, vornehmlich auf die Hirngefäße, das Knochensystem und die Knochenentwicklung, die Struktur des Hör- wie auch des Sehapparates und die Geschlechtsorgane sich erstreckende anatomische Untersuchungen und Entdeckungen. Mehrere sind noch heute mit seinem Namen verbunden. Ein Jahr vor seinem Ableben, 1561, erschienen seine epochalen „Anatomischen Beobachtungen“ unter dem lateinischen Titel **„Observationes anatomicae“** im Druck.

Seine Schüler gaben postum seine sämtlichen Werke in drei Bänden heraus.

70

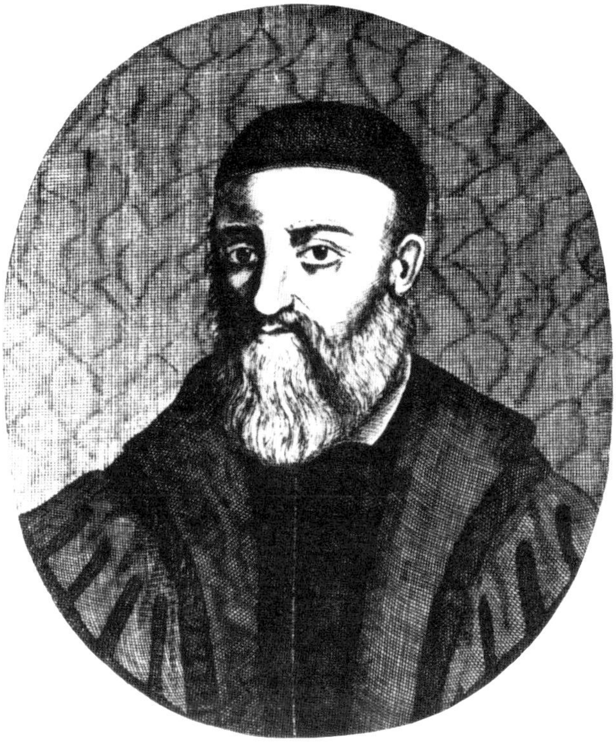

Gabriele Falloppio. Italienischer Anatom. Vielseitiger Forscher und Entdecker, unter anderem des nach ihm benannten Eileiters (Tuba uterina) und des Falloppischen Ganges im Schläfenbein (Canalis facialis). Kupferstich nach einem in der Pariser Medizinischen Akademie befindlichen anonymen Gemälde

Wladimir Petrowitsch Filatow (1875-1956)

Es waren große Augenblicke in der Geschichte der Augenchirurgie, als es im Jahre 1905 dem Olmützer Arzt Eduard Zirm erstmalig gelang, einen durch eine Hornhautverletzung Erblindeten wieder sehend zu machen, indem er ihm Hornhautscheibchen vom Auge eines Kindes einpflanzte, das wegen eines inoperablen Splitterschadens herausgenommen werden mußte. Doch trotz dieses Triumphes und der beglückenden Aussicht auf Heilung für viele durch Hornhauttrübung, Hornhautvernarbung oder andere Hornhauterkrankungen blind Gewordene hatte die Sache etwas Entmutigendes: Woher sollten die Ärzte genügend gesunde Augenhornhaut erhalten, um jeden für den Eingriff in Frage kommenden Blinden zu heilen.

Über ein Jahrzehnt beschäftigte sich Professor Wladimir Petrowitsch Filatow als Direktor der Universitätsaugenklinik von Odessa mit diesem Problem. Ob man auch gesunde Hornhaut von Verstorbenen zur Wiederherstellung des Sehvermögens in erblindete Augen übertragen könne? Hunderte mühseliger Versuche, Augenhornhaut von Leichen frischzuhalten, führte er mit seinen Studenten durch, die oft den Mut verlieren wollten, weil alle Anstrengungen ergebnislos verliefen. *„Bedenken Sie, daß von Ihnen das Glück Zehntausender abhängt!“* mahnte er, um sie zu stetem Neubeginn anzuspornen. Und weiterhin wurde experimentiert: Bald bewahrte man ganze Augäpfel angefeuchtet oder trocken auf, ein andermal schälte man die Hornhaut ab, um sie allein bald feucht, bald trocken, bald unter höheren, bald niedrigeren Temperaturen zu konservieren. Im Jahre 1922 endlich entdeckte Filatow, daß sich Augenhornhaut Verstorbener bei 2 bis 4 Grad über Null nahezu zwei Wochen aufbewahren läßt, ohne zu verwesen oder ihren Glanz zu verlieren, und daß bei niedriger Temperatur konservierte Augenhornhaut nach drei, vier Tagen stimulierende Kraft bekommt.

Über tausend Erblindete konnte Wladimir Petrowitsch bis Ende seines segensreichen Wirkens durch „Augenhornhaut aus dem Kühlschrank“ von ihrem traurigen Los befreien. Da er überdies ein chirurgisches Instrument ersann, mit dem sich ohne Gefahr für die Kristallinse operieren läßt, vereinfachte er die Technik der sogenannten Keratoplastik sehr, so daß jeder Augenarzt sie ausführen kann. Mit der Bekanntgabe seiner Methode im Jahre 1933 wurde Filatow zum Begründer der „Gewebetherapie“.

Ferner machte sich der Forscher, der schon mit zweiundzwanzig an der Medizinischen Fakultät der Universität Moskau promoviert und an verschiedenen Moskauer Kliniken praktiziert hatte, bevor er als Lehrer und Klinikchef nach Odessa berufen wurde, durch die erste erfolgreiche Hauttransplantation, die Schaffung spezieller sowjetischer Fürsorgestellen für Glaukomkranke und die Entwicklung neuer Fisteloperationsverfahren verdient. Er starb am 28. Februar 1956 in seinem Institut, das heute seinen Namen trägt.

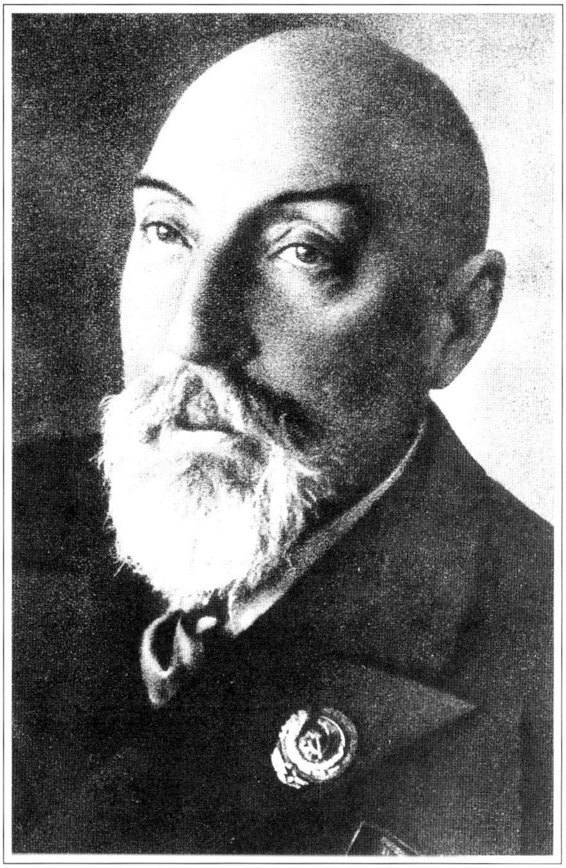

Wladimir Petrowitsch Filatow. Sowjetischer Ophthalmologe. Schöpfer der Keratoplastik (Operation zum Ersatz der Augenhornhaut).
Fotoreproduktion. Aus einem englischsprachigen UdSSR-Kalender des Jahres 1948

Niels Ryberg Finsen (1860-1904)

Mit einer begeisterten Lobrede feierte der Sprecher des Stockholmer Karolinischen Instituts, Professor Graf Mörner, den dänischen Begründer der Lichttherapie Niels Ryberg Finsen, als dieser im Jahre 1903 den Nobelpreis für Medizin erhielt. Er rühmte die Leistung des aus Thorshavn auf den Faröer-Inseln gebürtigen Beamtensohnes als eine *„Pioniertat höchsten Ranges, durch die es möglich wurde, dem Lupus vulgaris, dem die Ärzte bis dahin machtlos gegenüberstanden, wirksam zu begegnen".*

Bereits in seiner Kopenhagener Studienzeit interessierte sich Finsen, der schon damals selbst an einer unheilbaren Krankheit litt, für die Frage nach dem physiologischen Einfluß des Lichtes auf den menschlichen Organismus.

Dabei ging es ihm zunächst darum, neben dem offenkundigen Nutzen der örtlichen Sonnenbestrahlung auch das Wesen der verschiedenen Strahlen des Sonnenspektrums zu erkennen. In zahlreichen schmerzhaften Selbstversuchen ermittelte er getrennt deren besondere Eigenschaften und stellte fest, daß die ultravioletten oder chemischen Sonnenstrahlen lebenspendend und energieweckend sind.

Glücklich gab Finsen in seinem 1895 erschienenen Forschungsbericht **„Das Licht als Incitament"** der Fachwelt das Ergebnis seiner heldenmütigen Untersuchungen bekannt und versicherte, daß die Natur mit jenen UV-Strahlen *„der Menschheit einen eminent wichtigen, unerschöpflichen Heilquell bereithalte, dem die Medizin bislang zu wenig Aufmerksamkeit gewidmet"* habe. Durch immer neue Experimente und Überlegungen gelangte er binnen kurzem in einem eigens zu diesem Zweck in der dänischen Hauptstadt ins Leben gerufenen „Institut für Lichttherapie" zu einem Verfahren der künstlichen Sonne.

Die von Finsen entwickelte Apparatur bestand in einer äußerst hellen, äußerst starken Kohlenbogenlampe mit zwei Linsensystemen, die die auseinandergehenden (divergierenden) Lichtstrahlen parallelisierten und anschließend zusammenlaufen (konvergieren) ließen. Eine Wasserschicht und ein Filter mit ammoniakalischer Kupfervitriollösung absorbierten die Wärmestrahlen, so daß nur die chemischen, ultravioletten Strahlen aktiv werden konnten. Mittels dieses sogenannten Finsenlichtes vermochten die Ärzte erstmalig, den Lupus oder „fressenden Wolf", eine hauptsächlich an Nase, Ohren und Wangen sich festsetzende, fürchterliche Gesichtsverstümmelung verursachende Hauttuberkulose, erfolgreich zu bekämpfen.

Die Menschheit atmete auf, da sie am 22. Dezember 1897 von der ersten gelungenen **„Behandlung des Lupus durch konzentrierte chemische Strahlen"**, wie Finsen seinen betreffenden Artikel in einer Fachzeitschrift betitelt hatte, erfuhr. Für sein Verdienst ernannte die Kopenhagener Medizinische Fakultät den unerschrockenen Forscher zum Professor. Bis zu seinem Tode am 24. September 1904 beteiligte er sich an der Arbeit seines „Medicinske Lysinstituts", obwohl er seine letzten Lebensjahre im Rollstuhl verbringen mußte und vermutlich auch den Nobelpreis im Rollstuhl empfing.

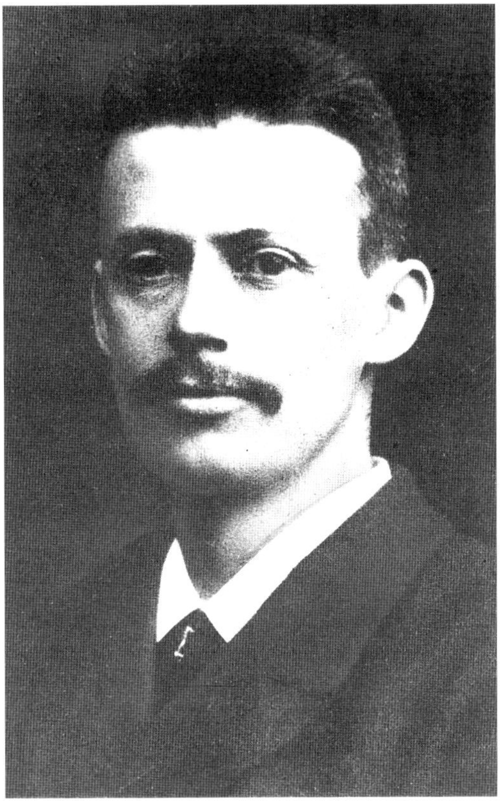

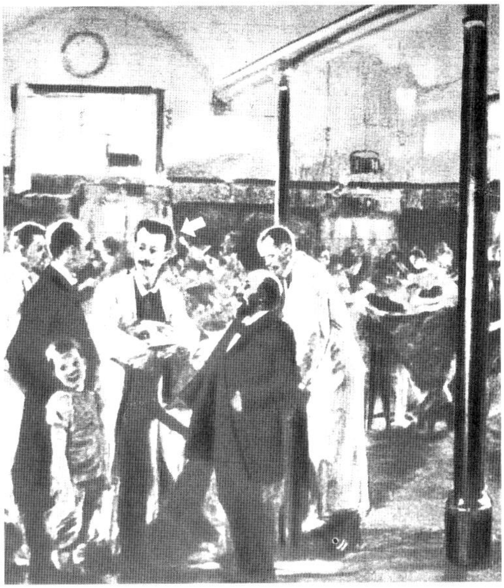

Niels Ryberg Finsen. Dänischer Mediziner. Schöpfer der Lichtbehandlung (künstliche Sonne) der Hauttuberkulose.
Fotoreproduktion. Aus: B. Karger-Decker: Ärzte im Selbstversuch, Leipzig 1981

Behandlungssaal des Finsen-Lichtinstituts in Kopenhagen (Ausschnitt). Links im Bild (Pfeil) Finsen selbst mit auswärtigen Besuchern.
Fotoreproduktion. Aus: Paul de Kruif: Kämpfer für das Leben. Ruhmestaten großer Naturforscher und Ärzte, Berlin 1932

Emil Fischer (1852-1919)

Nicht nur die naturwissenschaftliche, sondern auch die medizinische Welt gedenkt achtungsvoll des berühmten deutschen Chemikers Emil Fischer; verdankt doch die Ärzteschaft dem Gelehrten wesentliche Erkenntnisse über die chemische Struktur des Menschen und die chemischen Vorgänge im gesunden und kranken Organismus wie auch die Herstellung zahlreicher bedeutsamer Arzneimittel. Für seine Verdienste im pharmazeutischen Fachbereich verlieh die schwedische Ärzteschaft dem aus Euskirchen gebürtigen Sohn eines niederrheinischen Unternehmers die Berzeliusmedaille. Nach dem Willen seines Vaters sollte Emil Fischer etwas „Praktisches" lernen; doch er verstand es, bei seinem alten Herrn seinen eigenen Berufswunsch durchzusetzen. So studierte er in Bonn und Straßburg Chemie.

Besonders die Forschungen seines genialen Lehrers Adolf von Baeyer, der sich vornehmlich durch die Synthese des Indigos weltweite Anerkennung erwarb, rissen ihn zu glühender Bewunderung hin, so daß er sich, wie er später einmal launig berichtete, die Aufgabe stellte, sein Frühstück zu synthetisieren, was er auch in gewisser Hinsicht mit seinen Arbeiten über die Chemie des Frucht- und des Traubenzuckers, der Eiweiße und der Fette verwirklichte.

Erst dreiunddreißigjährig, erlangte Fischer einen Lehrstuhl für Chemie sowie die Direktion des Chemischen Instituts in Erlangen. Ein alsbald auf Grund seiner Tüchtigkeit von der Badischen Anilin- und Sodafabrik an ihn ergehendes Angebot, die Leitung des konzerneigenen Laboratoriums mit einem Jahresgehalt von einhunderttausend Mark zu übernehmen, schlug er zugunsten unabhängigen wissenschaftlichen Wirkens aus. Statt dessen folgte er 1885 einem Ruf als Ordinarius nach Würzburg.

Nach dem Tode August Wilhelm Hofmanns, des Begründers der Teerfarbenchemie, trat er dessen Nachfolge als Direktor des Berliner chemischen Universitätsinstituts an. Im darauffolgenden Jahr, 1893, wählte ihn die Königlich-Preußische Akademie der Wissenschaften zu ihrem Mitglied.

Der rein gedanklichen Spekulation abhold, stellte sich Fischer ganz auf den Boden des Experiments. Dafür zeugen neben seinen synthetischen Arbeiten auf dem Gebiet der Zucker- und Puringruppen, für die er als einer der ersten deutschen Wissenschaftler mit dem Nobelpreis ausgezeichnet wurde, und seinen Untersuchungen über Kohlenhydrate und Eiweißstoffe namentlich auch seine pharmazeutischen Schöpfungen vom Antipyrin über das Koffein, Theobromin und Theophyllin bis zum Elarson und vor allem zu dem gemeinsam mit dem Hallenser Kliniker und Medizinprofessor Joseph von Mering entwickelten Barbitursäurepräparat Veronal. Hatte sich der Forscher zu Beginn des ersten Weltkrieges als Mitunterzeichner eines Manifestes „An die Kulturwelt" für die Kriegsziele des deutschen Imperialismus ausgesprochen, so wandte er sich später von seiner Fehlentscheidung ab und starb am 15. Juli 1919 als entschiedener Kriegsgegner.

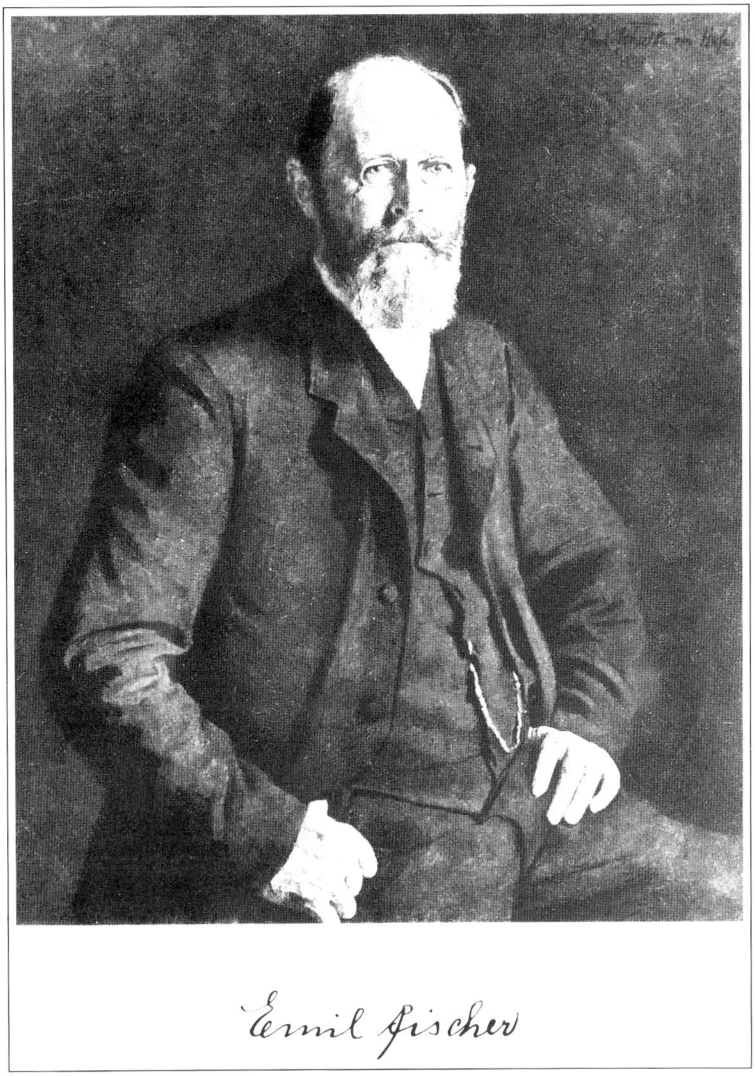

Emil Fischer. Deutscher Chemiker. Verdient um die Strukturaufklärung komplizierter organischer Naturstoffe. Mitschöpfer des Schlafmittels Veronal.
Fotoreproduktion eines anonymen Gemäldes. Aus: Kurt Hoesch: Emil Fischer – Sein Leben und Werk (1921)

Sir Alexander Fleming (1881-1955)

Der Kalender zeigt das Jahr 1928 an, jenes Jahr, in dem der berühmte Bakteriologe Sir Alexander Fleming das Penicillin entdeckte. Er war das achte Kind eines schottischen Farmers, stammte aus der Grafschaft Ayrshire und war, erst dreizehnjährig, als Halbwaise zu seinem älteren Bruder Thomas nach London übergesiedelt, der dort eine augenärztliche Praxis betrieb. Nach einem längeren Zwischenspiel als Büroangestellter bei einer englischen Schiffahrtsgesellschaft hatte er zunächst an der Medizinischen Fakultät des Londoner Saint-Mary's-Hospitals und anschließend an der Londoner Universität studiert. Damals ahnte er noch nicht, daß er zeitlebens im Laboratorium des vorerwähnten Krankenhausinstituts als Bakteriologe tätig sein würde.

Während des ersten Weltkrieges als Militärarzt eingesetzt, hatte er tief erschüttert mit ansehen müssen, wie zahllose verwundete Soldaten nach glücklich überstandener Operation und trotz bester Betreuung durch das Lazarettpersonal der Septikämie oder Blutfäulnis zum Opfer fielen. Schon damals nahm er sich vor, sobald er wieder heimgekehrt sein würde, nach einem keimtötenden Mittel zu forschen, das den Eitererregern im Organismus den Garaus machen würde. Dies setzte freilich voraus, daß er über die Biologie namentlich der Staphylokokken Bescheid wußte. So begann er nach seiner Rückkehr ins Saint-Mary's-Hospital Dutzende von Reinkulturen jener traubenförmig aneinandergelagerten Kugelbakterien zu züchten, um ihr Wachstum und ihr zerstörerisches Verhalten zu ermitteln. Ängstlich vermied der damals Siebenundvierzigjährige alles, was zu einer Verunreinigung seiner Erregerkolonien führen könnte. Dennoch wehte ihm der Zufall eine Schimmelpilzspore in den gallertigen Nährboden. Ähnlich wollte er auch diese verdorbene Kultur fortschütten - doch ein nochmaliger unwilliger Blick darauf ließ ihn aufmerken: Die Staphylokokkenkolonie in der Nachbarschaft des entstandenen münzgroßen blaugrünen Schimmelrasens, die vorher prächtig gediehen war, löste sich allmählich auf.

Sogleich wähnte der mit genialer Einsicht begabte Forscher im Schimmelpilz die von ihm gesuchte antiseptische Substanz zur Bekämpfung der gefährlichen Eiterbakterien. Weitere Untersuchungen und Versuche ergaben schließlich die Richtigkeit seiner Vermutung. Nach der wissenschaftlichen Bezeichnung der pinselförmigen Schimmelpilzgattung „Penicillium notatum" benannte er das später in langwierigen mühseligen Arbeiten isolierte Antibiotikum „Penicillin". Ein Jahrzwölft nach der Veröffentlichung seines Entdeckungsberichtes **„Über die antibakterielle Wirkung von Penicillin-Kulturen"** im „Britischen Journal für experimentelle Pathologie", 1941, konnte endlich die wunderbare Heilkraft des Präparates am Menschen nachgewiesen werden. Für seine epochale Entdeckung erhielt Fleming 1945 den Nobelpreis. Bereits vorher erlangte er eine Professur für Bakteriologie an der Universität London; der englische König adelte ihn.

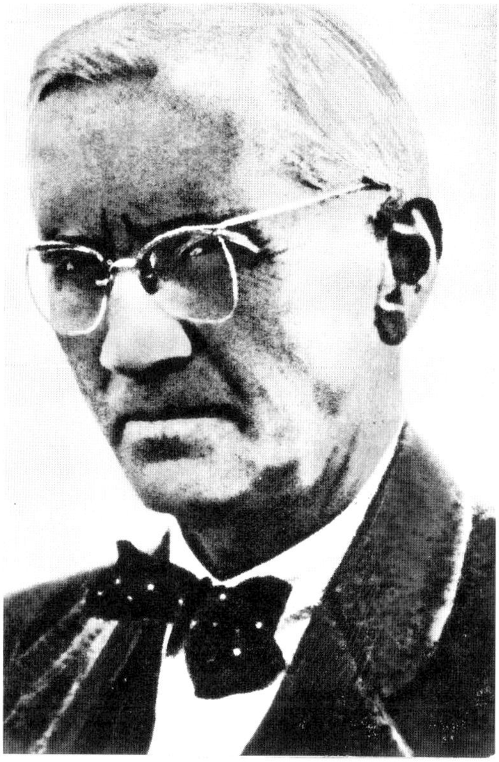

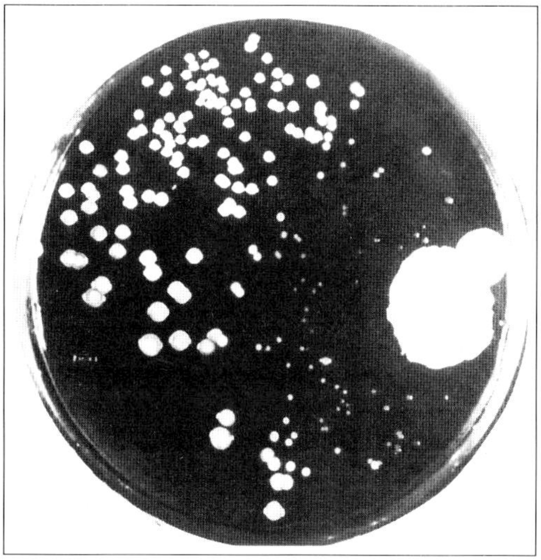

Sir Alexander Fleming. Schottischer Bakteriologe. Entdecker des Penicillins.
Fotoreproduktion. Aus: Kurt Zentner: Die ersten fünfzig Jahre des XX. Jahrhunderts, Offenburg/Baden 1950

Originalnährbodenplatte, an der Fleming die bakterizide Wirkung des Schimmelpilzes zuerst beobachtete.
Nach Flemings eigenhändiger Mikrofotografie.
Aus: Kurt Zentner: Die ersten fünfzig Jahre des XX. Jahrhunderts, Offenburg/Baden 1950

Carlo Forlanini (1847-1918)

Im Jahre 1888 hatte der italienische Internist Carlo Forlanini bei einer schwindsüchtigen Patientin den Brustfellraum punktiert, um einen Pleuraerguß abzulassen. Bald stellte er fest, daß sich die durch die Hohlnadel eingedrungene Luft überraschend günstig auf die Heilung der Lungentuberkulose auswirkte. Daraus folgerte er, daß man die erkrankte Lunge systematisch zur Ruhe bringen müsse, um den Heilprozeß zu fördern, und entwickelte aus dieser Einsicht den therapeutischen Pneumothorax: die künstliche (artifizielle) Lufteinblasung zwischen zwei Rippen hindurch in den luftleeren Pleuraraum. Dadurch wird die Lunge entspannt und „stillgelegt".

Der vierzigjährige Erfinder der Methode war damals Direktor der medizinischen Lehrklinik in Turin. Er stammte aus Mailand, hatte in Pavia studiert und promoviert und sich anschließend am „Ospedale Maggiore" seiner Heimatstadt klinisch weitergebildet. Sein besonderes Interesse galt den dermatologischen Krankheiten. Überdies lieferte er wichtige Beiträge über Magenleiden, Blutdruck und Gicht. Bereits in seiner Turiner Anfangszeit war ihm die Idee der „Luft-" bzw. „Gasbrust" gekommen, wie man die 1803 von dem Pariser Arzt Jean Itard nach dem griechischen Wort „pneuma" (= „Hauch" oder „Atem") und dem lateinischen „thorax" (=„Brustharnisch"/Brustkorb) gebildete Fachbezeichnung „Pneumothorax" zu verdeutschen pflegte, da anfänglich Stickstoff oder Sauerstoff als Nachfüllgase dienten.

Ein volles Jahrzehnt, von 1882 bis 1892, befaßte sich Forlanini mit Studien über die Möglichkeit des therapeutischen Pneumothorax, um diese endlich experimentell zu dokumentieren. Doch als er 1894 auf dem Medizinischen Kongreß in Rom über beeindruckende Versuchsergebnisse berichten konnte, fanden seine Mitteilungen kaum Beachtung, weil er ja noch keine klinische Bewährung vorzuweisen hatte. Als er freilich Ende Oktober des darauffolgenden Jahres auf der nächsten Fachtagung in Rom über die Rettung eines schwer lungenkranken 17jährigen Mädchens dank seiner Methode referierte, verhielten sich die Chirurgen nicht minder zurückhaltend oder abweisend. So blieb das Verfahren vorerst in den Anfängen stecken. Seit 1897 wirkte Forlanini in der Universitätsstadt Pavia. Zunächst leitete er hier - wie zuvor in Turin - die propädeutische Klinik, danach die Allgemeine Medizinische Klinik. Unabhängig von ihm hatte der amerikanische Chirurg John Benjamin Murphy, Professor der Chirurgie in Chicago, den künstlichen Pneumothorax zur Kollapsbehandlung der Lungentuberkulose an einer Leiche entwickelt und dessen Anwendung 1898 auf dem 49. Kongreß der Amerikanischen Medizinischen Gesellschaft angeregt. Es kam dann zwischen beiden Initiatoren zum Prioritätsstreit, der schließlich zu Forlaninis Gunsten entschieden wurde.

Seine letzte Lebenszeit verbrachte der Forscher in dem Riviera-Kurort Nervi, wo er auch starb.

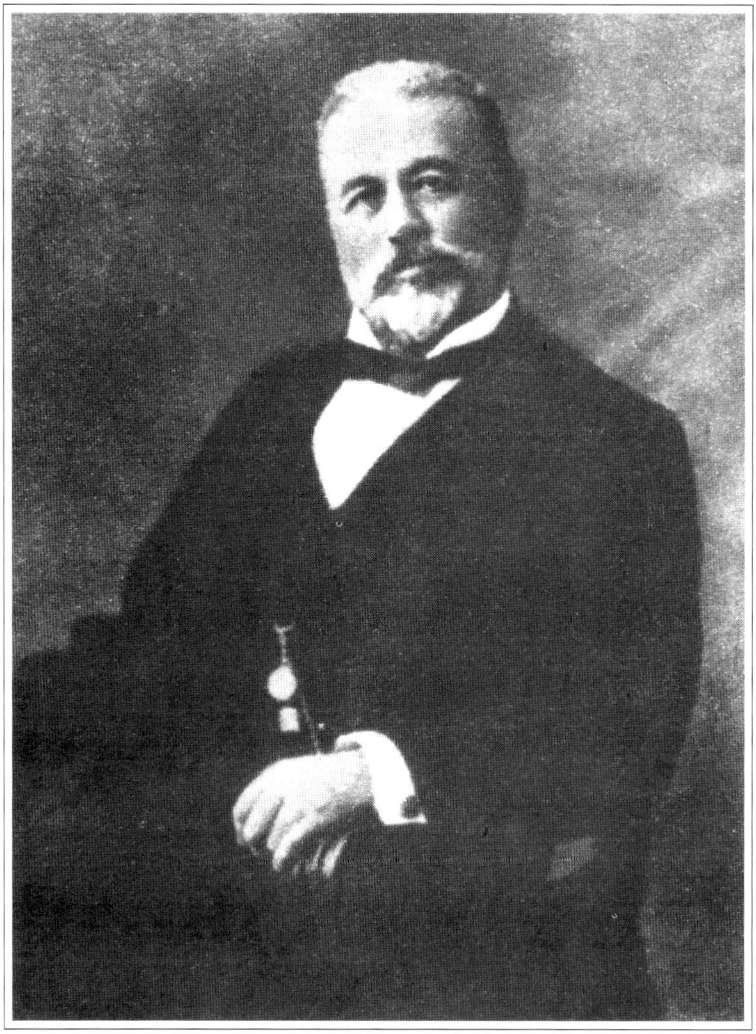

Carlo Forlanini. Italienischer Kliniker. Internist. Begründer des artifiziellen (künstlichen) Pneumothorax bei Lungentuberkulose.
Fotoreproduktion. Aus: „Für dich", Berlin (1964)

Werner Forssmann (1904-1979)

Wenn es im vergangenen Halbjahrhundert erstmals gelungen war, so schwere angeborene Herzfehler wie den Ductus Botalli, das Offenbleiben einer embryonalen Querverbindung zwischen Lungen- und Hauptschlagader, und die sogenannte Blausucht, namentlich bei Pulmonalstenose, ferner die Mitralstenose, einen nicht minder bedrohlichen Herzklappenfehler, zu operieren, dann ist dies erst möglich geworden durch den lange verkannten, totgeschwiegenen deutschen Arzt Werner Forssmann.

Schon als blutjungem Assistenzarzt am Eberswalder Krankenhaus war dem aus Berlin gebürtigen Sohn eines Juristen die Idee des Herzkatheters gekommen, da er die herkömmlichen Methoden der Herzuntersuchung, vom Beklopfen und Abhorchen des Patienten über die Röntgenaufnahme und Röntgendurchleuchtung bis hin zur Elektrokardiographie, ungeachtet ihrer Wichtigkeit noch unzulänglich fand. Besonders für die Herzchirurgie reichten sie nicht aus. Der Herzoperateur benötigte zur Diagnose und Indikation dringend ein Verfahren, um das Herzinnere abtasten zu können, es zum Erhalt aufschlußreicher Röntgenbilder mit strahlenundurchlässigen Kontrastmitteln füllen, ihm bei einem ernsten Zwischenfall rasch wirkende Medikamente direkt zuführen sowie ihm Blut zur Prüfung des Sauerstoffgehaltes entnehmen zu können.

Als Dr. Forssmann ausgangs der zwanziger Jahre beim Literaturstudium in einem Lehrbuch des bedeutenden französischen Mediziners Claude Bernard über operative Physiologie aus dem Jahre 1879 einen Holzschnitt mit der Darstellung einer Blutdruckmessung im Herzinnern eines Tieres mittels eines von der Halsvene aus eingeführten Instrumentes entdeckte, lancierte er sich – nach vorangegangenen Versuchen an Leichen – gegen das ausdrückliche Verbot seines Chefs einen dünnen, biegsamen Gummischlauch durch die linke Ellenbogenvene über die großen Venenstämme in den rechten Vorhof des Herzens.

In einem zweiten heroischen Selbstversuch brachte er sich durch die Sonde auch unbeschadet ein Kontrastmittel, eine Jod-Natrium-Lösung, bei.

Mit dieser aufsehenerregenden Herzkatheterisierung und Angiokardiographie hatte Forssmann als erster die „Festung Herz“ gestürmt. 1929 gab er seine Erfindung in der „Klinischen Wochenschrift“ der Fachwelt bekannt. Bei der deutschen Ärzteschaft fand er freilich keine Zustimmung, sondern man riet ihm, seine Methode im Zirkus vorzuführen. Allein zwei amerikanische Herzforscher, Cournand und Richards, nahmen sich ihrer an und bauten sie technisch aus. Zusammen mit ihnen empfing Forssmann dann 1956 den Nobelpreis.

Zwei Jahre zuvor hatte ihn die Berliner Akademie der Wissenschaften durch die Verleihung der Leibniz-Medaille für seine medizinische Pioniertat geehrt.

In seinem letzten Lebensabschnitt wirkte der Verdienstvolle als Chefchirurg des Evangelischen Krankenhauses zu Düsseldorf sowie als Honorarprofessor an der Universität Mainz, nachdem man ihn im Vaterland lange genug schmählich mißachtet hatte.

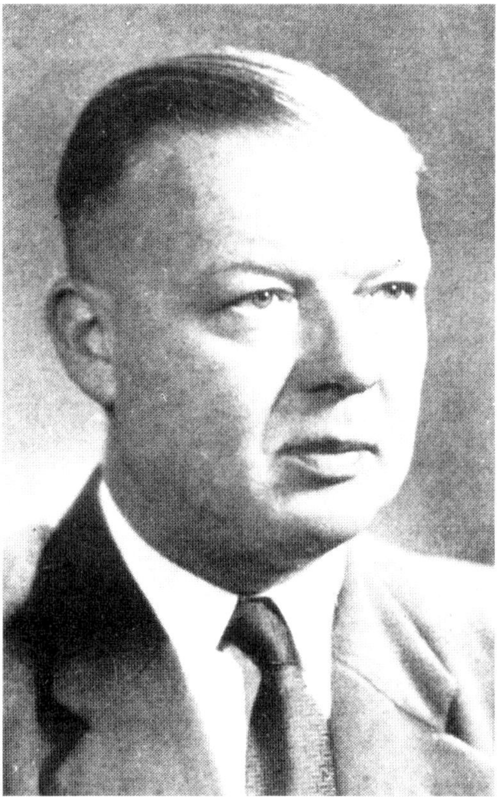

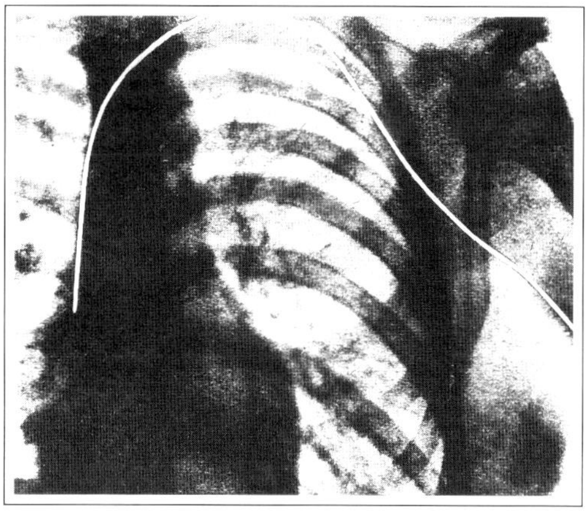

Werner Forssmann. Deutscher Chirurg und Urologe. Schöpfer des Herzkatheterismus.
Fotoreproduktion. Leihgabe des Forschers. Aus: „Deutsches Rotes Kreuz", Dresden, H. 8/1969

Die Sonde in Forssmanns Brust (1929).
Fotoreproduktion. Leihgabe des Forschers.
Aus: B. Karger-Decker: Ärzte im Selbstversuch, Leipzig 1965

Girolamo Fracastoro (1478/83-1553)

Zusammen mit dem polnischen Kaufmannssohn Mikolaj Kopernik hatte der aus der venezianischen Stadt Verona gebürtige Girolamo Fracastoro an der berühmten medizinischen Fakultät zu Padua studiert. Doch während sich sein genialer Kommilitone, der spätere Entdecker des heliozentrischen Planetensystems, dem Arztberuf nur nebenher widmete, betrieb er auf seinem Landgut an den Hängen des Gardasees eine ausgedehnte Praxis. Mit Astronomie und Literatur beschäftigte er sich in seinen Mußestunden. Seine eigenen Dichtungen nach antiken Vorbildern brachte er in seinem schöngeistigen Salon vor Freunden zu Gehör.

Fracastoro genoß den Ruf eines ausgezeichneten Heilkünstlers. Da er nämlich auf der Universität an anatomischen Vorlesungen teilgenommen hatte, in denen zur Demonstration des Lehrstoffes ungeachtet der damaligen kirchlichen Ablehnung menschliche Leichen zergliedert wurden, verstand er sich gut auf die Krankheitsbilder und die Behandlung seiner Patienten. Besonders interessierte er sich im Zeitalter der großen Epidemien für die seuchenhaften Erkrankungen, darunter namentlich für die „Lustseuche", die seit dem neapolitanischen Feldzug Karls VIII. von Frankreich in weiten Teilen Europas grassierte.

Nach der vermeintlichen Herkunft des unheimlichen, gräßlichen Leidens bezeichneten die bestürzten Menschen es grimmig als „Franzosenkrankheit" oder als „Spanische Krankheit", weil man andererseits annahm, daß die Matrosen des Kolumbus das Übel aus der Neuen Welt eingeschleppt hätten. Im Jahre 1530 belegte Fracastoro die Seuche erstmalig mit dem noch heute gültigen Namen „Syphilis". Er prägte diesen Begriff nach dem Helden seines in lateinischen Versen abgefaßten Lehrgedichts „**De morbo Gallico**" (Über die Französische Krankheit): dem Hirten Syphilus, der in seiner Erzählung von dem antiken Licht- und Musengott Apollon wegen eines Frevels mit einer, wie es heißt, *„noch nie gesehenen, widerwärtigen Geschwürskrankheit"* bestraft wird.

Selbstverständlich verabsäumte es Fracastoro als gewissenhafter Arzt nicht, sein Hirtenstück auch mit wertvollen Ratschlägen gegen die Seuche zu versehen. Wird diese doch, wie er richtig erkannte, zumeist durch Geschlechtsverkehr mit einem Syphilitiker verursacht. In jahrzehntelangen Beobachtungen bemerkte er, daß Ansteckungen schlechthin durch persönliche oder gegenständliche Berührung wie auch durch die Luft erfolge. Mit seinem 1546 in Venedig gedruckten Werk „**De contagione et contagiosis morbis**" (Über Ansteckung und ansteckende Krankheiten) legte er der Ärzteschaft die erste zusammenfassende Darstellung der Infektionskrankheiten vor. Neben einer nochmaligen klassischen Beschreibung der Syphilis bot er hierin bahnbrechend eine klare Abgrenzung des Flecktyphus von der Pest und von anderen Fieberarten. Als Träger der Ansteckung nahm er winzige spezifische Lebendkörperchen an. Von Papst und Fürsten geehrt, fiel er hochbetagt beim Mittagsmahl einem Gehirnschlag zum Opfer.

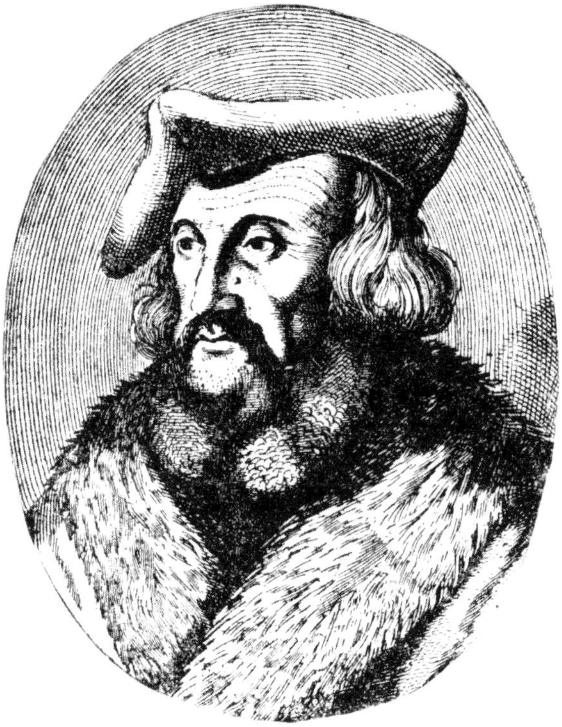

Girolamo Fracastoro. Italienischer Physiker, Astronom und Dichter. Autor der ersten zusammenfassenden Beschreibung der Infektionskrankheiten.
Anonymer zeitgenössischer Kupferstich. Aus: Th. Meyer-Steineg und Karl Sudhoff: Geschichte der Medizin im Überblick mit Abbildungen, Jena 1950

Johann Peter Frank (1745-1821)

„*Das Elend des Volkes ist die fruchtbarste Mutter aller Krankheiten!*" rief Johann Peter Frank, der Generaldirektor für das gesamte Medizinalwesen der seinerzeit österreichischen Lombardei, während seiner Promotionsrede in der Aula der Universität Pavia emphatisch aus. Denn die äußerste Armut des Volkes zernage nicht nur gänzlich die Zeugungskraft, sondern mache auch den Leib der Bürger für zahllose Krankheiten empfänglich! Ein Sklavenvolk sei ein kachektisches Volk! Er, Frank, erachte es für die heiligste Pflicht der Staaatslenker, „*das Elend des Volkes, den fruchtbarsten Mutterboden der Krankheiten, von ihren Landen fortzutreiben*". Diese energischen Worte hatte der feurige Sprecher auf den erst wenige Monate zuvor auf den habsburgischen Thron gelangten Kaiser Leopold II. gemünzt, der sich gerade auf Betreiben der Großgrundbesitzer darangemacht hatte, die von seinem verstorbenen Bruder Joseph II. in der Absicht einer Revolutionsvorbeugung durchgeführten reformatorischen Gesetzesmaßnahmen im ganzen Herrschaftsbereich wieder rückgängig zu machen. Niemand war dazu berufener als Frank, der unter dem Einfluß der Aufklärung schon lange vorher in seinem aufsehenerregenden Werk **„System einer vollständigen medizinischen Polizey"** erstmalig eine öffentliche Gesundheitspflege gefordert hatte.

Nach des Verfassers Ausführungen sollte es für die Regierenden selbstverständlich sein, sich um die Gesundheit der Bevölkerung zu kümmern, da nur gesunde Bürger dem Staate zu nützen vermöchten. Zu ihrer Gesunderhaltung sei es erforderlich, das Wohnungselend zu beseitigen, das Volk richtig und ausreichend zu ernähren, den Aberglauben und das Laster zu überwinden, für hygienische Lebensbedingungen in Stadt und Land, für bessere Krankenhäuser und Krankenbetreuung, für die Verhütung von Seuchen und Katastrophen, für den Schutz der Kinder, die Wohlfahrt der Mütter und vieles mehr zu sorgen. Dabei genüge es nicht, das damals von den Feudalherren absichtlich in Unwissenheit gehaltene Volk zur Gesundheit zu erziehen, sondern Frank wollte das Gesundheitswesen selbst administrativ reglementiert wissen.

Bereits als einundzwanzigjähriger Medizinstudent hatte der am 19. März 1745 in Rodalben bei Pirmasens geborene Sohn eines kinderreichen Glashüttenverwalters den Entschluß gefaßt, für die planmäßige öffentliche Gesundheitspflege zu kämpfen. Schon während seiner Tätigkeit als Leibarzt des Fürstbischofs von Speyer begann er mit der Ausarbeitung seines bahnbrechenden mehrbändigen Werkes. Daneben machte er sich um die Organisation von Hebammenlehrgängen und von anatomischen Ausbildungskursen für Chirurgen verdient. Später folgten Berufungen an die Universitäten Göttingen, Pavia, Wien und Wilna sowie als kaiserlicher Leibmedikus und Klinikdirektor nach Petersburg. An Dysenterie erkrankt, kehrte Frank in die Heimat zurück. Doch nach kurzer Ruhezeit trieb es ihn wieder nach Wien, um dort bis zuletzt als Arzt zu praktizieren. Er starb am 24. April 1821.

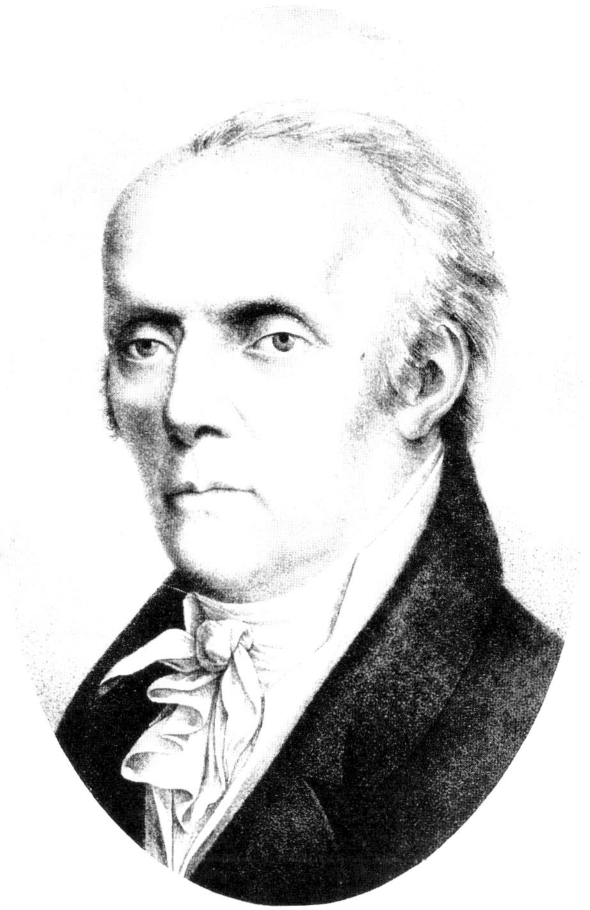

Johann Peter Frank. Deutscher Mediziner. Begründer der Umwelthygiene.
Lithographie von Kunike nach einer Zeichnung von 1819

Friedrich Theodor von Frerichs (1819-1885)

Der aus der niedersächsischen Stadt Aurich gebürtige Friedrich Theodor Frerichs hatte nach seinem Medizinstudium an der Universität Göttingen zunächst einige Jahre mit großem Zuspruch als privater Augenarzt praktiziert, bevor er sich endgültig der akademischen Laufbahn zuwandte. Er begann diese an seiner einstigen Alma mater als Extraordinarius der Inneren Medizin. Neben seiner Lehrtätigkeit betrieb er hier vor allem physikalisch-chemische Untersuchungen und erwarb sich durch klassische Arbeiten über den Stoffwechsel und die Verdauung erstes Ansehen in der Fachwelt. Bald darauf erhielt Frerichs seine Berufung zum Professor und Direktor der Inneren Universitätsklinik in Kiel. Dort begründete er durch systematische Erforschung der Brightschen Nierenkrankheit und deren Behandlung, worüber er auch eine ausgezeichnete Monographie verfaßte und worin er eine aufschlußreiche Theorie der urämischen Intoxikation gab, seinen Weltruhm.

In Breslau, der nächsten Station seines Wirkens als Universitätslehrer und Klinikdirektor, widmete sich Frerichs vornehmlich der Pathologie und Therapie der Leberkrankheiten. Im Verlauf dieser Forschungen entdeckte er das vermehrte Auftreten von Leuzin und Tyrosin im Harn bei akuter gelber Leberatropie. In zahlreichen selbst durchgeführten Leichensektionen ermittelte er überdies die anatomischen Veränderungen bei Leberzirrhose wie auch bei perniziöser Malaria.

Internationalen Ruf erlangte Frerichs ferner als meisterhafter Diagnostiker sowie durch seine exakten Epikrisen, das heißt kritische Schlußbetrachtungen oder Endurteile über abgelaufene Krankheitsfälle von ihrer Entstehung bis zu ihrem Ausgang beziehungsweise bis nach vollzogener Obduktion. Seit 1859 bekleidete er als Nachfolger des bedeutenden Internisten Johann Lucas Schönlein den Lehrstuhl für Pathologie und Therapie in Berlin unter gleichzeitiger Leitung der II. Medizinischen Klinik der Charité. Von weither strömten ihm die Schüler und Ärzte zu, um bei ihm zu studieren und zu lernen. *„Einen idealeren Chef als ihn konnte man sich nicht denken“*, erinnerte sich Paul Ehrlich, der spätere Begründer der Chemotherapie, der einstmals sein Oberarzt gewesen war. Er besaß *„das vollste Verständnis für wissenschaftliches Empfinden und Denken“* und gestattete jedem, gemäß seiner besonderen Neigung und Begabung zu forschen.

In Berlin vollendete Frerichs sein bereits in Breslau begonnenes zweibändiges Werk „**Klinik der Leberkrankheiten**“ und schrieb außerdem seine umfassende Abhandlung „**Über den Diabetes**“. Gemeinsam mit dem Kliniker Ernst von Leyden gründete er 1881 die Gesellschaft für Innere Medizin. Er war Mitglied der Preußischen Deputation für das Medizinalwesen und Vortragender Rat im Kulturministerium. Für seine Verdienste 1884 geadelt, starb er bald danach kurz vor Vollendung seines sechsundsechzigsten Lebensjahres an einer Opiumvergiftung.

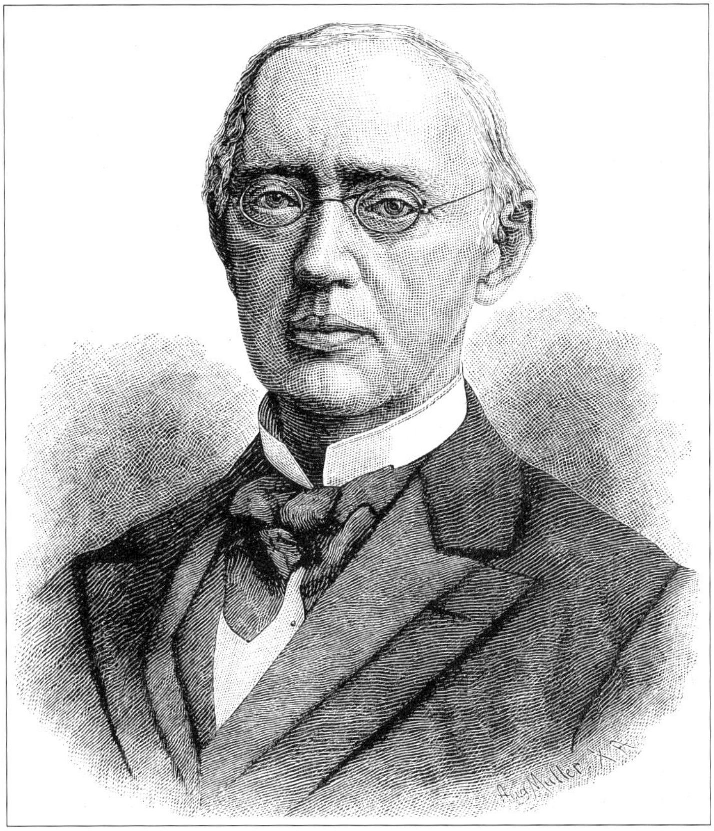

Friedrich Theodor von Frerichs. Deutscher Mediziner. Internationales Ansehen als Diagnostiker sowie durch seine exakten Epikrisen (Endbetrachtungen über abgeschlossene Krankheitsprozesse).
Xylographie von August Müller. Aus: Spamer's „Illustriertes Conversations-Lexicon", Leipzig (19. Jahrhundert)

Sigmund Freud (1856-1939)

Der aus der mährischen Stadt Freiberg stammende Sohn eines jüdischen Kaufmanns hatte sich nach eigenem Geständnis *„ohne besondere Vorliebe für die Stellung und Tätigkeit des Arztes"* dem Medizinstudium zugewandt. Das Berufsziel eines Grundlagenforschers vor Augen, ließ er sich zunächst vorrangig für die theoretischen Fächer der Heilkunde eintragen. Erst nach Erwerb des Doktorhutes unterzog er sich in der Neurologischen Klinik des Wiener Allgemeinen Krankenhauses der praktischen Ausbildung. Neben seiner Assistenz setzte er im Stationslaboratorium seine bei seinem einstigen Physiologieprofessor Ernst von Brücke begonnenen histologischen, anatomischen und pharmakologischen Untersuchungen des Zentralnervensystems fort.

Noch nicht dreißigjährig, habilitierte sich Freud an der Wiener Fakultät als Dozent für Neuropathologie. Anschließend reiste er nach Paris, um sich an der Nervenheilanstalt des berühmten französischen Neurologen Jean-Martin Charcot in der Anwendung der Hypnose bei Hysterie unterweisen zu lassen. Nach seiner Rückkehr eröffnete er in der österreichischen Hauptstadt eine nervenärztliche Praxis. Zu seinem Bedauern erfuhr er bei der Heilbehandlung nervöser Störungen bald die Grenzen der damals in Mode gekommenen Elektrotherapie. Eine brauchbare Alternative schien ihm da, wie er berichtet, *„die Behandlung mit Suggestion in tiefer Narkose"* zu bieten, mit der ein älterer befreundeter Kollege, Dr. Josef Breuer, eine neurotische Patientin mit Erfolg kuriert hatte. Nachdem Freud mittels hypnotischer Analyse und Therapie gleichfalls bemerkenswerte Ergebnisse erzielt hatte, veröffentlichte er 1893 zusammen mit Breuer eine vorläufige Mitteilung unter dem Titel **„Über den psychischen Mechanismus hysterischer Phänomene"**, und bald darauf das Buch **„Studien über Hysterie"**.

Doch dann trennten sich die beiden Forscher wegen ihrer unterschiedlichen Auffassung über die Ätiologie der Hysterie. Im Gegensatz zu Breuer, der beliebige Gemütserschütterungen sowie rein körperliche Dispositionen als Entstehungsursachen annahm, machte Freud unverarbeitete sexuelle Jugenderlebnisse und Wünsche als krankheitsbedingende Faktoren verantwortlich, die aus dem Bewußtsein ins Unbewußte verdrängt würden.

Unter Verzicht auf die weitere Anwendung der Hypnose, die er als eine Art Nötigung der Patienten empfand, entwickelte er statt derer die Psychoanalyse und Tiefenpsychologie zur Heilung von Neurosen durch Aufdeckung „seelischer" Vorgänge und Zusammenhänge auf Grund einer „Generalbeichte" des Leidenden. Infolge seiner einseitigen Überbewertung des Trieblebens, insbesondere des Sexualtriebs, blieb seine Lehre nicht ohne erbitterten Widerspruch. Ihre als wertvoll erkannten Elemente aber, namentlich das Bemühen, Konflikte und unbewußte Motive des Kranken als Ursachen seines Fehlverhaltens zu erkennen, leben in einer eigenen Kurztherapie fort.

Freud starb in London, wohin er sich als Jude nach der Besetzung Österreichs durch die Nazis geflüchtet hatte.

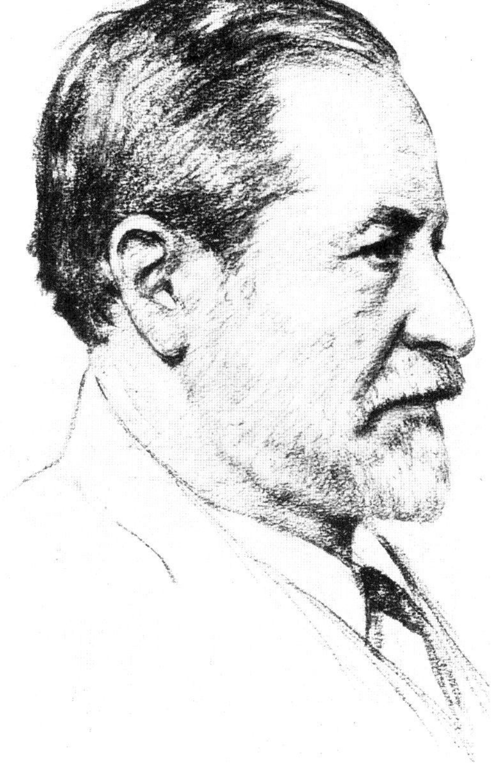

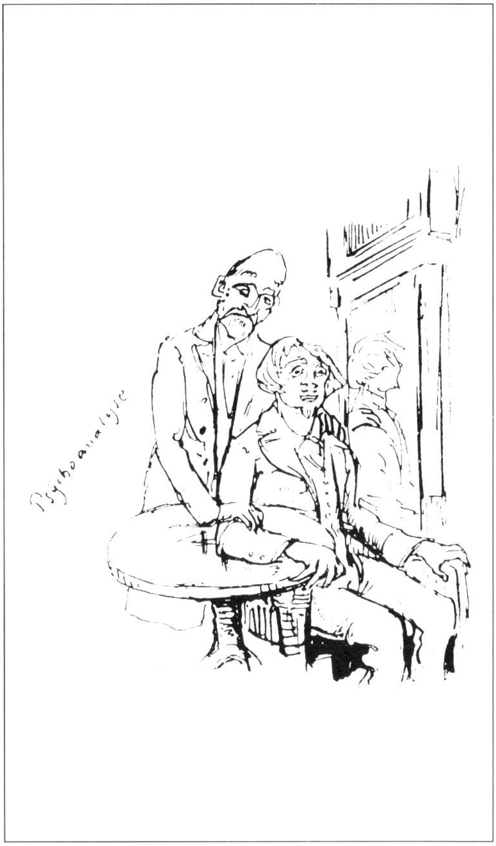

Sigmund Freud. Österreichischer Neurologe und Psychiater. Begründer der Psychoanalyse. Nach einer zeitgenössischen Zeichnung von John Philipp. Aus: Schaubuch berühmter deutscher Zeitgenossen in Werken bildender Kunst, München 1925

„Psychoanalyse". Die Darstellung symbolisiert Sigmund Freud bei der Behandlung eines Patienten. Federzeichnung von Alfred Kubin (1877-1957). Fotoreproduktion: Bildarchiv Bayer-Leverkusen. Aus: B. Karger-Decker: Der Griff nach dem Gehirn, Leipzig 1977

Leonhart Fuchs(ius) (1501-1566)

Den wenigsten Blumenliebhabern, die alljährlich ihren Balkon mit einer Anpflanzung von Fuchsien schmücken, wird bekannt sein, daß jenes im letzten Viertel des achtzehnten Jahrhunderts aus Lateinamerika in Europa eingeführte schönblühende Gewächs nach dem bedeutenden deutschen Mediziner und Botaniker Leonhart Fuchs benannt wurde. Der am 17. Januar 1501 in der schwäbischen Stadt Wemding geborene Gelehrte war eine markante Persönlichkeit der Renaissance und des Humanismus. Bevor er sich der Heilkunde zuwandte, hatte er Philosophie und alte Sprachen, insbesondere Griechisch, studiert.
Nur kurze Zeit übte Fuchs nach Erhalt der medizinischen Doktorwürde eine privatärztliche Praxis in München aus; dann wechselte er zur akademischen Laufbahn über, bekleidete zuerst eine Professur in Ingolstadt und später in Tübingen, wo er auch am 10. Mai 1566 sein Leben beschloß. Zwischen den beiden Berufungen wirkte er als Leibarzt des Markgrafen Georg von Brandenburg. In dieser Eigenschaft erwarb er sich hohes Ansehen durch eine glückliche Hand bei der Behandlung des damals ganz Europa überziehenden und vielfach tödlich verlaufenden Englischen Schweißes, einer seit Mitte des sechzehnten Jahrhunderts erloschenen, aber noch immer unaufgeklärten epidemischen Krankheit.
Nicht zuletzt auf Grund dieser seiner Heilerfolge erhob Kaiser Karl V. Fuchs(ius) in den Adelsstand und sodann für seine glanzvolle Lehrtätigkeit und sein epochales literarisches Werk, die beide wesentlich zur internationalen Geltung der Tübinger medizinischen Fakultät beitrugen. Von heute freilich nur noch historischer Bedeutung ist das Engagement des Forschers in dem einstigen Aderlaßstreit, der die Fachwelt aufwühlte und die Ärzteschaft in zwei einander heftig befehdende Lager spaltete. Entfacht wurde die Auseinandersetzung bereits 1514 durch den Pariser Medizinprofessor Pierre Brissot. Dieser hatte sich für die Wiederbelebung des von Hippokrates angegebenen „derivierenden", das heißt möglichst nahe dem erkrankten Organ, zumeist am Arm derselben Seite, vorzunehmenden Aderlasses eingesetzt und sich damit gegen die gewohnte arabische Methode der „Revulsion", möglichst weit weg vom Krankheitsprozeß, also am entgegengesetzten Arm oder Fuß, ausgesprochen.
Als Anhänger des Hippokrates ergriff Fuchs Partei für Brissot und beschleunigte überdies durch Herausgabe der antiken medizinischen Schriften den Sturz der arabischen Autorität. Im Jahre 1542 schließlich begründete er durch die Veröffentlichung seines mit über fünfhundert vorzüglichen Holzschnitten von Heilpflanzen ausgestatteten Werkes „**De Historia Stirpium Commentarii**" die neuzeitliche Pharmakognosie oder Drogenkunde und schwang sich damit zugleich zu einem der „Väter der Botanik" auf.
Die alsbald folgende deutschsprachige Ausgabe ließ er unter dem Titel „**New Kreutterbuch**" erscheinen. Hierin empfahl er unter anderem erstmalig die medizinische Anwendung von Digitalisabkochungen.

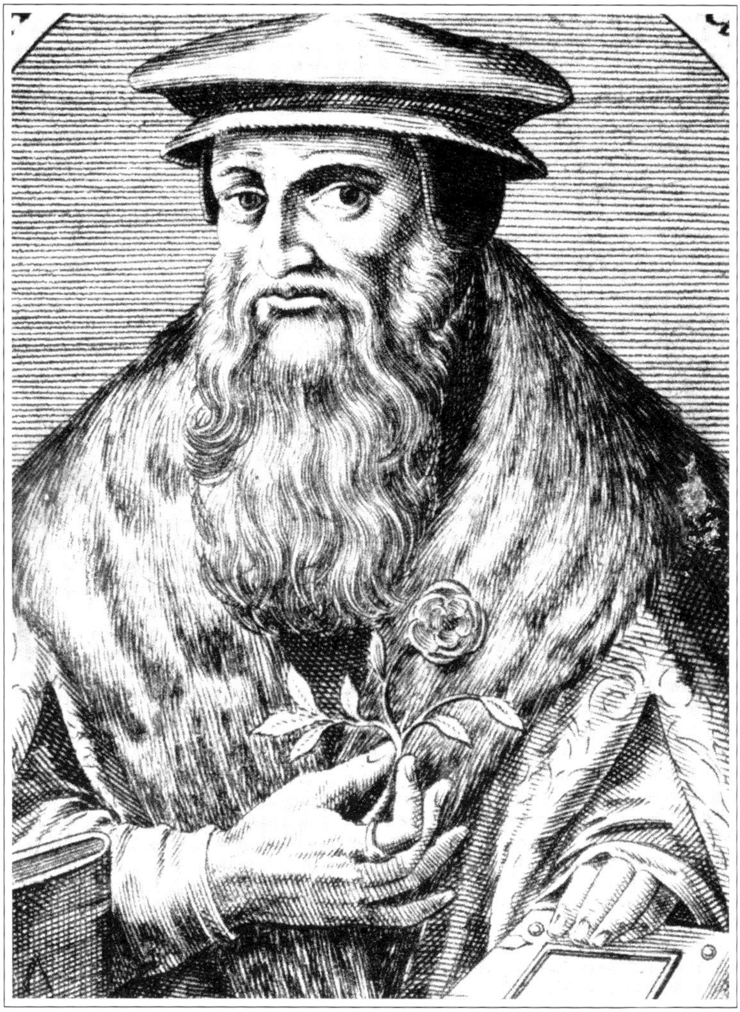

Leonhart Fuchs(ius). Deutscher Mediziner und Botaniker. Begründer der neuzeitlichen Pharmakognosie (Drogenkunde).
Ausschnitt aus einem anonymen zeitgenössischen Kupferstich aus der 2. Hälfte des 16. Jahrhunderts

Galenos (129 - um 199 n. Chr.)

Anderthalb Jahrtausende galt der noch heute unvergessene griechisch-römische Arzt Galenos als die höchste, unanfechtbare medizinische Autorität. Die deutsche Übersetzung seines Namens lautet „der Friedliche"; doch zum Leidwesen seines Vaters, eines pergamenischen Architekten, zeigte der Knabe bald das hitzige, anmaßende Wesen seiner zänkischen, jähzornigen Mutter, das ihn zeitlebens bei seinen Mitmenschen in üble Nachrede brachte. Andererseits war er hochbegabt, so daß er auf dem Gymnasion und der Philosophenschule seiner Heimatstadt so gute Fortschritte machte, daß er bereits als Fünfzehnjähriger nicht nur sämtliche damaligen philosophischen Anschauungen beherrschte, sondern sie überdies selbst zu kommentieren verstand.

Siebzehnjährig wandte sich Galenos auf den Wunsch seines Vaters, der ihn im Traum als Arzt gesehen hatte, dem Studium der Heilkunst zu.

Frühzeitig erkennend, daß neben klinischer Erfahrung umfassendes Wissen über das Gefüge und die Lebensfunktion des Organismus vonnöten sei, um Krankheiten nachhaltig heilen zu können, absolvierte er abschließend noch die berühmte Ärzteschule in Alexandria, an der die angehenden Äskulapjünger die derzeit beste anatomisch-physiologische Ausbildung erhielten, obwohl dort aus überkommenem Vorurteil längst keine Menschenleichen mehr seziert wurden wie Jahrhunderte zuvor in der Ära der avantgardistischen Ärzte Herophilos und Erasistratos. Auch an dieser Lehrstätte beschränkte man sich nur noch auf Tierzergliederungen.

Während seiner beruflichen Laufbahn praktizierte Galenos nacheinander als Gladiatorenarzt in Pergamon, Rom und wiederum Pergamon – bis ihn der römische Kaiser Marc Aurel zum Leibarzt bestellte. In dieser Position fand er ausreichend Muße zu wissenschaftlicher Forschung. Bei seinem Tode hinterließ er ein gigantisches schriftstellerisches Werk, in dem er das gesamte antike medizinische Wissen systematisch zusammenfaßte sowie seine unzähligen eigenen Untersuchungsergebnisse und Einsichten darlegte. Galenos' Krankheitslehre basierte auf der Viersäftelehre des Hippokrates, wonach die Gesundheit des Menschen durch unharmonische Mischung der angeblich den Körper beherrschenden Kardinalsäfte Blut, Schleim, gelbe und schwarze Galle geschädigt werde. Die Wirkung der Säfte führte er auf die vier menschlichen Temperamente zurück. Eine von ihm im Gehirn lokalisierte „Lebenskraft" (Physis) würde die körperlichen Funktionen leiten. Krankheitserscheinungen seien durch entsprechende Gegenmittel zu bekämpfen. Zwar bereicherte Galenos die Anatomie und Physiologie durch viele wertvolle Entdeckungen; doch da er sein anatomisch-physiologisches Lehrgebäude auf Grund von Tiersektionen und Tierexperimenten, vornehmlich mit Hunden oder Affen, errichtete, blieb dieses infolge seiner verwegenen Analogieschlüsse nicht fehlerfrei. Sein monotheistischer Gottesglaube jedoch bestimmte seine uneingeschränkte Geltung bis zu seiner „Entthronung" durch Andreas Vesalius.

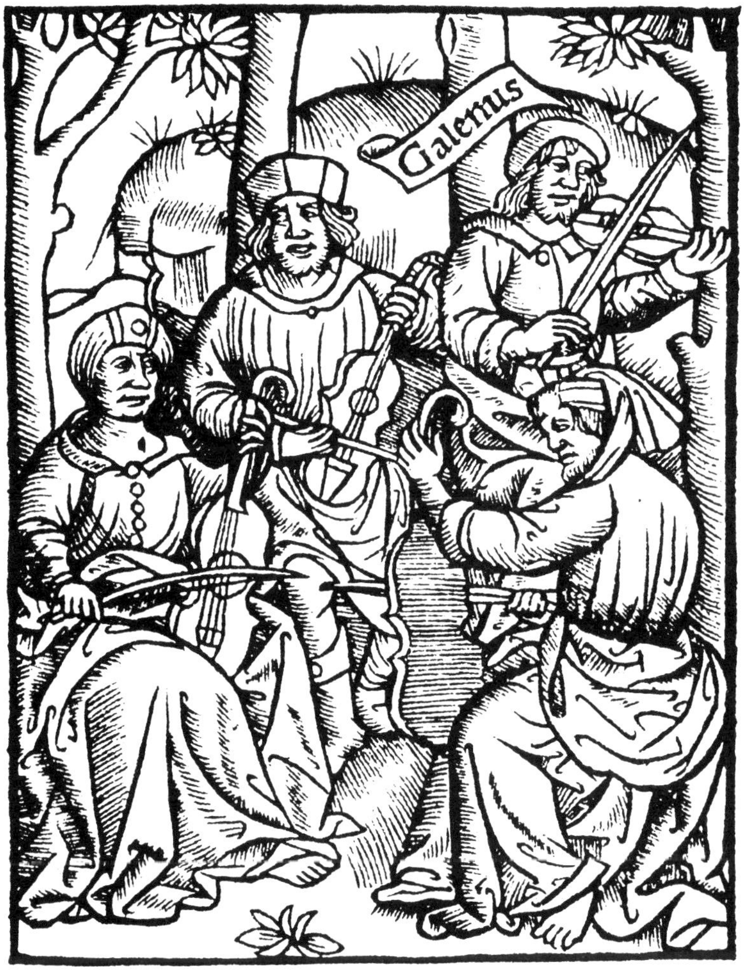

Galenos. Altgriechisch-römischer Arzt. Systematisierte das ärztliche Wissen seiner Zeit. Hier in einem „symbolischen Quartett" mit den griechischen Philosophen Aristoteles (davor) und Plato (daneben) sowie dem bedeutendsten Arzt der Antike: Hippokrates von Kos. Das Blatt soll die Harmonie ihrer Ansichten versinnbildlichen.
Nach einer mittelalterlichen Darstellung. Aus: Gordon Rattray Taylor: Het wondere Leven, London 1963

Konrad Gesner (1516–1565)

Als Sohn eines unbemittelten kinderreichen Zürcher Kürschnergesellen wurde Konrad Gesner frühzeitig in die Hände seines Onkels, eines reformierten Predigers, gegeben, der ihm eine gute Schulbildung angedeihen ließ und ihn für die Beschäftigung mit den Naturwissenschaften, insbesondere der Botanik, interessierte. Doch zunächst nahm er das Studium der Theologie auf, das ihm nach dem plötzlichen Tod des Oheims der schweizerische Reformator Huldrych Zwingli durch Vermittlung eines Stipendiums ermöglichte. Daneben erlernte er die griechische, lateinische und hebräische Sprache. Schließlich wandte er sich der Natur- und der Heilkunde an verschiedenen in- und ausländischen Universitäten zu.

Nach Erwerb der medizinischen Doktorwürde in Basel übernahm Gesner ein Lehramt für Physik am Zürcher Collegium Carolinum und eröffnete in seiner Vaterstadt zugleich eine Arztpraxis.

Achtunddreißigjährig, wurde er vom Rat der Stadt zum Oberstadtarzt berufen. Vier Jahre später, 1558, erhielt er eine Professur für Naturgeschichte. Seine überragenden vielseitigen wissenschaftlichen Leistungen brachten ihm den Ruf eines universal gebildeten Gelehrten ein, woraufhin der deutsche Kaiser ihn 1564 adelte. Als die Schweiz im darauffolgenden Jahr von der Pest heimgesucht wurde, fiel Gesner der mörderischen Seuche im besten Mannesalter und Vollbesitz geistiger Leistungsfähigkeit zum Opfer.

Auf medizinischem Gebiet erwarb er sich besonderen Ruhm durch seine 1582 veranstaltete Herausgabe der Werke des bedeutenden griechisch-römischen Arztes Galenos, der bis in die Neuzeit das heilkundliche Denken beherrschte.

Ein weiteres Hauptanliegen bedeutete ihm die Auffindung unerkannter oder in Vergessenheit geratener pflanzlicher Arzneimittel, deren Wirksamkeit er in zahlreichen heldenhaften Selbstversuchen sowie Tierexperimenten erprobte.

So führte er die Tollkirsche wieder in den Heilschatz ein. Über die Zubereitung und die Verwendung der Medikamente verfaßte er ein Standardwerk, das mehr als zwei Dutzend Auflagen erlebte. Große Aufmerksamkeit widmete Gesner überdies den Heilquellen seines Vaterlandes. Bei seiner historischen Besteigung des Pilatus-Massivs am Westufer des Vierwaldstätter Sees, die er zur Erforschung der Alpenflora unternahm, entdeckte er den Kaltwehbrunnen, dessen Wasser er zur Trinkkur gegen Malaria empfahl. Desgleichen setzte sich Gesner für die therapeutische Nutzung der badischen Heilquellen im schweizerischen Kanton Aargau ein, die seitdem wegen ihres Schwefelgehaltes von Gicht- und Rheumaleidenden rege aufgesucht werden. Heißwasser- und Dampfbäder in den dort gleichfalls von ihm ausfindig gemachten Thermalquellen propagierte er zur Stärkung der Glieder. Seine bahnbrechende Erforschung der einheimischen Tier- und Pflanzenwelt, über die er mehrere Bücher schrieb, trugen ihm die Ehrenbezeichnung eines „Vaters der Botanik und Zoologie“ wie auch den Ehrennamen „deutscher Plinius“ ein.

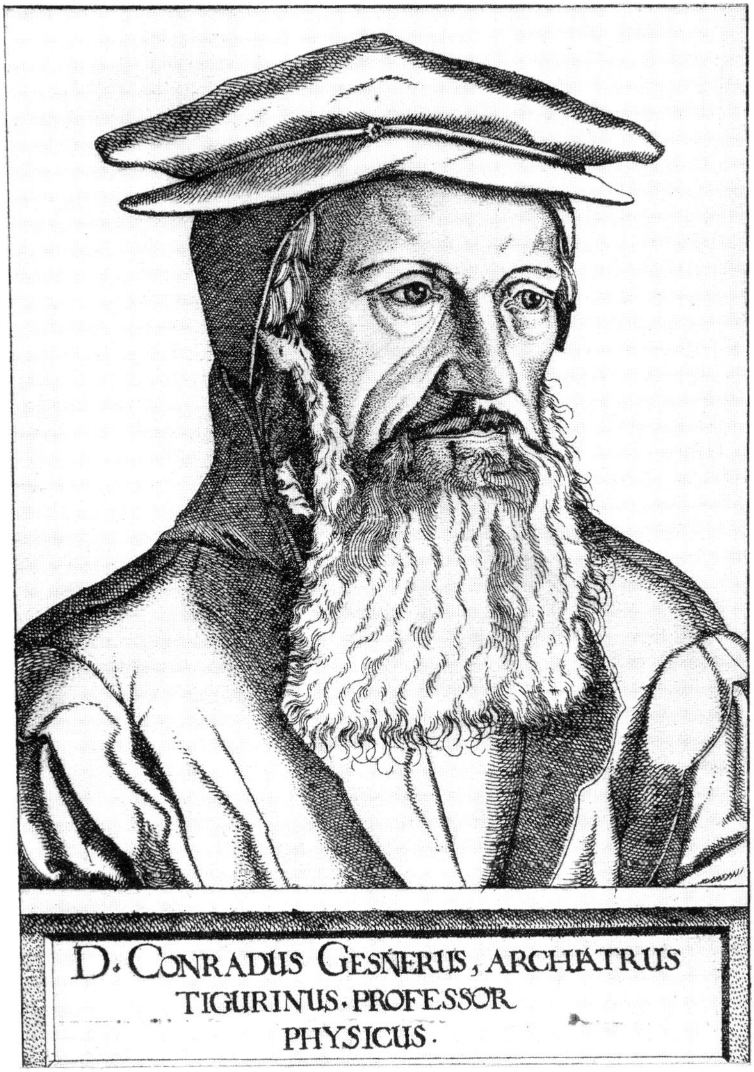

Konrad Gesner. Schweizerischer Arzt und Naturforscher. Begründer der neueren wissenschaftlichen Zoologie. Radierung von C. Meyer. Aus einem zeitgenössischen Werk über illustre Gelehrte (ohne nähere bibliographische Angaben)

Gustav Giemsa (1867-1948)

Der Name des aus dem ehemaligen Blechhammer gebürtigen Sohnes eines oberschlesischen Hütteninspektors ist den Medizinern und Biologen in aller Welt vor allem durch die nach ihm bezeichnete „Giemsa-Färbung" geläufig. Nach seinem Abitur hatte Gustav Giemsa zunächst den Apothekerberuf erlernt und anschließend an der Universität Leipzig Pharmazie und Mineralogie studiert. Im Besitz des pharmazeutischen Diploms, bildete er sich an der Berliner Universität in organischer und physiologischer Chemie und in der Bakteriologie aus. Bei Gründung des Hamburger Instituts für Schiffs- und Tropenkrankheiten übernahm er im Herbst 1900 die Leitung der dortigen Chemischen Abteilung.

Während seines jahrzehntelangen Wirkens an jener Forschungsstätte befaßte sich Giemsa vorrangig mit Problemen der experimentellen Chemotherapie sowie der Schiffs- und Tropenhygiene. Auf chemotherapeutischem Gebiet machte er sich durch Einführung neuer Chinin-, Wismut- und Arsenpräparate, auf schiffs- und tropenhygienischem Sektor durch neue Methoden der Rattenbekämpfung, Moskitovernichtung und anderes verdient. Die klinische Mikroskopie, die sich damals in rasch aufstrebender Entwicklung befand, bereicherte er durch das nach ihm benannte Verfahren der Protozoenfärbung; hatte sich doch die von dem russischen Internisten Dmitri Leonidowitsch Romanowsky um 1893 geschaffene Färbetechnik als sehr umständlich, langwierig und unsicher erwiesen.

Die von Giemsa 1902 angegebene, besonders effektive Kontrastfärbung beruht auf einer einfachen Darstellung des Methylen-Azur-Eosins und einer haltbaren Romanowsky-Lösung. Im Jahre 1908 folgte der Forscher einer Einladung der brasilianischen Regierung zu einer mehrmonatigen Lehrtätigkeit am Institut Oswaldo Cruz in Rio de Janeiro. Bereits 1914 vom Hamburger Senat zum Professor ernannt, hielt er seit Gründung der Hamburger Universität, 1919, Vorlesungen über Chemotherapie an der medizinischen Fakultät. Anläßlich seiner erfolgreichen Tätigkeit am Tropeninstitut wurde ihm 1925 von der Alma mater die medizinische Ehrendoktorwürde und 1931 eine außerordentliche Professur für Chemotherapie verliehen.

Die Hygienekommission des Völkerbundes ernannte Giemsa 1924 zum Mitglied des internationalen Sachverständigenkomitees für Chininfragen. Auch die renommierte Deutsche Akademie der Naturforscher „Leopoldina" in Halle berief ihn zu ihrem Mitglied. Nach seinem Eintritt in den Ruhestand verbrachte er die letzten Lebensjahre in Bieberweier (Tirol). Aus seiner Feder flossen mehr als 120 wissenschaftliche Abhandlungen, die vornehmlich im „Zentralblatt für Bakteriologie", in der „Münchener Medizinischen Wochenschrift", der „Biochemischen Zeitschrift", der „Dermatologischen Wochenschrift" und zumeist im „Archiv für Schiffs- und Tropenhygiene" erschienen waren. Unzählige Ärzte, Chemiker und Mikrobiologen des In- und Auslandes besuchten seine Spezialkurse.

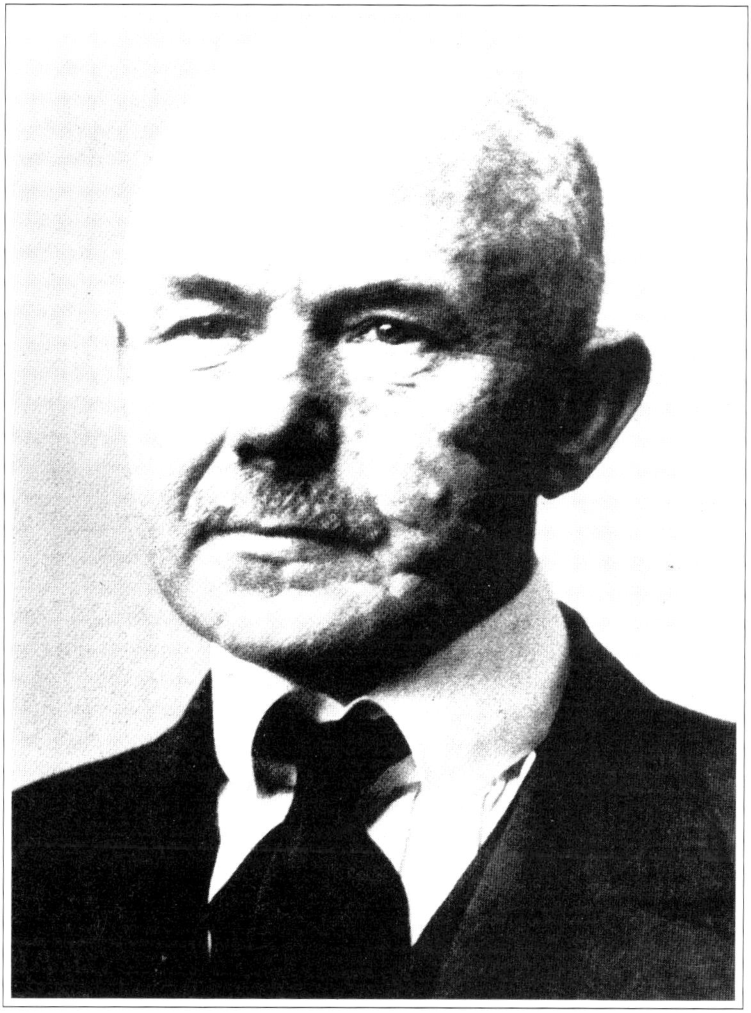

Gustav Giemsa. Deutscher Apotheker und Chemiker. Schöpfer des nach ihm benannten Verfahrens zur Färbung von Blutausstrichen.
Fotoreproduktion von Curt Kunze (†), Rostock

Camillo Golgi (1844-1926)

Im norditalienischen Bergdorf Corteno als dritter Sohn eines Arztes geboren, studierte auch Camillo Golgi Medizin. Er war gerade erst sechzehn, als er sich an der medizinisch-chirurgischen Fakultät zu Pavia einschrieben ließ, und erlangte schon mit dreiundzwanzig Jahren die Doktorwürde. Nach einem Praktikum in einer psychiatrischen Klinik promovierte er mit einer Schrift über die Ätiologie der Geisteskrankheiten. Danach schlug er die akademische Laufbahn ein. Nacheinander erhielt er Berufungen als Professor der Histologie an seine Stammuniversität, der Anatomie in Siena und endlich der Allgemeinen Pathologie in Pavia.

Zunächst arbeitete er über die Lymphgefäße des Gehirns, sodann über die Struktur des Zentralnervensystems. Bis in die Nächte hinein sah man ihn von der Straße aus am erleuchteten Fenster mikroskopieren. Bereits damals entdeckte er die „Schwarze Reaktion", eine Technik der histologischen Silberimprägnation zur Darstellung des Nervengewebes und der Sekretwege. Mit Hilfe dieses Verfahrens entwickelte er seine „Reticulumtheorie", nach der angeblich alle Elemente des Zentralnervensystems, alle einzelnen Nervenzellen, ungeachtet ihres Individualcharakters durch ihre Fortsätze innig zu einem *„äußerst komplizierten Fadensystem"*, einem *„weitverzweigten Grundnetz"* (lat. reticulum), verflochten seien.

Mit dieser Lehre, die er erstmalig 1878 verkündete, erregte Golgi bei der Fachwelt Aufsehen – dem freilich bald ein energischer Widerspruch folgen sollte. Als Haupt der Gegenbewegung fungierte der Madrider Histologieprofessor Cajal, der sich ebenfalls mit der Erforschung des Gehirns und des Zentralnervensystems befaßte. Zwölf Jahre jünger als Golgi, begeisterte er sich für dessen Imprägnationsmethode, konnte sie sogar wesentlich verbessern und vermochte dadurch die Nervenzellen mit allen ihren Fortsätzen präziser darzustellen. So erkannte er statt einer netzartigen Verknüpfung der Nervenzellen lediglich ein durch lose Berührung gekennzeichnetes, schaltwerkähnliches Gefüge, bie dem die Reiz- und Informationsübertragung ohne Kontinuität, lückenlosen Zusammenhang, wohl aber durch Kontiguität, Angrenzung, erfolgt.

Scharf bekämpfte Golgi Cajals „Neuronentheorie" (griech. Neuron = Nerv), unterlag jedoch dem Druck wissenschaftlicher Unerbittlichkeit. Dennoch sind Golgis Verdienste um die Erforschung des Nervensystems denen des Spaniers ebenbürtig. Zum Zeichen dafür empfingen beide Forscher 1906 den Nobelpreis.

Zudem machte sich Camillo Golgi als Tropenarzt einen Namen. Er untersuchte den Entwicklungsprozeß der Malariaplasmodien im menschlichen Körper und ermittelte dabei den Zusammenhang zwischen den Entwicklungsphasen der Malariaparasiten im Blut und dem für die Krankheit typischen Wechselfieber.

Außerdem ergründete er die Wirkung des Chinins auf die Malaria, wodurch er eine sparsamere Anwendung des Heilmittels ermöglichte.

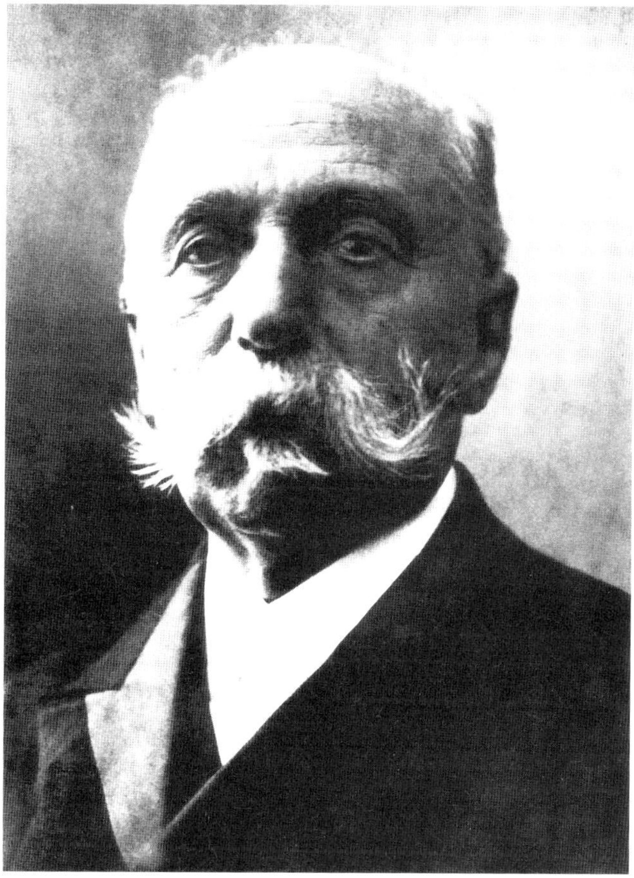

Camillo Golgi. Italienischer Anatom. Forschte über die Feinstruktur des Zentralnervensystems. Fotoreproduktion. Aus: B. Karger-Decker: Der Griff nach dem Gehirn, Leipzig 1977

Albrecht von Graefe (1828–1870)

Der Erfinder der Infiltrationsanästhesie Carl Ludwig Schleich berichtet in seinem einst vielgelesenen Erinnerungsbuch „**Besonnte Vergangenheit**“ über Albrecht von Graefe: Er habe im Examen beim berühmten Berliner Chirurgen Johann Friedrich Dieffenbach so hinreißend, ja fast visionär über medizinische Probleme extemporiert, daß dieser, immer staunend zu seinem Schüler aufblickend, herumgegangen sei und den anderen Prüflingen zugeflüstert habe: *„Kinder, auf den gebt acht, der wird mal ganz was Tolles!“*
In der Tat: Nur ein Jahrzehnt später stand der aus der preußischen Metropole Gebürtige im Rufe des bedeutendsten Augenarztes aller Zeiten.
Schon mit fünfzehn hatte er das Abitur gemacht und bereits neunzehnjährig die Doktorwürde erlangt. Ausgedehnte Studienreisen führten ihn nach Prag, Wien, Paris, London, Glasgow und Dublin. Seine Begegnung mit dem Prager Ophthalmologen Ferdinand Arlt bewog ihn, sich auf die Augenheilkunde zu spezialisieren.
Wieder nach Berlin zurückgekehrt, richtete sich Graefe hier eine Klinik für Augenkranke, die erste ihrer Art in Deutschland, ein. Ohne Unterschied zwischen arm und reich widmete er sich jedem Patienten mit gleicher Sorgfalt. In der Zeitung inserierte er, daß unbemittelte Augenkranke von ihm unentgeltlich behandelt würden. Nicht wenige Bedürftige verdankten seiner menschlichen Gesinnung nach dem Zeugnis des ihm befreundeten Schriftstellerarztes Max Ring auch das tägliche Brot.
Als erster führte Graefe den Mitte des neunzehnten Jahrhunderts vom Physiker und Physiologen Hermann Helmholtz erfundenen Augenspiegel in die ophthalmologische Praxis ein und erschloß durch die Erkundung des Augenhintergrundes neue Heilmöglichkeiten für bis dahin als unheilbar betrachtete Augenleiden. Seine größte chirurgische Tat vollbrachte er 1857 durch die erste erfolgreiche Operation des durch Druckerhöhung im Auginnern verursachten Glaukoms, wobei die feinen Gebilde der Netzhaut und der Sehnerven allmählich bis zum Erlöschen des Sehvermögens abgetötet werden. Indem Graefe aus der Regenbogenhaut ein spitzkuchenförmiges Stück heraustrennte (Iridektomie), gelang es ihm, dem druckerzeugenden Kammerwasser günstige Abflußbedingungen zu schaffen und damit die gefährliche, in der Regel auf beide Augen übergreifende und letztlich zu völliger Erblindung führende Sehnervenatrophie zu vermeiden.
Durch die Gründung des „**Archivs für Ophthalmologie**“ gab Albrecht von Graefe den Augenmedizinern ein wichtiges Publikationsorgan für wissenschaftliche Arbeiten in die Hand. Die Stadt Berlin würdigte seine Verdienste erst sehr spät, 1866, durch die Ernennung zum ordentlichen Professor der Medizinischen Fakultät. Schüler aus allen Teilen der Erde strömten ihm zu. Doch schon am 20. Juli 1870 setzte die Tuberkulose seiner Lehrtätigkeit wie seinem segensreichen ärztlichen Wirken ein Ende.

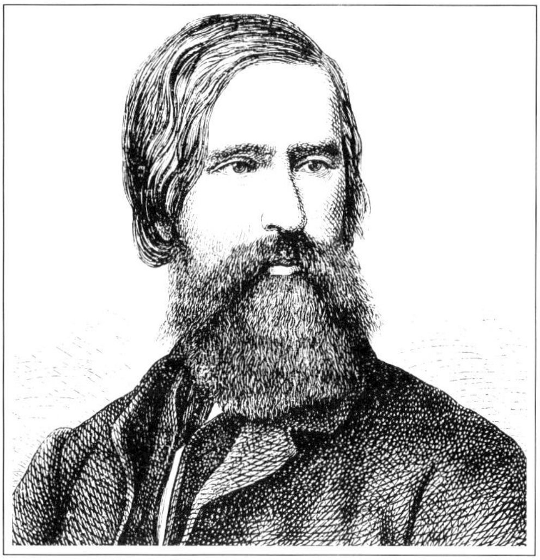

Albrecht von Graefe. Deutscher Ophthalmologe. Begründer der modernen Augenheilkunde. Anonyme zeitgenössische Xylographie. Aus: Illustriertes Conversations-Lexicon für Jedermann, Leipzig (19. Jahrhundert)

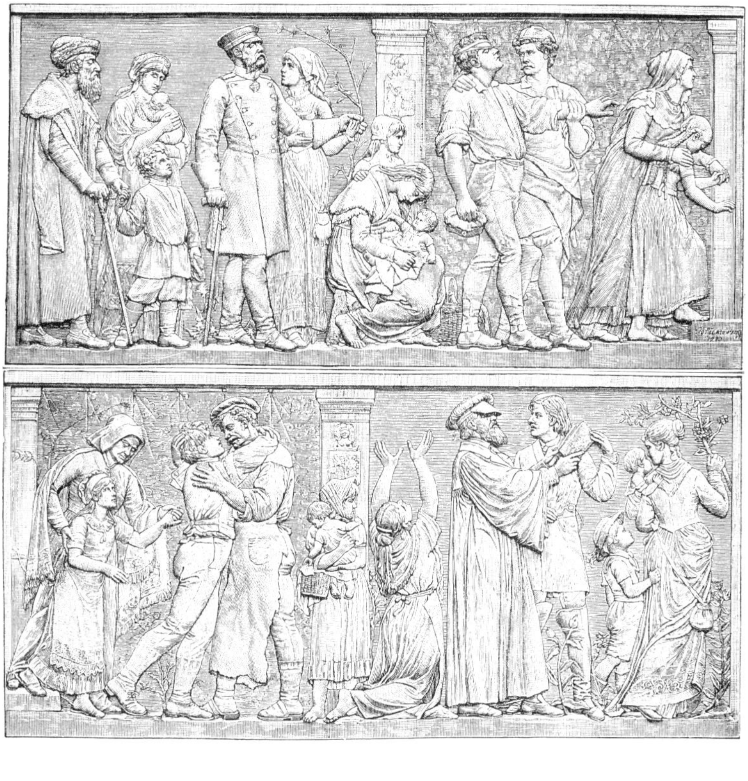

„Augenkranke auf dem Wege in die Graefe'sche Augenklinik" (oben) „und von ihm geheilte Augenkranke voller Freude" (unten). Anonyme Xylographien nach den Reliefs von R. Siemering für das Berliner A. v. Graefe-Denkmal vor der Charité

Carl Ferdinand von Graefe (1787-1840)

Bereits als neunzehnjähriger Medizinstudent der Universität Halle bewies der aus Warschau gebürtige Carl Ferdinand von Graefe sein großes chirurgisches Geschick, indem er damals schon mit Erfolg Staroperationen ausführte und einmal sogar eine Blutgeschwulst der Lippen entfernte, was in jener Zeit noch als schwierig und gewagt galt. Deshalb auch wählte er gerade diesen Eingriff zum Thema seiner Dissertation, mit der er jedoch an der Leipziger Fakultät promovierte, da Napoleon als Beherrscher Europas die Hallenser Alma mater wegen studentischer Unruhen 1806 geschlossen hatte. Die in Fachkreisen allgemeines Aufsehen erregende Schrift leitete seinen kometenhaften beruflichen Aufstieg ein.

Gleich nach Erlangen der Doktorwürde erhielt Graefe die Leitung der Chirurgie an den hallischen städtischen Krankenanstalten. Wenige Monate später berief ihn der Herzog Alexius von Anhalt-Bernburg zu seinem Leibarzt mit dem Titel eines Hofrats. In dieser Eigenschaft verwaltete der junge Medikus zugleich das gesamte Gesundheitswesen des Landes. In der Residenz Ballenstedt organisierte er ein Krankenhaus sowie den Ausbau des heute zu Harzgerode gehörenden mineralhaltigen Alexisbades. Mit dreiundzwanzig folgte er einem Ruf als Professor für Chirurgie und Augenheilkunde nach Berlin. Unter seiner Führung entwickelte sich die chirurgische Universitätsklinik in der Ziegelstraße zu einem Zentrum wissenschaftlicher Lehre, Forschung und Krankenheilung.

Während des nationalen Befreiungskampfes gegen die französische Fremdherrschaft wirkte Graefe als preußischer Generalchirurg. Hier oblag ihm die Aufsicht über sämtliche von ihm geschaffenen Provinziallazarette zwischen Elbe und Weichsel. Für seine Verdienste um die Betreuung namentlich der polnischen und russischen Verwundeten verlieh ihm der Zar Nikolaus I. nachträglich den erblichen Adel, den auch der König von Preußen anerkannte. Seit Kriegsende wieder im akademischen Amt, war er inzwischen zum Generalstabsarzt der Armee und der Medizinisch-Chirurgischen Militärakademie sowie zum Geheimen Medizinalrat ernannt worden. Zu Graefes chirurgischen Pioniertaten zählen Verbesserungen der Amputationstechnik, der Steinzertrümmerung und des Kaiserschnitts, ferner die erstmalige Operation der angeborenen Gaumenspalte, die teilweise Resektion des Unterkiefers, die Beseitigung einer Pulsadergeschwulst und die Wiederaufnahme der in Vergessenheit geratenen Nasenplastik. Er praktizierte dabei den Nasenersatz sowohl aus der Stirn nach der indischen Methode wie auch aus dem Oberarm nach der Beschreibung des Italieners Tagliacozzi sowie nach einer eigenen, hautlappensparenden Abwandlung des italienischen Verfahrens. Von ihm stammt auch der Begriff „Rhinoplastik".

Die Augenheilkunde förderte Carl Ferdinand von Graefe durch seine zuverlässige, umfassende Darstellung des heimtückischen Trachoms und durch die Einführung der Höllensteinlösung zur Therapie der eitrigen Bindehautentzündung.

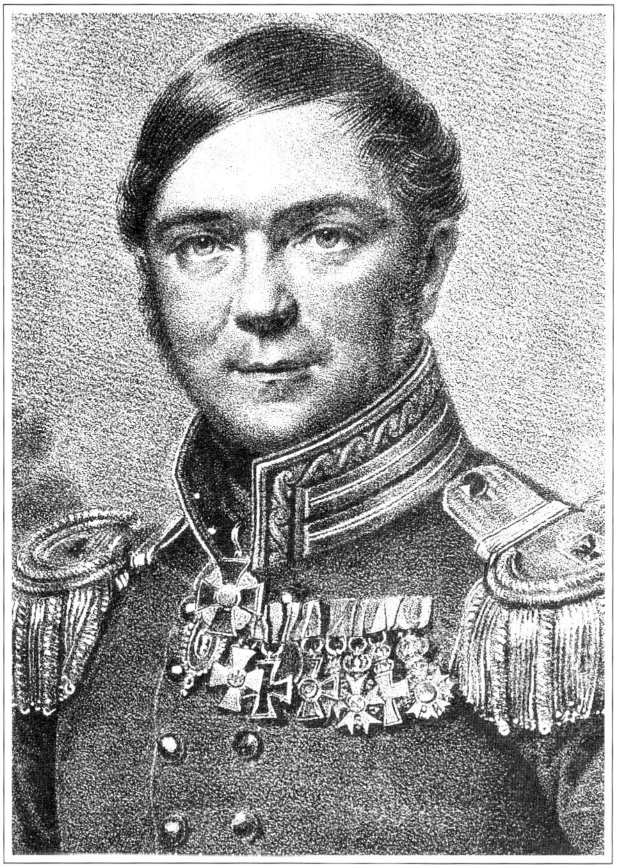

Carl Ferdinand von Graefe. Deutscher Chirurg und Augenarzt. Schöpfer mehrerer neuer Operationsmethoden (Nasenersatz, Amputationen u. a.).
Nach einem anonymen zeitgenössischen Kupferstich

Wilhelm Griesinger (1817-1868)

„Den Kern seines Denkens bildete eine großartige, durchaus humane Weltanschauung, die sich über alle menschlichen Interessen erstreckte. Hierin ist er bei aller allmählichen Entfaltung immer sich gleich geblieben." Mit diesen Worten ehrte der zu den Hauptstützen der modernen medizinischen Wissenschaft zählende Kliniker Carl Wunderlich in seinem Nachruf auf den am 26. Oktober 1868 in Berlin an den Komplikationen einer Appendizitis verstorbenen Psychiater und Neurologen Wilhelm Griesinger, seinen einstigen Assistenten und Freund.

Sein ärztliches Hauptbemühen richtete der aus Stuttgart gebürtige jüngste Sohn eines Hospitalbeamten auf die Befreiung der Geisteskranken von der überkommenen entwürdigenden Zwangsbehandlung. Schon bald nach seiner Promotion als Internist an der Universität Tübingen absolvierte er noch eine zweijährige psychiatrische Ausbildung an der Heilanstalt Winnenthal und veröffentlichte 1845 als Frucht seiner Studien sein berühmt gewordenes Lehrbuch über die **„Pathologie und Therapie der psychischen Krankheiten"**.

In diesem damals als sensationell empfundenen, bahnbrechenden Werk ersuchte der achtundzwanzigjährige Verfasser die Fachwelt, das *„Irresein"* als einen *„Symptomenkomplex verschiedener anomaler Hirnzustände"* zu betrachten. Ein für allemal löste er durch seine Maxime, daß Geisteskrankheiten als Erkrankungen des Gehirns zu gelten haben, die Psychiatrie aus dem Bereich religiös-philosophischer Spekulation und stellte sie auf eine naturwissenschaftlich-materialistische Grundlage. Damit wies der Forscher die Widersinnigkeit der noch in jenen Tagen verbreiteten Gedankenverbindung von Krankheit und Sünde nach, ja brandmarkte diese als unmenschlich. Da jedermann geisteskrank werden könne, resümierte er, dürfe niemandem das Schicksal Geistesgestörter gleichgültig sein. Nach seiner epochalen Publikation erhielt Griesinger nacheinander Berufungen als Lehrstuhlinhaber beziehungsweise als Klinikleiter nach Kiel, Tübingen, Zürich, Berlin. Zwischendurch folgte er einem Ruf als Direktor der Medizinschule in Kairo und Präsident des gesamten Medizinalwesens in Ägypten sowie als Leibarzt des Vizekönigs Abbas Pascha.

Im Lande des Nils beschäftigte sich Griesinger viel mit epidemiologischen Krankheiten. Heimgekehrt, legte er seine Untersuchungen über Cholera, Gelbfieber, Malaria, Typhus, Rückfallfieber und Pest mit klarer Krankheitsbeschreibung für Virchows Handbuch der speziellen Pathologie und Therapie dar. Als Hochschullehrer und Kliniker für Psychiatrie und Neurologie an der Berliner Charité erwarb er sich durch die Einteilung der Hirnkrankheiten in herdartige und diffuse, durch Verbesserung der Lebensbedingungen der Geisteskranken, insbesondere durch weitestgehenden Verzicht auf Anwendung körperlicher Zwangs- und Behinderungsmittel, wie auch durch die Gründung des **„Archivs für Psychiatrie und Nervenkrankheiten"** den Ruf als bedeutendster Nervenarzt seiner Zeit.

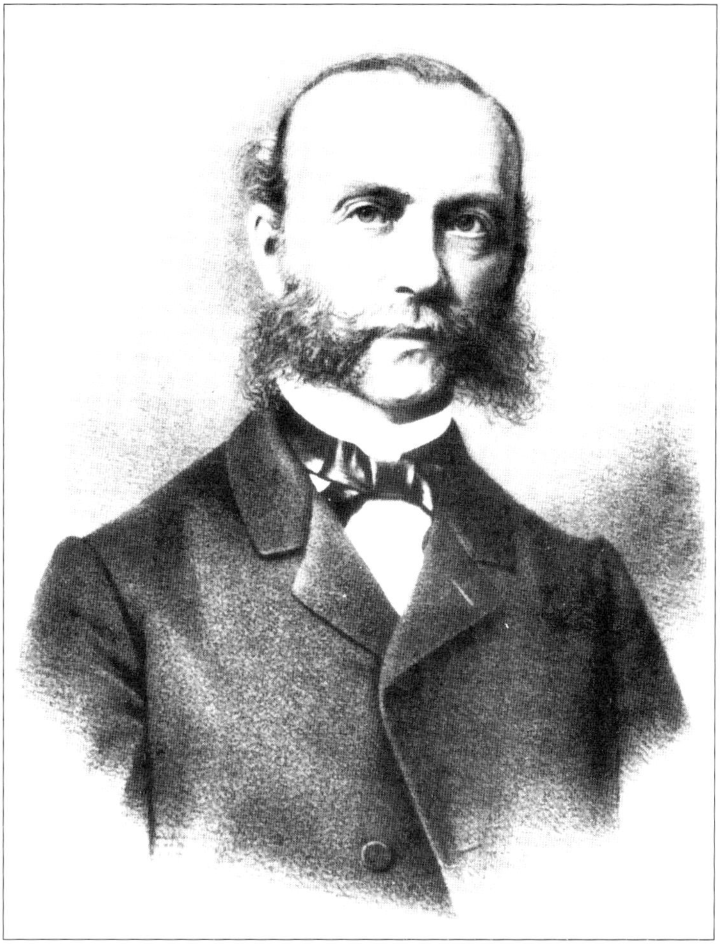

Wilhelm Griesinger. Deutscher Psychiater und Neurologe. Bedeutendster Nervenarzt seiner Zeit. Fotoreproduktion von Professor Müller-Hegemann (ehemaliger Chef des Wilhelm-Griesinger-Krankenhauses in Berlin-Biesdorf)

Bernhard Aloys von Gudden (1824-1886)

Wenige Tage nach seiner Entmündigung, am 13. Juni 1886, hatte sich der 40jährige geisteskranke Bayernkönig Ludwig II. im Starnberger See das Leben genommen. Seinen Leibarzt Bernhard Aloys von Gudden, der ihm ins Wasser nachgelaufen war, um ihn am Selbstmord zu hindern, hatte er durch einen kräftigen Faustschlag ins Gesicht handlungsunfähig gemacht und dann ertränkt. Mit Gudden verlor die medizinische Fachwelt einen progressiven Psychiater und verdienten Neuroanatomen.

Der aus der rheinisch-westfälischen Stadt Cleve Gebürtige hatte in Bonn, Halle und Berlin studiert und nach ausgezeichnetem Staatsexamen bald den Doktorgrad erworben. Seine erste Anstellung erhielt er als Assistenzarzt an der Irrenanstalt Siegburg. Anschließend arbeitete er fünf Jahre an der badischen Landesheil- und Pflegeanstalt Illenau in Achern. Deren Leiter Christian Friedrich Wilhelm Roller, renommierter Mitbegründer der „Allgemeinen Zeitschrift für Psychiatrie", beeindruckte ihn nachhaltig durch menschliche Behandlung der Geisteskranken.

Mit 31 Jahren zum Doktor der bayerischen Kreisheil- und Pflegeanstalt auf Schloß Werneck berufen, verwirklichte Gudden seine in Illenau gewonnenen eigenen Intentionen. Als erster deutscher Psychiater verzichtete er gemäß dem schon 1839 von dem Engländer John Conolly eingeführten „No-restraint-System" weitestgehend auf Anwendung körperlicher Behinderungs- und Zwangsmaßnahmen und förderte überdies das Vertrauen seiner Patienten durch Gewährung persönlicher Freiheiten.

Neben seiner engagierten ärztlichen Tätigkeit betrieb Gudden hirnanatomische Forschungen in der Überzeugung, durch bessere Einsicht in die Feinstruktur des Gehirns die ursächliche Erkennung sowie Heilbehandlung in der Psychiatrie voranbringen zu können. Zur Bereitung von Serienschnitten entwickelte er ein Mikrotom. Für die Feststellung von Gehirnbahnen gab er die sogenannte Exstirpationsmethode an. Eine Reihe von ihm entdeckter Nervenbahnen sind mit seinem Namen verbunden. Auch die bei Alkoholungewohnten nach Alkoholgenuß auftretende Pupillenträgheit ist nach ihm als „Guddensches Zeichen" bekannt.

In mehrjährigen experimentellen Untersuchungen über das Schädelwachstum suchte Gudden nachzuweisen, daß eine gegenseitige Abhängikeit des Hirn- und des Schädelwachstums stattfinde. *„Durch den Druck des Gehirns"*, so schrieb er in seiner 1874 erschienenen wissenschaftlichen Abhandlung hierüber, werde *„der Schädel ausgedehnt; durch verminderten Druck, zum Beispiel Abtragung der Hemisphären, bleibt der Schädel unter der Norm zurück."* Drei Jahre wirkte er als Professor in Zürich, bevor er 1872 den Lehrstuhl für Psychiatrie in München unter gleichzeitiger Direktion der hauptstädtischen Irrenanstalt übernahm. In seiner Eigenschaft als Obermedizinalrat und Kreisirrenarzt war er von der bayerischen Regierung mit der Beobachtung, Beurteilung und Betreuung des von Verfolgungs- und Größenwahn betroffenen Königs Ludwig beauftragt worden.

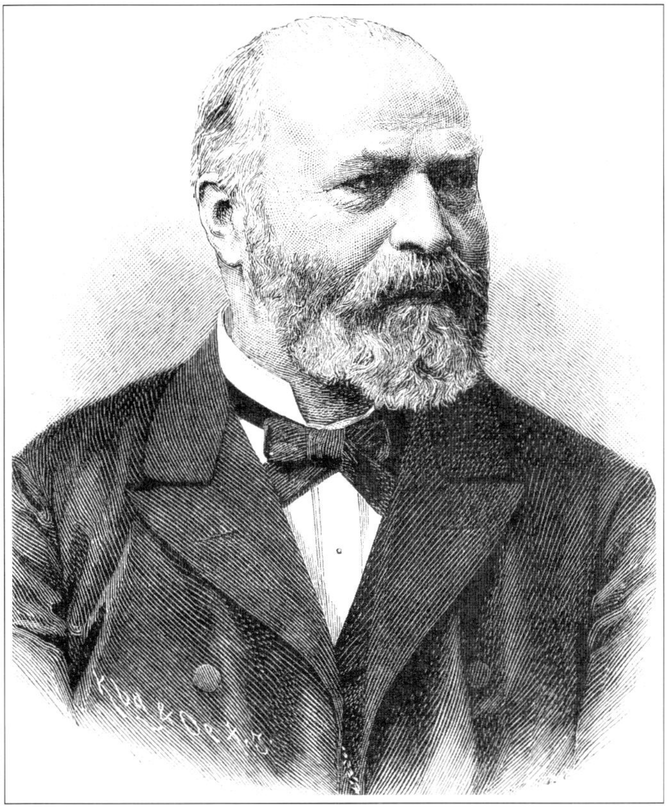

Bernhard Aloys von Gudden. Deutscher Psychiater. Förderer des englischen „No-restraint-Systems“ (Verzicht auf körperliche Behinderungs- und Zwangsmaßnahmen in der Behandlung Geisteskranker).
Anonyme Xylographie. Aus: „Die Gartenlaube“, Berlin (1886)

Anton de Haën (1704–1776)

In seinem Geschichtswerk über die Wiener medizinische Schule teilt der österreichische Universitätsprofessor Leopold Schönbauer mit, daß Anton de Haën bei seinen aufgeklärten Berufskollegen als ein dem wissenschaftlichen Fortschritt abgeneigter „Obskurant" gegolten habe, *„weil er an Wunder und Zauberei, auch an Besessenheit glaubte"* und der *„Lehre von den dämonischen Krankheiten"* noch anhing, *„als schon die Aufklärung die mittelalterlichen Anschauungen lichtete"*.

Zugegeben, daß sich der aus Den Haag gebürtige Arzt von überkommenen mystischen Anschauungen nicht gänzlich zu lösen vermochte, so trat er doch den verhängnisvollen Auswüchsen rückständiger Wundergläubigkeit entschieden und nicht ohne Erfolg entgegen.

Durch unerschrockenen Kampf gegen die Hexenprozesse, durch Anprangerung des berüchtigten geistlichen Wunderdoktors Johann Joseph Gassner, welcher Krankenbehandlung mittels exorzistischer Manipulationen betrieb, sowie durch seine heftige Befehdung erstarrter Systematiker und überspannter Neuerer erwies er sich als durchaus progressiv.

Bahnbrechend, ja umwälzend wurde Haën als Kliniker und Hochschullehrer. Er hatte in Leiden zunächst Rechtswissenschaft und später Heilkunde studiert. Nach zwanzigjähriger ärztlicher Privatpraxis in der Universitätsstadt erhielt er 1754 den vakant gewordenen Lehrstuhl für praktische Medizin in Wien. Eigens für ihn wurde am Bürgerhospital der Donaumetropole eine klinische Abteilung mit je sechs Betten für weibliche und männliche Patienten eingerichtet.

Bis zu seinem Lebensende wirkte Haën an der Wiener Universität als ein *„Fanatiker der Arbeit"*, wie Henry E. Sigerist, der Begründer der soziologischen Medizinhistoriographie, ihn charakterisierte. Indem er hier das Klinikwesen und die klinische Unterweisung mit bislang nicht dagewesener Meisterschaft ausbildete, wurde er zum ersten Gestalter der sogenannten älteren Wiener Schule, die sein von Maria Theresia 1745 als Leibarzt sowie als Erneuerer des österreichischen Sanitäts- und des medizinischen Unterrichtswesens bestallter Landsmann und einstiger Studienfreund Gerard van Swieten ins Leben gerufen hatte.

Als (freilich keineswegs dogmatischer) Anhänger der auf den altgriechischen Arzt Hippokrates zurückgehenden humoralpathologischen Betrachtung des Krankheitsgeschehens vertrat Haën eine auf vernünftige Lebensweise und die Heilkraft der Natur ausgerichtete Therapie. Seinen theoretischen Unterricht verband er mit der Praxis am Krankenbett. Er bestand auf exakter Führung eines Krankenblattes für jeden Patienten von der Anamnese über Untersuchungsbefund, Symptome, Verlauf und Behandlung der Krankheit bis hin zum Abschlußbericht. Er führte ferner die systematische Fiebermessung mittels Thermometers und die regelmäßige Pulsbeobachtung ein. De Haën nahm im Beisein der Studenten Sektionen der in seiner Klinik verstorbenen Patienten vor und entwickelte dadurch die pathologische Anatomie zum obligatorischen Lehrfach.

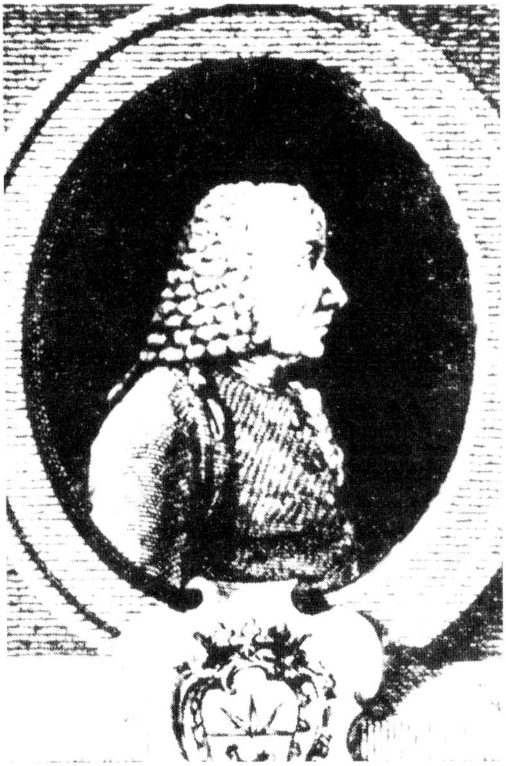

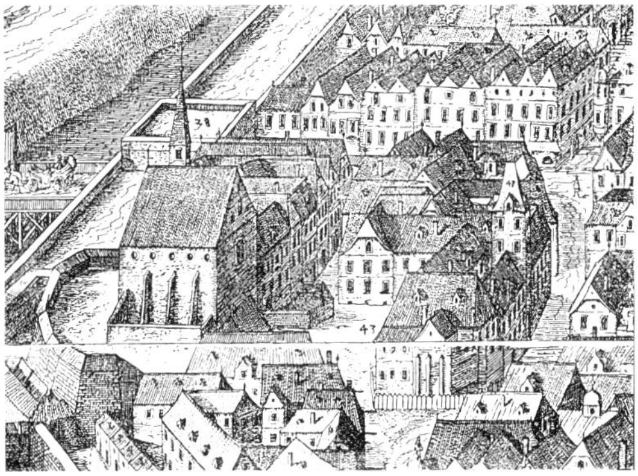

Anton de Haën. Niederländischer Kliniker. Erster Gestalter der älteren Wiener medizinischen Schule. Fotoreproduktion von Curt Kunze (†), Rostock

Wiener Universitätsviertel zu Haëns Zeit. Anonyme zeitgenössische Grafik nach Kisch. Aus: Leopold Schönbauer: Das Medizinische Wien, Berlin – Wien 1944

Johann Sigmund Hahn (1664-1742)

Über den äußeren Ablauf seines fast achtzigjährigen Daseins ist nicht mehr zu berichten, als daß er an den Universitäten Leipzig und Leiden Medizin studierte und danach bis zum Ende seines Wirkens in seiner schlesischen Geburtsstadt Schweidnitz (Świdnica) praktizierte. Überdies bekleidete er hier, wie ehedem sein Vater, das Amt des Stadtphysikus und war zugleich eine Zeitlang Leibarzt des polnischen Königs Johann III. Sobieski. Er starb am 6. Oktober 1742 im Rufe eines großen Menschenfreundes. Johann Sigmund Hahns bleibendes Verdienst um die Heilkunde besteht vor allem darin, daß er die in Vergessenheit geratene Kaltwasserbehandlung wieder in die Therapie einführte. Dazu gehörte damals Mut, da bis ins neunzehnte Jahrhundert viele Mediziner das Baden als eine *„ernste Gefahr für Rheumatismus und Lungenleiden"* ablehnten und damit den jahrtausendelangen Erfahrungen der antiken Ärzte widersprachen. Schon die Assyrer und Babylonier hatten nach überlieferten Keilschrifttexten die Heilkraft des Wassers zu nutzen gewußt. Weiter in alten Quellen forschend, ermittelte Hahn, daß die namhaftesten griechischen Ärzte bereits die Wasseranwendung auf das jeweils zu kurierende Leiden abzustimmen verstanden.

Erst ausgangs des siebzehnten Jahrhunderts wieder regten die englischen Ärzte Baynard und Sir Floyer den therapeutischen Gebrauch des Wassers neu an. Auf Grund ihrer Veröffentlichungen begann Johann Sigmund Hahn, der um diese Zeit gerade zum Doktor der Medizin promoviert hatte, am eigenen Körper die Wirksamkeit des Kaltbadens, selbst bei rauhester Witterung, zu erpoben. Dabei gelangte er zu seinem „Wasserglaubensbekenntnis", das er 1732 in seiner Schrift **„Peterswälder Brunnen"** und 1737 in seiner Abhandlung **„Wieder aufgewärmt Alt-Kalt Baden und Trinken"** publizierte.

Wörtlich verkündete Hahn seinen Zeitgenossen: *„Das Wasser zum Trinken, Waschen und Baden, meistens frisch, selten lau, dient im Sommer und Winter, in der Nacht und am Tage nicht nur Gesunden, sondern mehr noch Kranken."* Er verordnete es in Form von Waschungen, Umschlägen, Übergüssen, Tränken, Duschen und Bädern bei fiebrigen Infektionen, Gicht, Hautkrankheiten, Krämpfen, Lähmungen, Wassersucht und nicht zuletzt bei chirurgischen Erkrankungen. Zudem lag ihm daran, mit seinem eifrigen Einsatz für die Wasseranwendung dem im Volke damals weit verbreiteten Aberglauben zu begegnen, daß durch kalte Waschungen nach außen drängende Krankheitssäfte in den Organismus zurückgedrängt würden, wobei ein Gehirnschlag eintreten könnte.

Seine beiden Söhne, die ebenfalls Ärzte wurden, interessierte Hahn frühzeitig für seine Methode, so daß sie nach seinem Ableben sein Werk fortsetzten und durch weitere Werbung vornehmlich Sebastian Kneipp auf den Heilwert des Wasser aufmerksam machten, dessen Verfahren später von der Schulmedizin zu einem wissenschaftlich untermauerten hydrotherapeutischen System ausgebaut wurde.

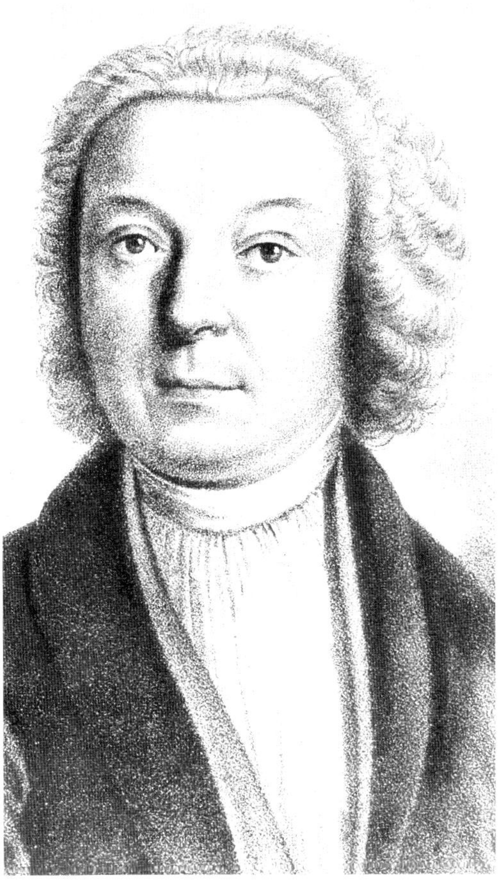

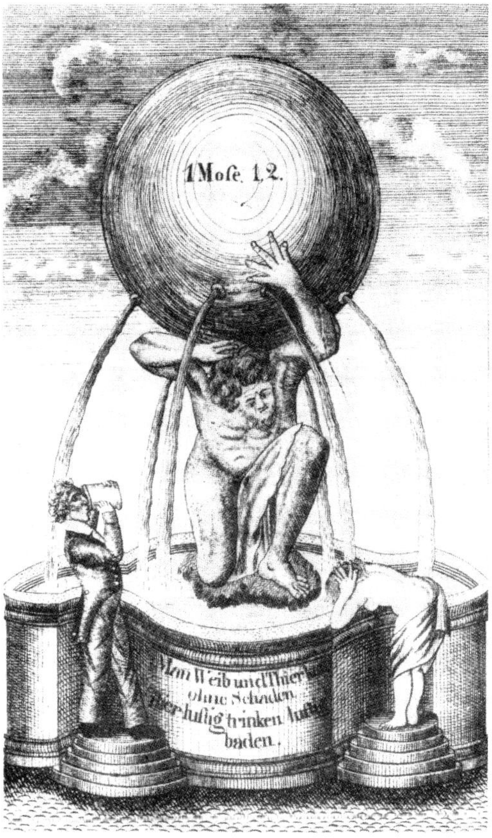

Johann Sigmund Hahn. Deutscher Arzt. Mitbegründer der Wasserheilkunde. Anonymes zeitgenössisches Bildnis. Aus: B. Karger-Decker: Ärzte im Selbstversuch, Leipzig 1981

Titelbild des von Hahns Sohn verfaßten Buches „Unterricht von der wunderbaren Heilkraft des frischen Wassers“, Ilmenau 1831 (5. Aufl.)

Samuel Hahnemann (1755-1843)

Kein Geringerer als Goethe bezeichnete den vielumstrittenen und häufig als Witzblattfigur behandelten Begründer der Homöopathie, Samuel Hahnemann, als *„neuen Paracelsus"*.
Obwohl jene Therapieform in der modernen wissenschaftlichen Medizin keine Grundlage mehr besitzt, ist es doch von historischem Interesse, wie ihr Initiator ausgangs des achtzehnten Jahrhunderts zu ihrer Entdeckung gelangt war. Schon als Medizinstudent in Leipzig begann der Sohn eines Meißener Porzellanmalers daran zu zweifeln, daß die aus früherer Zeit überkommenen und von den Ärzten noch immer im Übermaß angewandten rigorosen Abführmittel, Aderlasse, Klistiere und andere derartige Prozeduren sinnvoll seien.
Aus diesem Grunde beschäftigte sich Hahnemann nach seiner Promotion, zumal er sich an verschiedenen Orten vergebens um eine einträgliche Arztpraxis bemühte und zudem über gute chemische Kenntnisse verfügte, in seiner ausgiebigen Freizeit mit pharmazeutischen Untersuchungen, wobei er manch brauchbares Medikament, wie zum Beispiel ein lösliches Quecksilberpräparat gegen Geschlechtskrankheiten, ausfindig machte. Daneben übersetzte er die **„Arzneimittellehre"** des schottischen Pharmakologen William Cullen, wobei ihn besonders die Bemerkung des Verfassers beeindruckte, daß eine starke Dosis der damals gegen Malaria gebräuchlichen Chinarinde beim gesunden Menschen dem Wechselfieber ähnliche Erscheinungen hervorrufen könne.
Unverzüglich erprobte Hahnemann diese Droge am eigenen Leib und erlitt nach seiner Mitteilung tatsächlich einen leichten Malariaanfall. Daraufhin vollführte er Selbstversuche mit zahlreichen weiteren Arzneimitteln. Auch hierbei glaubte er, entsprechende Reaktionen seines Körpers zu verspüren. Jede wirksame Medizin erzeuge *„im Körper eine Art von eigener Krankheit"*, schlußfolgerte er in seinem 1796 in Hufelands **„Journal für praktische Arzneikunde"** veröffentlichten Arbeitsbericht und knüpfte daran die Mahnung an die Kollegenschaft, zwecks schneller und dauernder Krankheitsbeseitigung stets dasjenige Mittel zu wählen, *„das dieselbe Krankheit erregen"* könne.
Ausführlich und programmatisch publizierte Hahnemann seine Heilslehre, für die seine Gegner nach der griechischen Lesart seines Werbeslogans *„Heilt Ähnliches mit Ähnlichem!"* den Name *„Homöopathie"* prägten, in seinem späteren spektakulösen Werk **„Organon der rationellen Heilkunde"**. Den Ausgangspunkt seiner These bildete seine spekulative Auffassung, daß das Wesen einer Krankheit grundsätzlich verborgen bliebe und der Arzt deshalb sein Augenmerk allein auf die Therapie der Symptome mit dafür prädestinierten (krankheitserregenden) Wirkstoffen in enormer Verdünnung zu legen hätte, um dadurch die angeblich *„verstümmelte Lebenskraft"* wieder zu aktivieren.
Da die sächsische Regierung indes auf Betreiben der Apotheker Hahnemann das Recht der Medikamentenherstellung und -abgabe verweigerte, übersiedelte er, bereits achtzigjährig, nach Paris, wo ihm viele Anhänger und Patienten zuliefen.

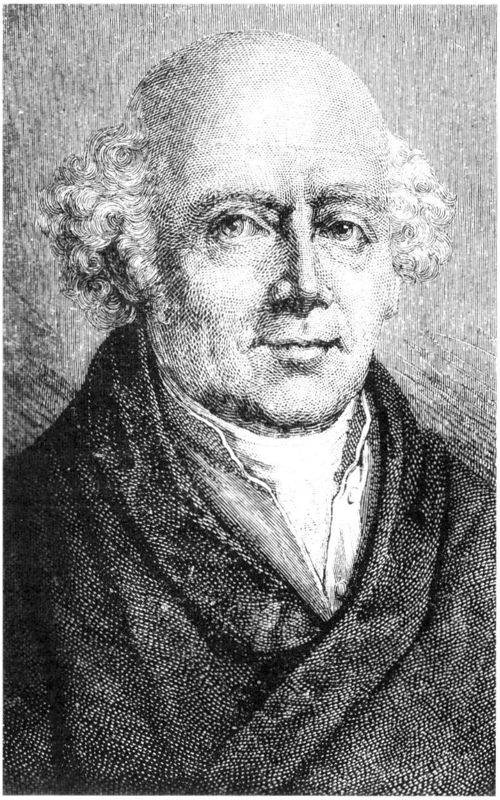

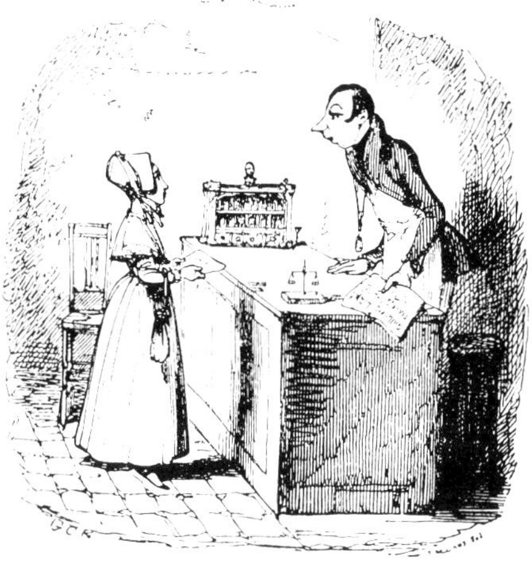

„Bitte, mein Herr, ich möchte das hundertste Teil eines Dezigramms Magnesia haben." „Es tut mir leid, Fräulein, aber wir verkaufen solche großen Quantitäten nicht."

Samuel Hahnemann. Deutscher Arzt. Begründer der Homöopathie.
Holzschnitt von Moritz Klinkicht. Aus: M. Klinkicht und K. Siebert: Dreihundert berühmte Deutsche, Stuttgart 1912

Karikatur auf die kleinen Dosen der Homöopathie. Zeichnung von George Cruikshank (1792–1878)

Albrecht von Haller (1708-1777)

Eine *„Alpenwelt der Gelehrsamkeit"*, nannte der Weimarer Schriftsteller und Philosoph Johann Gottfried Herder den schweizerischen Naturforscher, Arzt und Dichter Albrecht von Haller.
Bereits als zehnjähriger Knabe setzte der aus Bern gebürtige Advokatensohn seine Lehrer durch eine selbstverfaßte chaldäische Grammatik sowie durch eine Vielzahl von Biographien hervorragender Persönlichkeiten in Erstaunen.
Obwohl seine Eltern ihn gern auf dem Priesterseminar gesehen hätten, studierte er in Tübingen und Leiden Medizin, praktizierte nach Erlangung des Doktorhutes an Pariser und Londoner Hospitälern und absolvierte im Anschluß daran an der Universität Basel das Studium der höheren Mathematik und der Naturwissenschaften. Seine akademische Laufbahn begann Haller mit achtundzwanzig Jahren als Professor der Anatomie, Chirurgie und Botanik an der neugegründeten Universität Göttingen, die er durch Schaffung eines Sezier- und Präpariersaales, eines botanischen Gartens, einer Klinik und verschiedener Institute zu einer hochangesehenen Unterrichts- und Forschungsstätte entwickelte. Die überdies von ihm ins Leben gerufene *„Sozietät der Wissenschaften"* erblühte unter seinem Vorsitz zu einer der renommiertesten gelehrten Gesellschaften. Zweieinhalb Jahrzehnte leitete er zudem die **„Göttingischen Zeitungen von Gelehrten Sachen"**, für die er persönlich zahllose kritische Besprechungen in- und ausländischer Publikationen verfaßte.
Während Haller sich als Botaniker vornehmlich durch sein prachtvoll illustriertes mehrbändiges Werk über die Flora der Schweiz verdient machte, in dem er an zweieinhalbtausend Pflanzen systematisierte und beschrieb, welche er, zwanzigjährig, auf einer Durchwanderung der Alpen aufgespürt hatte, und seinen Dichterruhm hautsächlich durch sein gewaltiges Epos **„Die Alpen"** begründete, worin er die Majestät des Gebirges, seine Bewohner wie auch deren naturverbundene Arbeit verherrlichte, erwarb er sich als Mediziner vor allem auf anatomischem und physiologischem Gebiet Unsterblichkeit: Durch sinnvolle Untersuchungen über den Mechanismus der Atmung, die Reizbarkeit und Zusammenziehung der Muskeln (Irritabilität), über die Sinnesempfindlichkeit und Reizleitung der Nerven (Sensibilität), über die Herz und Blutbewegung, über Ernährung und Drüsensekretion wurde Haller zum Schöpfer der modernen Experimentalphysiologie. In seinem nach damaligem Gelehrtenbrauch lateinisch abgefaßten Werk **„Physiologische Elemente des menschlichen Körpers"** legte er seine Versuche und Erkenntnisse sowie das gesamte physiologische Wissen seiner Zeit dar. Auch das erste physiologische Lehrbuch seit Galen entstammt seiner Feder. Als souveräner Beherrscher der Infusionstechnik konnte er etliche Probleme der Gefäßanatomie, namentlich des Pfortadersystems, erhellen. Durch die Bezeichnung *„Tripus Halleri"* für die Verzweigungsstelle der Arteria coeliaca lebt der am 12. Dezember 1777 an Magenkrebs gestorbene Universalgelehrte in der Medizingeschichte namentlich fort.

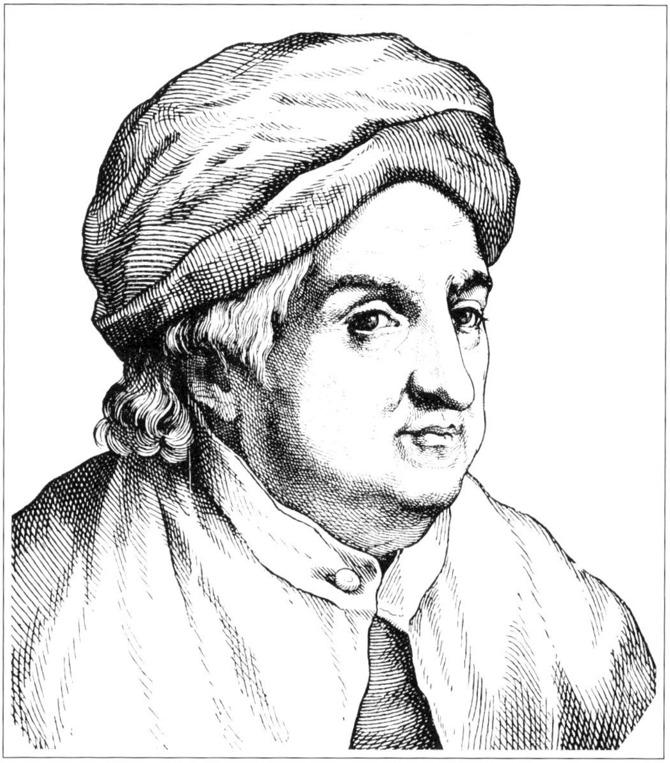

Albrecht von Haller. Schweizerischer Naturforscher, Dichter und Arzt. Begründer der experimentellen Physiologie.
Anonyme spätere Grafik. Aus: 200 Bildnisse und Lebensbeschreibungen berühmter deutscher Männer, Leipzig 1857

Armauer Hansen (1841-1912)

Als eine der gräßlichsten und ekelerregendsten Krankheiten erschien den Menschen seit alters die Lepra oder der Aussatz. Alle von dieser Seuche Erfaßten wurden erbarmungslos von der Gemeinschaft abgesondert, damit sie nicht weitere Opfer nach sich zögen. Noch heute ist die Krankheit nicht restlos überwunden. Nach Schätzungen der Weltgesundheitsorganisation beläuft sich die Anzahl von ihr Betroffener gegenwärtig auf etliche Millionen; doch die einstige grausame Ausstoßung der Erkrankten ist in unseren Tagen nicht mehr erforderlich, da die Ärzte die Lepra inzwischen beherrschen gelernt haben.

Dies ist nicht zuletzt ein Verdienst des aus der norwegischen Stadt Bergen gebürtigen Entdekkers des Leprabakteriums: Gerhard Hendrik Armauer Hansen. Schon als Student an der Universität Christiania (Oslo) zeigte sich der am 29. Juni 1841 Geborene an selbständiger medizinischer Forschung sehr interessiert, so daß sein Anatomielehrer ihn zu seinem Prosektor erkor.

Während dieser Zeit trat er mit seiner ersten wissenschaftlichen Arbeit, einer Abhandlung über normale und pathologische Anatomie der Lymphdrüsen, hervor, für die ihm die Fakultät einen Ehrenpreis zuerkannte. Fünfundzwanzigjährig, erlangte er die Doktorwürde. Seine Laufbahn als Lepraarzt begann Hansen an der Pflegeanstalt für Aussätzige in seiner Vaterstadt. Ausgiebig befaßte er sich hier mit den schauderhaften Symptomen der verschiedenen Erkrankungsformen und ergründete mit Feuereifer die jeweils von ihnen bewirkten körperlichen Strukturveränderungen. Allmählich kam er zu der Überzeugung, daß es sich bei der Lepra um eine durch einen spezifischen Ansteckungsstoff verursachte Infektionskrankheit handeln müsse. Diesen aufzuspüren, um damit die Möglichkeit einer gezielten Bekämpfung zu bieten, erachtete er fortan für seine wichtigste Forschungsaufgabe. Nach fünfjährigem heißem Bemühen konnte Hansen der Fachwelt endlich über seine Entdeckung des Leprabakteriums in Gestalt eines schlanken, unbeweglichen, säurefesten Stäbchens berichten. Da es ihm aber bei den damaligen primitiven Färbemethoden versagt blieb, den Krankheitskeim deutlich sichtbar zu machen, bezweifelten zahlreiche Mediziner zunächst dessen Dasein. Erst nach Ablauf eines weiteren Jahrfünfts fand Hansens Entdeckung ihre Bestätigung durch den Breslauer Dermatologen Albert Neisser, der den Forscher in seinem Hospital aufsuchte, um von ihm lepröses Material für eigene Untersuchungen zu erbitten.

Mittels der inzwischen von Robert Koch kreierten Fuchsin- und Gentianaviolett-Färbung erzielte Neisser nach seiner Mitteilung *„ein schönes Hervortreten"* des Bakteriums. Auf Grund seiner Pioniertat übertrug die norwegische Regierung Hansen unter gleichzeitiger Berufung zum Direktor des Bergener Pflegestiftes die Bekämpfung der Lepra im Vaterland.

Mehrere gesetzliche Bestimmungen über Desinfektion sowie eine humanere Isolierung der Aussätzigen gehen auf seine Initiative zurück und fanden internationale Anerkennung.

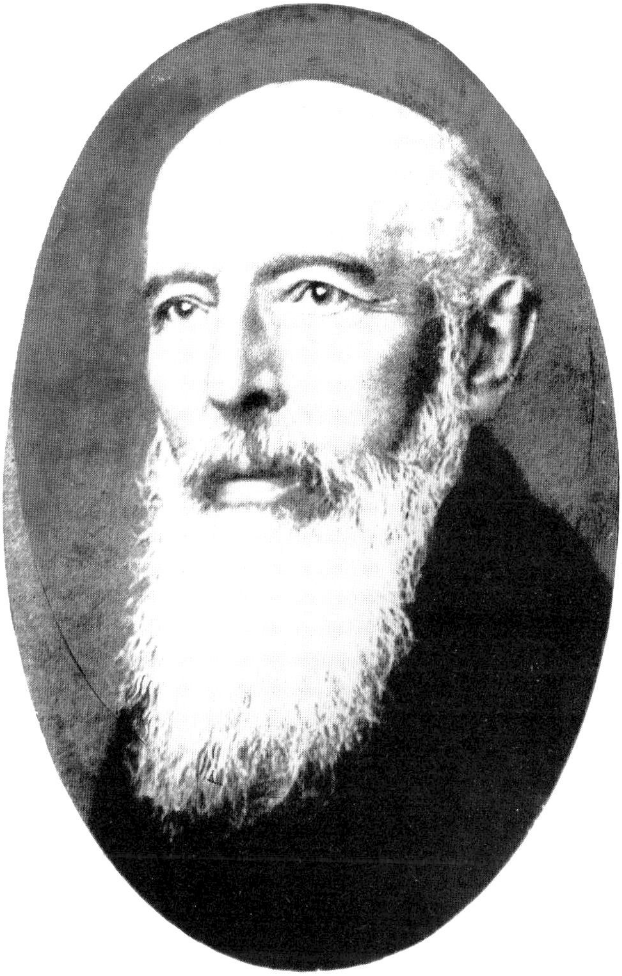

Armauer Hansen. Norwegischer Arzt. Entdecker des Leprabakteriums.
Fotoreproduktion aus: G(ottlieb) Olpp: Hervorragende Tropenärzte in Wort und Bild, München (1932/39)

William Harvey (1578-1657)

Mit dem biographischen Beitrag über den hervorragenden englischen Mediziner William Harvey gedenken wir achtungsvoll des Vaters der experimentellen Forschungsmethode und Begründers der wissenschaftlichen Physiologie. Am 1. April 1578 in Folkestone in der Grafschaft Kent als Sohn wohlhabender Eltern geboren, studierte er nach dem Besuch der Lateinschule in Canterbury an der Universität Cambridge zwölf Semester Dialektik und Physik, bevor er sich im Anschluß an eine Reise durch Westeuropa nach Padua wandte, um dort die Vorlesungen der namhaftesten Heilkundigen seiner Zeit zu besuchen.

Im Besitz der Doktorwürde wieder daheim, eröffnete der Vierundzwanzigjährige in London zunächst eine Privatpraxis, erhielt aber auf Grund seines rasch sich verbreitenden guten Rufes schon bald die ärztliche Leitung des berühmten Bartholomäus-Hospitals und schließlich einen Lehrstuhl für Anatomie und Chirurgie am Londoner College of Physicians. Hier machte er durch seine Entdeckung des großen Blutkreislaufs von sich reden, mit der er die noch immer verfochtene falsche Theorie des griechisch-römischen Arztes Galenos über die Blutbewegung widerlegte, wonach das Blut von der Leber ständig neu gebildet und nach jeder Mahlzeit schubweise in den Körper entsandt würde, um letztlich in den Geweben zu versickern. Demgegenüber stellte Harvey in seinem 1628 in lateinischer Sprache veröffentlichten Forschungsbericht **„Anatomische Untersuchung über die Bewegung des Herzens und des Blutes bei Tieren“** die in jahrzehntelangen Vivisektionen gewonnene Erkenntnis dar, daß der vorhandene rote Lebenssaft immer wieder von neuem gebraucht wird, indem er unablässig *„in einer gewissen kreisartigen Weise“* vom Herzen durch den Körper pulst und zum Herzen zurückkehrt. Ungeachtet seiner Befehdung durch zahlreiche in Vorurteilen befangene Widersacher avancierte der Forscher bereits 1618 zum Leibarzt des englischen Königs sowie zu dessen Begleiter auf vielen Auslandsreisen.

Mit dem royalistischen Hof während des ersten Bürgerkrieges nach Oxford übergesiedelt, lehrte Harvey kurzfristig an der dortigen Universität. Danach erhielt er die Leitung des Morton College. An dieser Wirkungsstätte begann er seine bahnbrechenden embryologischen Studien. Durch unermüdliche Beobachtungen an bebrüteten Hühnereiern wie an trächtigen Hirschkühen und Rehen im königlichen Tierpark vermochte er die Irrlehre von der elternlosen Urzeugung stark einzudämmen.

Seine These, die er in seiner 1651 erschienenen Schrift **„De Generatione animalium“**, **„Über die Erzeugung der Tiere“**, publizierte, lautet: *„Alle Tiere, selbst solche, die lebende Junge hervorbringen, einschließlich des Menschen, entstehen aus dem Ei“*. Harvey kehrte später wieder nach London zurück und gab seine Hochschultätigkeit auf, um sich fortan ganz seinen Forschungen zu widmen. Die Nachwelt rühmt ihn als einen *„Copernicus des Mikrokosmos“*.

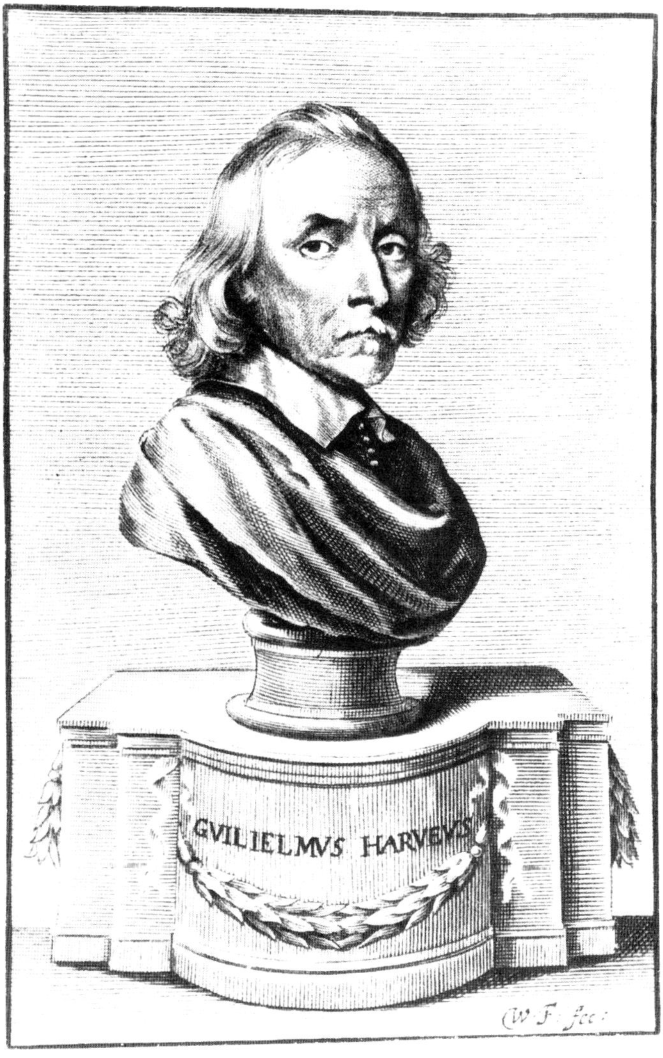

William Harvey. Englischer Arzt und Physiologe. Entdecker des großen Blutkreislaufs. Zeitgenössischer Kupferstich von W. Faithorne. Aus: Knoll A.-G.-Edition: Vom Wirken berühmter Ärzte aus vier Jahrhunderten, Ludwigshafen a. Rh. 1936

Alfred Hegar (1829/30-1914)

Alfred Hegars Lebensweg stellt sich nach lexikalischer und auch nach persönlicher zeitgenössischer Überlieferung als glatt, gediegen und gänzlich unsensationell dar. Nach seinem Medizinstudium in Gießen, Heidelberg, Berlin und Wien erlangte der aus Darmstadt Gebürtige bereits mit dreiundzwanzig die Doktorwürde. Danach betrieb er ein Jahrzehnt etwa in seiner Vaterstadt eine frauenärztliche Privatpraxis. Sein Ruf verbreitete sich weithin, so daß ihm nach dem Ausscheiden des namhaften Freiburger Professors der Geburtshilfe und Gynäkologie Otto Spiegelberg, 1864, die ehrende Berufung zu dessen Nachfolger in Lehramt und Klinik zuteil wurde. Vier Dezennien bekleidete er die Professur mit glänzenden fachwissenschaftlichen Erfolgen.

Der hochverdiente ehemalige Chef der Universitäts-Frauenklinik der Berliner Charité Professor Walter Stoeckel ordnete Hegar in seinem autobiographischen Buch **„Erinnerungen eines Frauenarztes“** (postum 1966) jener Avantgarde zu, der es gelang, *„unser Fach“* wie er schreibt, *zu einem klinischen und wissenschaftlichen Hauptfach der Medizin zu entwickeln, indem sie die gynäkologische Chirurgie aus dem großen und immer größer werdenden Gebiet der allgemeinen Chirurgie herauslöste und der Frauenheilkunde zuführte“.* Sämtliche Spezialbereiche der Disziplin hat Hegar als Forscher wie auch als Kliniker gefördert. Mehrere seiner operativen, instrumentellen und diagnostischen Schöpfungen wurden nach ihm benannt.

Die gynäkologische Diagnostik bereicherte er beispielsweise durch die Entdeckung der *„Hegarschen Schwangerschaftszeichen“*, die sich während des 2./3. Monats der Gravidität insbesondere in aufgelockerter Weichheit des *„Isthmus uteri“* manifestieren, so daß sich die Gebärmutterenge zwischen Gebärmutterkörper und Gebärmutterhals bimanuell stark komprimieren läßt. Zu den von Hegar erfundenen chirurgischen Instrumenten zählen vor allem ein noch heute gebräuchlicher Nadelhalter sowie verschieden dicke Dilatatorien: Metallstifte mit konischem Vorderteil zum raschen Erweitern des Zervikalkanals zwecks Gebärmutterausschabung. Der Katalog der von Hegar entwickelten gynäkologischen Operationsverfahren weist als wichtigste die Kolporrhaphie oder chirurgische Verengerung der Scheide bei deren wie auch bei Gebärmutter-Vorfall, ferner die Ovariotomie (Entfernung eines durch Neubildung veränderten Eierstocks), die Oophorektomie (Kastration durch Herausnahme beider Eierstöcke) sowie die (inzwischen allerdings kaum mehr vorgenommene) supravaginale Amputation der Gebärmutter bei Karzinom auf. 1898 begründete Hegar das lange Zeit führende Fachorgan **„Beiträge zur Geburtshilfe und Gynäkologie“**. Ihm gebührt auch das Verdienst, durch eine 1882 publizierte Semmelweis-Biographie wesentlich zur wissenschaftlichen Anerkennung des damals noch immer heftig umstrittenen *„Retters der Mütter“* und dessen umwälzender Lehre von der infektiösen Ursache des Kindbettfiebers beigetragen zu haben.

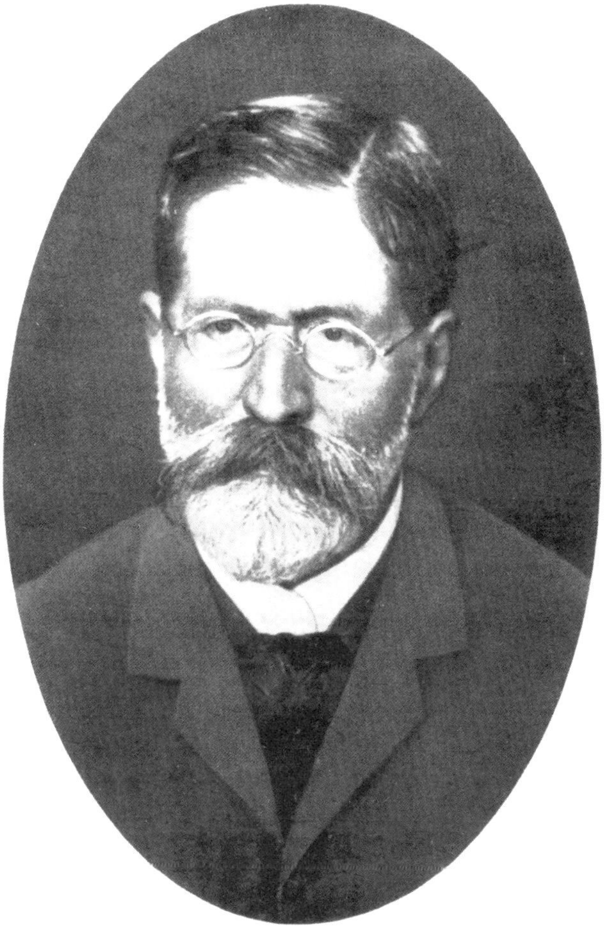

Alfred Hegar. Deutscher Gynäkologe und Geburtshelfer. Schöpfer diagnostischer Methoden und frauenärztlicher Instrumente.
Fotoreproduktion

Ernst Ludwig Heim (1747-1834)

Um kaum einen Arzt haben sich so viele Anekdoten gewunden wie um Ernst Ludwig Heim. Alle charakterisieren sie das Format seiner Persönlichkeit, vor allem sein heißes Bemühen um seine Patienten. Er wurde am 22. Juli 1747 in Solz bei Meiningen als Sohn eines Pfarrers geboren, bezog bereits mit sechzehn die medizinische Fakultät der Universität Halle und begann seine ärztliche Laufbahn nach einer ausgedehnten Studienreise durch Deutschland, Holland, Frankreich und England als Stadtphysikus von Spandau. Rasch erwarb er sich einen so guten Ruf, daß er schon bald zum Kreisarzt für das umliegende Havelland avancierte.

Nach fast achtjähriger aufopfernder Amtszeit übersiedelte Heim mit seiner Frau Charlotte, die ihm im Laufe eines langen Ehelebens mehrere Töchter und einen Stammhalter schenkte, nach Berlin, um hier nun eine Privatpraxis zu eröffnen. Binnen kurzem erfreute er sich in der preußischen Haupt- und Residenzstadt größter Beliebtheit. Sie gründete sich nicht allein auf seine legendär gewordene originelle Eigenart und Menschenfreundlichkeit, sondern auch und in erster Linie auf seine verblüffend sichere Diagnostik sowie seinen tatkräftigen Einsatz für die mittellosen Kranken. An seinem Wohnhaus verkündete ein Schild, daß bei ihm Arme kostenlos behandelt würden. Auch die Medikamente bezahlte *„Papa Heim“*, wie die Berliner ihren *„Doktor“* in Verehrung nannten, für sie. Im Archiv der einstigen Schloßapotheke fanden sich an die tausend Rezepte, die er in einem einzigen Monat mit dem Vermerk *„Pro paupere“* (Für arm) ausgeschrieben hatte. Ungezählte arme Patienten unterstützte er zudem mit Geld und Lebensmitteln.

Dafür pflegte Heim von Begüterten entsprechend hohe Honorare zu fordern. Nur ungern ließ er sich zum Leibarzt der Königsfamilie bestellen, weil er nach eigener Aussage *„für den Hof nicht genug Politur“* hatte und *„besser für einfache, gutdenkende Menschen“* taugte. Mitglieder des Hofes behandelte er überhaupt nur unter drei Bedingungen: Man dürfe ihn nie länger als fünf Minuten warten lassen, dürfe ihn nicht mit dem degradierenden *„Er“* anreden und müsse ihm gestatten, in Stiefeln und bequemem Überrock – statt in üblicher Galakleidung – zu erscheinen.

Als Avantgardist der Medizin führte Heim als erster Berliner Arzt die von Jenner entwickelte Pockenschutzimpfung sowie die innere Anwendung von Arsenik bei gewissen Krankheiten ein. Auch um die Veterinärpolizei zur Verhütung und Bekämpfung von Tierseuchen machte er sich verdient. Mit aller ihm ebenfalls zu Gebote stehenden Schärfe brandmarkte er den medizinischen Aberglauben und die Quacksalberei. Als er am 15. September 1834 im Besitze zahlreicher Titel und Würden starb, bereitete ihm die Berliner Bevölkerung, insbesondere die Arbeiterschaft, zum Danke für sein unermüdliches Wirken bis zum lezten Atemzug ein ergreifendes Leichenbegängnis.

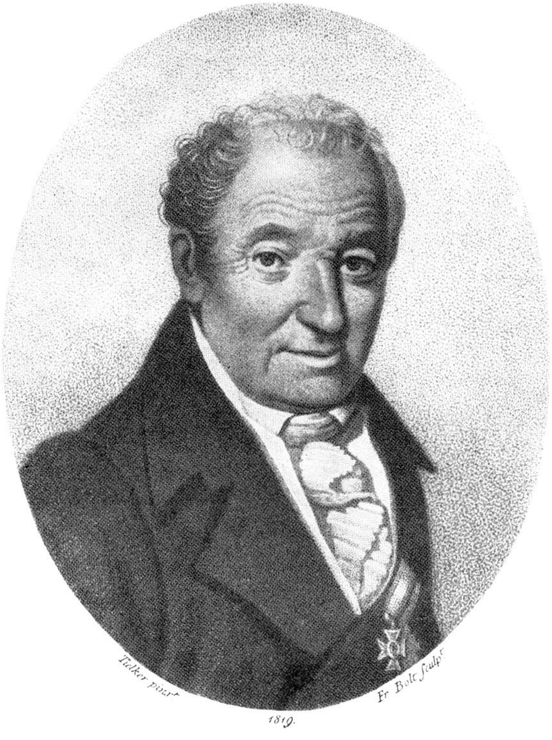

Ernst Ludwig Heim. Deutscher Arzt. Ausgezeichneter Diagnostiker. Als „Papa Heim" eine der populärsten Persönlichkeiten im damaligen Berlin.
Anonymer Kupferstich von Fr. Bolt nach einem Gemälde von Tielker. Fotoreproduktion

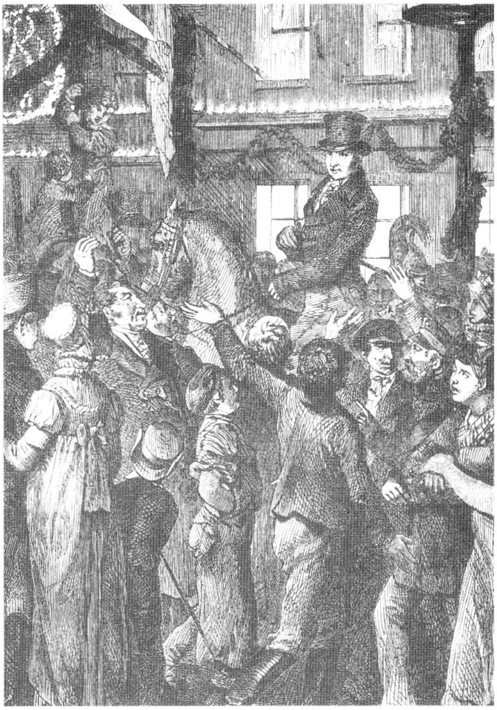

„Papa Heim" hoch zu Roß im Berliner Volksgedränge. Anonyme Xylographie (1814) nach: Otto: Wohltäter der Menschheit (ohne nähere bibliographische Angaben)

Lorenz Heister (1683-1758)

Als erstes Verdienst rechnen die Medizinhistoriker dem aus Frankfurt am Main gebürtigen Gastwirtssohn Lorenz Heister seinen Entschluß an, nach seinem Medizinstudium an der Gießener Universität das Handwerk der bei den akademisch gebildeten Ärzten noch im achtzehnten Jahrhundert übel beleumundeten Chirurgie zu erlernen. Da es freilich damals im deutschsprachigen Raum an gehobener Ausbildungsmöglichkeit dafür mangelte und er es verschmähte, mittelmäßige wundärztliche Fertigkeiten in einer Barbierstube zu erwerben, wandte er sich nach Leiden und Amsterdam, wo bereits namhafte Anatomen und Operateure lehrten. Anschließend praktizierte er einige Jahre als Feldscher in der mit den Franzosen im Kriege befindlichen holländischen Armee.

Während dieser Zeit erfuhr Heister von der Feststellung des Pariser Okulisten Pierre Brisseau, daß es sich bei dem als Star bezeichneten Augenleiden um eine Trübung der Kristallinse handelt und nicht um ein zwischen dem Kristallkörper und der Pupille aus krankhaftem Schleim gebildetes undurchsichtiges Häutchen, wie die Starstecher bislang meinten. Als er bei Sektionen gefallener Soldaten die neue Erkenntnis bestätigt fand, verfocht er sie nicht nur eifrig, sondern setzte sich überdies für die postoperative Verordnung von Starbrillen ein. Er selbst erlernte zu diesem Zweck alsbald das Schleifen geeigneter Augengläser.

In die Heimat zurückgekehrt, folgte Heister dem Ruf der Universität Altdorf, den hier geschaffenen ersten deutschen Lehrstuhl für Chirurgie zu bekleiden. Während seines zehnjährigen Wirkens in dieser Professur verfaßte er ein anatomisch fundiertes sowie auf seiner reichen operativen Erfahrung gründendes und sämtliche gebräuchlichen wundärztlichen Instrumente darstellendes Lehrbuch der Chirurgie, das sich rasch über ganz Europa verbreitete. Darüber hinaus publizierte er etwa zweihundert Abhandlungen spezieler Thematik, die ihn gleichfalls als einen hervorragenden wundärztlichen Neuerer auswiesen. Noch heute ist im Operationssaal der von ihm erfundene, nach ihm benannte Mundsperrer in Gebrauch, mit dessen Hebelschraube sich der Mund des Patienten im reflexbedingten Narkosekrampf öffnen oder von vornherein offenhalten läßt.

Auch um die Einführung der von dem flämischen Mediziner Jean Palfyn 1721 kreierten Geburtszange in Deutschland machte sich Heister verdient. Jedem Chirurgen seines Jahrhunderts empfahl er dringend, vor einem chirurgischen Eingriff Perücke, Spitzenmanschetten und Halsbinde abzulegen, um möglichst ungehindert operieren zu können. Seine akademische Lehrtätigkeit beschloß er in Helmstedt, wo er auch einen botanischen Garten gründete. Im Verlauf seines fünfundsiebzigjährigen Lebens trug er eine eigene Bücherei von 12 000 Bänden, eine Sammlung von 470 chirurgischen Instrumenten sowie eine Vielzahl anatomischer und naturkundlicher Präparate zusammen. Als Mitglied in- und ausländischer Akademien starb er am 18. April 1758 auf einer Reise. Oft wurde sein Bild in Kupfer gestochen.

Lorenz Heister. Deutscher Wundarzt. Autor einer weitest verbreiteten „Chirurgie“ (1719). Warb für Ehrenrettung der Wundarzneikunst.
Nach einer zeitgenössischen Grafik von M. Schumann. Fotoreproduktion

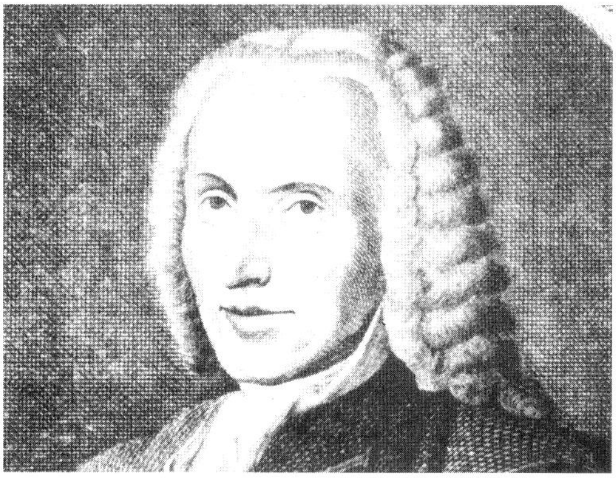

Unten: Blasensteinoperation. Kupferstich in Heisters „Institutiones chirurgicae“. Aus: W. von Brunn: Kurze Geschichte der Chirurgie, Berlin 1928

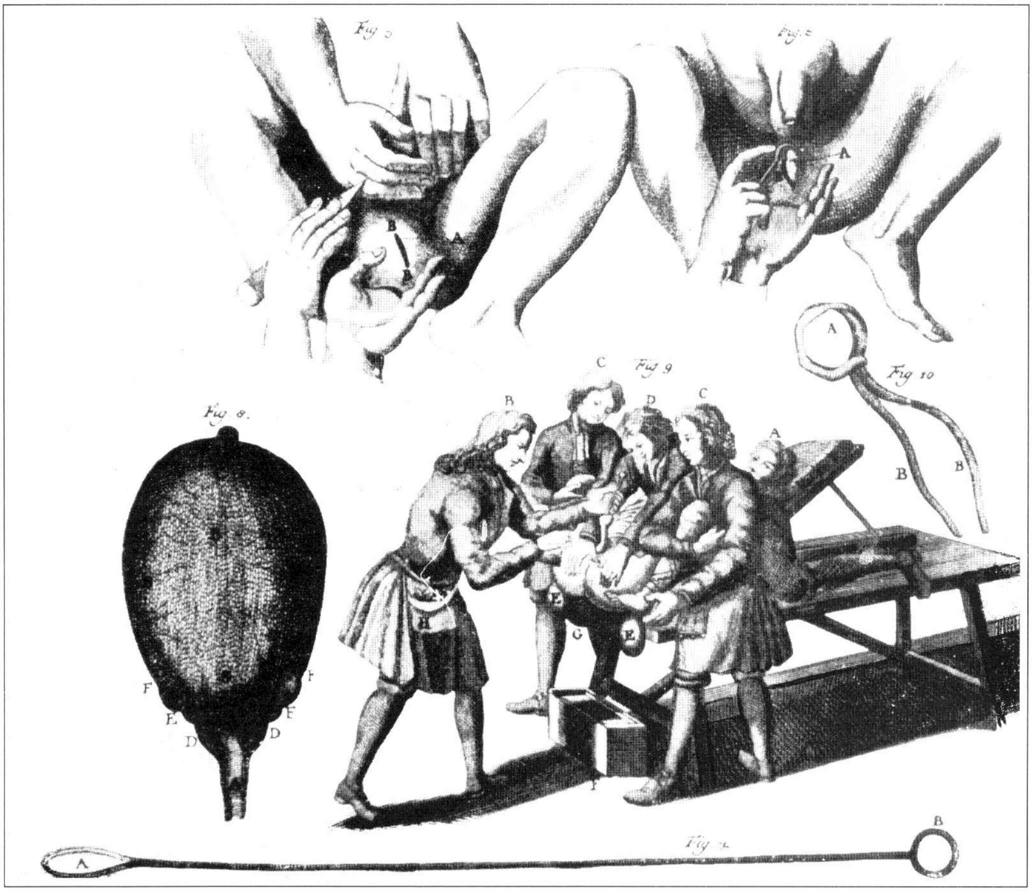

Hermann von Helmholtz (1821-1894)

Die Welt kennt den aus Potsdam gebürtigen Sohn eines in bescheidenen Verhältnissen lebenden Gymnasiallehrers in erster Linie als Physiker. Dabei hat sich Helmholtz selbst stets gern seiner vorangegangenen medizinischen Hochschullaufbahn erinnert und die Medizin wiederholt als seine wissenschaftliche Heimat bezeichnet. Allerdings scheint er sich anfangs nur notgedrungen, aus finanziellen Gründen, dem Medizinstudium am sogenannten Medizinisch-Chirurgischen Friedrich-Wilhelm-Institut zu Berlin verschrieben zu haben. An dieser preußischen Ausbildungsstätte konnten unbemittelte junge Leute gegen eine spätere militärärztliche Dienstverpflichtung kostenlos studieren.

Helmholtz fühlte sich jedoch frühzeitig durch den Einfluß seines Lehrers Johannes Müller, des damals bedeutendsten deutschen Anatomen und Physiologen, zu den theoretischen Fächern der Medizin hingezogen. Im Revolutionsjahr 1848 gelang es ihm, von seiner chirurgischen Tätigkeit an der Berliner Charité sowie bei den Potsdamer Gardeulanen entbunden zu werden, um in die akademische Laufbahn hinüberzuwechseln. Nacheinander bekleidete er Lehrstühle der Anatomie oder der Physiologie an der Berliner Kunstakademie und an den Universitäten Königsberg, Bonn, Heidelberg, bevor er 1871 einem Ruf als Physikprofessor an der Universität Berlin folgte.

Zu des Forschers wichtigsten anatomisch-physiologischen Großleistungen zählen die bereits in seiner Dissertation dargelegte mikroskopische Entdeckung des Neurons, die unabhängig von Julius Robert Mayer gemachte, von ihm aber auch am Stoffwechsel und an der Wärmeentwicklung bei der Arbeit der Muskeln experimentell nachgewiesene, mathematisch formulierte und damit zur allgemeinen Gültigkeit geführte Entdeckung des Gesetzes von der Erhaltung der Energie, ferner seine Untersuchungen über die Weiterleitung der Nervenerregung, deren Geschwindigkeit er entgegen der bisherigen Annahme, daß sie unmeßbar hoch wäre, beim Menschen auf nur etwa sechzig Meter je Sekunde bestimmte.

Helmholtz' volkstümlichste physikalisch-medizinische Pioniertat jedoch ist die Erfindung des Augenspiegels im Jahre 1850, durch die er nach seinem eigenen Bericht *„die speziellste Untersuchung der inneren Gebilde des Auges"* ermöglichte. Die Idee dieses sensationellen Betrachtungsgerätes, mit dessen Hilfe der berühmte Albrecht von Graefe die Klinik der Augenhintergrunderkrankungen begründen konnte, war dem damals noch nicht dreißigjährigen Forscher während einer Vorlesung gekommen, in der er seinen Studenten die Erscheinung des Augenleuchtens bei Nachttieren erläuterte und ihnen demonstrierte, daß auch die menschliche Pupille rot aufleuchtet, wenn man Licht in der eigenen Blickrichtung in das fremde Auge wirft. Im Jahre 1877 leitete Helmholtz die Berliner Universität als deren Rektor. Sein Schaffensprinzip, dem er bis zu seinem Tode am 8. September 1894 treu blieb, lautete inhaltlich: Jeder Wissenschaftler habe nicht nur für sein eigenes, sondern zunächst für das Wohl seines Volkes und der ganzen Menschheit zu wirken.

Hermann von Helmholtz. Deutscher Physiker und Physiologe. Erfinder des Augenspiegels.
Unleserlich signierte zeitgenössische Xylographie

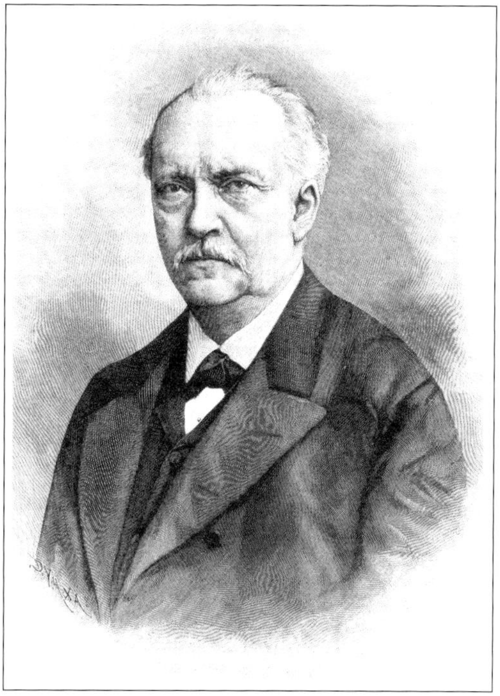

Zeichnerische Darstellung zweier Helmholtzscher Augenspiegel-Modelle mit auswechselbaren Konkavlinsen.
Anonyme Zeichnung nach den im Besitz der Heidelberger Universitäts-Augenklinik befindlichen Originalexemplaren

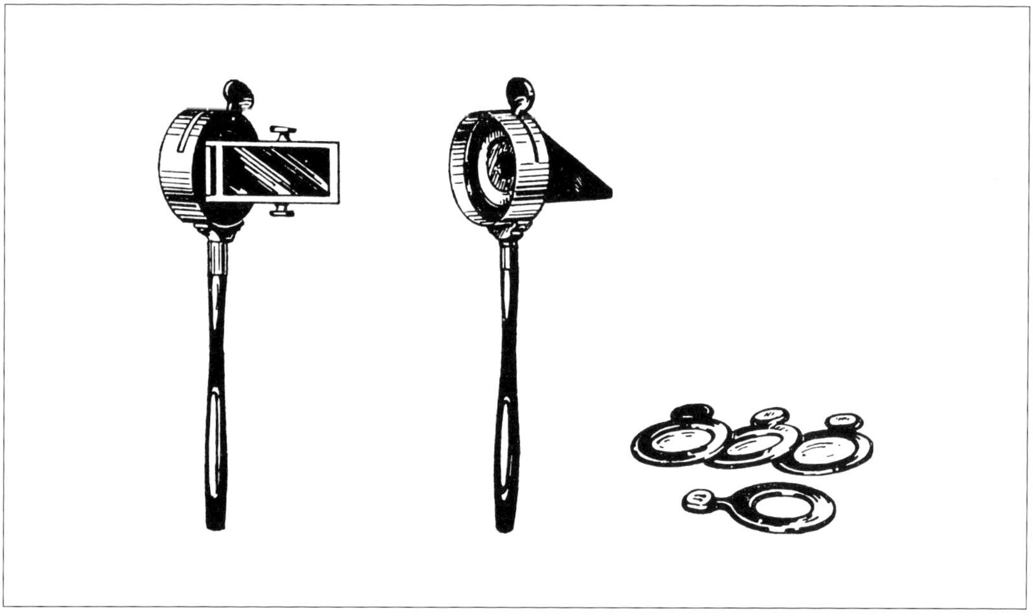

Johann Baptist van Helmont (1577-1644)

In dem einer reichen Brabanter Adelsfamilie entstammenden flämischen Arzt, Chemiker und Naturphilosophen Johann Baptist van Helmont offenbarte sich nach dem Zeugnis des weltbekannten amerikanischen Medizinhistorikers Henry E. Sigerist *„die ganze Zwiespältigkeit des Barocks“*, da *„Skepsis und Glaube“* zugleich die Triebfedern seines Forschens und Denkens bildeten. In Brüssel zur Welt gekommen, studierte er an der Jesuiten-Universität Löwen zunächst Theologie und Philosophie, danach erst Naturwissenschaften und Heilkunde. Es heißt, ein religiöser Traum hätte ihn dazu bewogen, Arzt zu werden. Mit zweiundzwanzig schon erlangte er die medizinische Doktorwürde. Auf Reisen nach der Schweiz, Italien, Frankreich und England erwarb Helmont praktische Berufserfahrungen und Weisheiten, wie einst Paracelsus, dem er sich in bestem Sinne geistesverwandt fühlte. Beider Erkenntnisdrang umschloß nach Sigerist *„den gesamten Kosmos“*; für beide *„gab es nur Systeme, die alle Erscheinungen umfaßten“*.

Dabei *„schossen sie oft über das Ziel hinaus, eilten ihrer Zeit meilenweit voraus und blieben daher beide einsam“*. Nach Rückkehr von seinen ausgedehnten Studienaufenthalten im Ausland ließ er sich auf seinem durch Heirat erworbenen Gut in Vilvorden bei Brüssel als Privatgelehrter nieder.

Als sein Hauptanliegen betrachtete Helmont die immer engere Verbindung der Medizin mit der Chemie; denn nach paracelsischer Auffassung führte auch er alle normalen und krankhaften Lebensvorgänge sowie die Arzneimittelwirkungen auf chemische Prozesse zurück. Er studierte die Säfte des Körpers, deren damals für ausschlaggebend erachtete saure und alkalische Reaktion, befaßte sich mit der Physiologie und Pathologie der Verdauung und bereicherte auf Grund seiner Forschungsergebnisse, seiner umfassenden botanischen Kenntnisse und der auf seiner Wanderschaft erlernten alchimistischen Künste den Arzneischatz. So wurde er zum eigentlichen Begründer der Iatrochemie.

In seinem (erst zwei Jahre nach seinem Tod von seinem Sohn Mercurius herausgegebenen) Buch **„Ortus medicinae“** (Garten der Medizin) legte Helmont seine Anschauungen über Lebensdynamik, Gesundheit und Krankheit dar. Jedes Organ würde von einem eigenen gestalterischen Prinzip, dem sogenannten Archeus, regiert. Die Gesamtheit jener Geister unterstünde einem *„Archeus influus“* als beherrschender zeugender Kraft. Solange die niederen Archei ihren Aufgaben nachkämen, bliebe der Körper gesund, anderenfalls träte Krankheit ein. Die Therapie hätte die rebellischen Geister zum Gehorsam gegenüber dem obersten Archeus (Grundarcheus) zurückzuführen und damit die Gesundheit wiederherzustellen. Diätetische Maßnahmen, Abführmittel, mäßige Aderlässe behaupteten sich in Helmonts Heilbehandlung neben alchimistischen Präparaten. Anno 1620 entdeckte der Forscher das Kohlendioxid, lehrte es von Luft, Wasserstoff und Grubengas zu unterscheiden und prägte die Bezeichnung *„Gas“* für den dritten Aggregatzustand der Materie.

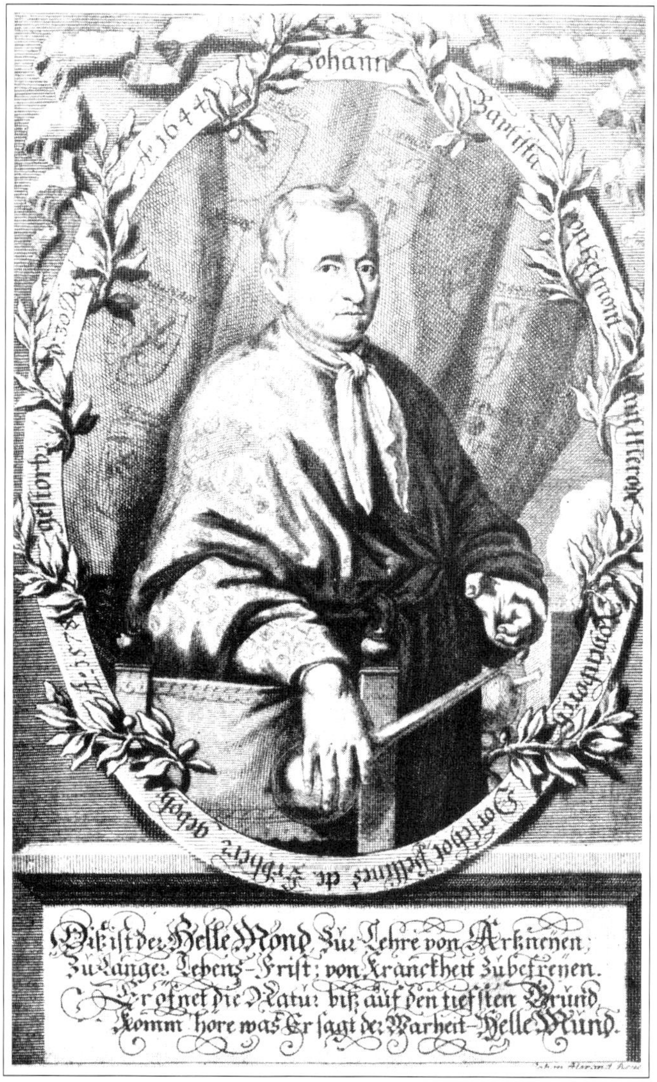
Johann
Diß ist der Helle Mond zur Lehre von Artzneyen;
Zu langer Lebens-Frist; von Kranckheit zu befreyen.
Er öfnet die Natur biß auf den tieffsten Grund,
Komm höre was Er sagt der Warheit-Helle Mund.

Johann Baptist van Helmont. Flämischer Arzt und Chemiker. Schöpfer des Begriffes „Gas". Entdecker des Kohlendioxids. Gründer der Iatrochemie.
Nach einem zeitgenössischen Kupferstich von Johann Alexander Berier. Aus seinem Werk „Aufgang der Arzneikunst" (1684)

Jakob Henle (1809-1885)

Im Jahre 1840 erschien auf dem Büchermarkt eine – fast möchte man sagen sensationelle – Aufsatzsammlung unter dem unscheinbaren Titel **„Pathologische Untersuchungen"**. Ihr Verfasser war der einunddreißigjährige Berliner Prosektor Jakob Henle, der gerade im Begriffe stand, nach Zürich überzusiedeln, um einem Ruf als ordentlicher Professor für Anatomie und Physiologie an der dortigen Universität zu folgen. In diesem Werk erregte vor allem ein Artikel **„Von den Miasmen und Contagien und von den miasmatisch-contagiösen Krankheiten"** Aufsehen, in dem Henle die revolutionäre Ansicht äußerte, daß der Ansteckungsstoff der epidemischen Krankheiten belebter, und zwar mit *„individuellem Leben"* begabter Natur, wie er sich ausdrückte, sein müsse. Bislang hatte man die Entstehung der Seuchen allerlei ominösen Luft- und Umwelteinflüssen zugeschrieben. In der Tat wurde Henles anfänglich mit Mißtrauen betrachtete Lehre einige Jahrzehnte später durch die Entdeckung der pathogenen, krankheitserregenden, Mikroben glänzend bestätigt.

Der am 19. Juli 1809 als Sohn eines fränkischen Kaufmanns in Fürth bei Nürnberg geborene Forscher war bereits als Gymnasiast durch den ihm bekannten Bonner Privatdozenten Johannes Müller, den künftigen berühmtesten deutschen Naturwissenschaftler seiner Zeit und Begründer der neueren Physiologie, zum Studium der Medizin angeregt worden. Seine besondere Eignung für die Gelehrtenlaufbahn erwies er schon mit seiner Doktorarbeit, in der er seine erste anatomische Entdeckung, die der Pupillarmembran, abhandelte.

Nachdem Henle Johannes Mülelr auf einer Studienreise nach Paris, dem damaligen Mekka der europäischen Naturforschung, begleitet hatte, berief dieser ihn zum Prosektor seines neuerlangten Ordinariats an der Berliner Universität. Ein weiterer Aufstieg wurde Henle als einstigem Angehörigen der Deutschen Burschenschaft im reaktionären Preußen versagt. Man verweigerte ihm an der Spree nicht nur die Zulassung zur Habilitation, sondern entließ ihn auch vorübergehend aus seinem Amt in der Anatomie, um ihn wegen seiner patriotischen Gesinnung gerichtlich zu belangen. Nur durch Alexander von Humboldts Fürsprache kam er von der ihm auferlegten sechsjährigen Festungshaft und der erklärten Untauglichkeit für den Fakultätsdienst frei. Unter derartigen Umständen nahm Henle nur zu gern eine Berufung nach Zürich an. Heidelberg und Göttingen folgten als seine nächsten Hochschulstationen.

Zu des Forschers bedeutendsten anatomischen Entdeckungen zählen vornehmlich die des Epithels sowie der haarnadelartig gekrümmten *„Henle-Schleife"* im Kanälchensystem der Niere, während von seinen zahlreichen Veröffentlichungen, neben der eingangs erwähnten, besonders seine drei Handbücher der Allgemeinen Anatomie, der Rationellen Pathologie und der Systematischen Anatomie mit einem illustrativ bestechenden Atlas Furore machten.

Hochgeehrt, als Mitglied vieler wissenschaftlicher Gesellschaften und Akademien, beendete Henle, der Initiator einer mikroskopischen Histologie, am 13. Mai 1885 sein Leben und verdienstvolles Wirken.

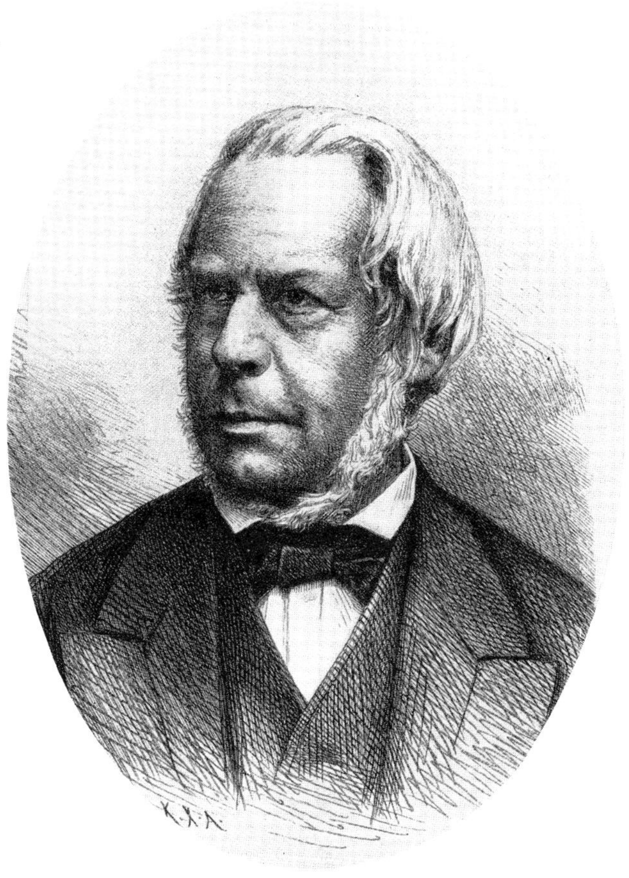

Jakob Henle. Deutscher Anatom und Physiologe. Postulierte in vorbakteriologischer Ära dem bloßen Auge verborgene Kleinstlebewesen als Erreger epidemischer Krankheiten.
Nach einer unleserlich signierten zeitgenössischen Grafik. Aus einem bibliographisch nicht bezeichneten Einblattdruck

Eduard Henoch (1820-1910)

Zu den allwöchentlichen schöngeistigen Dienstagabendgesellschaften im Elternhaus des Altberliner Schriftstellers Felix Philippi fand sich fast immer auch der langjährige Hausarzt der Familie, Geheimrat Eduard Henoch, ein. Er war nach Philippis Zeugnis *„einer jener wenigen Ärzte, die nicht allein mit ihrem umfassenden Wissen und ihrer wunderbaren Kunst dem Kranken Linderung schufen; er war einer jener seltsamen Menschen, die schon durch ihre Gegenwart die Verzweifelnden beruhigten und ihnen neuen Lebensmut einflößten".* Jeder Patient, so erinnert sich Philippi weiter, habe als sicher empfunden, *„daß ihm, solange Henoch am Bett saß, gar nichts passieren könne".*

Eine solche Zuversicht ausstrahlende Persönlichkeit schien geradezu prädestiniert für die Kinderheilkunde. Deshalb entschloß sich der gebürtige Berliner, der sich nach seinem Studium an der Heimatuniversität und seiner Assistentenzeit bei seinem Onkel Moritz Heinrich Romberg, einem renommierten Internisten und Neurologen, 1850 für Innere Medizin habilitiert hatte, neben seiner Professur eine private Kinderpoliklinik zu betreiben, um sich intensiv der Erforschung der Kinderkrankheiten zu widmen, über die damals nur nebenamtlich doziert wurde.

Als liberal gesinnter Hochschullehrer geriet Henoch bald in Konflikt mit dem streng konservativen preußischen Kultusminister von Mühler, woraufhin er aus Protest von seinem Amt zurücktrat. Erst nach dessen Entlassung zu Beginn des Kulturkampfes kehrte er unter dem Ministerium des altliberalen Staatsmannes Adalbert von Falk erneut in die medizinische Fakultät zurück. Jetzt speziell als Professor der Kinderheilkunde. Bald danach erhielt er zudem das Direktorat der Universitätskinderklinik an der Berliner Charité. An diesem ältesten deutschen Kinderkrankenhaus entwickelte Henoch die Pädiatrie durch mehrere richtungweisende wissenschaftliche Publikationen, namentlich durch seine in Buchform herausgegebenen **„Vorlesungen über Kinderkrankheiten"** wie auch durch sein **„Lehrbuch der Kinderkrankheiten"** und seine vielfach zu Rate gezogenen **„Klinischen Ergebnisse"**, zu einer eigenständigen medizinischen Disziplin. Als Ursache des erschreckenden Kindersterbens im vorigen Jahrhundert brandmarkte er unerschrokken die elenden Lebensverhältnisse der armen Bevölkerung, besonders die aus ärztlicher Sicht *„dem kindlichen Magen widerstrebende Ernährungsweise".* Entschieden setzte er sich für eine dem Kleinstkindalter gemäße Kost ein.

Sehr bemühte sich Henoch um die Wesenserkenntnis und eine wirksame Therapie des Brechdurchfalls, der Diphtherie, der Pocken und der Windpocken. Erstmalig beschrieb er das durch schwere Darmstörungen sich manifestierende Krankheitsbild der Purpura abdominalis sowie der nicht selten tödlich verlaufenden, durch ausgedehnte Hautblutungen gekennzeichneten Purpura fulminans. Beide Krankheiten sind noch heute mit seinem Namen verbunden.

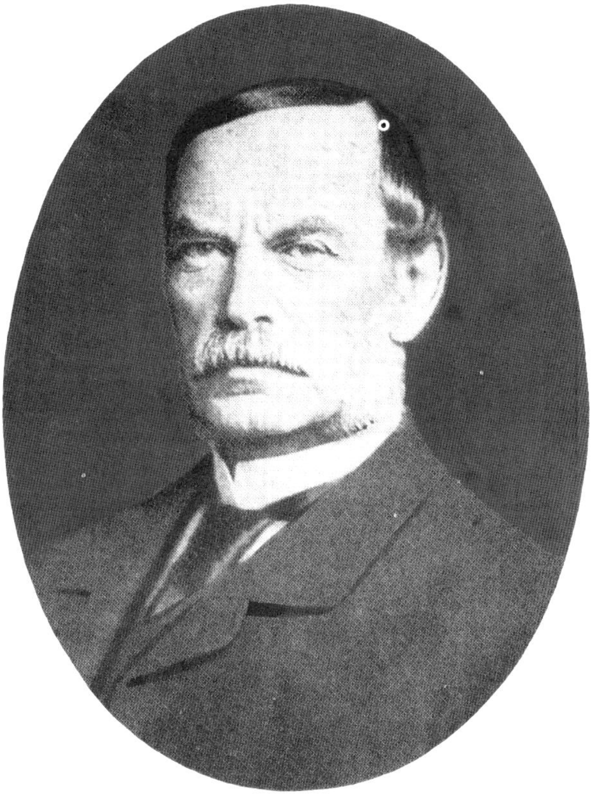

Eduard Henoch. Deutscher Pädiater. Mitbegründer der Kinderheilkunde in Deutschland.
Reproduktion aus: Felix Philippi: Alt-Berlin. Erinnerungen aus der Jugendzeit, Berlin 1918

Otto Heubner (1843-1926)

Durch seine klinische Tätigkeit und wissenschaftliche Arbeit wurde der aus dem Vogtland stammende Kinderarzt Otto Heubner zum Mitbegründer der modernen Pädiatrie in Deutschland. In Mühltroff an der Bahnstrecke Schönberg-Schleiz geboren, hatte er in Leipzig Medizin studiert, den Doktorgrad erworben und sich, fünfundzwanzigjährig, für innere Medizin habilitiert. Anschließend wirkte er an der medizinischen Fakultät der Messestadt ein Halbjahrzehnt als Privatdozent und danach zunächst als außerordentlicher Professor. Wenige Jahre später wurde ihm zusätzlich die Leitung der Leipziger Distriktpoliklinik übertragen. In dieser Eigenschaft wandte er sich speziell den krankhaften Lebensvorgängen und Entwicklungsstörungen des Kleinkindes zu. Vorrangig befaßte sich Heubner damals mit Studien über ansteckende Kinderkrankheiten, namentlich die in jenen Tagen noch zahlreiche Todesopfer fordernde Diphtherie, sowie über den Hospitalismus von Säuglingen. Nach der Entdekkung des Diphtherie-Heilserums durch Emil von Behring führte er die Behandlung damit in seiner Praxis ein und verfaßte nach positiven Erfahrungen eine Monographie darüber. Verdient machte er sich zudem um die Erforschung der Säuglingsernährung, insbesondere der Unverträglichkeit des Mehls wie auch der reinen Kuhmilch im Säuglingsstadium. Im Verlauf dieser Erkundigungen entwickelte er eine sterilisierte Säuglingsnahrung, mit Milchzuckerlösung verdünnte Kuhmilch; sie wurde durch die Leipziger Apotheken vertrieben.

Für erkrankte Kinder schuf Heubner ein Ambulatorium und eine eigene Klinik. Drei Jahre hatte er in Leipzig überdies die neuerrichtete Lehrkanzel für Kinderheilkunde inne. Den glanzvollen Höhepunkt und Abschluß seiner akademischen Laufbahn erfuhr er 1894 durch seine Berufung als Ordinarius für sein Fachgebiet an die Berliner Universität. An dieser Wirkungsstätte führte er systematische Forschungen über die Stoffwechselbilanz beim gesunden Brustkind durch, wofür er zuverlässige kalorimetrische Untersuchungsverfahren erfand. Weiterhin widmete er sich den Erkrankungen des kindlichen Verdauungssystems und, wie in Leipzig bereits, den Infektionskrankheiten der Kinder. Tatkräftig förderte er das Zustandekommen eines Berliner *„Säuglingsasyls“* für uneheliche Mütter mit ihren Neugeborenen.

In den Jahren 1901/03 entstand nach Heubners Entwürfen der Neubau der Universitätskinderklinik an der Berliner Charité. Von seiner überragenden Bedeutung in der deutschen Pädiatrie zeugt sein Vorsitz der Abteilung für Kinder- und Säuglingshygiene auf der großen Internationalen Hygiene-Ausstellung des Jahres 1911 in Dresden. Nach seiner Emeritierung nahm Heubner seinen Ruhesitz in Dresden-Loschwitz, wo er auch am 17. Oktober 1926 im vierundachtzigsten Lebensjahr starb. Ein Jahr nach seinem Tod erschien im Verlag Julius Springer, Berlin, seine medizinisch-historisch informative **„Lebenschronik“**. Die Summe seiner Forschungs- und Lehrtätigkeit legte er in seinem zweibändigen **„Lehrbuch der Kinderheilkunde“** dar.

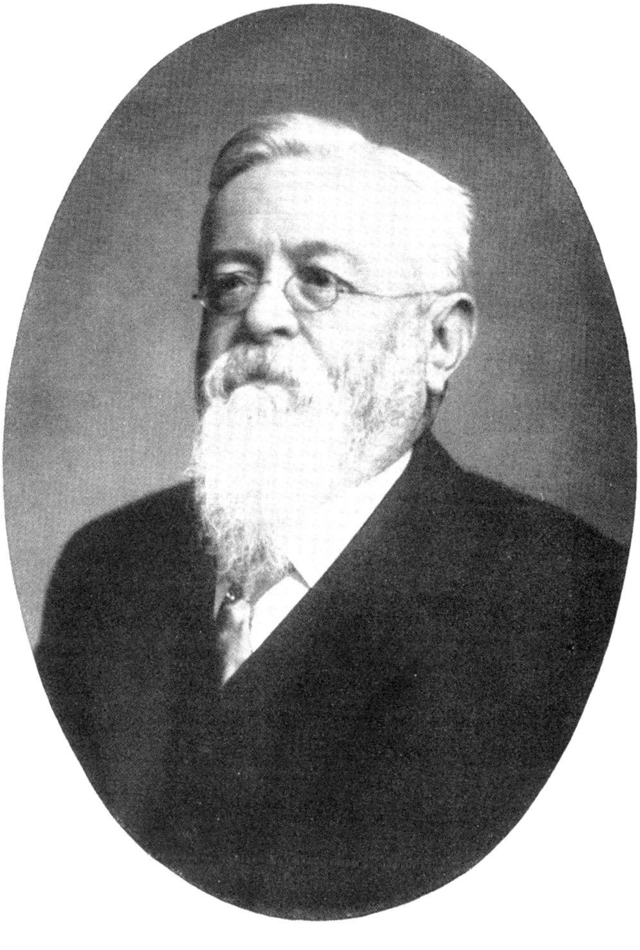

Otto Heubner. Deutscher Kinderarzt. Mitbegründer der modernen Pädiatrie in Deutschland. Fotoreproduktion. Aus: Deutsche Medizinische Wochenschrift, Leipzig - Berlin (1926)

Fabricius Hildanus (1560-1634)

Nach seiner zwischen Düsseldorf und Solingen gelegenen Vaterstadt Hilden hatte sich Wilhelm Fabry den latinisierten Gelehrtennamen Fabricius Hildanus zugelegt. Als Sohn eines niedrig besoldeten Gerichtsschreibers hatte er auf das Medizinstudium verzichten müssen. So unterzog er sich einer mehrjährigen wundärztlichen Ausbildung bei einem versierten Barbierchirurgen. Anschließend praktizierte er an verschiedenen Orten des Niederrheins und der Schweiz. Zwischendurch hörte er an der Universität Köln anatomische Vorlesungen, lernte auch Latein und bereiste schließlich Frankreich, um seine chirurgischen Kenntnisse wie auch seine handwerklichen Fertigkeiten zu vervollkommnen.

Endgültig in der Schweiz ansässig, versah Hildanus neben seiner umfangreichen operativen Privattätigkeit bis an sein Lebensende amtsärztliche Stellungen, zuletzt in Bern, wo er 1614 das Bürgerrecht erlangte. Mit den bedeutendsten Heilkundigen seiner Zeit stand er in Gedanken- und Erfahrungsaustausch. Als er, vierundsiebzigjährig, an Gicht und Asthma starb, ging nach dem Leipziger Medizinhistoriker und Begründer der wissenschaftlichen Medizingeschichte Karl Sudhoff *„der erste wirklich große deutsche Chirurg“* dahin. Der berühmte Berner Chirurgieprofessor Fritz de Quervain würdigte ihn überdies als einen *„Forscher im Sinne sorgfältiger klinischer Beobachtung und Sichtung“*, sowie als einen *„hervorragenden Lehrer und Reformator“*.

Seinen zahlreichen Schülern aus dem In- und Ausland schärfte Hildanus unablässig die außerordentliche Wichtigkeit anatomischer Bildung in der wundärztlichen Sprechstunde ein. Großen Wert maß er im Unterricht auch der berufsethischen Erziehung des chirurgischen Nachwuchses bei. Für seine persönliche charakterlich-moralische Geradheit zeugt sein entschlossener Kampf gegen Kurpfuschertum und medizinischen Dogmatismus, gegen Hexenwahn und Folter. Die Chirurgie selbst bereicherte er um mehrere neue Gerätschaften und Operationsverfahren.

So erfand Hildanus zwecks Blutsparung bei der damals noch wenig gewagten Oberschenkelamputation die blutgefäßstauende Knebelbinde. Zur Entfernung von Eisensplittern aus der Augenhornhaut bediente er sich erstmalig eines Magneten. Ferner entwickelte er die Gliedabsetzung im Gelenk, die Ausräumung der Achseldrüsen bei Brustkrebs sowie die Eiter- und Blutentleerung durch ein Bohrloch bei Hirnabszessen und intercraniellen Blutungen nach Schädelbrüchen. Auch mit der Behandlung von Verbrennungen und Schußwunden befaßte er sich eingehend, da er diese im Gegensatz zur landläufigen Auffassung nicht für vergiftet hielt und deshalb mit schonenden Mitteln zur Heilung brachte.

Die thematisch überaus vielfältigen chirurgischen Schriften des Hildanus fanden weite Verbreitung über seinen Tod hinaus. In seinem 1615 erschienenen mehrteiligen Hauptwerk **„New Feldt Artzny Buch“** zog er anhand von 600 Krankengeschichten in Briefform die Summe seines erfindungsreichen, bahnbrechenden, erneuernden Wirkens.

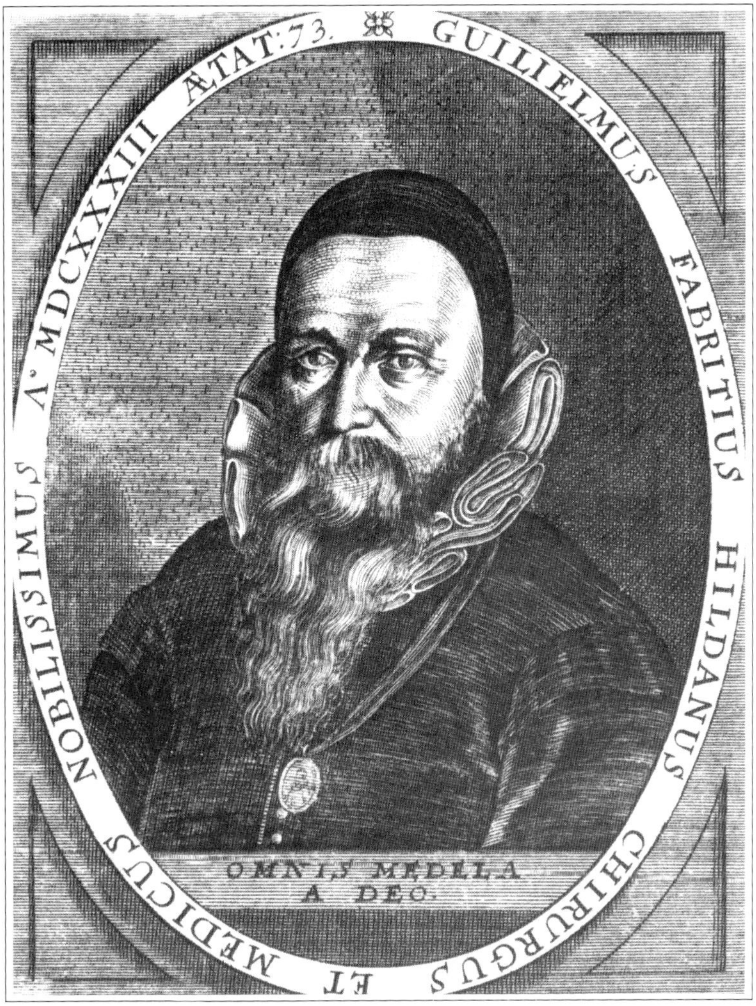
GUILIELMUS FABRITIUS HILDANUS CHIRURGUS ET MEDICUS NOBILISSIMUS A° MDCXXXIII ÆTAT:73.
OMNIS MEDELA
A DEO.

Fabricius Hildanus. Deutscher Wundarzt. Reformator der Chirurgie. Erfinder mehrerer Operationsverfahren und Gerätschaften.
Anonymer zeitgenössischer Kupferstich von 1633

Hippokrates von Kos (um 460 – um 377 v. Chr.)

„Ich schwöre bei allen Göttern und Göttinnen, daß ich meine ärztlichen Verordnungen zum Nutzen der Kranken treffen werde, soweit ich es vermag. Was Verderben und Schaden bringt, will ich von ihnen fernhalten ...“

So lauten wesentliche Gedanken des weltberühmten Asklepiaden-Eides, den wir mit dem Namen des größten antiken Arztes und Begründers der wissenschaftlichen Medizin – Hippokrates – verknüpfen.

Um das Jahr 460 v. Chr. auf der griechischen Insel Kos im Ägäischen Meer, vor der Küste Kleinasiens, geboren, wuchs dieser Sproß eines alten Asklepiadengeschlechtes in einer Zeit auf, da Athen unter der Herrschaft des demokratischen Staatsmannes Perikles dem Zenit seiner politischen Macht und Kultur entgegenstrebte. Wenig Sicheres nur ist über sein persönliches Leben bekannt. Wir wissen lediglich, daß er sich nach seiner heilkundlichen Ausbildung auf Studienreisen durch die verschiedensten Gegenden Griechenlands begab, auf denen er auch praktizierte. Hochbetagt starb er in der thessalischen Hauptstadt Larissa.

Historisches Verdienst erwarb sich Hippokrates vor allem dadurch, daß er der Spekulation in der Medizin ein striktes System der Krankheitsbeobachtung und -erkennung entgegensetzte. Erst nachdem er ein klares Bild über den Krankheitszustand eines Patienten gewonnen hatte, begann er mit dessen vorsichtiger Behandlung. Seine Krankheitsauffasusng entwickelte er aus seiner Lehre von vier Kardinalsäften des Körpers – Blut, Schleim, gelbe Galle und schwarze Galle –, welche er für die Träger des Lebens erachtete. Deren harmonische Mischung würde Gesundheit bedeuten, indes eine Störung des Mischungsverhältnisses, die er als *„Dyskrasis“* bezeichnete, den Grund für das Erkranken des Menschen bilde.

Als Hauptaufgabe der Therapie betrachtete Hippokrates die Mobilisierung der körpereigenen Abwehrkraft durch vorwiegend diätetische und naturheilkundliche Maßnahmen. Zehn Bände mit insgesamt dreiundfünfzig Schriften unter dem Sammeltitel **„Corpus Hippocraticum“** halten die Erinnerung an ihn wach. Da die einzelnen Abhandlungen jedoch keinen Urhebervermerk tragen, kann die Nachwelt leider nur vermuten, welche von ihnen Hippokrates selbst schrieb und welche von seinen Schülern, den Hippokratikern, stammen. Die Medizinhistoriker führen vornehmlich die chirurgischen Bücher auf den großen Arzt von Kos zurück, die sich mit der wundärztlichen Werkstatt, mit Schädelverletzungen, Knochenbrüchen, der Einrichtung von Gelenken durch Hebevorrichtungen sowie mit der Behandlung von Wunden, Fisteln und Hämorrhoiden befassen. Ferner rechnen sie ihm neben geistreichen **„Aphorismen“** die hygienischen Schrift **„Über Luft, Wasser und Boden“** sowie die Monographien **„Über epidemische Krankheiten“** und **„Über die Diät“** zu.

Hippokrates von Kos. Altgriechischer Arzt. Begründer der wissenschaftlichen Medizin. Kupferstich von I. Faber nach einer von Peter Paul Rubens gemalten antiken Marmorbüste

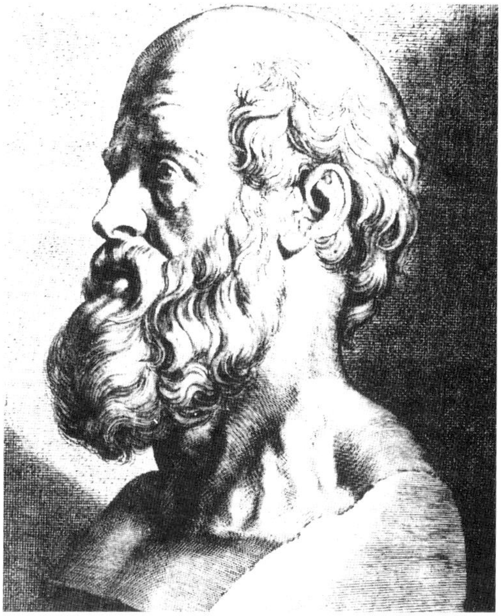

Hippokrates mit Schülern und Gehilfen bei einem Pestkranken.
Späterer anonymer Phantasie-Holzschnitt.
Aus: Hermann Göll: Die Weisen und Gelehrten des Altertums ... bei den Griechen und Römern, Leipzig 1876

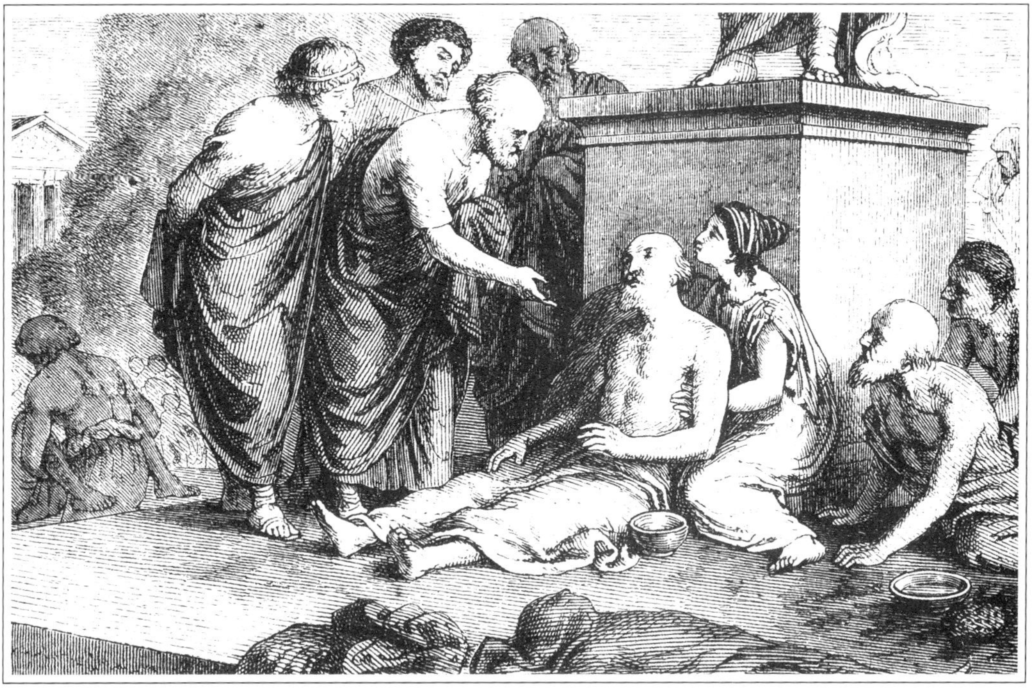

Rahel Hirsch (1870-1953)

Auf dem jüdischen Friedhof zu London liegt eine der Nachwelt kaum bekannte Medizinerin bestattet, deren Name jedoch untrennbar mit einer bedeutsamen Entdeckung verknüpft ist: dem sogenannten Hirsch-Effekt, der besagt, daß durch den Mund aufgenommene feste Partikel, wie etwa Stärkekörner, sowohl ins Blut gelangen wie auch über die Nieren mit dem Harn ausgeschieden werden. Diese Beobachtung war um so bemerkenswerter, als die Fachwissenschaftler bislang vermeinten, daß beim normalen Verdauungsvorgang nur gelöste Substanzen aus dem Darm über das Lymphsystem in den Organismus befördert würden. Die einer orthodoxen jüdischen Gelehrtenfamilie entstammende Forscherin wurde in Frankfurt am Main geboren. Sie hatte zehn Geschwister. Nach dem Besuch der Höheren Töchterschule ihrer Heimatstadt absolvierte sie zunächst widerwillig ein Lehrerinnenseminar, weil die pädagogische Ausbildung einem studierfreudigen Mädchen im Wilhelminischen Deutschland als einzige ohne große Schwierigkeit offenstand. In Wiesbaden bestand sie ihre Abschlußprüfung.

Doch bald danach nahm Rahel an der Universität Zürich, die auch Frauen immatrikulierte, das Medizinstudium auf. In Straßburg legte sie ihr Staatsexamen ab. Anschließend erwarb sie mit einer Dissertation über das in jenen Tagen hochaktuelle Problem der Glukose die Doktorwürde. An der von dem berühmten Internisten Professor Friedrich Kraus geleiteten II. Medizinischen Klinik der Berliner Charité erhielt sie auf Grund ihrer klugen Promotionsschrift eine Stelle als Volontärassistentin. Zusammen mit Theodor Brugsch arbeitete sie hier über Schlafkrankheit sowie über die Ausscheidung verschiedener Stoffe durch den Urin. Ihre zu letzterer Thematik angestellten Tierversuche führten sie zu ihrer eingangs beschriebenen wissenschaftlichen Erkenntnis. Diese wurde allerdings von den in überkommener eingleisiger Vorstellung befangenen Physiologen mit Skepsis, ja teilweise spöttisch aufgenommen.

Deshalb wandte sich Rahel Hirsch nunmehr anderen Forschungsaufgaben zu. Vorrangig widmete sie sich jetzt dem Fieber- und Wärmehaushalt des Organismus, dem Diabetes, der Basedowschen Krankheit, der Fettsucht und der Inneren Sekretion. Seit 1908 leitete sie die Poliklinik der „Zweiten Medizinischen". Für ihre zahlreichen Druckveröffentlichungen und Vorträge verlieh man ihr als erster preußischen Medizinerin den Professorentitel. Es war dies eine ehrende Auszeichnung, ohne Verbindung mit einem Lehrstuhl. So eröffnete Rahel nach dem ersten Weltkrieg aus finanziellen Gründen eine ärztliche Privatpraxis. Sie fand bis zum Erlaß der faschistischen Nürnberger Gesetze regen Zuspruch bei der Berliner Bevölkerung. Dann emigrierte sie nach England, ohne dort eine ihr gemäße Betätigung zu erhalten. Ihr Geist begann sich zu verdüstern. Sie starb in einer Londoner Nervenklinik. Erst heute weiß man ihre Pioniertat zu würdigen, nachdem ihre Versuche bestätigt werden konnten.

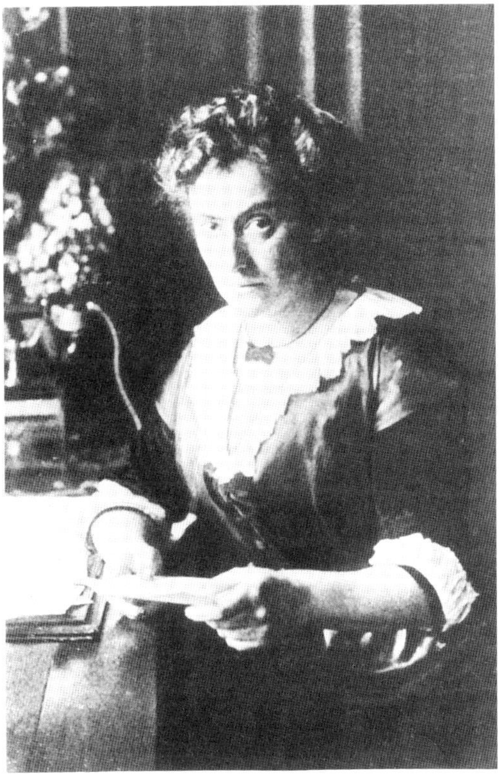

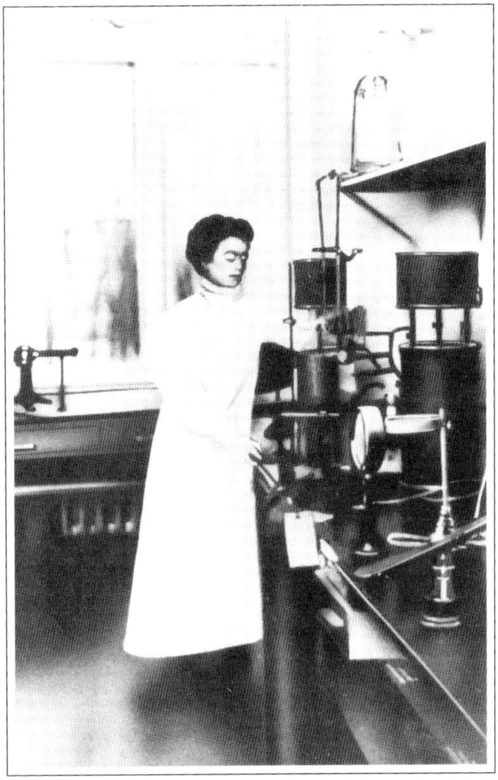

Rahel Hirsch. Deutsche Medizinerin. Entdeckerin des nach ihr benannten physiologischen Effektes beim Verdauungsvorgang.
Fotoreproduktion. Aus Sammelbildmappe: B. Karger-Decker: Die Frau in der Heilkunde, Reichenbach (Vogtland) 1972

Rahel Hirsch im Laboratorium.
Fotoreproduktion. Aus: Charité-Annalen, Berlin 1911

Friedrich Hoffmann (1660-1742)

Als der schwererkrankte Preußenkönig Friedrich Wilhelm I. im Jahre 1734 den berühmten Leidener Kliniker Hermann Boerhaave um ärztlichen Beistand ersuchte, soll dieser ihm nach einer Anekdote zurückgeschrieben haben: *„Weshalb ruft Ihr mich? Ihr habt doch den Hoffmann!“* Jener war der Begründer der medizinischen Fakultät in Halle, wo er auch am 19. Februar 1660 das Licht der Welt erblickte. Von seinem Vater, ebenfalls einem hervorragenden Heilkundigen, hatte er schon als Knabe seine erste Unterweisung in Chemie, Anatomie und experimenteller Medizin erhalten. Nach Abschluß seiner Schulzeit studierte er in Jena und Erfurt; anschließend bildete er sich bei den damals bedeutendsten Kapazitäten seines Faches in Holland und England fort.

Wieder daheim, eröffnete Friedrich Hoffmann eine Privatpraxis in Minden, avancierte hier jedoch bald zum Landphysikus. Wenige Jahre danach rückte er in das gleiche Amt zu Halberstadt auf, in dem er bis zu seiner Berufung an die neugegründete Universität an der Saale verblieb. Als Hallenser Professor hielt er Vorlesungen in Anatomie, Chirurgie, Internistik, Physik und Chemie. Daneben entwickelte er eine an die Leibnizsche Monadenlehre anknüpfende eigene Krankheitstheorie, die großen Einfluß auf die Ärzte seiner Zeit ausübte, aber heute nur noch historisches Interesse verdient: Danach werde das Leben durch ein aus dem Äther stammendes, mit der Atmung aufgenommenes Nervenfluidum unterhalten, wobei Spasmus und Atonie der Faser einander abwechseln und alle Krankheiten bewirken. Hinsichtlich der Therapie indes ließ Friedrich Hoffmann jede abergläubische Vorstellung zugunsten des gesunden Menschenverstandes beiseite und bereicherte die Heilkunde um einfache, erfolgreiche Arzneimittel. Zu ihnen zählen vor allem die mit seinem Namen verbundenen *„Hoffmannstropfen“* aus einem Teil Äther und drei Teilen Alkohol. Der Forscher erfand sie 1708, nachdem er von Friedrich I. nach Berlin zur Bekämpfung einer schweren Grippeepidemie beordert worden war. Es ist nicht anzunehmen, daß sein Ätherweingeistgemisch mit der Epidemie fertig wurde; doch es hatte sich gewiß zur Kreislaufanregung bei Schwächeanfällen und zur Unterstützung der Grippevorbeugung bewährt.

Auf Grund seiner Erfolge berief ihn der König zu seinem Leibarzt - eine Auszeichnung, die ihm bald durch die am Hofe herrschenden Intrigen verleidet wurde, so daß Hoffmann um seine Entlassung bat, um an seine Alma mater zurückzukehren. Ein weiteres heilpraktisches Verdienst erwarb er sich durch Untersuchung und Förderung der Mineralbäder. So entdeckte er den Lauchstädter Eisensäuerling gegen Rheumatismus und Gicht, stellte erstmalig das Karlsbader Salz her und regte zur Trockengewinnung auch anderer heilkräftiger Quellensalze an. Als ausgezeichneter Diagnostiker beschrieb er erstmalig die Krankheitsbilder der Bleichsucht, Bauchspeicheldrüsenentzündung und Speiseröhrenverengung. Er war Mitglied mehrerer in- und ausländischer akademischer Gesellschaften und starb am 12. November 1742.

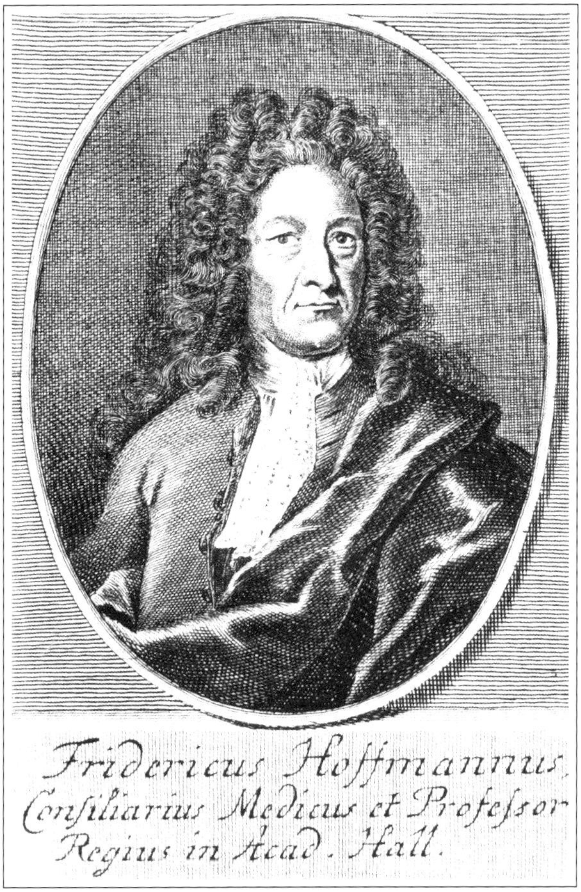
Fridericus Hoffmannus,
Consiliarius Medicus et Professor
Regius in Acad. Hall.

Friedrich Hoffmann. Deutscher Naturforscher und Mediziner. Schöpfer der nach ihm benannten Äther-Weingeist-Tropfen.
Fotoreproduktion eines unbezeichneten zeitgenössischen Kupferstiches

Heinrich Hoffmann (1809-1894)

Namentlich durch zwei Werke wurde der am 13. Juni 1809 geborene Frankfurter Armenarzt Heinrich Hoffmann weltberühmt. Das erste hatte nur indirekt etwas mit seinem medizinischen Beruf zu tun. Als großer Kinderfreund ärgerte er sich sehr über die Unsitte mancher Mütter, den Schornsteinfeger und den Arzt als Schreckgestalten zu benutzen, um ihre unfolgsamen Sprößlinge auf diese Weise zum Gehorsam zu bewegen. Kein Wunder, daß solche verängstigten kleinen Patienten beim bloßen Anblick des *„Doktors"* jämmerlich zu schreien anfingen! Heinrich Hoffmann hatte dann alle Mühe, durch lustige Zeichnungen das kindliche Vertrauen zu erringen, um in Ruhe die Untersuchungen vornehmen zu können.

Eines Dezembertages 1844 – Heinrich Hoffmann hatte inzwischen eine Berufung als Lehrer der Anatomie am Medizinischen Institut der Senckenburgischen Gesellschaft angenommen – suchte er in den Buchläden seiner Vaterstadt nach einem Bilderbuch für seinen Sohn Carl zum Weihnachtsfest. Zu seinem Bedauern und Unwillen fand er nichts Geeignetes. So kaufte er ein leeres Schreibheft und malte die heute allgemein bekannten Bildergeschichten vom **„Struwwelpeter"** hinein, die nicht nur sein Söhnchen begeisterten, sondern auch dem mit Hoffmann befreundeten Verleger Dr. Loening gefielen, der kurz zuvor mit seinem Kollegen Joseph Rütten die *„Literarische Anstalt"* gegründet hatte und den **„Struwwelpeter"** nun im Druck herausbrachte. Bis heute hat dieses amüsante, wenn auch den modernen Erziehungsgrundsätzen nicht mehr völlig entsprechende Kinderbuch mehr als fünfhundert deutsch- und fremdsprachige Auflagen erfahren.

Fünf Jahre nach dem ersten sensationellen Erfolg des **„Struwwelpeters"**, 1851, folgte Heinrich Hoffmann einem Ruf als leitender Arzt der Frankfurter Städtischen Irrenanstalt. In jenen Tagen galten die Insassen eines derartigen Instituts noch nicht als heilungs- und pflegebedürftige Kranke, sondern als *„Besessene"*, vor denen die Gesellschaft *„geschützt"* werden mußte. Man tat dies, indem man sie hinter verschlossenen Türen, vergitterten Fenstern und hohen Mauern internierte. Neben Dauerbädern und anderen Gewaltmaßnahmen herrschte in diesen Häusern die Zwangsjacke. Heinrich Hoffmanns Verdienst besteht darin, dieses verruchte Kleidungsstück, aus dem sich die darin Eingepferchten nicht befreien konnten, abgeschafft sowie die ihm Anbefohlenen nicht länger als Gefangene, sondern als hilfeheischende Patienten behandelt zu haben.

Überdies erbaute Heinrich Hoffmann aus selbstgesammelten Spendengeldern vor der Stadt eine neue, große, lichtüberflutete Klinik für Geisteskranke und Epileptiker, in der er seine Reformpläne verwirklichte. Bis ins hohe Alter von achtzig Jahren diente er so den Ärmsten der Kranken. Seine Erfahrungen als Anstaltsarzt legte er in einem Fachbuch nieder, indes er über sein an Ehrungen und Auszeichnungen reiches Leben in einem Erinnerungsbuch berichtete. Er starb am 20. September 1894 im Range eines Geheimen Medizinalrates.

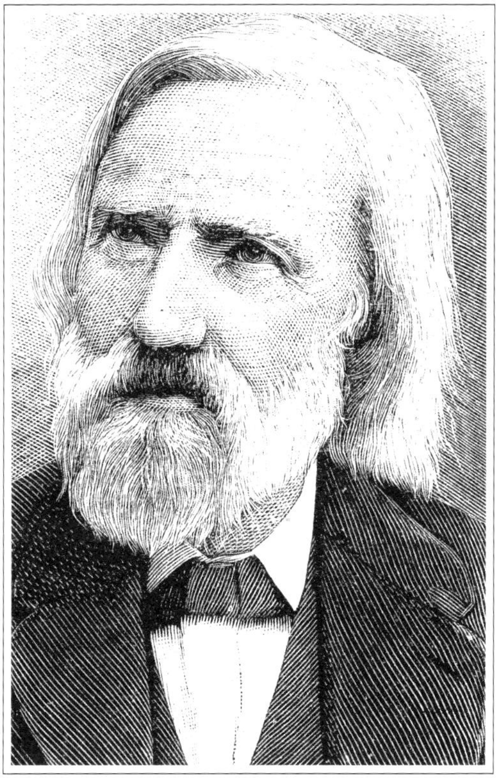

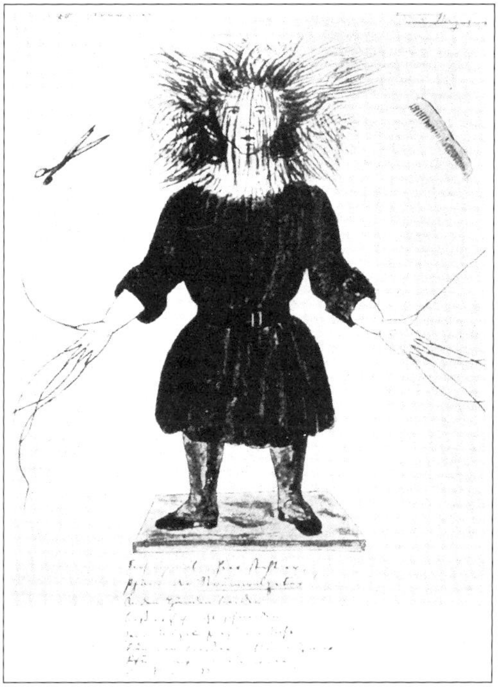

Heinrich Hoffmann. Deutscher Arzt und Verfasser des „Struwwelpeter".
Anonyme zeitgenössische Xylographie

Hoffmanns „Struwwelpeter" in eigenhändiger Darstellung.
Aus: Joseph Nadler: Literaturgeschichte der deutschen Stämme und Landschaften, o. O. 1929 (3. Aufl.)

Victor Horsley (1857-1916)

Ein gewisser Captain Gilby, der seit längerem an einer Unterleibslähmung litt, wurde am 9. Juni 1887 in das Londoner National Hospital für Gelähmte und Epileptiker eingeliefert. Sein Arzt hatte ihn hierher überwiesen, weil er bei ihm eine Rückenmarkgeschwulst als Ursache der Bewegungslosigkeit wie auch seiner zeitweiligen Muskelkrämpfe in der Bauchgegend und seiner peinigenden Schmerzen im Bereich der Zwischenrippennerven vermutete. Obwohl bisher noch nie eine Rückenmarkoperation am Menschen durchgeführt wurde, wagte der erste dreißigjährige Chirurg des Krankenhauses, Victor Horsley, den Eingriff. Eine fingergliedgroße Geschwulst konnte er an der von ihm ohne technische Hilfsmittel lokalisierten Befallstelle ausschälen. Diese erste korrekte örtliche Bestimmung und Entfernung eines Rückenmarktumors machte den aus dem Londoner Stadtteil Kensington gebürtigen Forscher und Arzt, der kurz zuvor am University College einen Lehrstuhl für Pathologie übernommen hatte, weltberühmt. Die Koryphäen der Royal Society rechneten es sich zur Ehre an, den genialen Begründer der Neurochirurgie in ihren Reihen zu wissen. Wie verlautet, soll er, dessen Vater als geschätzter Genremaler Zutritt zum Königshof hatte, seinen Vornamen auf Wunsch der Queen Victoria erhalten haben.

Seine nächste chirurgische Pioniertat vollbrachte Horsley Ende der achtziger Jahre mit der erstmaligen Ausschneidung einzelner Abschnitte der menschlichen Hirnrinde bei Epilepsie. Als gewandter Experimentator pflegte er seine operativen Methoden zuerst an Affen und Leichen zu erproben. Diese Gepflogenheit verdankte er seinem einstigen Chef Rickman Godlee, dem er 1884 bei dessen erstmaliger Beseitigung eines Hirntumors assistierte und dessen Auffassung er sich zu eigen machte, daß es unmenschlich wäre, Hirntumoren aus Scheu vor dem Risiko nicht zu operieren.

Zu Beginn der neunziger Jahre vollführte Horsley als erster die operative Entfernung des Ganglion Gasseri bei Trigeminusneuralgie. Seit 1899 bekleidete er am Londoner University College and Hospital die Professur für klinische Chirurgie. Seine Tätigkeit in diesem Amt beschloß er 1906 mit der auf dem Chirurgen-Kongreß in Toronto vorgetragenen Mitteilung über mehrere erfolgreiche Tumoroperationen an der Hirnanhangdrüse. Als besonders sensationell empfand die Fachwelt seinen zweifachen Eingriff an einem neunundzwanzigjährigen Bankangestellten auf dem Schläfenweg.

Eine Lebenschronik des am 16. Juli 1916 in Mesopotamien an einem durch Paratyphus komplizierten Hitzschlag Gestorbenen wäre unvollständig, wenn sie nicht auch seines sozialen Engagements gedächte. Hier zeichnete sich Horsley vor allem durch seinen Einsatz für kostenfreie ärztliche Behandlung seiner Landsleute, durch seinen agitatorischen Kampf gegen den Alkoholismus und nicht zuletzt durch sein entschiedenes Eintreten für das Wahlrecht der britischen Frauen aus.

Sir Victor Horsley. Englischer Chirurg. Mitbegründer der Neurochirurgie. Erstmalige Entfernung eines Rückenmarktumors. Fotoreproduktion von Kurt Heinz Römer (†), Görsdorf

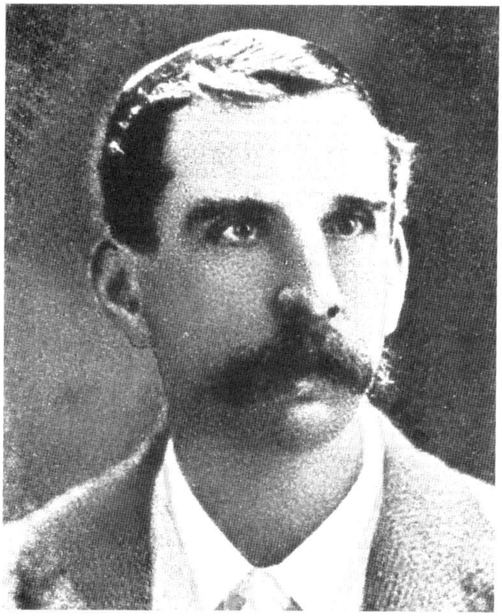

Horsley bei einer Operation. Fotoreproduktion. Aus: St. Paget: Sir Victor Horsley, London 1919

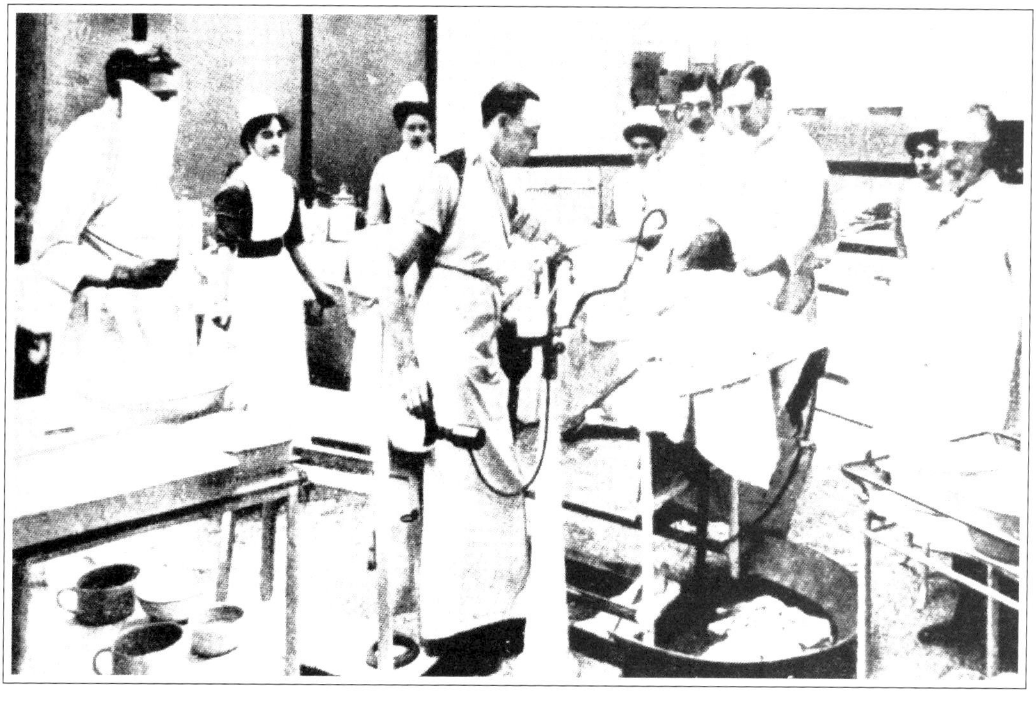

Friedrich Wilhelm von Hoven (1759-1838)

„Mit ihm habe ich von meinem 13. bis fast zum 21. Jahr alle Epochen des Geistes gemeinschaftlich durchwandert", schrieb Friedrich Schiller 1793 seinem Dresdener Freund Christian Gottfried Körner aus Ludwigsburg, wo er sich vorübergehend mit seiner Familie aufhielt und erfahren hatte, daß sein einstiger Jugendgefährte Friedrich Wilhelm von Hoven seit längerem hier als württembergischer Hof-, Stadt- und Amtsmedikus wirkte. *„Zusammen dichteten wir, trieben wir Medizin und Philosophie"*, heißt es in dem Brief weiter. Wenige Tage danach, als Schillers Frau Charlotte vor der mutmaßlich schweren Geburt ihres ersten Kindes stand, leitete Hoven die Entbindung.

Als gebürtiger Ludwigsburger hatte er auf der Lateinschule seiner Vaterstadt mit dem gleichaltrigen Schiller, der mit seinen Eltern damals im selben Haus wohnte, dieselbe Klasse besucht. Beide wurden sie als Offizierssöhne vom Herzog in die Militärakademie auf seinem Lustschloß Solitude, die sogenannte Hohe Karlsschule, gepreßt und mit der Verlegung der Akademie nach Stuttgart zunächst zum Studium der Rechte und später zum Medizinstudium bestimmt. Eigentlich hatte Hoven Theologie studieren wollen. Nach seiner Promotion zum Dr. med. fungierte er acht Jahre als beamteter Arzt in Ludwigsburg mit zugleich umfangreicher Privatpraxis. Anschließend erfolgte seine Berufung als ordentlicher Professor der Heilkunde an die Universität Würzburg. Da die Medizin sich gerade erst aus mittelalterlicher Befangenheit wissenschaftlich zu emanzipieren begann, sah Hoven seine Hauptaufgabe als Hochschullehrer in der Anleitung der Lernenden zu systematischem Selbststudium und in der Organisation klinischen Unterrichts neben der theoretischen Ausbildung. Letzteres erreichte er als gleichzeitiger Primararzt am Julius-Hospital durch Einrichtung eines Lehrklinikums. Auch als Mitglied des Medizinalkollegiums war er in Würzburg tätig.

Seit 1807 führte Hoven als königlich-bayerischer Kreismedizinalrat die Oberaufsicht über sämtliche Krankenhäuser in Nürnberg. Daneben war er bis in sein 77. Lebensjahr einer der meistbeschäftigten Privatärzte der Stadt. Er starb als Obermedizinalrat in Nördlingen unter plötzlichem Verlust des Augenlichtes an Altersschwäche. Zwei Jahre nach seinem Tod erschienen seine Lebenserinnerungen unter dem langatmigen, selbstgefälligen Titel **„Biographie des Doktor Friedrich Wilhelm von Hoven, Königl. Bayerischen Obermedizinalrats, Mitglied mehrerer gelehrten Gesellschaften und Ehrenbürgers von Nürnberg"**.

Die vor wenigen Jahren erneut aufgelegten Memoiren vermitteln dem heutigen Leser ein anschauliches Bild vom Ringen der zeitgenössischen Medizin und des ärztlichen Standes um gesellschaftliche Anerkennung wie auch über Hovens Begegnungen mit zahlreichen bedeutenden Persönlichkeiten und seine Arbeiten namentlich über Infektionen und Gehirnkrankheiten und stellen demzufolge ein überaus wertvolles kulturgeschichtliches Dokument dar.

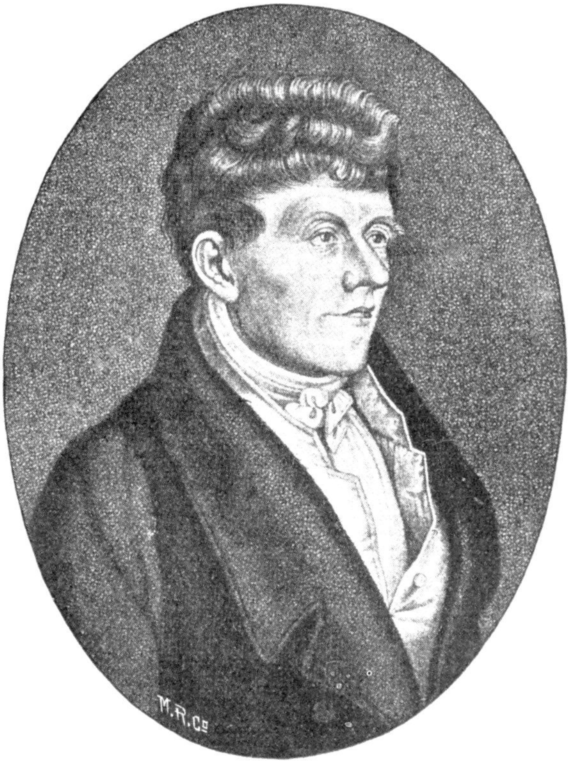

Friedrich Wilhelm von Hoven. Deutscher Mediziner. Bedeutender Hochschullehrer.
Zeitgenössischer Kupferstich von L. Lingen nach einer Zeichnung von F. Stadler. Aus: J. Wychgram: Schiller, Bielefeld - Leipzig 1898

Christoph Wilhelm Hufeland (1762-1836)

Seine Exzellenz der Herr Staatsminister und Geheime Rat Goethe hatte schon des öfteren den Herzog Karl August auf einen Doktor Hufeland aufmerksam gemacht, der sich mit der löblichen Kunst, das Leben zu verlängern, befaßte, so daß der Landesfürst mit Begier die Gelegenheit wahrnahm, in Goethes wöchentlicher Abendgesellschaft den äußerst bescheidenen, bei Armen und Reichen gleichermaßen beliebten Weimarer Medikus über seine Ideen sprechen zu hören. In der Tat, was dieser an jenem Freitag des Herbstes 1792 in launigen Worten von sich gab, klang so überzeugend und gescheit, daß Karl August seinem Minister ins Ohr flüsterte: *„Dieser Hufeland taugt zu einem Professor, ich werde ihn nach Jena versetzen!“* - So geschah es dann auch im darauffolgenden Frühjahr. Hufelands Ansichten aber über die Lebensverlängerung durch gesunde Verhaltensweise, die unter dem Titel „**Makrobiotik**“ auch als Buch erschienen, wurden bald in alle europäischen Sprachen und sogar ins Chinesische übersetzt.

Dieses Werk hat bis heute nichts an Gültigkeit eingebüßt, zumal sein Motto „Verhüten ist besser als heilen“ in unserem Lande größte Bedeutung besitzt. Aber noch in vieler Hinsicht ist der aus Langensalza gebürtige Christoph Wilhelm Hufeland zum Erneuerer der ärztlichen Wissenschaft und zum Volkserzieher geworden. Für die jungen Frauen seiner Zeit, deren Kinder häufig wie von geheimer Gewalt dahingerafft wurden, schrieb er „**Ratschläge an Mütter**“, durch die er diese zu vernunftmäßiger Pflege und Abhärtung der Säuglinge ermunterte. Solange es noch keinen Schutz gegen Pocken gab, trat er für strenge Isolierung der Befallenen ein. Später bahnte er in Deutschland der vom englischen Landarzt Jenner entdeckten Pockenschutzimpfung den Weg. Sein Professorengehalt stiftete er für notleidende Ärzte und Arztwitwen.

Trotz verlockender Angebote aus dem In- und Ausland blieb Hufeland seiner Heimat treu. Erst als eine Erblindung des rechten Auges ihn in seiner Forscherarbeit behinderte, folgte er dem Ruf des preußischen Königs, als dessen Leibarzt und Charitédirektor nach Berlin zu kommen.

Hier beteiligte er sich an der Gründung der Universität, deren erster medizinischer Dekan er wurde. Überdies schuf er die erste Berliner Poliklinik zur Fortbildung des ärztlichen Nachwuchses wie auch zur Behandlung der Armen, die mangels ausreichenden Versicherungsschutzes sonst keine ärztliche Hilfe hätten in Anspruch nehmen können.

Ähnliches bezweckte Hufeland mit seiner „**Armen-Pharmakopöe**“, die er für seine Arztkollegen verfaßte, damit sie ihren unbemittelten Patienten billigste Medikamente mit dennoch bester Wirkkraft verordnen konnten. Auch zeugt es für Hufelands Persönlichkeit, daß er das Adelsprädikat ablehnte, um sich und seine Familie nicht den gefährlichen Einflüssen eines solchen Standes auszusetzen.

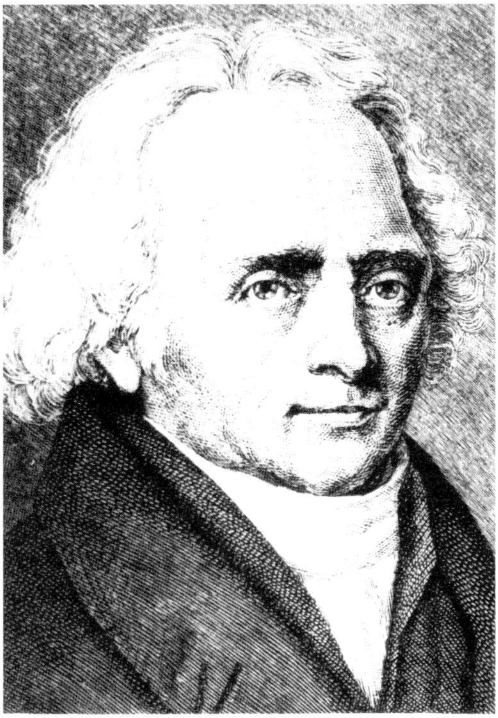

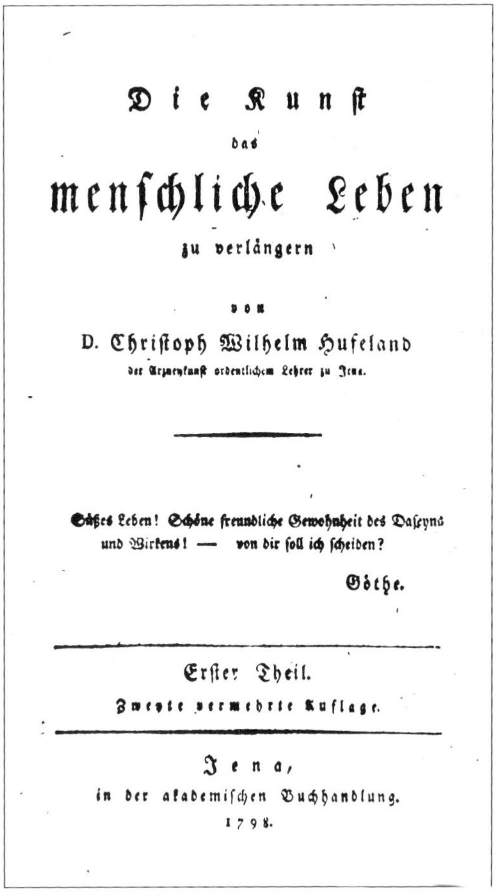

Die Kunst

das

menschliche Leben

zu verlängern

von

D. Christoph Wilhelm Hufeland

der Arzneykunst ordentlichem Lehrer zu Jena.

Süßes Leben! Schöne freundliche Gewohnheit des Daseyns und Wirkens! — von dir soll ich scheiden?

Göthe.

Erster Theil.

Zweyte vermehrte Auflage.

Jena,

in der akademischen Buchhandlung.

1798.

Christoph Wilhelm Hufeland. Deutscher Mediziner. Gründer der ersten Poliklinik in Berlin. Verdienstvoller Gesundheitserzieher.
Holzschnitt von Moritz Klinkicht. Aus: M. Klinkicht und K. Siebert: Dreihundert berühmte Deutsche, Stuttgart 1912

Titelseite der Hufelandschen Makrobiotik, Jena 1798. Fotoreproduktion eines Originals

John Hunter (1728-1793)

In ihren Jugenderinnerungen berichtet Johanna Schopenhauer, die Mutter des berühmten Philosophen, daß sie während ihres Aufenthaltes in London wegen starker Schwangerschaftsbeschwerden dringend einen Arzt aufsuchen mußte, um ihn zu befragen, ob sie in ihrem Zustand die beabsichtigte Heimreise nach Danzig (heute Gdansk) wagen dürfe.

Dieser, ein gewisser Doktor Hunter, ermutigte sie nach halbstündiger Untersuchung dazu und steckte nach ihrer Schilderung *„die zwei Guineen, die er erhielt, sehr gleichgültig ein und verabschiedete uns ebenso höflich, als er uns empfangen"*. Der damals sechzigjährige John Hunter, dessen Persönlichkeit von seinen Zeitgenossen als rauh und abstoßend, aber dennoch als edelgesinnt empfunden wurde, hatte sich unvergängliche Verdienste als Anatom, Pathologe und Chirurg erworben. Er entstammte einer kinderreichen schottischen Gutsbesitzerfamilie, die ihn maßlos verwöhnte. Er erwies sich frühzeitig als ein schlechter Schüler, so daß ihn der Vater vorzeitig zu einem Glasgower Holzhändler in die Lehre gab. Da er dort ebenfalls versagte, beschäftigte ihn schließlich sein ältester Bruder William, der in London als Privatdozent für Anatomie und Chirurgie wirkte, als seinen Gehilfen. Bald schon begann sich in dem anfänglichen Nichtsnutz der gleiche Berufswunsch zu regen. Auf den Rat seines Bruders bewarb er sich neben seiner Tätigkeit als dessen Prosektor und Assistent im Londoner Chelsea Hospital operative Fertigkeiten. Danach sammelte er im Kolonialkrieg gegen Frankreich und Spanien als Stabsarzt der britischen Armee reiche medizinische Erfahrungen. Nach seiner Rückkehr, 1763, eröffnete er in London eine chirurgische Privatpraxis. Auf Grund seiner weithin gerühmten Tüchtigkeit berief ihn das renommierte St.-Georgs-Hospital fünf Jahre später auch zu seinem leitenden Chirurgen mit dem Recht, Vorlesungen zu halten und Schüler praktisch auszubilden.

Durch bahnbrechende Untersuchungen über das Wesen der Entzündung durch Erstbeschreibung von Krankheitssymptomen, wie der nach ihm benannten Glossitis bei perniziöser Anämie, durch zahlreiche anatomische und physiologische Entdeckungen, durch Entwicklung neuer Operationsmethoden und -instrumente sowie durch seine exakte Darlegung des Krankheitsverlaufes und der Heilbehandlung der Schußverletzungen, durch die er zum Begründer des englischen Militärsanitätswesens wurde, verlieh John Hunter der Chirurgie eine wissenschaftliche Grundlage. Nicht zuletzt betätigte sich der im Oktober 1793 seiner schweren Angina pectoris erlegene Forscher als leidenschaftlicher Sammler größtenteils eigenhändig geschaffener wie auch anderweitig erworbener anatomischer und embryologischer Präparate, Modelle sowie einschlägiger Kuriositäten. Diese etwa vierzehntausend Objekte wurden nach seinem Tod von der britischen Regierung für das Royal College of Surgeons, die Londoner Königliche Chirurgische Gesellschaft, erworben und sind seitdem in dem noch heute existierenden Huntermuseum zu besichtigen.

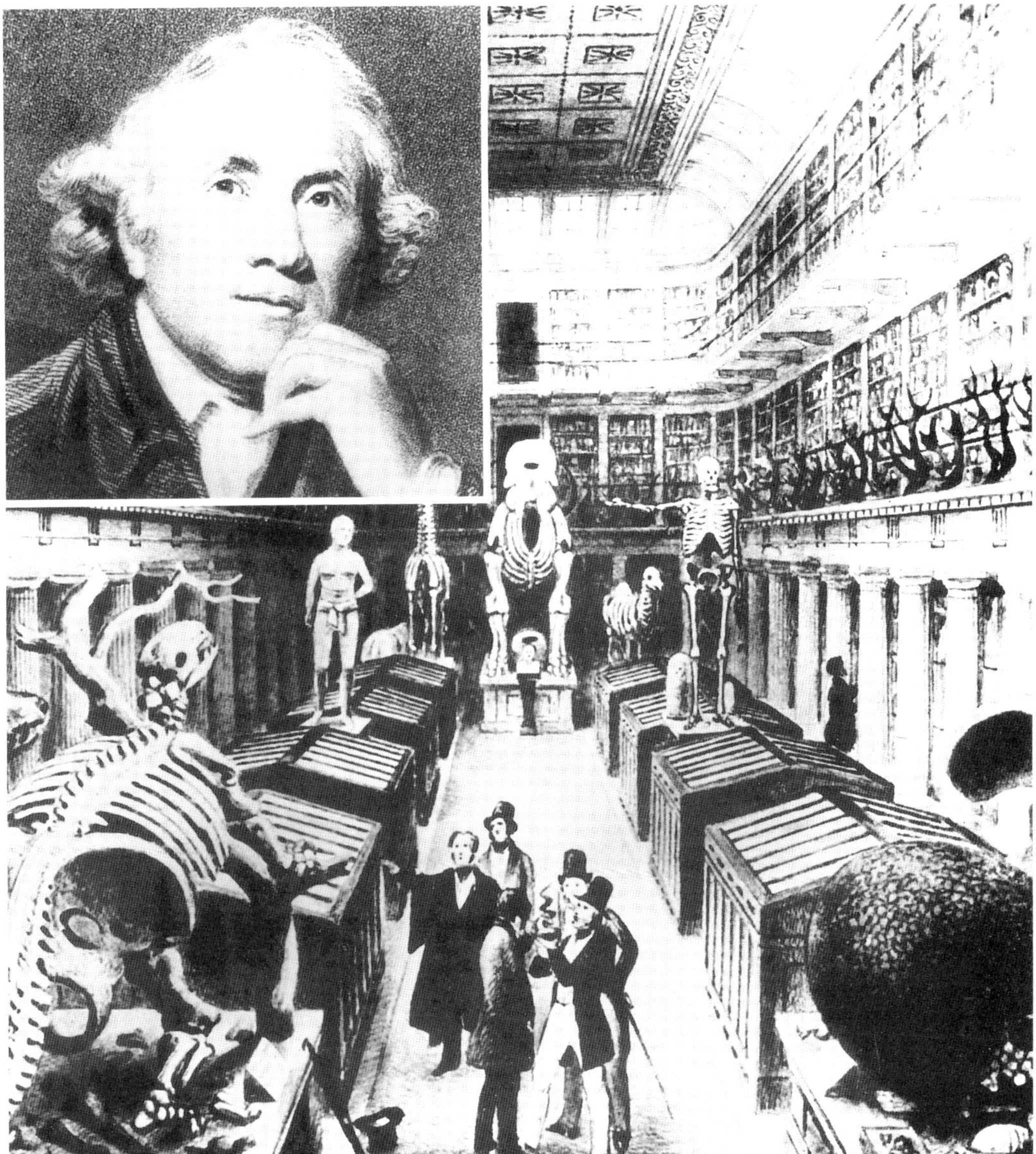

John Hunter. Englischer Anatom, Physiologe und Chirurg. Begründer der wissenschaftlichen Chirurgie. Kupferstich nach einem zeitgenössischen Gemälde von Joshua Reynolds

Blick in das von Hunter geschaffene und später nach ihm und seiner Sammlung benannte anatomische Museum um 1830.
Fotoreproduktion. Aus: Gordon Rattray Taylor: Het wondere Leven, London 1963

Joseph Hyrtl (1811-1894)

Nach einer von Hugo Glaser überlieferten Ärzteanekdote war der weltberühmte österreichische Anatom Joseph Hyrtl *„der bescheidenste Mann, den man sich vorstellen kann"*. In Perchtoldsdorf, seinem Alterssitz, *„ging er so armselig gekleidet herum, daß, wer ihn nicht kannte, ihn für einen Notleidenden hielt"*. So soll ihm einmal ein Kind aus Mitleid eine Semmel geschenkt haben; es konnte ja nicht ahnen, daß jener scheinbar *„arme alte Mann"* in Wahrheit durch außer- wie ungewöhnliche wissenschaftliche Kreationen ein Millionenvermögen besaß, welches er und seine Frau, da sie kinderlos geblieben, philanthropisch verwandten.

Mit dem aus Eisenstadt im Burgenland stammenden Sohn eines Oboisten im Orchester des Fürsten Esterhazy begann die hohe Zeit der Anatomie in der Geschichte der sogenannten II. Wiener medizinischen Schule. Nach dem Besuch des k. u. k. Konviktes in Wien bezog er die Universität der Kaiserstadt. Als eifriger Helfer im Seziersaal und Famulus des avantgardistischen Physiologen Joseph Julius Czermak, der ihn mit der mikroskopischen Anatomie vertraut machte, erlangte er jederzeit ungehinderten Zutritt zum universitätseigenen anatomischen Museum wie auch zu dessen auserlesener Bibliothek und durfte sogar private anatomische Nachhilfekurse halten.

Ein weiterer namhafter Förderer des lernbegierigen Studenten, Professor Joseph Berres, beschäftigte ihn als Prosektor. Damals stand es noch in den Sternen, daß Hyrtl nach dessen Ableben die vakante Lehrkanzel für systematische (deskriptive) Anatomie erhalten würde. Bis zu jener Berufung im Jahre 1845 wirkte er zunächst als Professor in Prag. Er hatte sich bereits durch Abhandlungen zur vergleichenden Anatomie sowie über angeborene Mißbildungen des Gehörganges hervorgetan. Als junger Hochschullehrer sammelte er unter dem Titel **„Lehrbuch der Anatomie des Menschen mit Rücksicht auf physiologische Begründung und praktische Anwendung"** das gesamte einschlägige Wissen seiner Zeit. Dieses Standardwerk erzielte 20 deutschsprachige Auflagen und zahlreiche Übersetzungen. Als Professor in Wien verfaßte Hyrtl sein gleichfalls sehr erfolgreiches zweibändiges **„Handbuch der topographischen Anatomie"**. Glänzend redebegabt, vermochte er Gasthörer aus allen medizinischen Disziplinen des In- und Auslands in seinem **„Anatomischen Theater"** und Bewunderer der von ihm errichteten und beschriebenen einzigartigen Sammlung anatomischer Präparate und Modelle um sich zu scharen. Verdient machte er sich ferner um die Verbesserung anatomietechnischer Methoden wie neuartiger Injektions- und Korrosionsverfahren.

Als Ruheständler widmete sich der unermüdlich Schaffensfreudige fachspezifischen Nomenklaturstudien. Hyrtl wurde das seltsame Glück zuteil, an seinem 80. Geburtstag die Enthüllung seines eigenen Denkmals im Arkadenhof der Wiener Universität zu erleben.

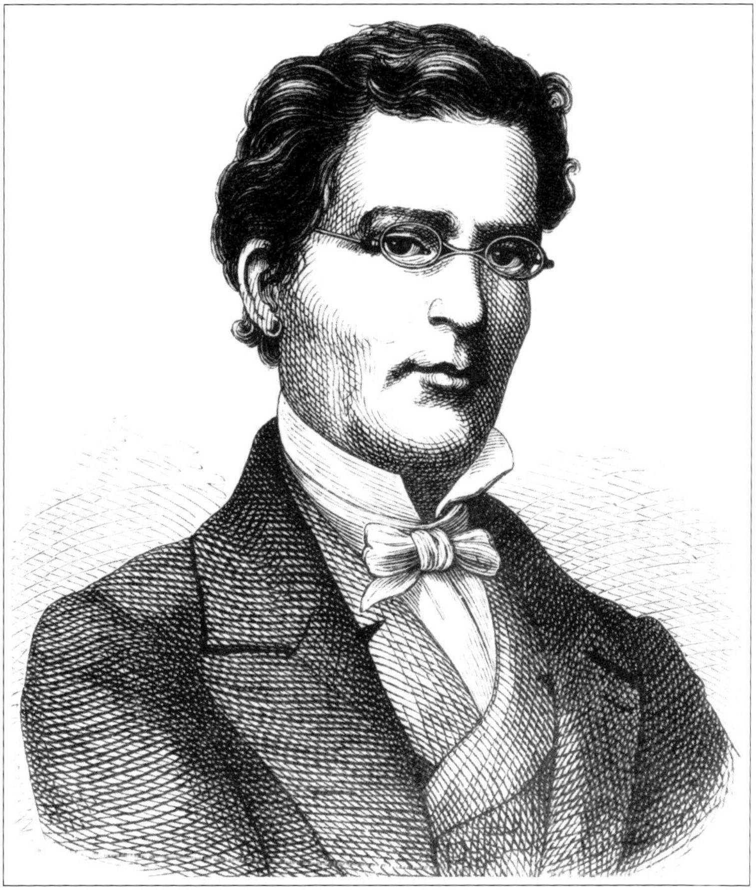

Joseph Hyrtl. Österreichischer Anatom. Gründer des Museums für vergleichende Anatomie in Wien. Anonyme zeitgenössische Xylographie. Aus: Spamer's „Illustriertes Conversations-Lexicon", Leipzig (19. Jahrhundert)

Edward Jenner (1749-1823)

Die sogenannte Variolation oder das Einbringen von Blatterngift in den menschlichen Organismus zum Schutze gegen die Pocken übten die Völker Asiens und Afrikas bereits seit Jahrhunderten aus. Die Gattin des englischen Botschafters in der Türkei, Lady Wortley Montagu, ließ die Methode mit Erfolg an ihrem fünfjährigen Sohn anwenden und führte dieses Verfahren im Jahre 1721 nach England und damit in Europa ein.
Allerdings erwies es sich als nicht ganz ungefährlich wegen der Möglichkeit des Auslösens einer schweren Pockeninfektion oder auch der Übertragung anderer ansteckender Krankheiten, wie beispielsweise Syphilis. Darum war es für die Menschheit ein großer Segen, daß es ausgangs des 18. Jahrhunderts einem einfachen englischen Landarzt gelang, diese heikle Impfmethode durch eine neue, harmlose zu ersetzen. Der Name dieses hervorragenden Mannes ist Edward Jenner.
Schon als Kind zeigte der am 17. Mai 1749 geborene dritte Sohn eines Geistlichen leidenschaftliches Interesse für alle Vorgänge in der Natur. Dieser Neigung blieb er zeitlebens treu: Hatte er als Gymnasiast mit Eifer Vogeleier, Insekten und Versteinerungen gesammelt, so beschäftigte er sich später in seinen Mußestunden mit Problemen wie dem Winterschlaf der Fledermäuse und der Igel, der seltsamen Gepflogenheit des Kuckucks, seine Eier in die Nester anderer Vögel zu legen, und so fort. Angeregt zu solchen Fragen wurde er vom berühmten Londoner Chirurgen, Anatomen und Physiologen John Hunter, dessen Schüler und Assistent er am St.-Georgs-Hospital war und mit dem er nach seiner Verselbständigung brieflich verbunden blieb.
Seine medizinische Grundausbildung erhielt Jenner bei einem Wundarzt und Apotheker namens Ludlow in der Ortschaft Sodbury bei Bristol. Hier hatte er eines Tages ein Gespräch seines Lehrmeisters mit einer Melkerin über die damals häufigen Pockenepidemien mitangehört, in dessen Verlauf die Frau die auf dem Lande verbreitete Meinung äußerte, daß jemand, der die Kuhpocken gehabt, niemals die Menschenpocken bekäme. Dieser Gedanke ließ den aufmerksamen Jüngling nicht mehr los. Um die Wahrheit ergründen zu können, schlug er sowohl eine Professur wie auch die Einladung des gefeierten Weltumseglers James Cook zur Teilnahme als Schiffsarzt an dessen Südsee-Expedition aus und eröffnete in seinem Heimatdorf Berkeley in der Grafschaft Gloucestershire eine Praxis.
Nach jahrelangen Beobachtungen und Untersuchungen nahm er am 14. Mai 1796 an einem achtjährigen Jungen sein bahnbrechendes Impfexperiment mit Kuhpocken vor und erzielte bei ihm - ohne Kenntnis des Wirkungsprinzips - dessen Immunität gegen Menschenpocken. Zwei Jahre danach gab er in einer aufsehenerregenden Schrift seine Entdeckung der *„Vakzination“*, wie er sein Verfahren nach dem lateinischen Wort *„vacca“* für *„Kuh“* nannte, der Fachwelt bekannt.
Zunächst zwar aus abergläubischem Vorurteil verlästert und befehdet, starb Jenner am 26. Januar 1823 im Rufe eines Wohltäters der Menschheit.

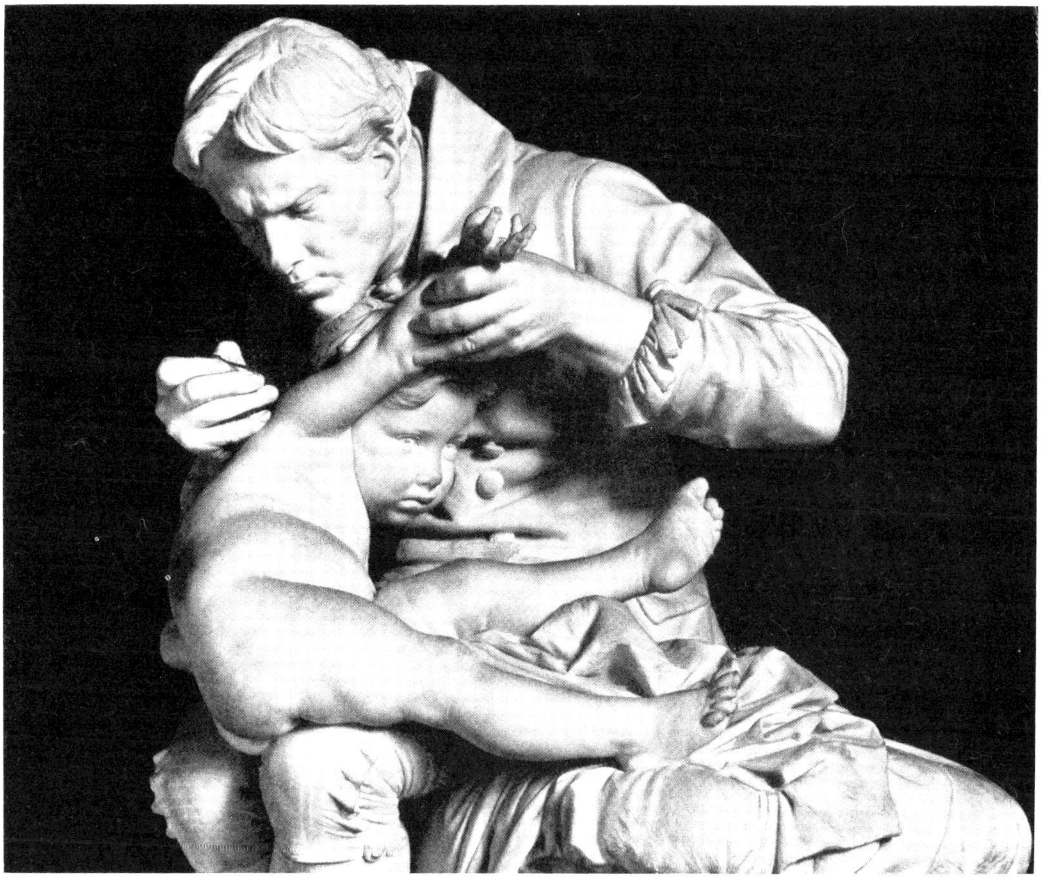

Edward Jenner. Englischer Landarzt. Schöpfer der Pockenschutzimpfung. Hier: Seinen eigenen Sohn probeimpfend.
Ausschnitt einer Originalfotografie des im Hospital zu Genua befindlichen Jenner-Denkmals von Giuliu Monteverde (1872)

Johann Heinrich Jung-Stilling (1740-1817)

Zu der Tafelrunde, an der der junge Goethe während seiner Straßburger Studentenzeit teilnahm, gehörte auch ein gewisser Johann Heinrich Jung, der erst mit dreißig Jahren zum Studium der Heilkunde kam, da er als Sohn eines unbemittelten westfälischen Schneiders und Dorfschullehrers selbst erst in den väterlichen Berufen tätig sein mußte, um sich vom eigenen Verdienst die für den Universitätsbesuch benötigten Geldmittel mühsam zu ersparen. Als er nach vierjähriger akademischer Ausbildung endlich den Doktorhut erwarb, verfügte er gerade noch über fünf Reichstaler, mit denen er sich und seine Frau in den Anfangswochen seiner Elberfelder Praxis kaum über Wasser halten konnte.

Aber auch später, nachdem sich Jung vor allem als Augenarzt einen vorzüglichen Ruf erworben hatte, ließen ihn die Nahrungssorgen nicht los, da er nach seiner Autobiographie arme Patienten umsonst behandelte und *„nur selten jemand kam, der etwas bezahlen konnte"*, zumal mißgünstige Kollegen ihn *„mit Operateurs und Quacksalbern in eine Klasse"* setzten. *„Gebt nur acht"*, raunten seine Neider mit gehässigem Hinweis auf die übelbeleumundeten wandernden Okulisten und Starstecher jener Tage, *„bald wird auch er anfangen, von Stadt zu Stadt zu ziehen und sich einen Orden anzuhängen!"*

Dabei hatte sich Johann Heinrich Jung gerade angesichts des Leides, das damals nicht wenige Scharlatane durch leichtfertige Eingriffe an Starkranken verursachten, zunächst nicht nur gescheut, sondern hartnäckig geweigert, Staroperationen – wie überhaupt jegliches Wundgeschäft am menschlichen Körper – vorzunehmen, obwohl er bei dem berühmten Straßburger Anatomen und Chirurgieprofessor Johann Friedrich Lobstein die Extraktion der getrübten Linse durch unteren Hornhautschnitt nach dem Verfahren des namhaften Pariser Ophthalmologen Jacques Daviel vortrefflich erlernt und sich auch bei einem renommierten Instrumentenmacher vorsorglich die dafür erforderlichen Geräte hatte anfertigen lassen.

Erst auf beharrliches Drängen einer bereits gänzlich erblindeten Starpatientin, die ihm zu verstehen gab, daß an ihr nichts mehr zu verderben wäre, sie jedoch bei Gelingen der Operation alles zu gewinnen hätte, sowie auf intensive Ermutigung zweier wohlmeinender praktischer Ärzte hin wagte Jung den Eingriff.

Die Kunde, daß er der Patientin das Augenlicht wiedergeschenkt, durcheilte wie ein Lauffeuer das Land. Weit über zweitausend erfolgreiche Staroperationen vollführte er, bis er wegen ständiger Verleumdung und nicht enden wollender wirtschaftlicher Schwierigkeiten seine Arztpraxis aufgab, um nacheinander als Professor der Kameralwissenschaften in Kaiserslautern, Marburg, Heidelberg und als humanistischer, wenngleich von religiösem Mystizismus erfüllter Schriftsteller zu wirken. Seine von Goethe persönlich angeregte und durch dessen Fürsprache herausgegebene **„Lebensgeschichte"** überdauerte die Zeiten ob ihres kulturgeschichtlichen Wertes. Jung-Stilling starb am 2. April 1817 in Karlsruhe.

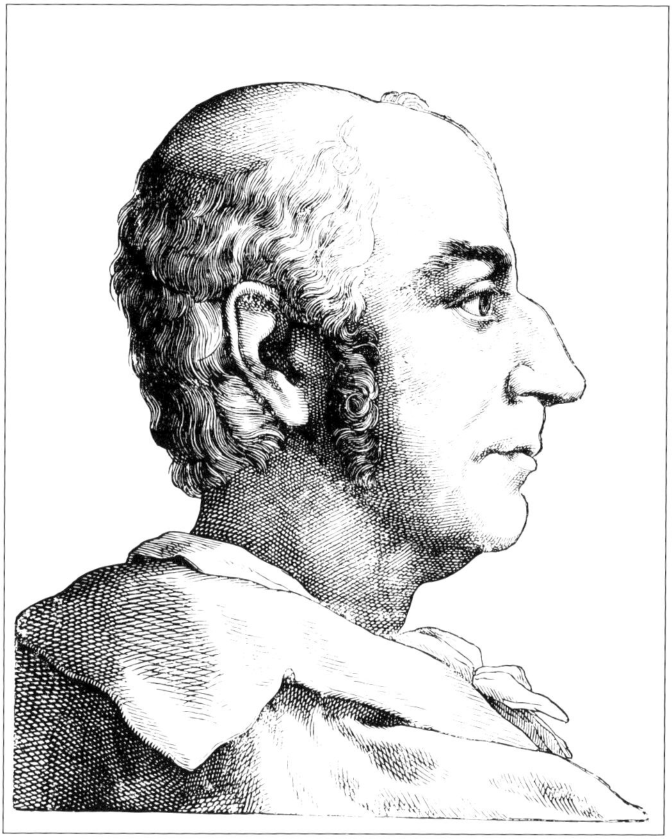

Heinrich Jung-Stilling. Deutscher Schriftsteller und Arzt. Erfolgreicher Staroperateur.
Spätere anonyme Grafik. Aus: Georg Mollat: Deutsche Meister, Leipzig 1927

Hans Kehr (1862-1916)

In der von Alexander Mette und Irena Winter 1968 herausgegebenen „**Geschichte der Medizin**" würdigen die Autoren des Abschnittes über neuzeitliche Chirurgie Hans Kehr als einen „*genialen Autodidakten*". Trotz ungewöhnlich geringer operativer Spezialausbildung genoß der aus Waltershausen am Nordostfuß des Thüringer Waldes gebürtige Sohn eines namhaften Pädagogen, Schulrats und Seminardirektors Weltruf als Gallenchirurg. Auch sein Vater hatte seine führende Stellung als Erzieher allein dank seiner großen schöpferischen Fähigkeiten erlangt, denn, so berichtete der Sohn rückblickend nicht ohne Stolz, als Kind eines „*armen Holzhauers, der im Schweiße seines Angesichts sein kärglich Brot verdiente*", hatte er weder die Universität besuchen noch später akademische Beziehungen knüpfen können.

Hans Kehrs Lebensweg verlief ohne Sensationen. Nach seinem Medizinstudium in Freiburg, Halle, Jena und Berlin machte er mit dreiundzwanzig sein Staatsexamen. Anschließend arbeitete er zwei Jahre als Assistent an einer Gothaer Privatklinik, absolvierte danach zwei Jahre lang ärztliche Fortbildungskurse in Wien und Berlin, unterhielt seit 1888 in Halberstadt eine chirurgische Privatklinik, wo er seinen Weltruhm begründete. Erstmalig führte er hier mit Erfolg die Gallensteinoperation aus. Das bereits 1882 von dem Berliner Chirurgen Karl Langenbuch angegebene Verfahren der Gallenblasenexstirpation (Cholezystektomie) verbesserte er durch die noch heute in der Chirurgie der Gallenwege unentbehrliche Drainage mit dem nach ihm benannten T-Rohr. Mit seinen beiden kurzen Schenkeln in den eröffneten Gallengang eingebracht, gewährleistet jener Drain den Gallenfluß durch diese in den Zwölffingerdarm (Duodenum) wie auch die Ableitung der Galle nach außen durch den langen Schenkel. Jahr für Jahr erschien Kehr fortan auf nationalen und internationalen Chirurgenkongressen, um über seine Operationsverfahren und seine Erfahrungen mit ihnen zu berichten. Hochrangige Persönlichkeiten im In- und Ausland ließen sich von ihm operieren, wie beispielsweise in Paris der französische Minister Waldeck-Rousseau oder wie der Direktor der chirurgischen Universitätsklinik der Berliner Charité Otto Hildebrandt.

Seit 1911 wirkte Kehr selbst in Berlin. Hier begann er, neben seiner chirurgischen Tätigkeit an eigener Klinik, seinen Namen durch grundlegende Fachpublikationen zu verewigen. Als Standardwerke galten lange Zeit seine „**Chirurgie der Gallenwege**" (1913) sowie seine zweibändige „**Praxis der Gallenwege-Chirurgie in Wort und Bild**" (1913). In Halberstadt noch hatte der Autor seine beiden gleichfalls wegweisenden Monographien „**Die chirurgische Behandlung der Gallensteinkrankheit**" (1896) und „**Die in meiner Klinik geübte Technik der Gallensteinoperationen**" (1905) veröffentlicht.

Er starb 54jährig an den Folgen einer Blutvergiftung, die er sich bei einer Operation zugezogen hatte.

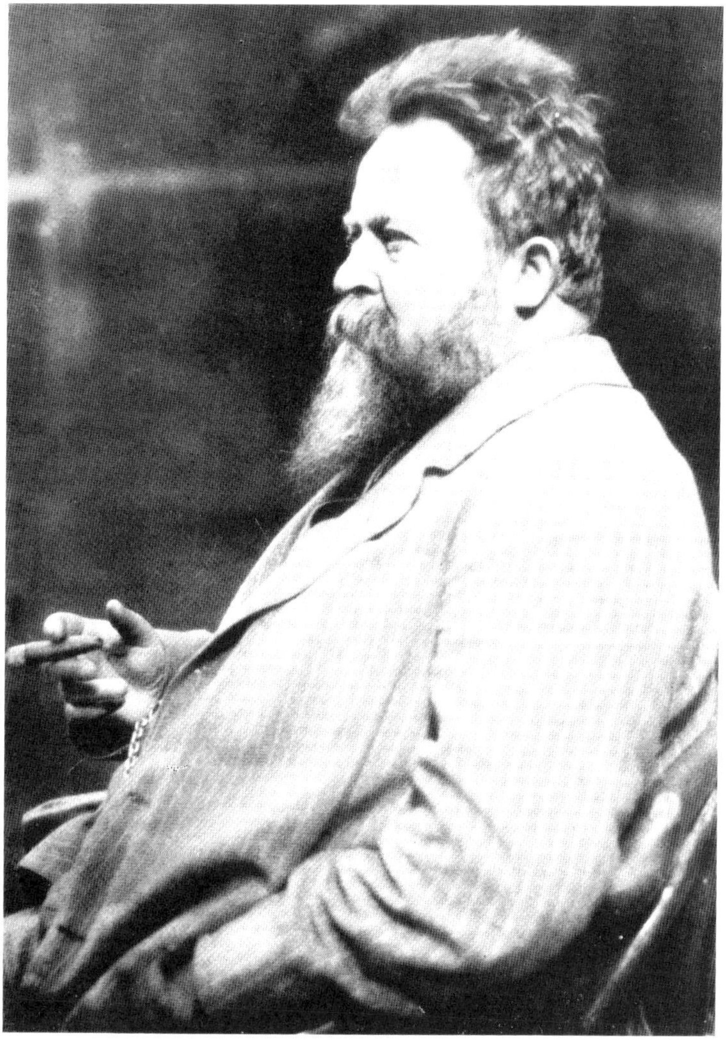

Hans Kehr. Deutscher Chirurg. Weltberühmter Gallenwegeoperateur. Erfinder des nach ihm benannten T-Drains.
Fotoreproduktion. Aus: Mitteldeutsche Lebensbilder (Herausgegeben von der Historischen Kommission für die Provinz Sachsen und für Anhalt), Band II, Magdeburg 1927

Ferdinand Kehrer (1837-1914)

Das Pagelsche „**Biographische Lexikon hervorragender Ärzte**" (1901) berichtet nur sparsam über das äußere Leben des bedeutenden deutschen Frauenarztes Ferdinand Adolph Kehrer: Aus der rheinhessischen Landgemeinde Guntersblum stammend, ließ sich der erst Zweiundzwanzigjährige nach seinem Medizinstudium und dem Erwerb der Doktorwürde zunächst als praktischer Arzt in Gießen nieder, bevor er sich 1864 der akademischen Laufbahn zuwandte, die mit der Übernahme der anatomisch-pathologischen Abteilung an der Gießener Universitätsklinik begann und mit seiner Berufung zum Professor der Geburtshilfe in Gießen, anschließend in Heidelberg, der letzten Station vor seinem Eintritt in den Ruhestand, endete. Seine verdienstvolle ärztliche Leistung vollbrachte Kehrer Anfang der achtziger Jahre mit der Verbesserung der Gebärmutternaht, durch die er die Schnittentbindung zu einer sicheren Operation gestaltete. Obwohl nämlich der Wittenberger Chirurg Jeremias Trautmann 1610 den ersten beglaubigten sogenannten Kaiserschnitt an einer lebenden Frau in unserem Land mit Erfolg ausgeführt hatte, blieb der Eingriff doch mehr eine Glückssache, weshalb er von den Geburtshelfern des In- und Auslandes ängstlich vermieden wurde - bis der italienische Gynäkologieprofessor Eduardo Porro am 27. April 1876 zur Verhütung tödlicher Nachblutungen oder der Infektionsgefahr durch eitrigen Wochenfluß den *„Kaiserschnitt"* mit nachfolgender supravaginaler Amputation der Gebärmutter kreierte. Die Porrosche Schnittentbindung verringerte die Sterblichkeit der Mütter beträchtlich. Doch Ferdinand Kehrer überlegte, ob es nicht möglich wäre, die Verstümmelung des weiblichen Geschlechtsapparates durch die Entfernung der Gebärmutter zu umgehen. Er dachte daran, durch eine wirksame Nachmethode den Erguß blutigen und eitrigen Lochialsekrets in die Bauchhöhle zu verhindern. Nachdem er jahrelang die Gebärmutter verstorbener Frauen untersucht und durch verschiedenartige Schnitte ermittelt hatte, daß sich die Wehen im unteren, schmalen Bereich des birnenförmigen Organs, in der Nähe des Muttermundes, am geringfügigsten auswirken, legte er dort eine doppelte Naht - zuerst eine Wandmuskel-, sodann eine Bauchfellnaht - an. Patientin war eine sechsundzwanzigjährige Tischlersfrau, die nach der Entbindung ihres dritten Kindes infolge einer Knochenmarkeiterung ein verengtes Becken bekam, das dem nun sich meldenden vierten Kind den Austritt versperrte. Überdies verdankt die Medizin dem am 14. Juni 1914 gestorbenen Arzt und Forscher den Nachweis der Infektiosität auch des gewöhnlichen Wochenflusses und die heute allgemein geburtshilfliche Gepflogenheit, das Neugeborene vor der Entbundenen zu versorgen. An neuen Operationsverfahren gab Kehrer eine Plastik der das Stillen des Kindes behindernden Hohlwarze, die Umstülpung der Gebärmutter und die vaginale Unterbindung der Eileiter zur Unfruchtbarmachung an.

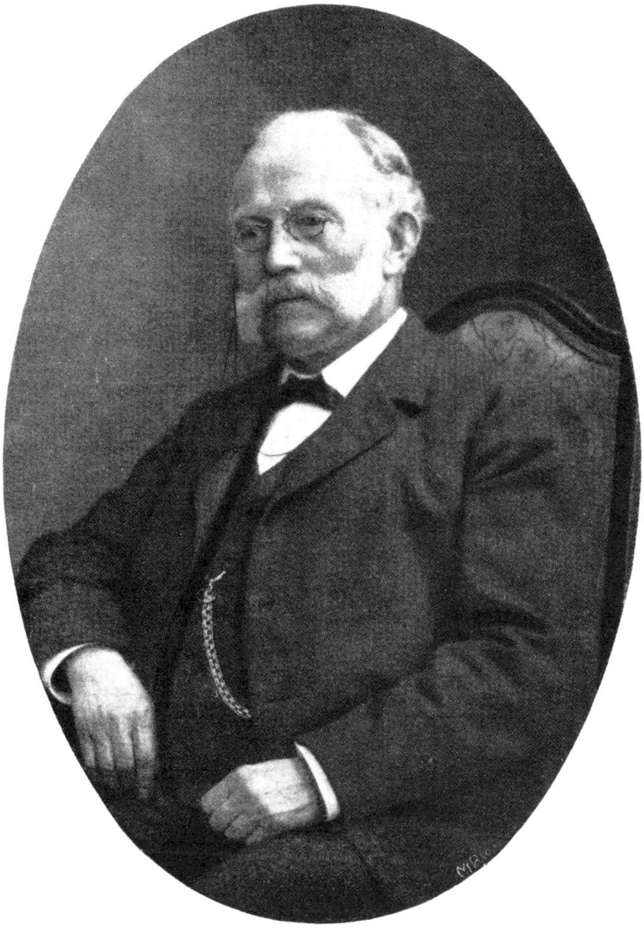

Ferdinand Kehrer. Deutscher Gynäkologe und Geburtshelfer. Schöpfer der doppelten Gebärmutternaht. Fotoreproduktion nach einem unbezeichneten Einblattdruck

Athanasius Kircher (1601/02-1680)

Obwohl kein Mediziner im eigentlichen Sinn, hat sich Athanasius Kircher doch einen unauslöschlichen Platz in den Annalen der Heilkunde erworben. Als er zu dieser hohen Auszeichnung gelangte, stand er bereits im letzten Viertel seines durch widrige Zeitumstände unruhigen, aber nichtsdestoweniger tatenreichen Lebens. Sechzehnjährig war er, aus der thüringischen Ortschaft Geisa stammend, in die Paderborner Jesuitenkongregation eingetreten. Auf Grund seiner vielseitigen naturwissenschaftlichen und philologischen Gelehrsamkeit erhielt er schon mit neunundzwanzig eine Professur für Mathematik, Philosophie und orientalische Sprachen an der Universität Würzburg.

Als Deutschland während des Dreißigjährigen Krieges von den schwedischen Truppen Gustav Adolfs überflutet wurde, floh Kircher nach Frankreich. In der Geborgenheit der Avignoner Niederlassung seines Ordens widmete er sich zwei Jahre lang archäologischen Studien. Schließlich übernahm er auf päpstliches Geheiß einen Lehrstuhl für Mathematik und Hebräisch am Collegium Romanum. Acht Jahre bekleidete er dieses Amt. Danach zog er sich ins Privatleben zurück, um hauptsächlich physikalische, insbesondere optische Forschungen zu betreiben, deren Ergebnisse er in mehreren wissenschaftlichen Abhandlungen publizierte.

Erstmalig legte Athanasius Kircher das Prinzip der Laterna magica dar und regte dadurch zu deren Erfindung an. Daneben entdeckte er den im Mittelalter in Vergessenheit geratenen Archimedischen Brennspiegel neu, der seitdem auch nach ihm benannt ist, und beschrieb als erster die Fluoreszenzerscheinung oder das Leuchten von Stoffen bei Bestrahlung durch Licht. Historische Bedeutung für die Medizin erlangte er durch seine Arbeit mit dem damals noch recht primitiven Mikroskop.

Ein Jahrhundert zuvor hatte der italienische Arzt Girolamo Fracastoro in seiner lateinisch abgefaßten Schrift über Seuchenentstehung einen belebten, atomartigen Ansteckungsstoff als Erkrankungsursache angenommen. Diesem sogenannten *„Contagium animatum"* spürte Kircher nun mit dem damals spöttisch als *„Flohglas"* abgewerteten zweilinsigen Vergrößerungsgerät der holländischen Brillenschleifer Johannes und Zacharias Janssen nach. Reichliche Gelegenheit dazu bot ihm die italienische Pestepidemie von 1656.

Ungeachtet der drohenden Lebensgefahr untersuchte der wissensdurstige Forscher Blut und Beuleneiter zahlreicher vom Schwarzen Tod befallener Personen und gewahrte darin, wie er in seinem 1659 zu Leipzig erschienenen Entdeckungsbericht anschaulich schilderte, *„eine Schar kleiner Tierlien und Würmlien, so klein, so dünn, so winzig, daß sie sich dem Zugriff der Sinne entziehen, es sei denn, man sichte sie mit dem allerbesten Mikroskop"*.

Wir bestreiten heute mit Recht, daß Kircher wirklich den Pesterreger geschaut hatte. Es werden nur Fasergerinnsel oder Eitergebilde gewesen sein. Immerhin verwandte er als erster das Mikroskop zur Krankheitsdiagnostik und suchte erstmalig zielstrebig, wenn auch vergeblich, nach pathogenen Keimen.

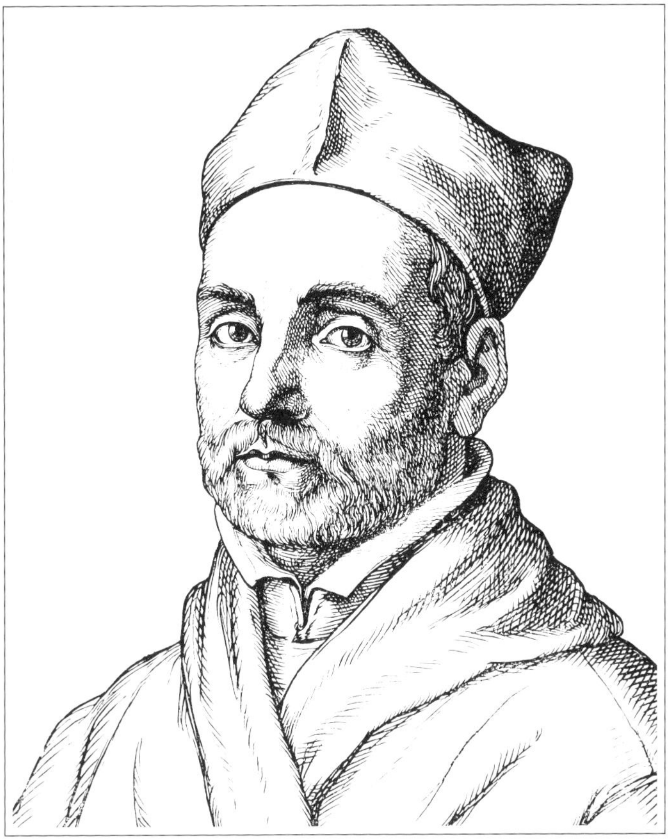

Athanasius Kircher. Deutscher Gelehrter und Mikroskopiker. Suchte den von Fracastoro vermuteten lebenden Ansteckungsstoff (Contagium animatum) mikroskopisch aufzuspüren.
Anonymer späterer Holzschnitt. Aus: Zweihundert Bildnisse und Lebensbeschreibungen berühmter deutscher Männer, Leipzig 1857

Martin Kirschner (1879-1942)

Die meisten seiner Vorfahren waren Ärzte; daher lag es nahe, daß sich auch Martin Kirschner der Medizin verschrieb. Der aus Breslau (Wroclaw) Gebürtige studierte in Freiburg, Straßburg, Zürich und München. Nach seiner Promotion praktizierte er zunächst einige Jahre an einem Berliner Krankenhaus internistisch; erst anschließend wandte er sich als Schüler und Assistent des damals noch in Greifswald ansässigen Lehrstuhlinhabers Professor Erwin Payr, eines glänzenden Operateurs und Schöpfers mannigfacher Operationsverfahren, endgültig der Chirurgie zu.

Gemeinsam mit seinem Lehrer und Chef übersiedelte Kirschner 1910 nach Königsberg, wo er sich bald auch habilitierte und 1916 zum Ordinarius und Direktor der chirurgischen Universitätsklinik berufen wurde. Sein besonderes Verdienst an der ersten Stätte seines akademischen Wirkens bestand im Umbau der veralteten Klinik nach modernen Grundsätzen und Erkenntnissen. Weitere moderne chirurgische Universitätskliniken schuf der mit außergewöhnlichem Organisationstalent Begabte in Tübingen und in Heidelberg, den beiden nächsten Stationen seiner sämtliche Bereiche der Chirurgie berührenden und befruchtenden Hochschul- sowie Kliniktätigkeit.

Mit Recht bezeichnete ein Chronist der operativen Heilkunde Martin Kirschner als *„einen der bedeutendsten Chirurgen unserer Zeit“* und einen *„Giganten der Arbeit und des Wissens“.* Bereits während seiner Königsberger Schaffensperiode hatte er sich durch erstmalige erfolgreiche operative Entfernung eines Lungenlappens (Lobektomie) wie auch durch die erste gelungene Embolieoperation der Lungenschlagader (Embolektomie) als ein *„Meister des Skalpells“* erwiesen. Aus der Vielzahl seiner weiteren Hervorbringungen können hier aus Raumgründen nur die wichtigsten genannt werden: So verbesserte Kirschner die von dem Chirurgen Rudolf Klapp entwickelte Drahtextension zur Streckbehandlung gewisser Knochenbrüche durch Einführung einer Zugvorrichtung. Durch sein Verfahren gezielter Elektrokoagulation des Ganglion Gasseri vermochte er, an Trigeminusneuralgie leidende Patienten schlagartig von heftigen Schmerzanfällen zu befreien. Ferner förderte er die Faszientransplantation, ersann eine Methode zur Eröffnung des Kniegelenks wie auch zur Bildung einer künstlichen Speiseröhre, konstruierte zahlreiche chirurgische Spezialgeräte und suchte die örtliche Betäubung durch die Erfindungen der gürtelförmigen Spinal- und der Hochdruckanästhesie zu bereichern. Letztere freilich bürgerten sich wegen hoher Kreislaufgefährdung der Patienten nicht generell ein. Als medizinischer Fachautor schließlich verfaßte Kirschner neben vielen anderen Arbeiten eine großangelegte, einzigartige, weltweites Aufsehen erregende Operationslehre, die jedoch wegen seines vorzeitigen Todes unvollendet blieb. Mitte der dreißiger Jahre erhielt er den Vorsitz der Deutschen Gesellschaft für Chirurgie. Er starb nach einer erfolglos gebliebenen Operation.

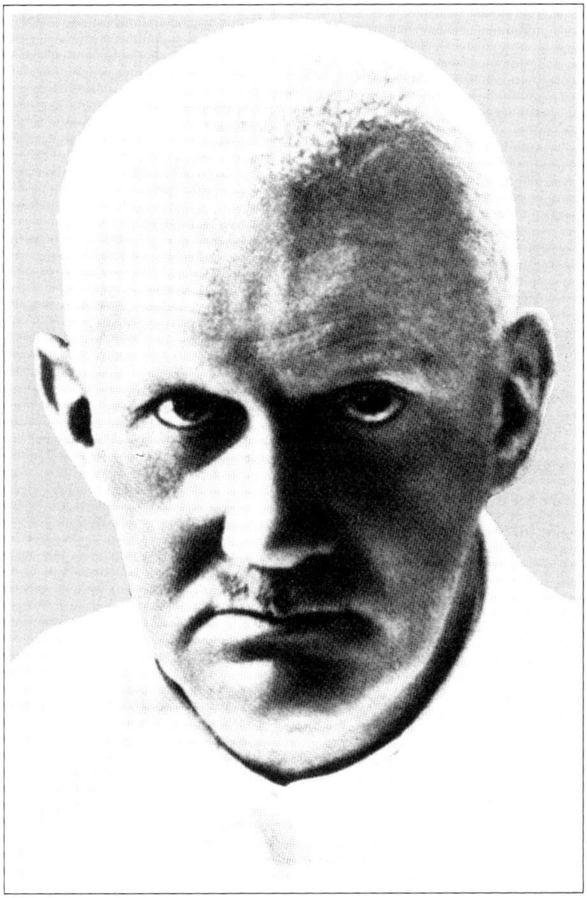

Martin Kirschner. Deutscher Chirurg. Vielseitiger Erfinder und Entdecker. Bereicherte die Anästhesie durch Neuentwicklungen.
Fotoreproduktion von Kurt Heinz Römer (†), Görsdorf. Aus: B. Karger-Decker: Besiegter Schmerz, Leipzig 1984

Shibasaburo Kitasato (1856-1931)

Gerade in jenem Jahr, da der Göttinger Medizinkandidat Arthur Nicolaier erstmalig den Tetanuserreger sichtete (1884), kam der aus Kumamoto-Ken gebürtige Sohn eines japanischen Samurai Shibasaburo Kitasato als Assistent Robert Kochs nach Berlin, um sich bakteriologisch ausbilden zu lassen. Hier erhielt er sogleich die Aufgabe, sich mit der Reinzüchtung des neuentdeckten Krankheitskeimes zu befassen. Nachdem ihm dies gelungen war, ermittelte er noch dessen Bazillennatur und Wirkungsweise. Anschließend stellte er gemeinsam mit Emil von Behring, der damals gleichfalls an Kochs Hygienischem Institut arbeitete und sich speziell mit Immunitätsproblemen beschäftigte, das Tetanusantitoxin dar und wurde dadurch zum Mitbegründer der Heilserumtherapie.

Sieben Jahre war Kitasato nach seiner Promotion an der Tokioter Medizinischen Hochschule in der deutschen Hauptstadt tätig. In Würdigung seiner hiesigen wissenschaftlichen Leistung von der preußischen Regierung mit dem Professorentitel ausgezeichnet, kehrte er im August 1891 in sein Vaterland zurück. Mit finanzieller Hilfe eines Gönners errichtete er unweit von Tokio ein Laboratorium, das sich rasch zu einem Zentralinstitut für Bakteriologie und Infektionskrankheiten entwikkelte. So lag es nahe, daß er während der Hongkonger Pestepidemie 1894 in staatlichem Auftrag nach der betroffenen Insel reiste, um die Seuche zu erforschen. Schon bald machte er bei mikroskopischen Untersuchungen im Inhalt von Pestbeulen die verhängnisvolle Bakterie ausfindig. Die Mikrobe des „*Schwarzen Todes*", wie die Pest im Mittelalter wegen der von Hautblutungen herrührenden schwarzblauen Flecken am Körper der von ihr Dahingerafften genannt wurde, zeigte sich dem Entdecker in Gestalt eines kurzen, plumpen „*Stäbchens*" mit leicht abgerundeten Enden, was sich beispielsweise mit Methylenblau bipolar (zweipolig) färben läßt. Als Kitasato keimhaltiges Material auf Mäuse verpflanzte, gingen die Tiere binnen kurzem unter Lymphknotenschwellung an Blutfäulnis zugrunde. (Unabhängig von ihm entlarvte um die gleiche Zeit der französische Bakteriologe Alexandre Yersin den Pesterreger.)

Während der sechsmonatigen Ruhrepidemie von 1898 in Japan beauftragte Kitasato seinen Mitarbeiter Kiyoshi Shiga mit dem Studium dieser Infektionsursache und erreichte dadurch, daß auch sie in seinem Institut aufgeklärt wurde. Daraufhin erhielt es staatlichen Charakter. Kitasato selbst avancierte im Verlauf des nächsten Jahrzehnts zum Mitglied der Kaiserlich-Japanischen Akademie, des Herren- und später des Oberhauses, zum Dekan und Inhaber des bakteriologischen Lehrstuhls an der Tokioter Universität sowie zum Leiter des öffentlichen Gesundheitswesens in Japan. 1924 wurde er in den Adelsstand erhoben.

Am 13. Juni 1931 starb der gefeierte Begründer der japanischen Bakteriologenschule nach längerem Krankheitslager in Nakanocho (Azabu).

Shibasaburo Kitasato. Japanischer Bakteriologe. Mitbegründer der Heilserumtherapie. Mitentdecker des Pesterregers und des Ruhrbakteriums. Fotoreproduktion aus: B. Karger-Decker: Unsichtbare Feinde, Leipzig 1980

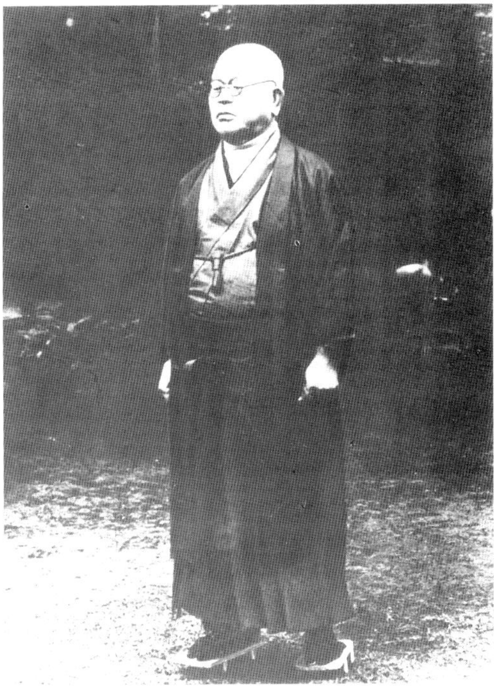

Kitasato im Labor (um 1892).
Fotoreproduktion aus: Oswald Gerhardt: Stationen einer Idee – Behrings schicksalsvoller Weg, Berlin 1942

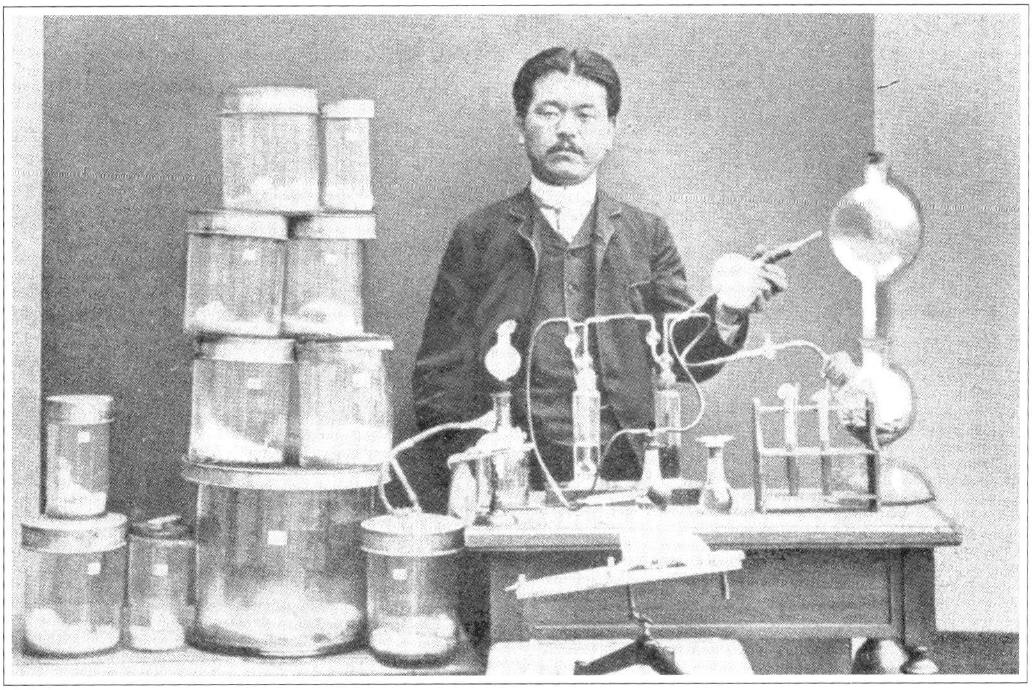

Sebastian Kneipp (1821-1897)

Wenn Sebastian Kneipp auch kein Arzt war, so hat er als Erneuerer der Wasserheillehre der Medizin doch sehr genützt. Allein durch Not und Zufall kam der am 17. Mai 1821 in Stefansried bei Ottobeuren geborene Weberssohn zu seiner (heute nach ihm benannten) Therapie. Von Kindheit an litt er an der *„Schwindsucht“*, die ihn in seiner beruflichen Laufbahn sehr behinderte. Er wollte Theologie studieren. Da seine in drückender Sorge lebenden Eltern ihm keine höhere Schulbildung angedeihen lassen konnten, mußte er zunächst selbst als Leineweber arbeiten - bis er einen verständnisvollen Kaplan fand, der ihn auf das Abitur vorbereitete und ihn schließlich auf das bischöfliche Priesterseminar brachte.

Doch die jahrelange Überanstrengung machte Kneipps Körper noch hinfälliger, so daß seine Krankheit ihm in den letzten Semestern schwer zu schaffen machte und kaum mehr Aussicht bestand, daß er sein Berufsziel erreichen würde. Dann aber fiel ihm in einem Antiquariat eine längst vergessene Schrift über den Segen der Kaltwasseranwendung bei *„fast allen Unpäßlichkeiten“*, wie der Verfasser, ein gewisser Dr. Johann Sigmund Hahn, schrieb, in die Hände. In seiner Verzweiflung unterzog er sich der in dem Büchlein angeratenen Prozedur eiskalter Bäder - und wurde tatsächlich gesund. Auch einen Mitstudierenden vermochte er mit Hilfe solcher Wasserkur zu heilen.

Diese Erfolge ermunterten Sebastian Kneipp, in seiner Pfarrei unbemittelte Gemeindemitglieder nach seiner Methode zu behandeln, die er in langwierigen Selbstversuchen zu einem eigenen System mit Ganz- und Teilwaschungen, kalten und warmen Wickeln, Aufschlägen, Packungen, Güssen, wechselwarmen Kräuterbädern, ferner mit Wassertreten, Gehen und Laufen in taufrischem Gras sowie in Schnee ausbaute. Dabei kam es ihm darauf an, seine Wasserbehandlung jeglicher Grobheit früherer Hydrotherapien zu entkleiden und sie ganz individuell anzuwenden. Ausgangs der achtziger Jahre errichtete Kneipp in seinem Sprengel Wörishofen aus eigenen Mitteln seine erste Badeanstalt. Gemeinsam mit einem Arzt hielt er Sprechstunden ab, die sich größten Zulaufs erfreuten. Bis zu seinem Tode, am 17. Juni 1897, entwickelte sich Bad Wörishofen zu einem Weltkurort. Pfarrer Kneipp starb arm, wie er geboren, da er seine sämtlichen Einkünfte aus seinen Büchern und Vorträgen über seine berühmt gewordene *„Wasserkur“* und über natürlicher Lebensweise - insgesamt über 900 000 Mark - für den Ausbau des Kurortes, den Bau eines Kinderheims, einer Haushaltsschule, eines Krankenhauses sowie für auswärtige Stiftungen verwandt hatte. Die Kneipp-Kur lebt nach wie vor, zumal die Medizin sie nach anfänglicher Ablehnung auf eine exakte wissenschaftliche Grundlage gestellt und allgemein in ihren Heilschatz - vor allem gegen Erschöpfungszustände, Fehlsteuerungen des vegetativen Nervensystems, Kreislaufschwächen, Krankheiten der Atemwege oder der Verdauungsorgane, Rheumatismus und Stoffwechselstörungen übernommen hat.

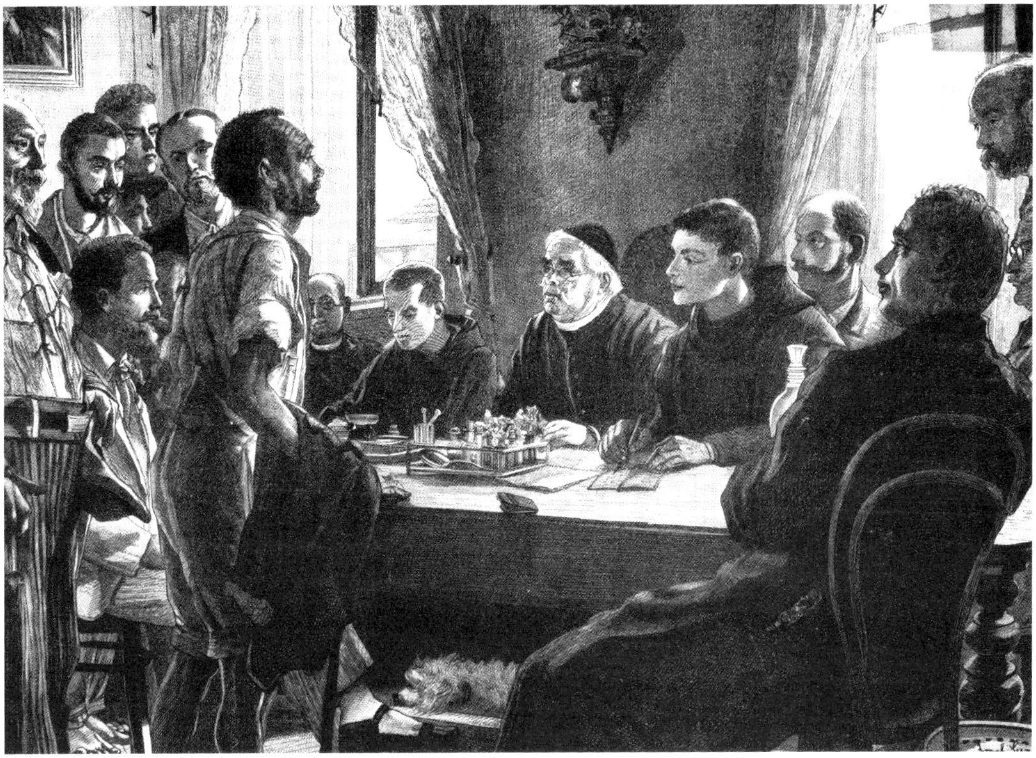

Sebastian Kneipp. Schwäbischer katholischer Pfarrer. Begründer der nach ihm benannten Wassertherapie in Verbindung mit Bewegung, vernünftiger Diät und Heilkräutern. Hier: Eine Sprechstunde bei Kneipp im Sebastianeum Wörishofen.
Zeitgenössische Xylographie nach einer Originalzeichnung von Ismael Gentz (1894). Aus: „Die Gartenlaube", Berlin (1895)

Robert Koch (1843-1910)

Großes Aufsehen erregte in der medizinischen Welt die Mitteilung des rheinischen Arztes Aloys Pollender, daß er in Blutproben an Milzbrand verendeter Kühe winzige stäbchenförmige Körperchen als mutmaßliche Erreger jener grauenhaften Tierseuche entdeckt habe. Aber kein Kollege wollte ihm recht glauben, da noch der experimentelle Nachweis der Behauptung fehlte. Ihn zu erbringen, blieb dem dreiunddreißigjährigen Robert Koch vorbehalten, der damals in Wollstein als Landarzt und Stadtphysikus tätig war. In monatelangen Untersuchungen beobachtete der am 11. Dezember 1843 in der Harzer Gemeinde Clausthal geborene Bergmannssohn die Entwicklung der Milzbrandbazillen, züchtete sie auf Nährböden weiter und erzielte tatsächlich durch Überimpfen auf Mäuse einen Ausbruch der Krankheit. Damit wurde er zum Begründer der modernen Bakteriologie.

Für seine sensationellen Enthüllungen, die nun endlich die Bekämpfung des Milzbrandes ermöglichten, erhielt Koch einen Ruf an das Kaiserliche Gesundheitsamt zu Berlin mit dem Titel eines Regierungsrates. An seiner neuen Wirkungsstätte erforschte er die Ätiologie der Tuberkulose, die die Ärzte bislang für eine *„chronische Ernährungsstörung“* gehalten hatten. Als ihren Urheber entlarvte er ein spezifisches Stäbchenbakterium, das er als schlank, oft leicht gekrümmt, säurefest, unbeweglich und grampositiv charakterisierte. Bereits im darauffolgenden Jahr gelang es ihm auf Expeditionen nach Ägypten und Indien, wo zu dieser Zeit die Cholera grassierte, auch den Erreger dieser Infektionskrankheit festzustellen.

Nach Berlin zurückgekehrt, wurde Koch auf einen eigens für ihn geschaffenen Lehrstuhl für Hygiene berufen und zugleich mit der Leitung eines damit verbundenen Hygieneinstituts betraut. Hier befaßte er sich alsbald mit dem Problem, wie das von ihm ausfindig gemachte Tuberkelbakterium unschädlich zu machen wäre. Zu diesem Zweck erzeugte er in fünfjährigem besessenem Experimentieren aus abgetöteten Reinkulturen den noch heute wohlbekannten Impfstoff *„Tuberkulin“*, von dem er erwartete, daß er den Organismus tuberkulöser Patienten zur Bildung von Gegengiften anregen würde. Wenn er sich darin auch zu seinem Leidwesen getäuscht sah, so bewies das Mittel später doch seine Nützlichkeit auf diagnostischem Gebiet, indem es gewisse Überempfindlichkeitsreaktionen auslöst, an denen der Arzt erkennen kann, ob der Patient bereits mit dem Tuberkuloseerreger in Berührung gekommen ist.

Im Jahr 1905 wurde der unermüdliche Wohltäter der Menschheit, der nach dem Urteil des berühmten russischen Physiologen Pawlow *„die medizinische Mikrobiologie auf eine feste Grundlage gestellt und ihr ihre jetzt für alle so offensichtliche Bedeutung in der Medizin und Hygiene verliehen hat“*, mit dem Nobelpreis geehrt. Bald danach reiste er noch einmal nach Afrika, um dort die Schlafkrankheit und die Pest zu erforschen.

Am 27. Mai 1910 starb er in einem Badener Sanatorium, wo er Heilung von einem Herzleiden suchte.

Robert Koch. Deutscher Mediziner und Bakteriologe. Begründer der experimentellen Bakteriologie. Xylographie von Roth nach einer Originalzeichnung von R. Knötel aus dem Jahr 1885

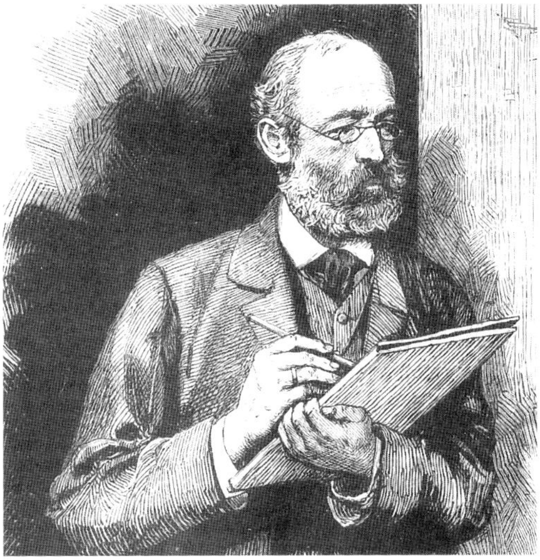

Koch in seinem Laboratorium am Institut für Infektionskrankheiten Berlin.
Unbezeichneter zeitgenössischer Holzschnitt.
Aus: „Die Gartenlaube", Berlin (1891)

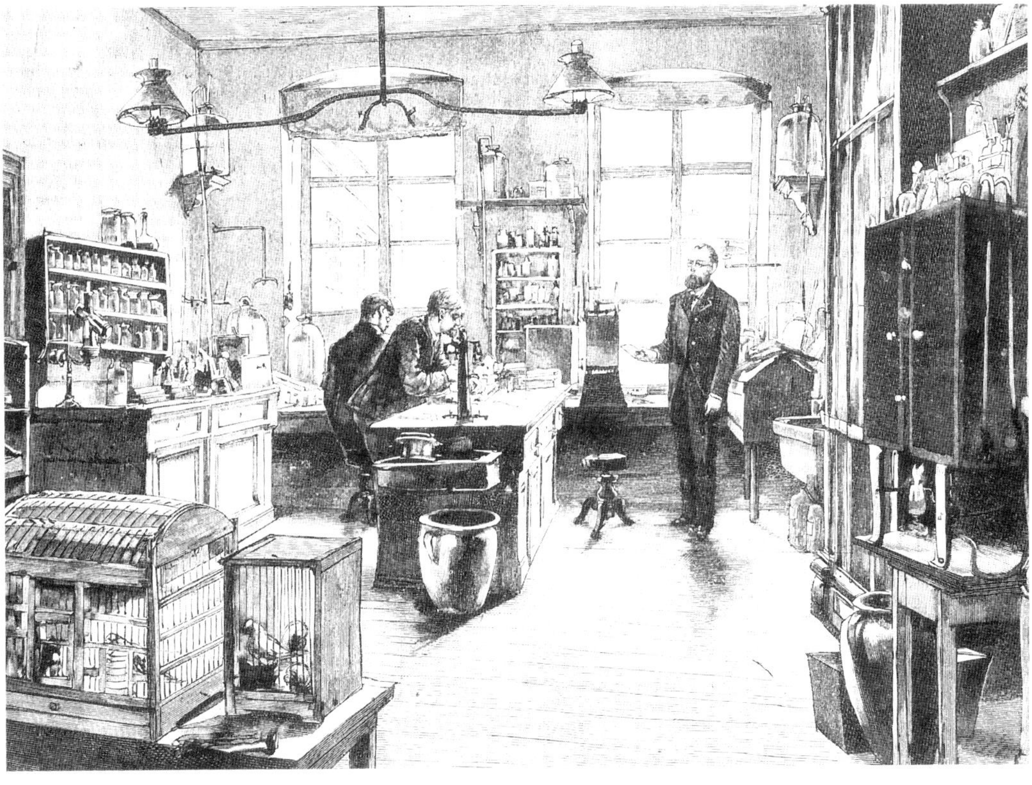

Theodor Kocher (1841-1917)

Am 4. April 1883 berichtete der berühmte Schweizer Chirurg Theodor Kocher vor einem internationalen Forum in Berlin über seine Erfahrungen mit der von ihm kreierten Kropfexzision. Alle Patienten, bei denen er nur eine teilweise Entfernung der Schilddrüse vorgenommen hatte, befanden sich nach seiner zusammenfassenden Mitteilung wohlauf, während sich zu seiner Bestürzung nach gänzlicher Beseitigung kropfiger Schilddrüsen fast ausnahmslos myxödemartige Erscheinungen bemerkbar machten. Die betroffenen Personen begannen, wie er ausführte, unter einer mit körperlicher und geistiger Trägheit einhergehenden teigigen Gesichts- und Hautschwellung zu leiden, was insgesamt auf eine Verwandtschaft mit Idiotie und Kretinismus hinwies. Deshalb sprach er sich fortan gegen die operative Totalausrottung des Organs aus.

Für seine Verdienste um die Schilddrüsenforschung wurde der aus Bern gebürtige Sohn eines Bezirksingenieurs, der in seiner Heimatstadt studiert, promoviert, assistiert und nach seiner Habilitation sogleich den Lehrstuhl für Chirurgie wie auch die Leitung der chirurgischen Universitätsklinik erhalten hatte, 1909 mit dem Nobelpreis für Medizin ausgezeichnet. Schon am Anfang seiner ärztlichen Laufbahn erwarb er sich den Ruf eines glänzenden Operateurs, der zugleich dank souveräner Beherrschung seiner Fachrichtung sämtliche Gebiete der Chirurgie durch neue Einsichten, Eingriffe und Erfindung zahlreicher wundärztlicher Werkzeuge wesentlich förderte. Allein das heute gebräuchlichste Instrument zur Blutstillung, die nach ihm benannte Arterienklemme, erinnert in allen Operationssälen des Erdballs an ihn.

Weiterhin verbinden sich mit Kochers Namen eine eigene Methode der Schultereinrenkung, des Kniegelenkschnittes, des Kragenschnittes sowie ein - inzwischen allerdings nicht mehr gebräuchliches - Verfahren der Leistenbruchoperation. Als Mitbegründer der Bauchchirurgie vollführte Kocher als einer der ersten Meister des Skalpells die Darmresektion mit einer Primärnaht. Nicht zuletzt beteiligte er sich in der Frühzeit der Antisepsis und Asepsis an deren Vervollkommnung und Weiterentwicklung. Unter anderem führte er den chemischen Stoff Bismutin (Wismut) in die Wundbehandlung ein. Sehr umfangreich ist schließlich die Liste seiner von exakter klinischer und experimenteller Beobachtung zeugenden wissenschaftlichen Abhandlungen unterschiedlichster chirurgischer Thematik.

Weltweites Ansehen genoß Kochers Privatklinik *„Zum Ilmenhof"*. Sie lag in einem idyllischen Park, war mit modernstem chirurgischem Inventar ausgestattet und wies hotelartigen Komfort mit geräumigem Vestibül zu unterhaltsamem Aufenthalt oder Spiel und einem restaurantartigen Speiseraum auf. Jeder Patient bekam ein Zweibettzimmer für sich und eine Begleitperson. Die Behandlung der Kranken basierte auf Vertrauen, Wohlwollen, Güte und sorgsamster Pflege, damit sich der Operationsprozeß und die Gesundung bestmöglich vollzogen.

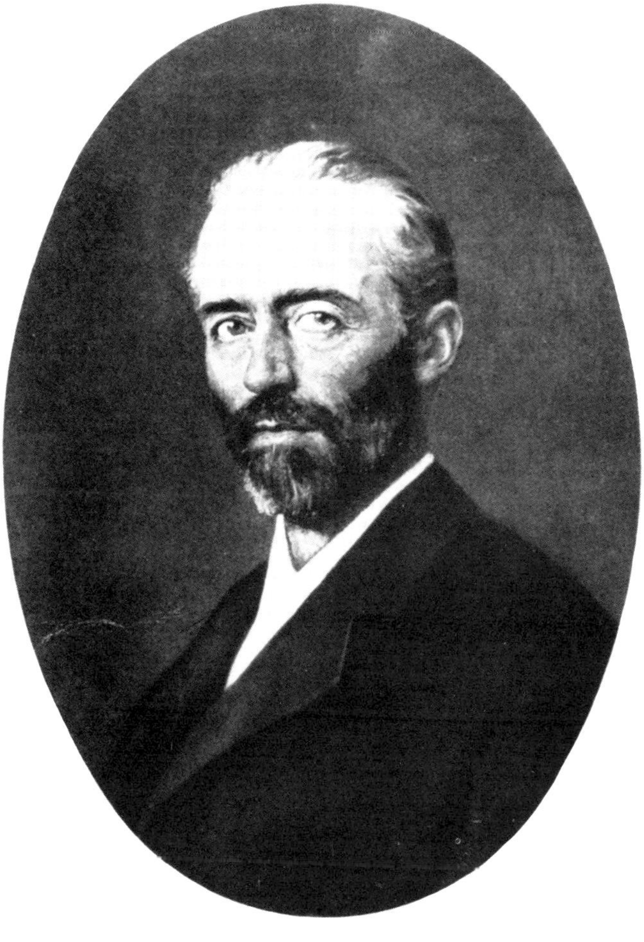

Theodor Kocher. Schweizerischer Chirurg. Berühmter Kropfoperateur.
Fotoreproduktion eines Gemäldes von Anni Stebler-Hopf (Standort des Originals unbekannt).
Nach einem unbezeichneten Einblattdruck

Franz König (1832-1910)

Nach dem Ableben des verdienstvollen Chirurgen Adolf von Bardeleben im Jahre 1895 trat der Göttinger Chirurgieprofessor Franz König dessen Nachfolge an der Berliner Charité an und entwickelte während seines hiesigen neunjährigen Wirkens die räumlich noch unzulängliche chirurgische Klinik nach zeitgenössischem Zeugnis zu der *„modernsten Klinik Preußens"*.

Der aus Rotenburg gebürtige Sohn des ortsansässigen Stadtphysikus, Geburtshelfers und landgräflichen Leibarztes hatte in Marburg Medizin studiert, wo er auch promovierte, hatte sich anschließend in Berlin bei dem namhaften Internisten Ludwig Traube und bei Bernhard von Langenbeck, dem führenden Chirurgen seiner Zeit, weitergebildet und 1856 in Kassel sein Staatsexamen abgelegt.

Assistentenjahre an der Alexandersbader Kaltwasserheilanstalt im Fichtelgebirge sowie an der von seinem renommierten Doktorvater Wilhelm Roser geleiteten Marburger Chirurgischen Universitätsklinik folgten. Sodann unterhielt Franz König in Homberg eine Privatpraxis; danach arbeitete er als „Wundarzt" am Hanauer Landkrankenhaus. Beide Schaffensperioden führten ihn nach eigener späterer Mitteilung zu der Erkenntnis, daß Freude am Tun, gepaart mit der Liebe zu den Patienten, die alleinigen Triebkräfte des Arztberufes zu sein haben. Ein Arzt, der sich vom Erwerbsstreben leiten ließe, würde seine Aufgabe verfehlen. Neben der chirurgischen Tätigkeit in Hanau besorgte König gemeinsam mit dem zuständigen Amtsarzt die gerichtsärztlichen wie auch die Geschäfte der öffentlichen Gesundheitspflege.

Besonderen Ruf erwarb sich der mit glänzendem operativem Geschick Ausgestattete als vorzüglicher Kenner der Knochen- und Gelenkerkrankungen. Außer zahlreichen Aufsätzen und mehreren Lehrbüchern über spezielle und allgemeine Chirurgie verfaßte er sein (wiederholt aufgelegtes) wegweisendes Hauptwerk **„Über die Tuberkulose der Knochen und Gelenke"**. Meisterhaft verstand er sich auf Resektionen, namentlich Oberkieferkarzinomen, nach denen er aufsehenerregende Dauerheilungen erzielte, auf Luftröhrenschnitte, die das Leben ungezählter diphtheriekranker Kinder retteten, auf Hernien- und Phlegmoneoperationen. Auf chirurgischen Kongressen erwies er sich als ein ungewöhnlich sachkundiger, gestrenger Kritiker.

Seine akademische Laufbahn begann König 1869 als Inhaber des Lehrstuhls für Chirurgie an der Universität Rostock. Seit 1875 bekleidete er zwei Jahrzehnte das Direktorat der Göttinger Universitätsklinik. Dann folgte er dem Ruf an die Berliner Charité, wobei er sein Kommen von der Errichtung einer chirurgischen Poliklinik abhängig machte. Die von ihm übernommene Klinik gestaltete er nach modernsten sanitären und hygienischen Gesichtspunkten um. Nach seinem Abgang im Jahre 1904 lebte er, mit wissenschaftlichen Forschungen befaßt, in Jena.

In seinem 79. Lebensjahr starb er in dem damals noch nicht eingemeindeten Grunewald bei Berlin.

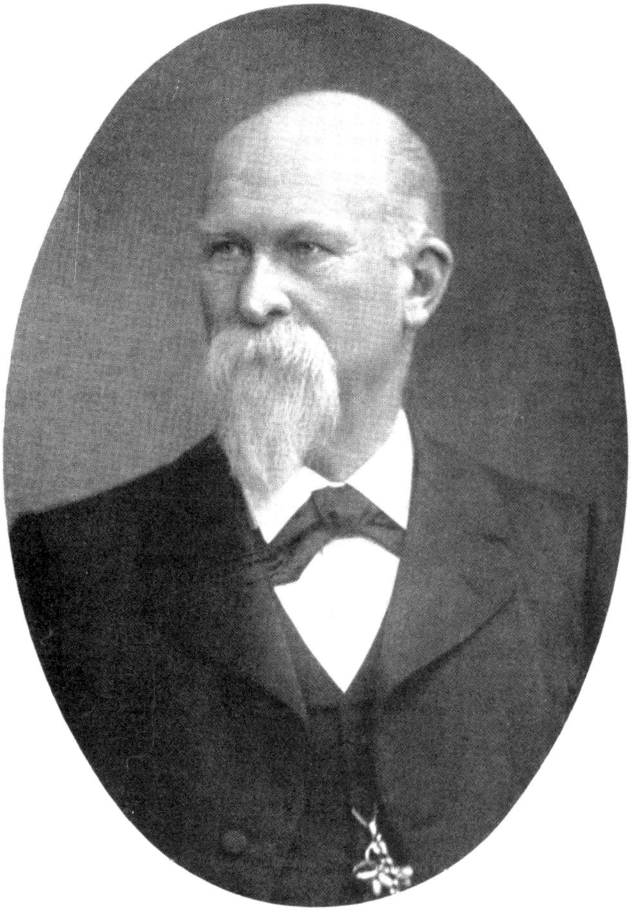

Franz König. Deutscher Chirurg. Glänzender Operateur und Verfasser wegbereitender Fachwerke über allgemeine und spezielle Chirurgie.
Reproduktion aus: Julius Pagel: Biographisches Lexikon hervorragender Ärzte des 19. Jahrhunderts, Berlin - Wien 1901

Nikolaus Kopernikus (1473-1543)

Den meisten Menschen ist Mikolaj Kopernik oder Nikolaus Kopernikus, wie sein latinisierter Gelehrtenname lautet, als Verkünder des *„heliozentrischen“* Weltbildes bekannt, wonach nicht die Erde, wie bislang geglaubt wurde, sondern die Sonne den ruhenden zentralen Körper des Planetensystems bildet, den alle übrigen Himmelskörper, auch die Erde als Wandelstern unter Wandelsternen, umlaufen. Mit diesem Postulat, das der Forscher in seinem um 1532 verfaßten Werk „**De revolutionibus orbium coelestium**“ („Über die Umdrehungen der Himmelskörper“) stichhaltig darlegte, leitete er das Ende der bereits in der Antike vom griechischen Astronomen Ptolemäus gelehrten und das ganze Mittelalter hindurch mit dogmatischer Strenge weiter verbreiteten *„geozentrischen“* Weltauffassung ein. Damit brach das Zeitalter der Moderne an.

Der am 19. Februar 1473 in der polnischen Stadt Toruń (Thorn) als Sohn eines Großkaufmanns Geborene hatte zunächst auf der Jagellonenuniversität zu Kraków (Krakau) Mathematik und Astronomie und später an verschiedenen italienischen Hochschulen vornehmlich Rechtswissenschaften und Kirchenrecht studiert, damit er als Kanonikus in das ermländische Domkapitel zu Frombork (Frauenburg) aufgenommen werden konnte. Neben seiner kirchlichen Verwaltungsarbeit und seinen unermüdlichen astronomischen Beobachtungen in einem eigenen Observatorium mit selbstgebastelten wissenschaftlichen Geräten widmete er sich dem Arztberuf. Zu diesem Zweck hatte er auf der damals berühmten medizinischen Fakultät zu Padua Vorlesungen gehört. Mit welchem Eifer er die Heilkunde betrieb und wie stolz er auf seine ärztliche Ausbildung war, bezeugt ein vom Renaissancemeister Tobias Stimmer geschaffenes Porträt, das Kopernikus mit einem Maiglöckchen in der Hand zeigt. Viele standesbewußte Ärzte früherer Jahrhunderte wählten dieses Symbol für ihr Bildnis, weil das Maiglöckchen als altbekanntes Herzmittel den *„Heilkünstler“* am sinnfälligsten charakterisierte. Wenn auch Kopernikus keine bedeutende medizinhistorische Leistung vollbrachte, so erzielte er doch gute Heilerfolge bei seinen Patienten, zu denen höchststehende Persönlichkeiten zählten. Einige von seiner Hand ausgefertigte Rezepte, die sich bis in unsere Tage erhalten haben, deuten darauf hin, daß sich Kopernikus beim Verordnen von Arzneien hauptsächlich des Heilschatzes der Natur bediente, sich andererseits aber auch nicht scheute, manches Mittel aus der mittelalterlichen *„Dreckapotheke“* zu verabfolgen. Dies dürfte namentlich bei Seuchen der Fall gewesen sein, deren Ursachen man noch nicht kannte und denen auch der tüchtigste Arzt nicht beizukommen vermochte. Mit Bestürzung erlebte Kopernikus beispielsweise den Tod des von ihm mit den damals unzulänglichen Mitteln behandelten pestkranken Bruders Andreas. Er selbst starb im einundsiebzigsten Lebensjahr nach wiederholtem Blutsturz und Schlaganfall.

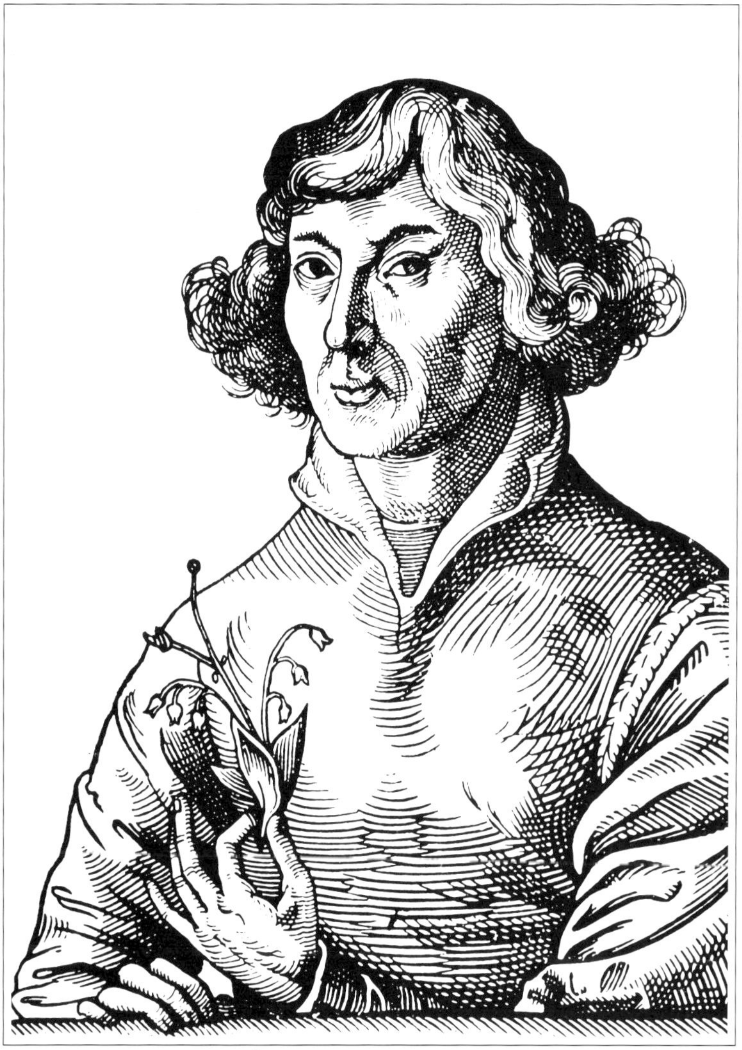

Nikolaus Kopernikus. Aus Thorn gebürtiger Astronom, Mathematiker und Arzt. Hier hält er als Symbol des Ärztestandes ein Maiglöckchen in der Hand.
Nach einem anonymen zeitgenössischen Holzschnitt aus dem Archiv des Hauses der Polnischen Kultur, Berlin

Janusz Korczak (1878/79-1942)

„Alle Kinder gingen in Viererreihen. An der Spitze ging Korczak, den Blick zum Himmel gewandt und zwei Kinder an der Hand. Die Kinder trugen eine grüne Fahne. Sogar der Ordnungsdienst stand stramm und salutierte." Mit diesen Worten schilderte der damalige Sekretär der Warschauer Jüdischen Gemeinde, Nachum Remba, den Auszug der Waisenhausinsassen aus dem Ghetto zum Abtransport nach dem Vernichtungslager Treblinka. *Als die Deutschen Korczak erblickten",* so heißt es weiter in dem Bericht, *„fragten sie sich verwundert und respektvoll, wer dieser Mensch sei."*

Der bürgerliche Name des aus Warszawa gebürtigen Sohnes jüdischer Eltern lautete Henryk Goldszmit. Durch den frühen Tod seines Vaters, eines Rechtsanwaltes, verarmte die Familie, so daß der Jüngling nur unter Entbehrungen an der Medizinischen Fakultät seiner Heimatstadt studieren konnte. Hospitationen in Berlin, Paris und London vervollständigten seine Ausbildung. Nach der Approbation praktizierte er daheim als Kinderarzt. Während des Russisch-Japanischen Krieges 1904/05 und des ersten Weltkrieges diente er als Militärarzt in der zaristischen Armee.

Mit Wiedererstehen der nationalstaatlichen Unabhängigkeit Polens sowie deren Anerkennung durch Sowjetrußland im Februar 1918 bot sich Goldszmit die Charge eines Lazarettarztes des polnischen Heeres. Bereits 1911 hatte er das Warschauer Jüdische Waisenhaus mitgegründet, das er gemeinsam mit der Pädagogin Stefania Wilczynska bis zur Verschleppung der Pfleglinge ins Konzentrationslager leitete und ärztlich betreute. Auf persönliche Rettung verzichtend, wurde er mit seinen Schutzbefohlenen im August 1942 in der Gaskammer ermordet.

Als Erzieher verfaßte Goldszmit unter dem Pseudonym Janusz Korczak sozialkritische Romane (**„Kinder der Straße, „Kinder des Salons"**), programmatische pädagogische Abhandlungen (**„Wie man Kinder lieben soll"**, **„Das Recht des Kindes auf Achtung"**) sowie literarisch bedeutende Kinder- und Jugendbücher, von denen seine verständnisvoll die Belange unbeschwerter, glücklicher Kindheit verfechtenden Erzählung **„König Hänschen I."** und **„König Hänschen auf der einsamen Insel"** weltweit gedruckt wurden. Größte Wichtigkeit maß der Autor der natürlichen Säuglingsernährung und der Pflege inniger Mutter-Kind-Beziehung bei.

Nach dem ersten Weltkrieg erfolgte Korczaks Berufung als Lehrbeauftragter an das Institut für Spezielle Pädagogik in Warszawa. Ausgangs der 20er Jahre übernahm er eine Dozentur an der Freien Polnischen Hochschule. Daneben gab er jahrelang eine von Schulkindern gestaltete Experimentalzeitschrift, **„Die kleine Rundschau"**, heraus. Mitte der 30er Jahre hielt er erzieherische Radiovorträge, wegen des wachsenden Antisemitismus anonym. Ob seiner Weigerung, sich den *„Davidsstern"* anzuheften, verhafteten ihn die faschistischen Okkupanten. Durch hohes Lösegeld von Freunden freigekauft, konnte er seine Waisenkinder bis zum gemeinsamen bitteren Ende weiter umsorgen.

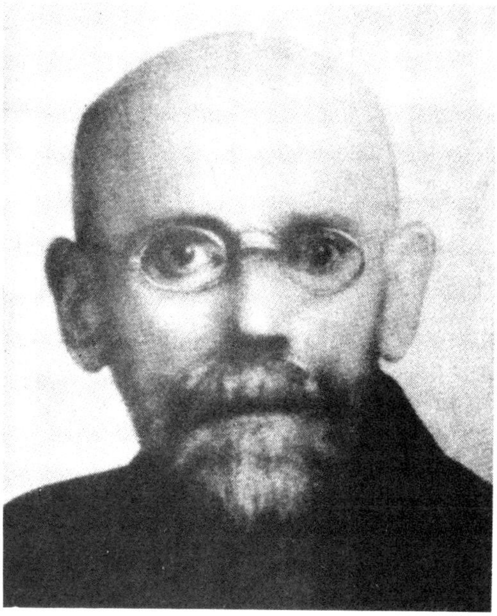

Janusz Korczak. Polnischer Pädagoge, Schriftsteller und Arzt. Erlitt mit den von ihm betreuten jüdischen Waisenkindern in den Gaskammern von Treblinka den Tod.
Bilddruck aus dem Archiv des Hauses der Polnischen Kultur, Berlin

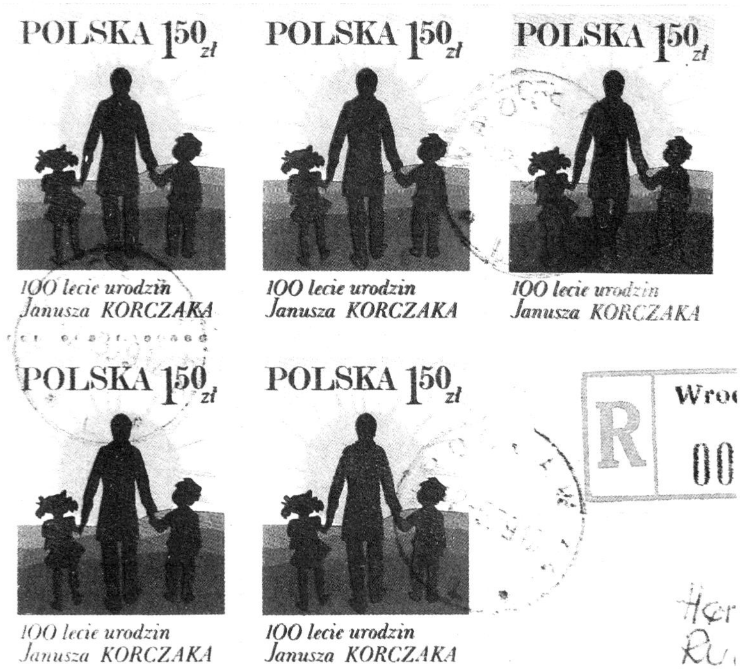

„Opfertod des Dr. Janusz Korczak".
Ausschnitt eines mit polnischen Gedächtnismarken frankierten Briefumschlages aus der philatelistischen Sammlung von SR Dr. med. Walter Scheibe, Zeitz-Rasberg. Aus: „medicamentum", Berlin (1985)

Sergei Sergejewitsch Korsakow (1854-1900)

An der rotblauen Nase bereits erkennt man den Säufer. Er ißt kaum etwas, weil der Alkohol einen hohen Nährwert besitzt und einen Teil des menschlichen Kalorienbedarfs durchaus deckt; doch andererseits fehlen dem Alkohol die vom Organismus benötigten Vitamine, so daß der ihm chronisch Verfallene körperlich zunehmend verödet. Magen-Darm-Störungen quälen ihn; die Leber funktioniert nicht mehr; zuletzt machen sich Anzeichen drohender Geistesgestörtheit bemerkbar, die schließlich im Delirium tremens enden. Nach wiederholtem Delirium kann es zu einem beständigen Korsakow-Syndrom kommen, einem polyneuritischen Symptomen-Komplex, den erstmalig der russische Nervenarzt Sergei Sergejewitsch Korsakow beschrieb und der deshalb auch nach ihm benannt ist.

Am 22. Januar 1954 in Gus-Chrustalny, 250 Kilometer südlich von Moskau, geboren, studierte Korsakow in der Stadt an der Moskwa Medizin und praktizierte dort ein Jahr am psychiatrischen Preobrashenski-Krankenhaus, bevor er eine Assistentenstelle in der von Alexei Koschewnikow, dem Begründer der Moskauer Neurologischen Schule und Schöpfer des Neurologischen Museums, geleiteten Klinik erlangte. Achtunddreißigjährig, erhielt er selbst eine Professur für Neurologie und Psychiatrie.

Von Anfang an erwies sich Korsakow als ein Anhänger des berühmten Physiologen Iwan Michailowitsch Setschenow, der als erster die Wechselbeziehungen zwischen Organismus und Umwelt sowie den unlöslichen Zusammenhang von Körper und Psyche erkannte. Im Verfolg dieser Auffassung strebte Sergei Sergejewitsch stets danach, das Wesen der Geistesstörungen mit Hilfe der Pathophysiologie zu ergründen. Auf diese Weise ermittelte er den eingangs angedeuteten Symptomenkomplex bei schwerem Alkoholismus, der sich zudem auch bei weiteren Hirnschädigungen, wie schwerer Gehirnerschütterung, Gehirnentzündung, bei Gehirntumor, Greisenschwachsinn und anderen Geistesschäden, findet. Er manifestiert sich durch Beeinträchtigung der Merkfähigkeit, Desorientierung über Raum und Zeit in Verbindung mit Konfabulationen, der Neigung, die entstandenen Erinnerungslücken durch frei erfundene, aber vom Kranken für wahr gehaltene Erzählungen auszufüllen.

In seiner 1887 veröffentlichten aufsehenerregenden Schrift **„Über eine polyneuritische Psychose mit einer eigenartigen Störung der Merkfähigkeit und mit Pseudoreminiszenzen"** fand Korsakows Entdeckung ihren Niederschlag. Als zwei Jahre danach die Moskauer Psychiatrische Universitätsklinik errichtet wurde, betraute man Sergei Sergejewitsch in Anerkennung seiner medizinischen Pioniertat mit deren Leitung. Als Nervenarzt übernahm Korsakow für seine Klinik das vom englischen Psychiater Conolly eingeführte No-Restraint-System, das auf die Anwendung körperlicher Zwangsmittel bei der Behandlung Geisteskranker verzichtet. Bis zu seinem Tode am 1. Mai 1900 bekleidete er das Amt des Klinikdirektors.

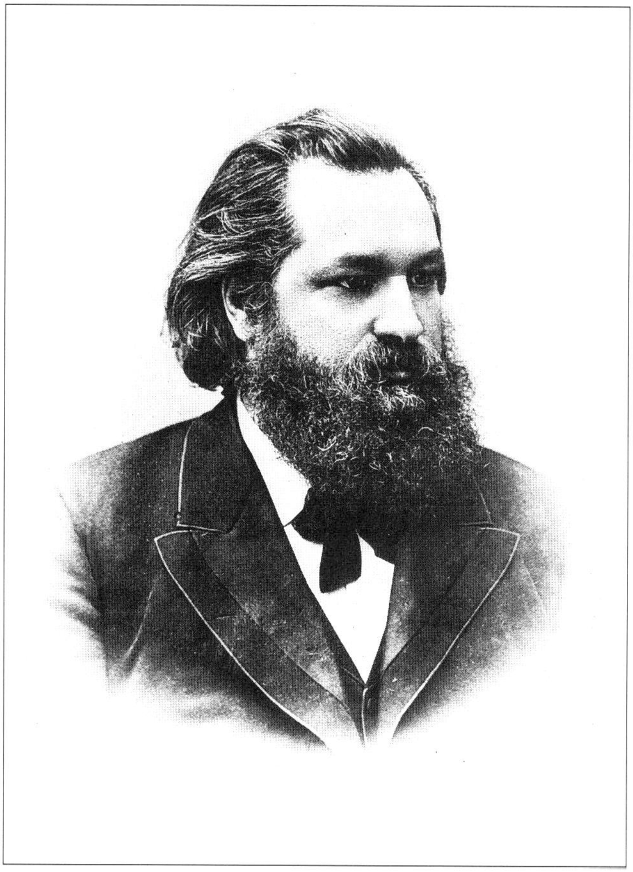

Sergei Sergejewitsch Korsakow. Russischer Psychiater. Beschrieb nach ihm benannten Symptomenkomplex von Gehirnerkrankungen.
Fotoreproduktion einer sowjetischen Bildpostkarte

Rudolf Ulrich Kroenlein (1847-1910)

In der 1968 von Professor Alexander Mette und seiner Mitarbeiterin Irena Winter herausgegebenen **„Geschichte der Medizin“** lesen wir, daß die *„klassisch gewordene Behandlung der Appendizitis ihre endgültige Prägung vor allem durch den Schweizer Chirurgen Rudolf Ulrich Kroenlein“* erfahren habe. Der aus Stein am Rhein im Kanton Schaffhausen gebürtige verdienstvolle Mediziner hatte nach seinem Studium in Zürich, Bonn und Berlin bei Ausbruch des Deutsch-Französischen Krieges 1870/71 kurzfristig im damaligen Barackenlazarett auf dem Berliner Tempelhofer Feld als ordinierender Arzt gewirkt, danach einige Jahre die Stelle eines Assistenzarztes an der Chirurgischen Klinik in Zürich bekleidet und sich schließlich an der Berliner Charité als Schüler und Assistent Bernhard von Langenbeck, des berühmtesten deutschen Operateurs seiner Zeit, habilitiert. Nach fünfjähriger Lehrtätigkeit als Privatdozent an der Berliner Medizinischen Fakultät avancierte Kroenlein hier zum Extraordinarius. Inzwischen hatte er bereits durch mehrere Schriften über offene und antiseptische Wundbehandlung, eines seiner speziellen Arbeitsgebiete, sowie über die führende Bedeutung der Langenbeckschen Klinik und Poliklinik die Aufmerksamkeit der Fachwelt auf sich gelenkt. 1881 wurde er zum Ordinarius für Chirurgie und Direktor der Chirurgischen Klinik des Zürcher Kantonsspital berufen. Beide Ämter hatte er bis zum Beginn seiner Todeskrankheit inne. Seine Nachfolge trat anderthalb Wochen vor seinem Ableben Ferdinand Sauerbruch, der Begründer der modernen Thoraxchirurgie, an.

Sauerbruch selbst hegte für seinen Vorgänger größte Hochachtung. *„Zweimal in seinem tatenreichen Leben sprach die Welt von ihm“*, vermerkte er in seiner Autobiographie. *„Einmal, als er 1884 einen entzündeten Wurmfortsatz entfernte, der durchgebrochen war und heftige Bauchfellentzündung hervorgerufen hatte. Niemand vor ihm hatte das gewagt. Kroenlein wies damit den Weg für die Entwicklung der chirurgischen Behandlung der weit fortgeschrittenen Blinddarmentzündung. Das zweite Mal sprach man von ihm, als es ihm gelang, bei einem Mädchen ein Sarkom der Lunge erfolgreich zu entfernen, und zwar bevor ich (Sauerbruch) mein Druckdifferenz-Verfahren entwickelt hatte.“*

Darüber hinaus zählt Kroenlein zu den Pionieren der Hirnchirurgie, indem er die Diagnostik und die Behandlung der Blutungen aus der mittleren Hirnhautschlagader (Arteria meningea media) förderte. Die Augenheilkunde bereicherte er durch ein Verfahren der Orbitalresektion. Auch eine Modifikation (Abwandlung) der von Theodor Billroth im Jahre 1885 entwickelten zweiten Methode der Magenresektion (Billroth II) stammt von ihm. Außer seinen bereits genannten Schriften verfaßte er als wichtigste eine Monographie **„Die Lehre von den Luxationen“**, ein Handbuch über **„Verletzungen des Gehirns“**, eine medizinhistorische Arbeit **„Über Wundbehandlung in alter und neuer Zeit“** sowie zwei bildungstheoretische Abhandlungen. Einmal hatte er das Rektorat der Universität Zürich inne.

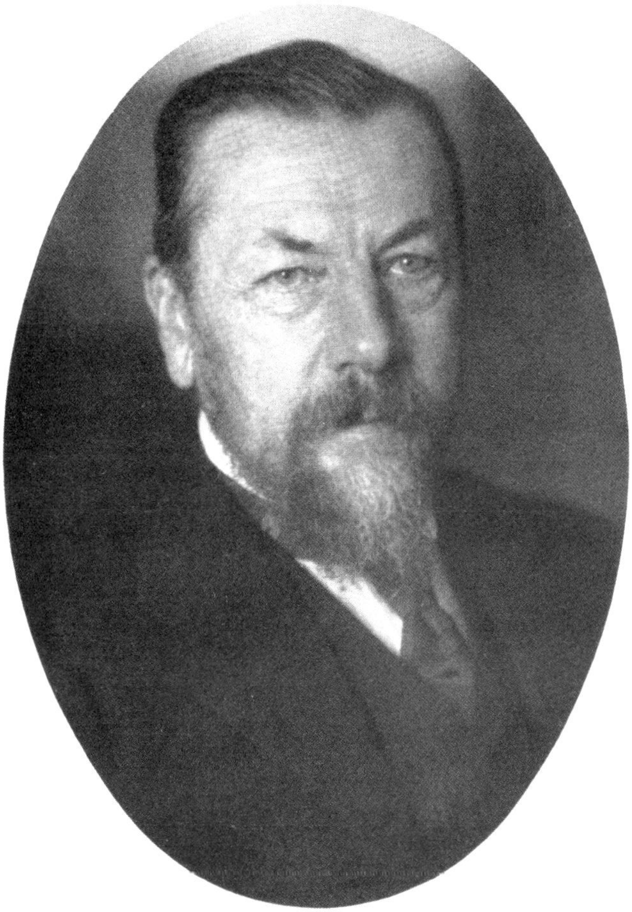

Rudolf Ulrich Kroenlein. Schweizerischer Chirurg. Arbeitete vornehmlich über Wundbehandlung und auf den Grenzgebieten zwischen innerer Medizin und Chirurgie.
Nach einem unbezeichneten Einblattdruck

Walther Kruse (1864–1943)

Im Juli 1900 grassierte im rheinisch-westfälischen Industrieort Laar eine Ruhrepidemie, die zahlreiche Menschenleben forderte. Der damals in Bonn wirkende Inhaber des Lehrstuhls für Hygiene, Walther Kruse, wurde von der preußischen Regierung in das Seuchengebiet entsandt, um den infektiösen Erreger der Massenerkrankungen ausfindig zu machen, die sich in heftigen Leibschmerzen, Fieber und blutigen Durchfällen manifestierten. Im Laarer St.-Josefs-Krankenhaus richtete sich der Forscher ein Laboratorium ein. Zunächst bemühte er sich, durch Anfertigung gefärbter mikroskopischer Präparate aus den Stühlen frischer Ruhrfälle einen Überblick über die Darmflora der Patienten zu gewinnen. Nach mühseligen Untersuchungen erspähte Kruse überdies im glasigen Schleim eitrige Klümpchen und bei deren gesonderter mikroskopischer Betrachtung *„in den Eiterzellen plumpe, dicke, unbewegliche Stäbchen, die sich überaus leicht kultivieren ließen"*, wie er in seinem Entdekkungsbericht vor der Versammlung deutscher Naturforscher und Ärzte zu Aachen formulierte. Diese Mitteilung erregte unter den Tagungsteilnehmern großes Aufsehen; wollte doch zwei Jahre vorher der renommierte japanische Bakteriologe Kiyoshi Shiga während der 1898 in Nippon wütenden Ruhrepidemie eine *„mäßige Eigenbeweglichkeit"* des Krankheitserregers festgestellt haben. Nach mehrjährigem Meinungsstreit zwischen beiden Entdeckern gestand Shiga 1903 schließlich seinen Irrtum ein.

Die gleichlaufenden Auseinandersetzungen um den Entdeckerruhm indes fanden in der medizinischen Welt ihre Schlichtung dadurch, daß man die Ruhrmikrobe nach beiden Autoren *„Shiga-Kruse-Bakterium"* benannte. Walther Kruse wurde in Berlin als Sohn eines Gymnasialprofessors geboren. Sein Medizinstudium absolvierte er in Freiburg und in seiner Vaterstadt. Nach zweijähriger Assistentenzeit an Rudolf Virchows pathologischem Institut arbeitete er ein halbes Jahr am Robert-Koch-Institut für Infektionskrankheiten. Anschließend leitete er drei Jahre das bakteriologische Laboratorium der Zoologischen Station in Neapel. Danach war er ein Jahr als wissenschaftlicher Gehilfe an Karl Flügges hygienischem Institut in Breslau tätig. Als Professor der Hygiene bekleidete Kruse nacheinander den einschlägigen Lehrstuhl in Königsberg, Bonn und Leipzig. Vor seiner Isolierung des Ruhrbakteriums forschte er verdienstreich über Influenza, Tuberkulose sowie auf seiner 1892 gemeinsam mit seinem Freund A. Pasquale unternommenen Dysenterieexpedition nach Ägypten über die Amöbenruhr. Außer zahlreichen Abhandlungen in Fachzeitschriften verfaßte er eine **„Allgemeine Mikrobiologie"** (1910), eine **„Einführung in die Bakteriologie"** (1920) und mehrere Abschnitte des 1896 von Professor Flügge herausgegebenen zweibändigen Werkes **„Mikroorganismen"**.
Seit 1898 zeichnete er als Mitherausgeber des **„Zentralblattes für Allgemeine Gesundheitspflege"**.

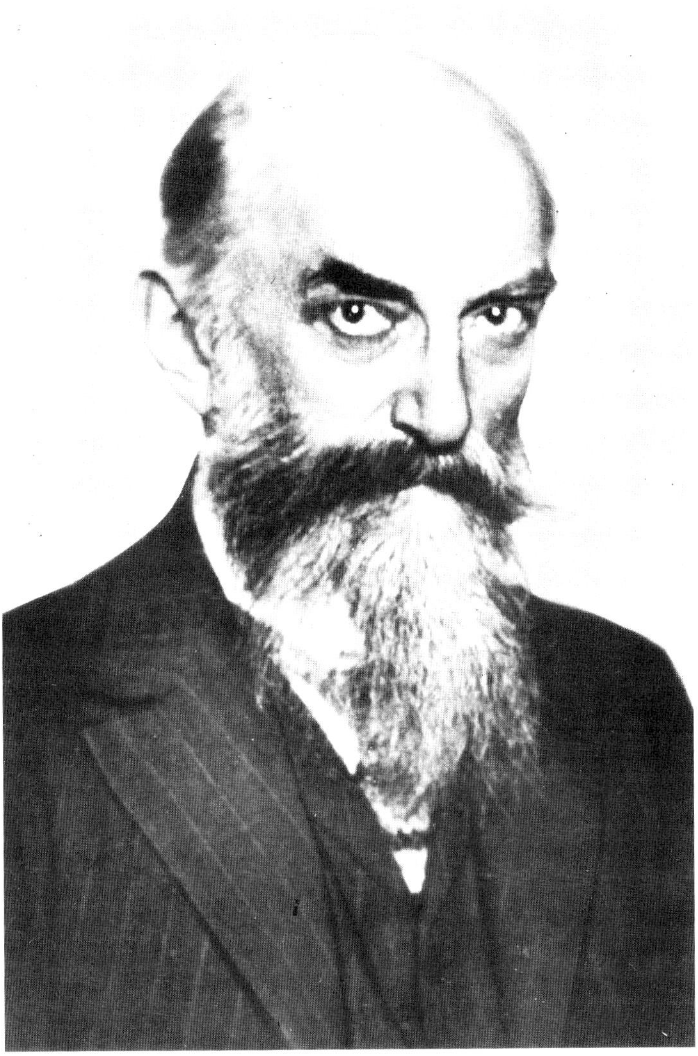

Walther Kruse. Deutscher Hygieniker und Bakteriologe. Entdecker des nach ihm und dem Japaner Shiga benannten Ruhrerregers (Shiga-Kruse-Bakterium).
Fotoreproduktion aus dem Karl-Sudhoff-Institut der Universität Leipzig

Friedrich Küchenmeister (1821-1890)

Obwohl sein Name in kaum einem Werk über Medizingeschichte verzeichnet ist, zählt der aus Buchheim bei Lausigk gebürtige Gottlob Friedrich Heinrich Küchenmeister zu den verdienstvollen deutschen Ärzten. Als Sohn eines Pastors hätte er nach dem Willen seines Vaters ebenfalls Geistlicher werden sollen; doch er selbst entschied sich nach dem Besuch der berühmten Dresdener Kreuzschule für das Studium der Heilkunde an der Universität Leipzig. Nach seiner Promotion bildete er sich in Prag weiter.

Wieder daheim, eröffnete Küchenmeister eine gynäkologisch-geburtshilfliche Privatpraxis in Zittau. Daneben betrieb er mit großem Eifer mikroskopische Beobachtungen auf parasitologischem Gebiet. Besondere Aufmerksamkeit widmete er zunächst der Bandwurmforschung. Hierbei gelang ihm 1852 der experimentelle Nachweis, daß sich der menschliche Bandwurm aus der Finne des Schweinefleisches und die Finnen aus der Bandwurmbrut entwickeln. Auch an der Lösung des Trichinenproblemes beteiligte sich Küchenmeister intensiv. Auf Grund seiner Forschungsergebnisse regte er im Interesse der Volksgesundheit die gesetzliche Einführung einer amtlichen Untersuchung des für den menschlichen Genuß bestimmten Fleisches geschlachteter Tiere an. Im sogenannten Fleischbeschaugesetz vom 5. Juni 1900, zehn Jahre nach seinem Tod erst, wurden seine nachdrücklichen Empfehlungen in Deutschland verwirklicht.

Mit seinem 1855 erschienenen zweibändigen Werk unter dem Titel „**Die in und an dem Körper des lebenden Menschen vorkommenden Parasiten**" legte Küchenmeister der Fachwelt erstmalig ein umfassendes Lehr- und Handbuch sowohl über tierische wie auch über pflanzliche Schmarotzer vor. Seinen ausführlichen Beschreibungen der von ihm erforschten Eingeweidewürmer gab er naturgetreue Farbabbildungen der Cestoden (Plattwürmer), Nematoden (Fadenwürmer) und Trematoden (Saugwürmer) bei. Gleich gründlich handelte er die Milbentiere ab, insbesondere die Krätzemilben, deren Männchen er 1853 erstmals beschrieb. Drei Jahre vorher bereits hatte er die therapeutische Wirkung des Perubalsams gegen die Krätze (Skabies) entdeckt. Seit 1859 wirkte Küchenmeister als praktischer Arzt und Medizinalrat in Dresden. In letzterer Eigenschaft gewann er Einfluß auf die sächsische Medizinalreform. Überdies engagierte er sich aus epidemiologischen Erwägungen für die Verbreitung der Feuerbestattung in Deutschland. Er zählte zu den Initiatoren des 1878 in Gotha seiner Bestimmung übergebenen ersten deutschen Krematoriums. Sechs Jahre, von 1862 bis 1868, zeichnete er als Herausgeber der „**Zeitschrift für Medizin, Chirurgie und Geburtshilfe**". Die Kaiserlich-Königliche Gesellschaft der Ärzte in Wien und die Königlich-Dänische Medizinische Gesellschaft zu Kopenhagen ernannten ihn in Würdigung seiner wissenschaftlichen Leistungen zum Korrespondierenden Mitglied.

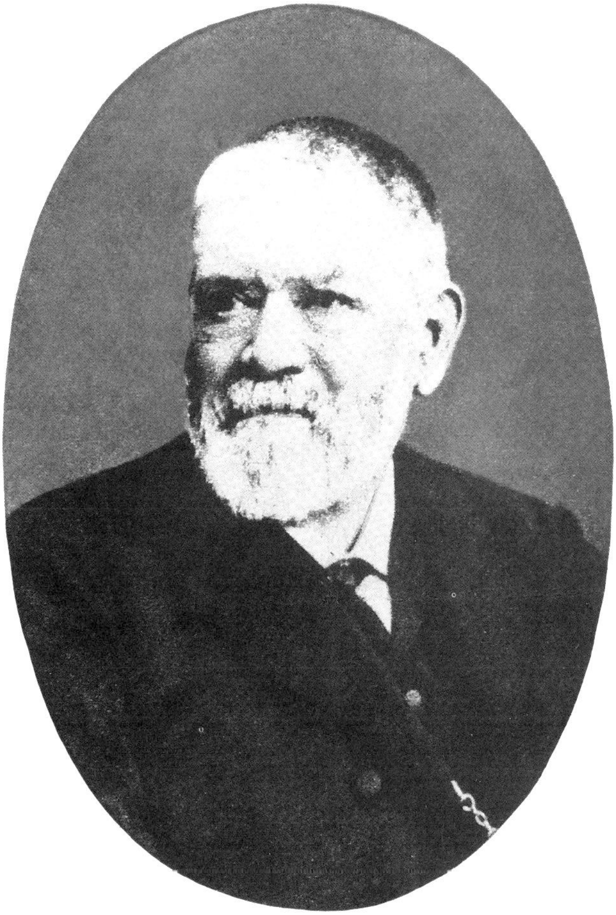

Friedrich Küchenmeister. Deutscher Epidemiologe und Helminthologe. Forschte über Eingeweidewürmer und Wurmkrankheiten.
Fotoreproduktion. Aus: „Deutsches Rotes Kreuz", Dresden, H. 6/1986

Adolf Kußmaul (1822-1902)

In seinem 1899 erschienenen Memoirenbuch **„Jugenderinnerungen eines alten Arztes“** besinnt sich Kußmaul mit Vergnügen, daß sein sonderbarer Name seine Mitmenschen häufig verwirrte. So habe dessen Nennung nicht nur Heiterkeit oder Mitleid, sondern wiederholt auch Unwillen erzeugt, weil mancher meinte, dadurch gefoppt zu werden. Dennoch konnte sich der aus Graben bei Karlsruhe gebürtige Medizinstudent, den letztlich das Vorbild seines Vaters, eines tüchtigen, selbstlosen Landarztes und Physikus, zu seiner Berufswahl bewogen hatte, nicht zu einer Namensänderung entschließen, die ihm sein Heidelberger Professor Naegele um des Fortkommens willen dringend empfahl.

Der strebsame Studiosus machte auch ohnedies seinen Weg. Als er sich nach längerer klinischer und poliklinischer Assistentenzeit in dem badischen Kurort Kandern als Internist niederließ, verbreitete sich sein Ruf rasch, so daß ihm Patienten von weither zuströmten. Bereits damals beschrieb Kußmal erstmalig das Krankheitsbild der in jenen Tagen noch vielfach als *„Knochentyphus“* bezeichneten akuten Osteomyelitis sowie weitere Krankheitsprozesse. Doch da er die akademische Laufbahn anstrebte, setzte er nach dreijähriger privatärztlicher Praxis seine medizinischen Studien an der Universität Würzburg fort und wirkte seit seiner Habilitation nacheinander als Professor und Klinikdirektor in Heidelberg, Erlangen, Freiburg im Breisgau und schließlich in Straßburg. Während seines Heidelberger Lehrauftrages befaßte sich Kußmaul intensiv mit der Quecksilbervergiftung. Hierbei ermittelte er als ein mögliches Symptom der Erkrankung neben anderen Erkennungsmerkmalen eine lackrote Verfärbung des hinteren Gaumens, welche die Mediziner fortan als *„Kußmaulschen Lackrachen“* kennzeichneten.

Als im Frühjahr 1873 eine seit Monaten in seiner Freiburger Klinik mit den damals gebräuchlichen unzulänglichen Mitteln vergeblich behandelte schwer zuckerkranke Patientin in das letzte, tödliche Stadium eintrat, fand der Forscher sie nach seiner Schilderung *„in großem Unbehagen im Bett liegend, sich hin- und herwerfend und in Todesangst um Hilfe flehend“* vor. *„Der Atem ging“*, wie er der Fachwelt weiter mitteilte, *„laut und rasch, die Atmungsbewegungen waren auffallend groß.“* Als die Sterbende endlich in Bewußtlosigkeit versank, dauerte *„der große, laute Atem“* fort. Diesen *„großen Kontrast zwischen der allgemeinen Schwäche und der Kraft der Atembewegungen“*, den er stets *„als eines der hervorstechendsten Merkmale“* jenes Krankheitszustandes, eines Stoffwechselzusammenbruchs, feststellte, nannte er *„Coma diabeticum“*. In den medizinischen Sprachgebrauch ging die von ihm entdeckte *„große Atmung“* mit charakteristischem Azetongeruch der Atemluft als *„Kußmaulsche Atmung“* ein.

Gleichfalls in Freiburg führte Kußmaul die 1826 von dem Londoner Instrumentenmacher Read erfundene, aber in Vergessenheit geratene *„Magenpumpe“* zu therapeutischen Zwecken ein. Nahezu achtzigjährig, starb er am 28. Mai 1902 in Heidelberg.

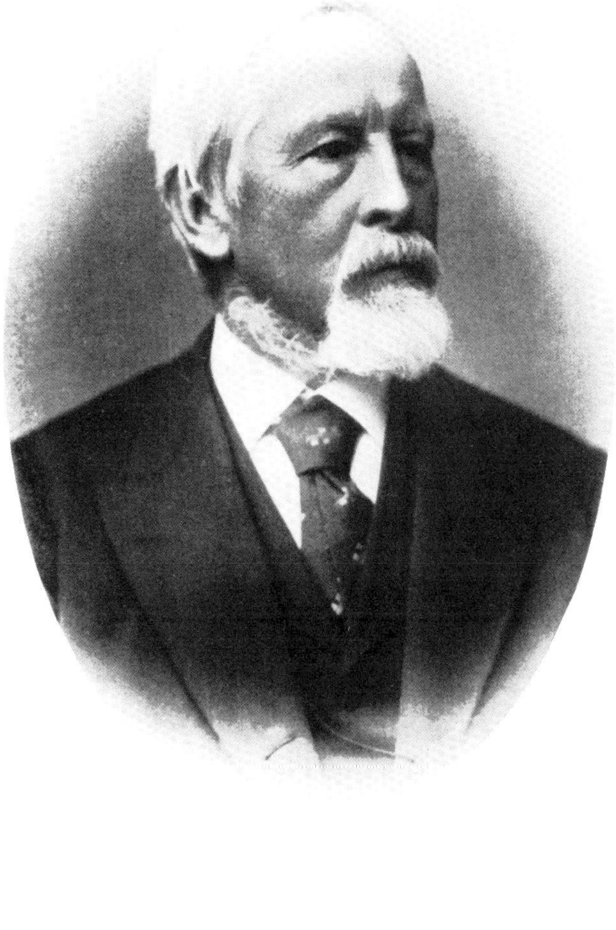

Adolf Kußmaul. Deutscher Mediziner. Beschrieb erstmalig mehrere Krankheitsprozesse und Krankheitssymptome.
Fotoreproduktion. Aus: B. Karger-Decker: Gifte, Hexensalben, Liebestränke, Leipzig 1967

Bernt Karger-Decker
An der Pforte des Lebens
Zweiter Band L–Z

Bernt Karger-Decker

An der Pforte des Lebens

Zweiter Band L–Z

Wegbereiter der Heilkunde im Porträt

René Hyacinthe Laënnec bis Johann Georg Zimmermann

edition q

Umschlagabbildungen

Titel, von links oben nach rechts unten:
Karl Landsteiner (Österreichischer Serologe – **Paul Langerhans** (Deutscher Pathologe) – **Antony van Leeuwenhoek** (Niederländischer Naturforscher) – **Jean Paul Marat** (Französischer Naturforscher, Mediziner und Revolutionär) – **Bernhard Naunyn** (Deutscher Internist und Kliniker) – **Florence Nightingale** (Englische Krankenschwester und Sozialreformerin) – **Louis Pasteur** (Französischer Mikrobiologe) – **Jan Evangelista Purkyně** (Tschechischer Physiologe und Pathologe) – **Wilhelm Conrad Röntgen** (Deutscher Physiker) – **Ignaz Philipp Semmelweis** (Ungarischer Gynäkologe) – **Tabernaemontanus** (Deutscher Apotheker, Arzt und Botaniker) – **Rudolf Virchow** (Deutscher Pathologe, Sozialhygieniker und Anthropologe) – **Cécile Vogt** (Französisch-deutsche Hirnforscherin) – **Jacob Winslow** (Dänischer Anatom) – **Friedrich Wolf** (Deutscher Arzt und Schriftsteller) – **Carl August Wunderlich** (Deutscher Mediziner)

Rückseite: **Albert Schweitzer** (1875–1965), protestantischer Theologe, Arzt, Musiker und Philosoph.
Foto: Zentralbild (Berlin).

Die Deutsche Bibliothek CIP-Einheitsaufnahme

Karger-Decker, Bernt:
An der Pforte des Lebens : Wegbereiter der Heilkunde im Porträt /
Bernt Karger-Decker. Zweiter Band L–Z. –
Berlin : Ed. q, 1991. ISBN 3-928024-08-6

Lektorat/Koordination: Klaus R. Dichtl
Satz: av-satz, Berlin
Lithographie: Rheinische Reprotechnik, Düsseldorf
Druck: Loibl, Neuburg
Bindearbeiten: Leipziger Großbuchbinderei, Leipzig

Printed in Germany

Gewidmet
Frau **Liska Eckelt**
zum Dank
für selbstlose Hilfe

Inhaltsverzeichnis Zweiter Band L–Z

René Hyacinthe Laënnec (1781–1826)

Gleich allen Pariser Krankenhäusern war auch das vom französischen Arzt René Théophile Hyacinthe Laënnec geleitete Necker-Hospital überfüllt von *„lungensüchtigen"* napoleonischen Soldaten. Ohne Erfolg bemühte sich der damals fünfunddreißigjährige Chefarzt, dem Massensterben seiner Patienten Einhalt zu gebieten, obwohl er zu den Pionieren der Tuberkuloseforschung zählte, das heißt schon anfangs des Jahrhunderts den Begriff *„tubercules"* für die das Wesen der Lungenschwindsucht ausmachenden Knötchen geprägt und überdies die Unität, die Einheitlichkeit, der mannigfaltigen Schwindsuchtformen erkannt hatte.

„Vielleicht ließe sich die Krankheit wirksamer bekämpfen, wenn man sie frühzeitig zu bestimmen wüßte?" grübelte Laënnec auf einem seiner täglichen Spaziergänge durch das Seineviertel. In einer Grünanlage nahe dem Louvre beobachtete er zufällig zwei Kinder, die an den Enden eines hölzernen Wippbalkens hockten und sich gegenseitig durch Klopfsignale Nachrichten übermittelten, die sie bei angelegtem Ohr gut zu verstehen schienen.

Unwillkürlich mußte der aus Quimper in der Bretagne gebürtige Laënnec an seine Doktordissertation über die Grundsätze der klassischen griechischen Medizin denken, die er als Schüler des großen Klinikers und Leibarztes Napoleons, Corvisarts, geschrieben hatte. Bereits beim Studium der Hippokratischen Schriften war ihm der Hinweis aufgefallen: Wer lange Zeit das Ohr an die Brustwand drücke, höre es drinnen wie Essig kochen. Seit seiner Zulassung als Arzt folgte er dieser wertvollen Anregung: doch er mußte sich eingestehen, daß es ihm nicht gerade angenehm war, sein Ohr dicht an entblößte, häufig transpirierende Oberkörper zu legen – abgesehen davon, daß er bei sehr korpulenten Patienten, namentlich Frauen, trotz besten Willens nichts hören konnte.

Das Spiel der beiden Buben im Louvrepark nun bildete für Laënnec, dem das Gesetz von der Fortpflanzung des Schalls kein Geheimnis mehr war, den Anstoß zur Erfindung des Stethoskops, des zunächst aus einer einfachen Papierröhre, sodann aber aus einem Holzrohr mit Hörmuschel und Schallaufnahmetrichter bestehenden Geräts zum Abhorchen der Herz- und Lungengeräusche.

Nach dreijähriger Arbeit, bei der er seine Beobachtungen am Lebenden durch die Sektion überprüfte, gab Laënnec das Verfahren der Auskultation, wie er es nannte, in seinem 1819 erschienenen zweibändigen Werk **„Abhandlung über das mittelbare Behorchen bei Krankheiten der Lunge und des Herzens"** (**„Traité de l'auscultation médiate et des maladies des poumons et du cœur"**) der Fachwelt bekannt. In Würdigung seiner Verdienste wurde er zum Professor und zum Mitglied des Collège de France berufen.

Es liegt eine besondere Tragik darin, daß er sich bei seinem unermüdlichen Diagnostizieren und Obduzieren eines Tages selbst infizierte und, erst fünfundvierzigjährig, der Tuberkulose zum Opfer fiel.

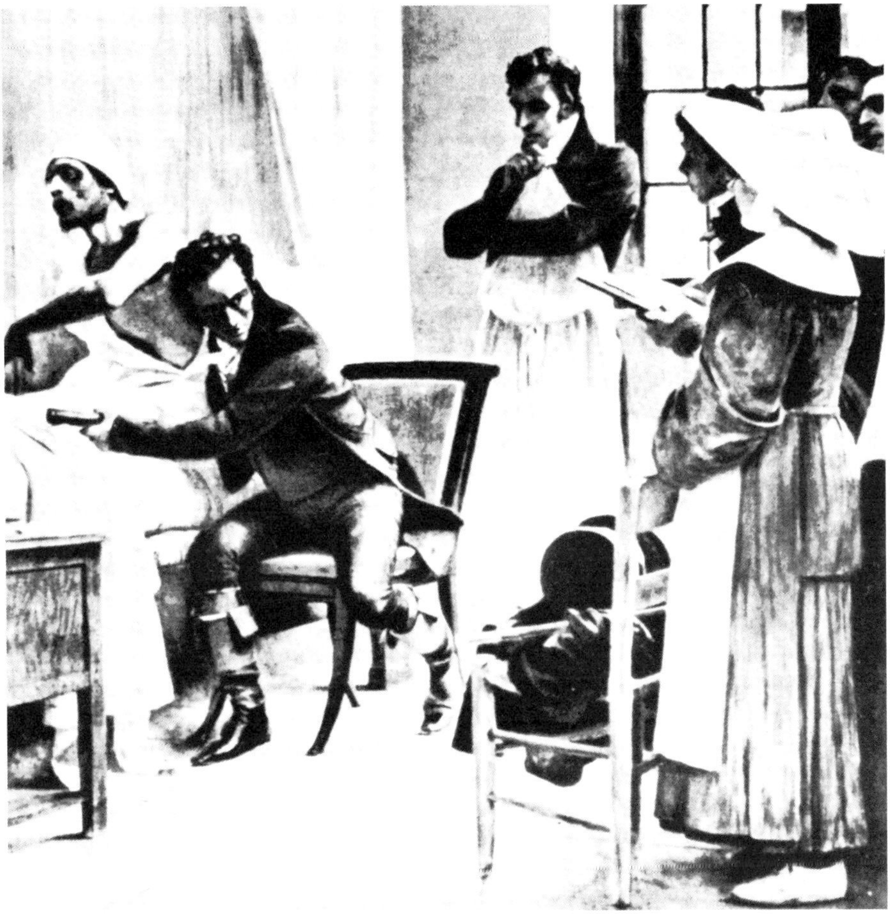

René Hyacinthe Laënnec. Französischer Internist. Begründer der klinischen Tuberkulosediagnostik durch Erfindung der Auskultation (Behorchen) und des Stethoskops (Hörrohr).
Nach einem zeitgenössischen Gemälde von Ch. Chartrau. Fotoreproduktion. Aus: B. Karger-Decker: Schach der Tuberkulose, Berlin 1966

Julien Offray de La Mettrie (1709–1751)

„Gott bewahre mich davor, ihn zu meinem Arzt zu machen; er gäbe mir ätzendes Quecksilbersublimat statt Rhabarbersaft, und das in aller Unschuld, und würde sich dann noch totlachen", spottete Voltaire (1694-1778) in einem Brief über ihn ob seiner von ihm als ungeheuerlich und burlesk empfundenen medizinisch-philosophischen Anschauungen. Beide waren einander am Hofe Friedrichs II. von Preußen oftmals begegnet, wo sie jahrelang verkehrten: Voltaire vorübergehend als Kammerherr, La Mettrie seit 1748 als Vorleser des Königs.

In Saint-Malo an der Nordküste der Bretagne als Sohn einer wohlhabenden strenggläubigen Kaufmannsfamilie geboren, hatte Julien Offray de La Mettrie zunächst Theologie studiert, bis er sich in Paris unter dem Einfluß der reformkatholischen Jansenistenbewegung für das Studium der Heilkunde entschied. Nach seiner Promotion in Reims bildete er sich in Leiden bei dem damaligen bedeutendsten Internisten und medizinischen Universitätslehrer Europas, Hermann Boerhaave, klinisch weiter und übersetzte dessen Schriften, die ihn sehr fesselten, ins Französische. Anschließend praktizierte La Mettrie mehrere Jahre in seiner Vaterstadt wie auch im benachbarten Saint-Servan. Im Oesterreichischen Erbfolgekrieg nahm er 1743 als Regimentsarzt der französischen Garden an der Schlacht bei Dettingen und der Belagerung Freiburgs teil. Wegen seiner 1745 veröffentlichten Schrift **„L'Histoire naturelle de l'âme"**, in der er eine materialistische Theorie über Seele und Bewußtsein darbot, wurde er aus militärärztlichem Dienst entfernt und das Buch auf Beschluß des Parlamentes öffentlich verbrannt.

Inzwischen hatte der Autor mit einer Satire auf die konservative Pariser Schulmedizin und Ärzteschaft Ärgernis erregt. Vor einer von der Fakultät geforderten Inhaftierung flüchtete er nach Holland. Dort zog er sich durch sein 1747 in Leiden verlegtes philosophisches Hauptwerk **„L'Homme machine"** (Der Mensch – eine Maschine) den Zorn vornehmlich der Geistlichkeit zu, da er hierin die Umgestaltung der Physiologie auf materialistisch-sensualistischer Basis postulierte. Diese Schrift wurde gleichfalls beschlagnahmt, der Autor landesverwiesen.

Preußen bot ihm nun Asyl. Neben der Tätigkeit als Vorleser Friedrichs II. versah La Mettrie die Stelle des Leibarztes. Auf Empfehlung des Präsidenten der Königlich-Preußischen Akademie der Wissenschaften, Pierre Louis Maupertuis, den der franzosenfreundliche Monarch 1741 in das hohe Amt berufen hatte, wurde er überdies zum Akademiemitglied ernannt. Friedrich schätzte ihn und sein Werk trotz mancher ihm mißliebiger Meinungsäußerungen, so daß er eine zweibändige Ausgabe seiner philosophischen Arbeiten veranlaßte und auf den im 42. Lebensjahr in Berlin vermutlich an einer Lebensmittelvergiftung verstorbenen bestgehaßten und meistgeschmähten Materialisten des 18. Jahrhunderts eine Lobrede verfaßte.

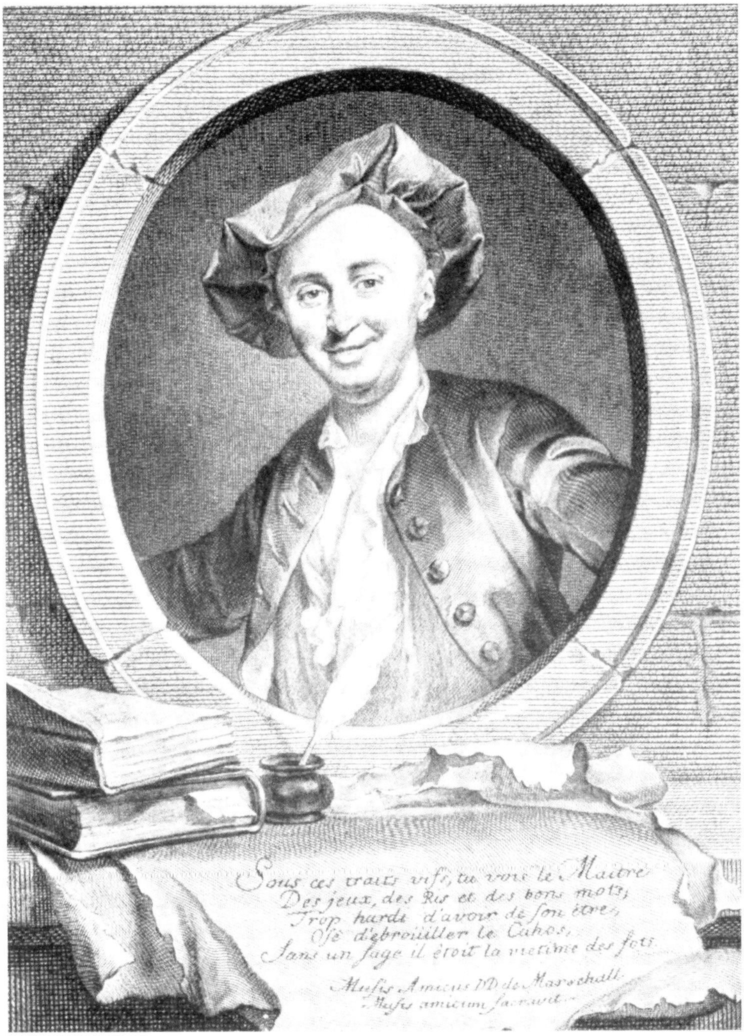
Sous ces traits vifs, tu vois le Maitre
Des jeux, des Ris et des bons mots;
Trop hardi d'avoir de ſon être,
Oſé débrouiller le Cahos,
Sans un ſage il étoit la victime des ſots.
Muſis Amicus DD de Marschall.
Muſis amicum ſacravit.

Julien Offray de La Mettrie. Französischer Philosoph und Mediziner. Forderte eine materialistisch ausgerichtete Physiologie. Verspottete die Aufgeblasenheit und Unwissenheit gewisser Ärzte.
Nach einem zeitgenössischen Kupferstich von Georg Friedrich Schmidt

Karl Landsteiner (1868–1943)

Erstmalig eine Bluttransfusion von Mensch zu Mensch vorgenommen zu haben, ist ein Verdienst des englischen Geburtshelfers James Blundell. Angeregt dazu wurde er 1825 im Londoner Guy-Spital, um eine bei der Entbindung stark ausgeblutete Frau zu retten. Seinem Beispiel folgten bald Kollegen im In- und Ausland; freilich traten neben Erfolgen weitaus mehr Mißerfolge auf, ohne daß die Ärzte dafür eine Erklärung wußten und der glückliche Ausgang letztlich Zufallssache blieb – bis es um 1900 endlich dem österreichischen Serologen Karl Landsteiner gelang, die Ursache der Transfusionsstörungen zu ergründen.

Der aus Wien gebürtige Juristensohn hatte nach einem Medizinstudium in seiner Vaterstadt noch eine chemische Ausbildung bei dem berühmten Kohlenhydrat- und Eiweißforscher Emil Fischer in Würzburg genossen und sich anschließend der Chirurgie gewidmet, bevor er seine Tätigkeit als Assistent am Hygienischen Institut der Wiener Universität aufnahm, wo er die wissenschaftlichen Grundlagen für seine bahnbrechenden serologischen Arbeiten erwarb. Als er danach an das Institut für Pathologische Anatomie überwechselte, beschäftigte er sich weiterhin mit serologischen Studien. Bei seinen zahlreichen Blutuntersuchungen und Verträglichkeitsproben beobachtete Landsteiner, daß sich das Zusammenbringen von Blut verschiedener Individuen manchmal störungsfrei vollzog, ein andermal aber die roten Blutkörperchen des Blutspenders bzw. Blutnehmers verklumpten. Genauere Analysen führten ihn schließlich zu der Entdeckung der klassischen Blutgruppen, des sogenannten AB0-Systems. Daraus folgerte er richtig, daß zur Vermeidung von Zwischenfällen grundsätzlich nur gruppengleiches Blut übertragen werden darf. Die im Serum der einzelnen Blutgruppen vorhandenen gegeneinandergerichteten Abwehrstoffe nannte er *„Agglutinine"*.

Lange beachtete die Fachwelt Landsteiners hochbedeutsame Erkenntnisse nur wenig, obwohl die Wiener Universität bald nach dem Entdeckungsbericht des Forschers, 1901, ihrem Pathologischen Institut den ersten Lehrstuhl der Blutgruppenkunde in der Welt angegliedert hatte. Erst nahezu drei Jahrzehnte später erhielt der seit 1922 als Professor der Pathologie und Bakteriologie am New Yorker Rockefeller Institute of Medical Research wirkende Gelehrte für seine Pioniertat den Nobelpreis. Inzwischen hatte er in Amerika gemeinsam mit V. E. Levine das „MN-Blutgruppensystem" gefunden. Drei Jahre vor seinem Tod, 1940, ermittelte er zusammen mit A. S. Wiener den Rhesusfaktor.

Doch auch auf weiteren Forschungsgebieten machte sich Landsteiner einen Namen. So führte er bereits 1906 mit V. Mucha die Dunkelfeldbeleuchtung zum Nachweis der Syphilisspirochäte in die Mikroskopiertechnik ein, im darauffolgenden Jahr den Rinderherzextrakt in die Wassermannsche Reaktion und bewies 1908 im Tierversuch die infektiöse Natur der Spinalen Kinderlähmung.

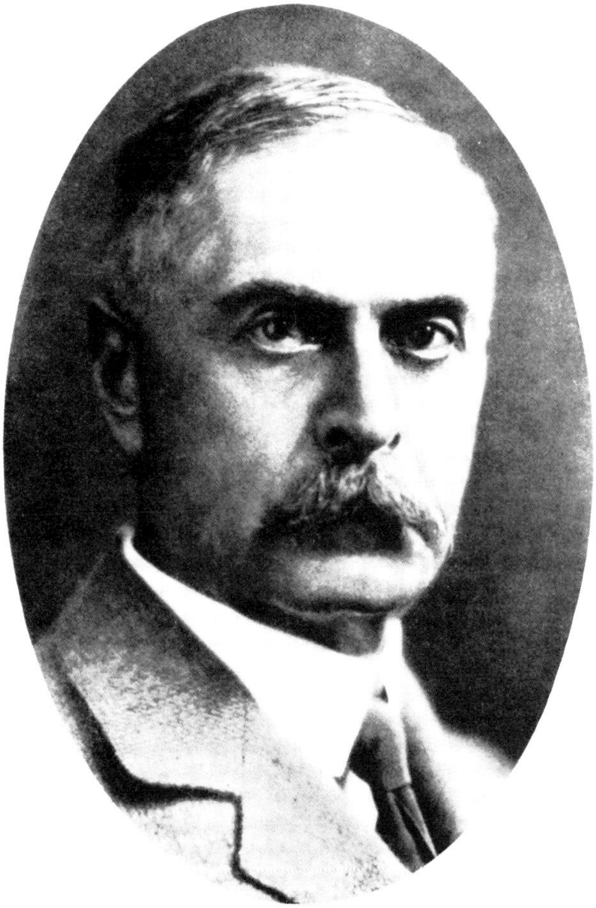

Karl Landsteiner. Österreichischer Serologe. Entdecker der klassischen Blutgruppen und des Rhesusfaktors. Fotoreproduktion. Aus: „Deutsche Medizinische Wochenschrift", Leipzig - Berlin (1930)

Bernhard von Langenbeck (1810–1887)

Bernhard von Langenbeck entstammte einer hannoverschen Gelehrtenfamilie und studierte in Göttingen. Erst fünfundzwanzigjährig, verfaßte er eine bahnbrechende Arbeit über „Anatomisch-pathologische Beobachtungen an der Netzhaut", für die er das sogenannte Blumenbachsche Reisestipendium erhielt, das es ihm nach seinem Doktorexamen ermöglichte, sich von namhaftesten ausländischen Chirurgen in der Operationskunst ausbilden zu lassen. Bald nach seiner Rückkehr in die Heimat erlangte er eine Professur in Kiel. Nach dem Tode Dieffenbachs übernahm er die Direktion des Klinischen Instituts für Chirurgie und Augenheilkunde in der Berliner Charité. Nach einem zeitgenössischen Bericht verstand es Langenbeck, seine Klinik zu einem Mittelpunkt medizinischer Forschung sowie zum Mekka der Chirurgie zu machen. Stets war sein mehrere hundert Sitze umfassendes amphitheatralisch aufgebautes Auditorium mit Hörern aus aller Welt voll besetzt. Galt er doch bald als der beste Operateur seiner Zeit.

Besonders berühmt waren Langenbecks rasche, jedermann verblüffende Beinamputationen. Einmal kam ein amerikanischer Arzt zu ihm, um solchem Eingriff beizuwohnen. Langenbeck erzählte darüber launig selbst: *„Da stand der Kollege, der ein leidenschaftlicher Tabakschnupfer war, und gerade in dem Augenblick, als ich blitzschnell mit dem Messer zu meinem Schnitt ansetzte, hatte er sich zu einem Prischen beiseite und umgewandt, das Nastuch gezogen, und als er sich, um zu schauen, zu mir zurückwandte, war das Bein schon herunter und die Amerikareise verniest, was den Doktor arg verschnupfte."*

In der vornarkotischen Ära erwies sich diese Schnelligkeit des Operierens für die Patienten als überaus segensreich. – Aber auch im Entwickeln neuer Operationsverfahren zeigte sich Langenbecks Genie. Vornehmlich auf den Gebieten der Resektions- und plastischen Chirurgie. Noch heute gibt es eine seinen Namen tragende Gaumenspaltenplastik und Rhinoplastik, ferner eine nach ihm benannte Hämorrhoidenoperation. Das chirurgische Instrumentarium bereicherte Langenbeck um den stumpfen Haken mit rechtwinklig abgebogenem Blatt.

Seit 1860 gab er das von Theodor Billroth und Ernst Julius Gurlt redigierte **„Archiv für Klinische Chirurgie"** heraus, für das er auch eine große Anzahl bedeutsamer Beiträge schrieb. Desgleichen veröffentlichte er zahlreiche kleinere Mitteilungen in den **„Verhandlungen der Deutschen Gesellschaft für Chirurgie"**, zu deren Mitbegründern er gehörte und die er viele Jahre als Präsident leitete. Bis zu seinem zweiundsiebzigsten Lebensjahr bekleidete er sein Berliner Amt, dann zog er sich, mit dem Titel eines Wirklichen Geheimen Rates geehrt, nach Wiesbaden zurück, wo er am 29. September 1887 starb.

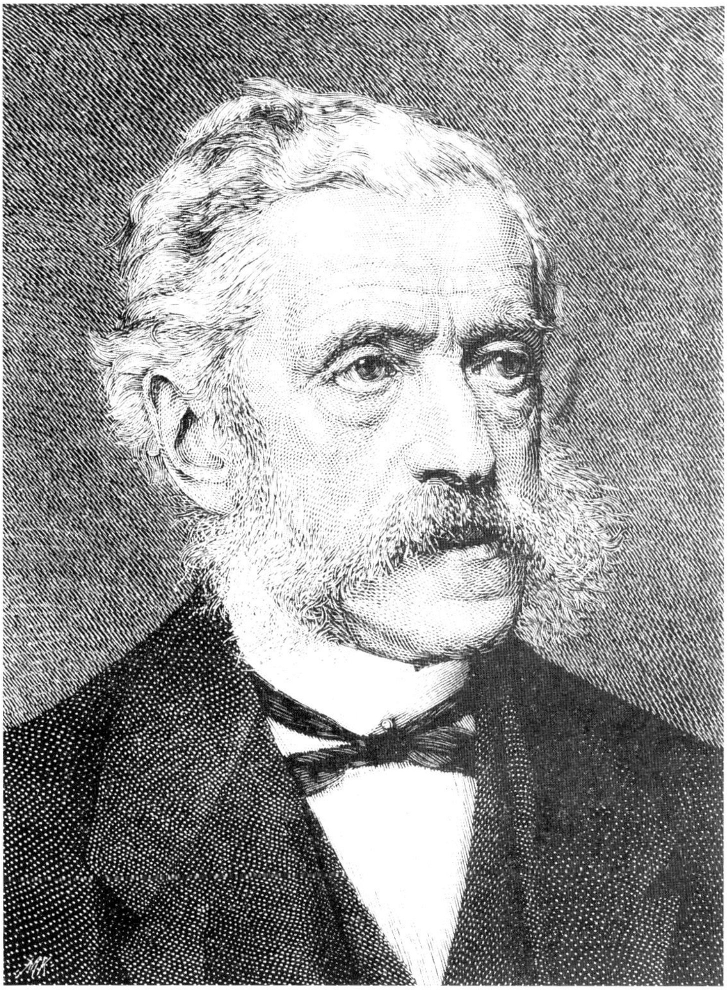

Bernhard von Langenbeck. Deutscher Chirurg. Begründete die Weltgeltung der deutschen Chirurgie. Holzschnitt von Moritz Klinkicht. Aus: M. Klinkicht und K. Siebert: Dreihundert berühmte Deutsche, Stuttgart 1912

Paul Langerhans (1847–1888)

Nach seinem Medizinstudium in Jena und in seiner Vaterstadt Berlin promovierte der erst 22jährige Arztsohn Paul Langerhans bei Rudolf Virchow, dem Begründer der Zellularpathologie und Direktor des Instituts für Pathologische Anatomie an der Charité, mit seiner Dissertation **„Beiträge zur mikroskopischen Anatomie der Bauchspeicheldrüse“**.

Über jenes an der hinteren Magenwand gelegene Organ war lediglich bekannt, daß es einen für die Verdauung wichtigen Saft in den Zwölffingerdarm absondert. Der scharfblickende Doktorand indes entdeckte im Gewebe des Pankreas, wie die Bauchspeicheldrüse im medizinischen Sprachgebrauch genannt wird, überdies inselförmige Zellanhäufungen, die sich nach der Behandlung mit einem Farbstoff von ihrer Umgebung durch eine hellere Tönung unterscheiden. Kein Fachwissenschaftler hatte solche *„Inseln“* bisher bemerkt nicht einmal der geniale französische Physiologe Claude Bernard, der sich jahrelang mit der strukturellen Erforschung gerade auch der Bauchspeicheldrüse befaßt hatte. Allerdings mußte Langerhans in seiner 1869 erschienenen Promotionsschrift gestehen, daß ihm für die Bedeutung der von ihm erstmals gesichteten sonderbaren Gebilde *„jede Möglichkeit einer Erklärung“* fehle. Daher auch fiel seine in ihrer Tragweite nicht erkannte Beobachtung mit der Abhandlung selbst alsbald der Vergessenheit anheim. Wenige Monate nach Erwerb der Doktorwürde schloß sich Langerhans der Expedition des Berliner Geographen Heinrich Kiepert nach Unterägypten, Palästina und Karien an, um sich dort Leprastudien und anthropologisch-ethnographischen Forschungen zuzuwenden.

Wieder daheim, folgte Langerhans 1871 dem Ruf als Prosektor nach Freiburg im Breisgau. Zugleich habilitierte er sich hier für Pathologische Anatomie. Seine Professur mußte er jedoch wegen einer sich verschlimmernden Lungentuberkulose binnen kurzem wieder aufgeben. Er übersiedelte nach Funchal auf Madeira, wo er eine ärztliche Privatpraxis unterhielt. Seine Hoffnung, in dem Kurort für Brustkranke Linderung seines Leidens zu finden, erfüllte sich nicht. Knapp 41jährig verstarb er in der Fremde.

Fünf Jahre nach seinem Tode endlich, 1893, erhielten die von ihm ausfindig gemachten Zellengruppen der Bauchspeicheldrüse gemeinhin die Bezeichnung *„Langerhanssche Inseln“*. Dies geschah in der sich verstärkenden Vermutung, daß zwischen ihnen und der inneren Sekretion des Pankreas wie auch des Diabetes ein Zusammenhang bestünde. Mit seiner nunmehr ins Gespräch gekommenen Entdeckung hatte Langerhans unbewußt zwar den Boden für die spätere Entwicklung des Insulins vorbereitet. Während seiner Freiburger Schaffensperiode hatte er sich insbesondere der Anatomie der Haut gewidmet. In seiner Arbeit **„Über Tastkörperchen und rete Malpighi“** beschrieb er ebenfalls nach ihm benannte Zellen der Epidermis sowie die sogenannte Langerhanssche Schicht.

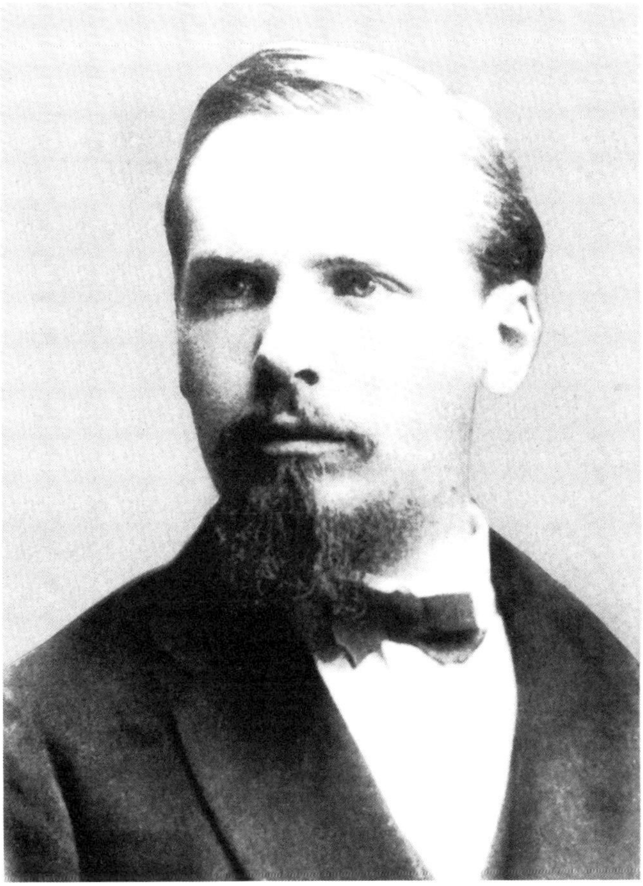

Paul Langerhans. Deutscher pathologischer Anatom. Entdecker der nach ihm benannten inselförmigen Zellanhäufungen in der Bauchspeicheldrüse.
Fotoreproduktion. Bildarchiv des Karl-Sudhoff-Instituts der Universität Leipzig. Aus: B. Karger-Decker: Kräuter, Pillen, Präparate, Leipzig 1970

Dominique Jean Larrey (1766-1842)

In dem aus Beaudéan im Departement Hautes Pyrénées gebürtigen Mediziner Dominique Jean Baron Larrey würdigen wir den bedeutendsten Feldarzt seiner Zeit. Er entstammte einer namhaften französischen Chirurgenfamilie und avancierte nach seinem Studium in Toulouse und Paris vom einfachen Schiffsarzt bis zum Stabsarzt der Rheinarmee und schließlich zum Chefchirurgen der napoleonischen Grande Armée. Oft genug erfuhr er in den Anfangsjahren seines Wirkens die großen Mängel des damaligen Verwundeten-Transportsystems. Um ihnen abzuhelfen, schuf er *„fliegende"* Verbandplätze, die eine schnelle ärztliche Versorgung der versehrten Soldaten in nächster Nähe des Schlachtfeldes ermöglichten. Dies war um so dringender, als noch in der ersten Hälfte des neunzehnten Jahrhunderts eitrige Komplikationen nach Schußverletzungen kaum zu beherrschen waren. Deshalb führte Larrey auch in zahllosen Fällen rettende Frühamputationen durch. Hierbei erwies er sich als ein glänzender Operateur. In der verlustreichen Schlacht bei Borodino am 26. August 1812, da annähernd vierzig Prozent der Kämpfenden außer Gefecht gesetzt wurden, nahm er innerhalb von vierundzwanzig Stunden zweihundert Gliedabsetzungen vor. Erstmalig nutzte er sechs Jahre vorher in der Schlacht bei Preußisch-Eylau die Kälteanästhesie. Des weiteren ersann er die Torsion oder Achsendrehung von Gefäßen zur Blutstillung bei Operationen, Trotz anstrengendster Tätigkeit auf den napoleonischen Feldzügen in Nordafrika und Europa – in der Schlacht von Waterloo am 16. Juni 1815 wurde er übrigens selbst verwundet und gefangen – fand Larrey noch Zeit zu umfangreicher wissenschaftlicher Arbeit, deren Ergebnisse er in der Fachpresse, in Publikationsorganen gelehrter Gesellschaften und in eigenen Büchern veröffentlichte. Seine Forschungen erstreckten sich vornehmlich auf die Gebiete traumatischer Aneurysmen, der Exartikulation im Hüftgelenk, der Hodenatrophie, der ägyptischen Augenkrankheit (Trachom), des Wundstarrkrampfes und des Weichselzopfes, der Elephantiasis wie auch der Hautkauterisation durch Anwendung des Brennkegels (Moxa). Überdies verfaßte Larrey ein mehrbändiges Lehrbuch der Chirurgie. Unauslöschlich ist sein Name mit dem feststehenden anatomischen Begriff der als *„Trigonum sternocostale"* bezeichneten Spalte der Muskulatur im Zwerchfell zwischen der Pars costalis und der Pars sternalis verbunden.

Als akademischer Lehrer wirkte der Forscher seit 1796 an der Militärärztlichen Hochschule zu Paris. Für seine hervorragenden Verdienste um die moderne Kriegschirurgie verlieh ihm Napoleon testamentarisch ein Legat von 100 000 Francs und nannte ihn den *„tugendhaftesten Menschen, der ihm je begegnet"*. Auch nach des Kaisers Verbannung übte Larrey, hochgeschätzt, sein Amt aus. Zudem ernannte ihn die Französische Akademie der Medizin zu ihrem Mitglied.

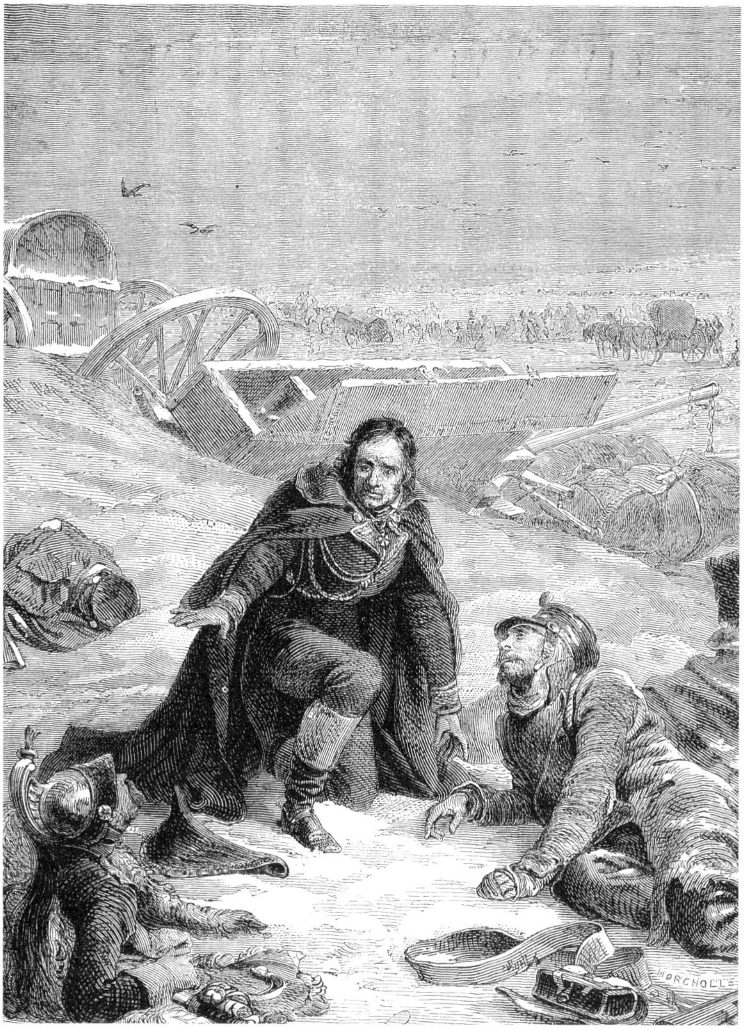

Dominique Jean Larrey. Französischer Militärchirurg. Reformator des Heeressanitätswesens durch Einrichtung „fliegender Lazarette". Hier: Bei Schwerverwundeten der aus Rußland fliehenden napoleonischen Grande Armée. Xylographie von Horcholle. Aus: Adolphe Thiers: Histoire du Consulat et de L'Empire, Paris 1845/69

Alphonse Laveran (1845–1922)

Als Sohn eines Militärarztes wollte der 1845 in Paris geborene Charles Louis Alphonse Laveran ebenfalls Militärarzt werden. Darum trat er nach seiner Schulzeit dem französischen Sanitätskorps bei und studierte zunächst am Institut für Sanitätswesen in Straßburg Medizin. An der Straßburger Universität promovierte er mit einer Doktorarbeit über die Regeneration der Nerven. Seine Bewährungsprobe als Militärarzt hatte er bei der Belagerung von Metz im Kriege 1870/71 zu bestehen.

Wegen seiner außerordentlichen wissenschaftlichen Tüchtigkeit wurde Laveran, erst neunundzwanzigjährig, zum Professor für die Krankheiten und Epidemien des Heeres an der Medizinischen Hochschule Val de Grâce ernannt. Seine entscheidende Forschertätigkeit jedoch, die ihm später Weltruhm einbringen sollte, begann er außerhalb seines Vaterlandes, und zwar in Algerien, wohin er 1878 kommandiert wurde, Hier befaßte er sich vor allem mit Untersuchungen üer die Blutparasiten der Malaria. Bereits drei Jahrzehnte zuvor hatte der Berliner Pathologe Heinrich Meckel in der Milz und im Blute einer Malariakranken einen schwarzen Farbstoff, das sogenannte Malariapigment, festgestellt, ohne eine Erklärung dafür zu finden.

Nun aber schrieb man den 6. November 1880. Auch an diesem Tage wieder saß Laveran wie alle Tage über sein Mikroskop gebeugt, um Blutpräparate von hochfiebernden malariakranken Fremdenlegionären zu studieren, die das ihm unterstellte Feldlazarett zu Constantine füllten. Längst hatte er erkannt, daß es sich bei einer mit derart schweren Fieberanfällen und Schüttelfrösten einhergehenden Seuche wie der Malaria um ein Allgemeinleiden handeln und daß sich dies in einer Veränderung des Blutes zeigen müsse. Plötzlich stutzte er. Er traute seinen Augen kaum, als er im Blute fiebernder Malariakranker zwischen den Blutkörperchen einzellige Lebewesen mit amöbenartigen Bewegungen entdeckte, die auch bewegliche Geißeln aussandten. In diesen sogenannten Sporentierchen, die die Wissenschaftler künftighin als Plasmodien bezeichneten, hatte Laveran die Erreger der Malaria entdeckt. *„Durch das Eindringen dieser Parasiten in das Blut werden die Malariaanfälle hervorgerufen"*, teilte er der Französischen Akademie der Wissenschaften mit. Im Jahre 1907 erhielt er für seine bahnbrechende Entdeckung den Nobelpreis. In seine Heimat zurückgekehrt, arbeitete Laveran am Pasteur-Institut an weiteren, vornehmlich durch Trypanosomen verursachten Tropenkrankheiten. Als Verfasser von über sechshundert wissenschaftlichen Publikationen, darunter mehreren Lehrbüchern, und als Mitglied zahlreicher akademischer Gesellschaften des In- und Auslandes beschloß dieser *„unermüdliche Wohltäter der Menschheit"*, wie ein schwedischer Laudator Laveran nannte, in seiner Geburtsstadt im Alter von sechsundsiebzig Jahren sein Leben.

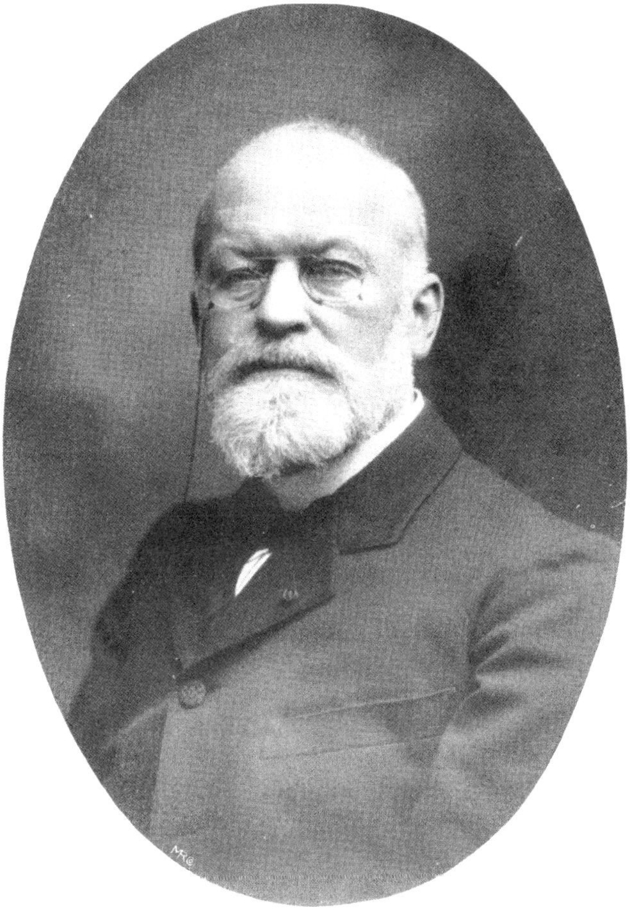

Alphonse Laveran. Französischer Mediziner und Parasitologe. Entdecker des Malariaerregers. Reproduktion nach einem unbezeichneten Einblattdruck

Antony van Leeuwenhoek (1632–1723)

Eine schwerwiegende Frage blieb nach der Entdeckung des großen und kleinen Blutkreislaufs durch den englischen Physiologen William Harvey noch offen: wie nämlich der rote Lebenssaft aus den Arterien in die Organe, Gewebe und Venen gelangt. Mit dem um 1600 von den holländischen Brillenschleifern Johannes und Zacharias Janssen erfundenen primitiven Mikroskop, das der Volksmund verächtlich als *„Flohglas"* bezeichnete, vermochten die Forscher dieses Problem nicht zu lösen. Erst dem am 24. Oktober 1632 in Delft geborenen Korbmachersohn Antony van Leeuwenhoek sollte es gelingen, des Rätsels Lösung zu finden.

Er hatte nach dem frühen Tode seines Vaters auf Drängen der Mutter eine Beamtenschule besucht, sie aber vorzeitig wieder verlassen, um in Amsterdam bei einem Tuchhändler den Kaufmannsberuf zu erlernen. Danach in seine Heimatstadt zurückgekehrt, eröffnete er hier eine Gemischtwarenhandlung und übernahm zugleich ehrenamtlich die Stelle eines Rathausportiers. In seinen Mußestunden beschäftigte er sich jedoch mit dem Schleifen optischer Linsen, die er in immer neuer Anordnung zusammensetzte, bis er eine 270fache Vergrößerung erzielte.

Mit dem von ihm konstruierten Betrachtungsgerät, das alle bisherigen weit übertraf, begann der von seinen Mitbürgern als Sonderling belächelte Dilettant nun, gänzlich unsystematisch und wahllos alles ihm erreichbare Winzige, vom Stachel einer Biene und Auge einer Laus bis zum Käferbein, Mückenrüssel und Wassertropfen zu untersuchen. Hierbei erspähte Leeuwenhoek erstmalig die roten Blutkörperchen bei Mensch und Tier, beobachtete zahlreiche Urtierchen, die er *„Aufgußtierchen"* (Infusorien) nannte, schaute die Samentierchen oder Spermatozoen, entdeckte den fibrillären Bau der Muskelfasern, sichtete im Zahnbelag erstmals Bakterien, ohne freilich schon ihre Bedeutung zu ahnen, sah ferner die Schuppenschicht der Oberhaut und stellte im durchsichtigen Kaulquappenschwanz die Blutkapillare fest, womit er das vom heftig angefeindeten Bologneser Medizinprofessor Marcello Malpighi 1661 im Darmgekröse eines Frosches ermittelte und für den gesamten tierischen, besonders aber den menschlichen Organismus postulierte Haargefäßsystem als wichtigsten Schlußstein für Harveys Lehre vom Blutkreislauf bestätigte.

Kindlich naiv schrieb und zeichnete Leeuwenhoek alles von ihm Geschaute auf und schickte seine insgesamt sieben Bände füllenden **„Sendbrieve"** an die Londoner Royal Society, die den von unbezähmbarer Forscherneugierde getriebenen Außenseiter der wissenschaftlichen Mikroskopie 1680 in Anerkennung seiner wahrhaft sensationellen wie großartigen Entdeckungen als Mitglied in ihre erlauchte Gesellschaft aufnahm. Am 27. August 1723 nahm der Tod dem Einundneunzigjährigen die Feder mitten im Briefeschreiben aus der Hand.

Leeuwenhoeks **„Gesammelte Werke"** erschienen noch zu seinen Lebzeiten in Leiden.

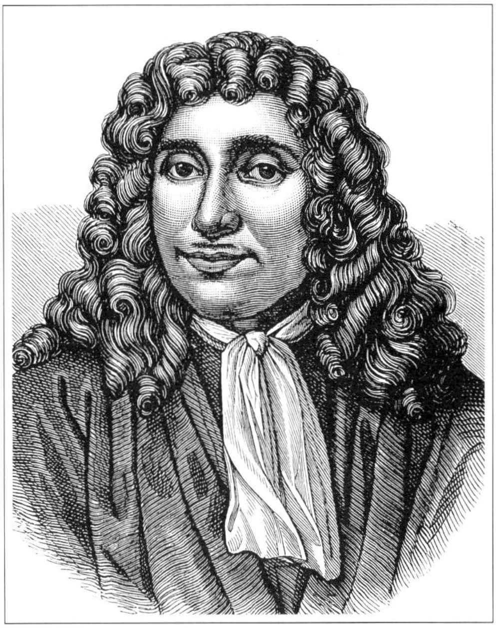

Antony van Leeuwenhoek. Niederländischer Naturforscher. Entdecker mehrerer Einzeller. Spätere anonyme Xylographie nach einem im Amsterdamer Rijks-Museum befindlichen Bildnis von Jan Verkolje

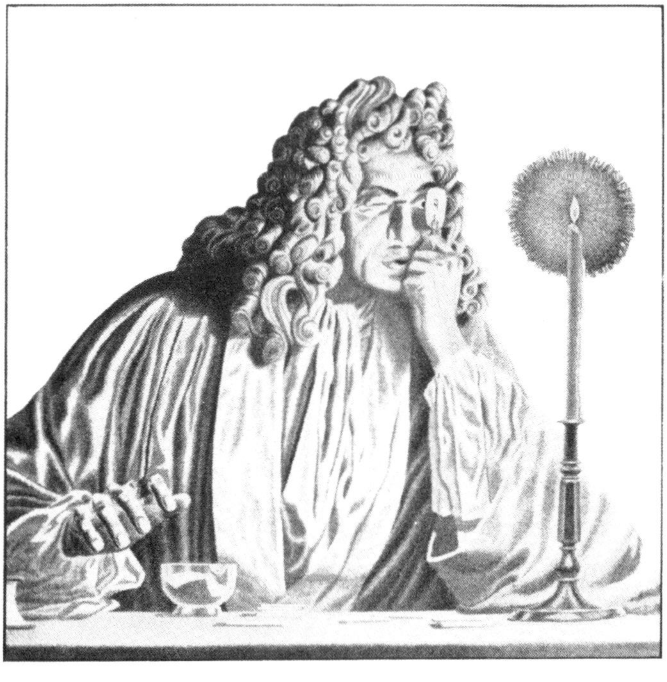

Leeuwenhoek beim Handhaben eines einlinsigen Mikroskops. In der Darstellung eines ungenannten Künstlers. Aus: „Deutsches Rotes Kreuz der DDR", Dresden, 2/1983

Louis Lewin (1850–1929)

Bei einem Spaziergang auf dem jüdischen Friedhof in Berlin-Weißensee, dem größten Europas, trifft der aufmerksame Besucher auf das Grab des hervorragenden deutschen Pharmakologen Louis Lewin. Ein weites fruchtbares Arbeitsfeld bot sich dem aus Tuchel (heute: Tuchola, Wojewodschaft Bydgoszcz) gebürtigen Mediziner in der seinerzeit mit dem gigantischen Aufschwung der Chemie zu einer selbständigen Wissenschaft entwickelten Toxikologie, welche sich mit der Erforschung der Eigenschaften, Wirkungen und der möglichen therapeutischen Brauchbarkeit der Gifte befaßt.

Anläßlich eines im Oktober 1981 von der Akademie der Wissenschaften und dem Fachverband Toxikologie der Chemischen Gesellschaft der ehemaligen DDR in Berlin veranstalteten Symposiums würdigten die Leipziger Fachgelehrten Dozent Dr. R. Müller und Professor Dr. Karlheinz Lohs in der Zeitschrift **„Medizin aktuell“** Louis Lewin als einen *„Enzyklopädisten der Toxikologie“*, der jedoch *„infolge antisemitischer Hetze zeitlebens ein Außenseiter“* gewesen und lang *„ohne die verdiente Anerkennung“* geblieben war.

So sah sich der in die Isolation Gedrängte genötigt, gemeinsam mit seiner Ehefrau als einziger Assistentin in der Berliner Friedrichstadt ein Privatlaboratorium mit Hörsaal einzurichten. Um Schüler brauchte er nicht bange zu sein. Als Siebzigährigem erst wurden ihm Berufungen zum ordentlichen Honorarprofessor an der Technischen Hochschule in Berlin-Charlottenburg und dann zum außerordentlichen Professor an der Berliner Universität zuteil. Inzwischen hatte sich Lewin durch beeindruckende Untersuchungen über Gifte und Rauschdrogen sowie durch zahlreiche grundlegende Abhandlungen in Fachzeitschriften bzw. durch Fachbücher, darunter sein mehrmals aufgelegtes meisterliches **„Lehrbuch der Toxikologie“** (1885), einen Namen gemacht. Noch heute in Antiquariaten von Bücherliebhabern stark gefragt seine umfassende, überaus lehrreiche und spannungsgeladene Monographie **„Die Gifte in der Weltgeschichte“** (1920).

In seinem 1924 veröffentlichten Werk **„Phantastika“** befaßte sich Lewin mit den von ihm selbst und anderen analytisch, experimentell und funktionell untersuchten Rauschdrogen.

In den achtziger Jahren des 19. Jahrhunderts gelegentlich einer Amerikareise in den Besitz einiger Peyote-Kakteen gelangt, welche von den einheimischen Indianern zur Erzeugung farbenprächtiger Traumvisionen genossen werden, gewann der Forscher aus ihnen eine sirupähnliche narkotische Masse, die er nach dem Gattungsbegriff jener Kakteenart als *„Anhalonin“* bezeichnete. Die Pflanze selbst wurde nach seinem Tode zu seinem Angedenken *„Anhalonium Lewinii“* genannt. Ein Jahrzehnt nach Lewins Entdeckung vermochte der Berliner Pharmakologieprofessor Arthur Heffter auf Grund der Lewinschen Vorarbeiten aus Anhalonium unter anderm den halluzinogenen Inhaltsstoff (Alkaloid) *„Meskalin“* zu isolieren.

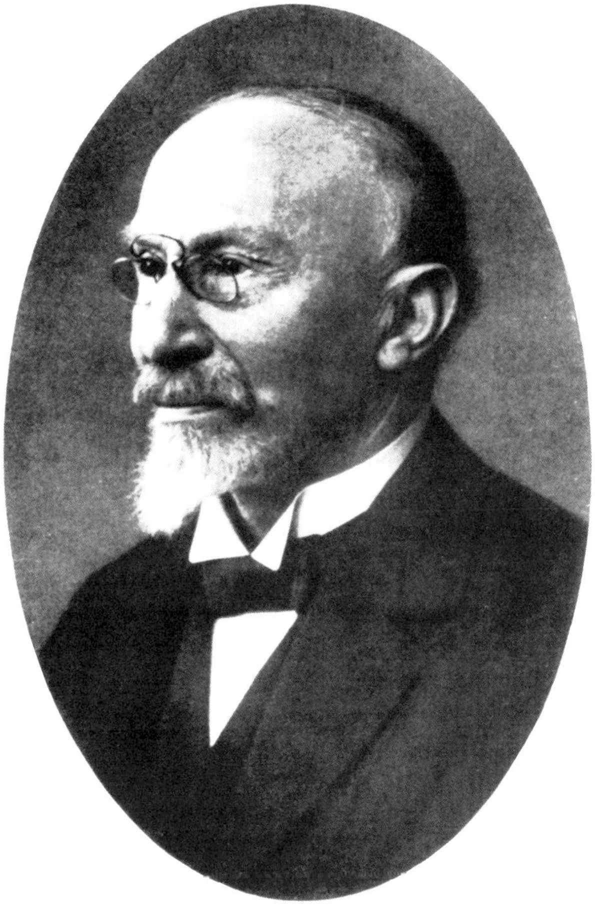

Louis Lewin. Deutscher Pharmakologe und Toxikologe. Hauptwerk: „Die Gifte in der Weltgeschichte" (1920), Entdecker des Anhalonin.
Fotoreproduktion. Aus: B. Karger-Decker: Der Griff nach dem Gehirn, Leipzig 1977

Ernst von Leyden (1832–1910)

Der aus Danzig gebürtige Ernst von Leyden war Sohn eines Regierungsrates. Die durch den frühen Tod seines Vaters eingetretene wirtschaftliche Unbemitteltheit der Mutter mit drei unmündigen Kindern zwang ihn zur Aufnahme gebührenfreier medizinischer Ausbildung am militärärztlichen Friedrich-Wilhelm-Institut in Berlin. Nach seiner Promotion arbeitete er zunächst als Unterarzt an der von Johann Lukas Schönlein geleiteten Medizinischen Klinik der Charité. Außer dem Klinikdirektor selbst übte der ihm damals unmittelbar vorgesetzte Oberarzt Ludwig Traube bestimmenden Einfluß auf ihn aus. Gleich ihnen beiden verschrieb er sich letztlich der inneren Medizin.

Seiner Habilitation folgte ein stetiger akademischer Aufstieg. Im Range eines Stabsarztes wurde er, dreiunddreißigjährig, als Medizinprofessor und Leiter der Universitätsklinik nach Königsberg berufen. Hier setzte er sich für die Neuordnung des medizinischen Unterrichts unter starker Betonung der physikalischen Diagnostik bei der Krankenuntersuchung ein. Als Fachschriftsteller lenkte er die Aufmerksamkeit der Sachverständigen durch seine 1866 erschienenen „**Beiträge zur Pathologie des Icterus**", der „Gelbsucht", auf sich. Im Jahre 1872 bestieg er den Lehrstuhl der medizinischen Klinik in Straßburg. Dort trat er vor allem durch sein Werk „**Klinik der Rückenmarkskrankheiten**" (1874/76) hervor. Auch über Herz- und Nierenkrankheiten forschte er.

Als Nachfolger seines verstorbenen einstigen Lehrers und Förderers Ludwig Traube 1876 nach Berlin berufen, übernahm Leyden die verwaiste Lehrkanzel und Direktion der *„propädeutischen"* Klinik der Charité, an welcher gemäß ihrer aus dem Griechischen entlehnten Benennung die medizinische Vorunterweisung und Vorprüfung, das sogenannte Propädeutikum, absolviert wurden. Nachdem 1885 auch der weltberühmte Internist Friedrich Theodor von Frerichs verstorben war, trat Leyden dessen Nachfolge auf dem Lehrstuhl für Pathologie und Therapie unter gleichzeitiger Leitung der I. Medizinischen Klinik der Berliner Charité an.

Mit Frerichs hatte Leyden 1879 die „**Zeitschrift für Klinische Medizin**" gegründet. Zwei Jahre später hatte er den *„Kongreß für Innere Medizin"* ins Leben gerufen. Überdies machte er sich um die Errichtung von Tuberkuloseheilstätten, die Verbesserung der Krankenpflege und die Einführung neuer Heilverfahren in seine Klinik verdient, wie der von dem dänischen Arzt Niels Ryberg Finsen um 1893 entwickelten Lichtbehandlung, der vielfach modifizierten Elektrotherapie, der Elektromassage, der Inhalationskuren.

Über siebzig bereits, gab Leyden ein „**Handbuch der Ernährungstherapie und Diätetik**" heraus und etablierte an seiner Klinik ein Institut für Krebsforschung, das er bis zu seinem Eintritt in den Ruhestand, 1907, leitete. Danach schrieb er noch seine "**Lebenserinnerungen**", die postum erschienen.

Ernst von Leyden. Deutscher Internist und Kliniker. Verdient um die Verbesserung der Krankenpflege und die Errichtung von Tuberkuloseheilstätten. Fotoreproduktion von Kurt Heinz Römer (†), Görsdorf

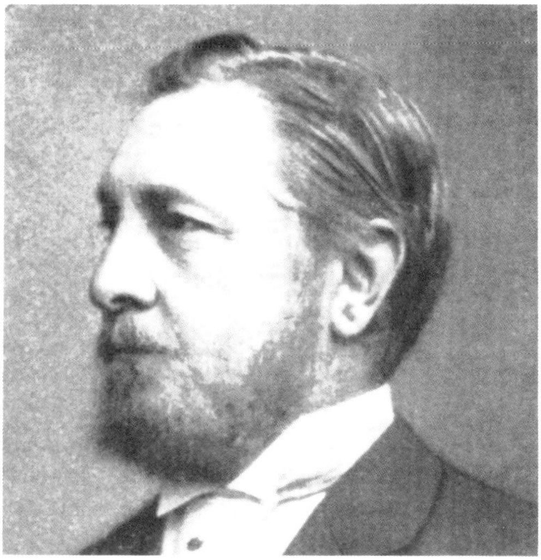

Enthüllung des Ernst von Leyden-Denkmals im Garten der Berliner Charité (1913).
Nach einer Originalfotografie von A. Hohlwein. Aus einer zeitgenössischen Ausgabe des illustrierten Blattes „Weltspiegel", Berlin

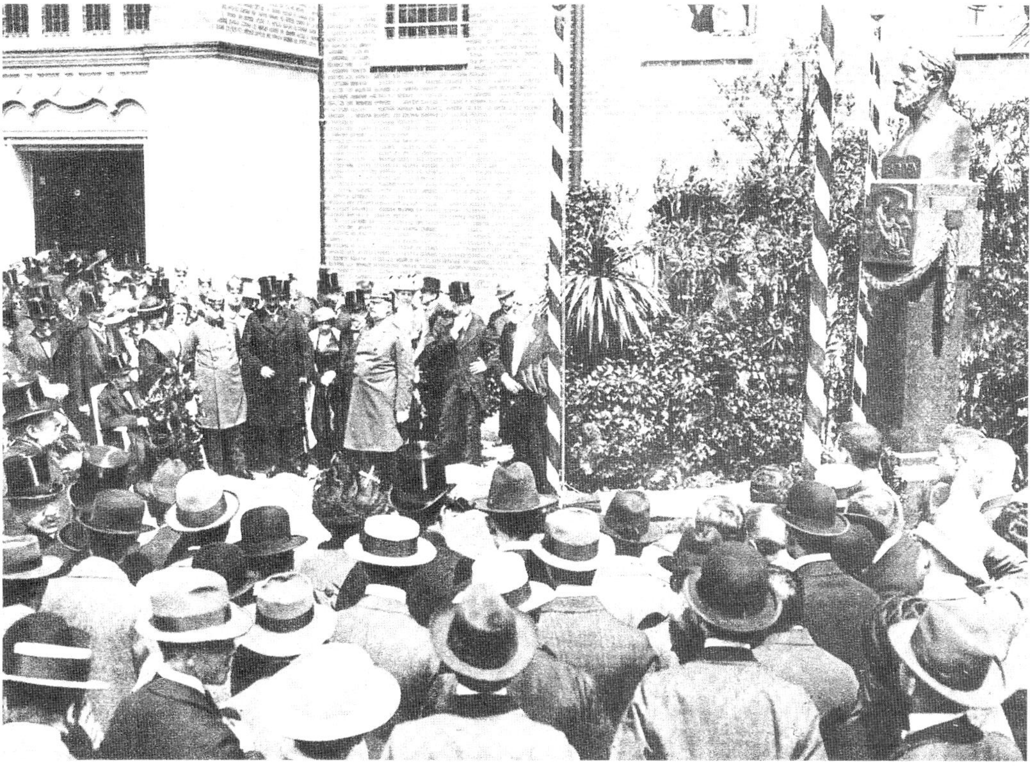

Oskar Liebreich (1839–1908)

Nachdem der weltberühmte Gießener Chemieprofessor Justus Liebig im Jahre 1832 erstmalig das Chloralhydrat dargestellt hatte, beobachteten die Fachkollegen, die sich mit dieser Substanz näher befaßten, daß diese sich durch Behandlung mit Alkalilaugen in Ameisensäure und Chloroform spalten läßt. Aus dem Versuchsergebnis zog 1869 der kurz vorher zum Privatdozenten avancierte Berliner Mediziner Oskar Liebreich den irrigen Schluß, daß das leicht alkalische Blutserum im Organismus die gleiche Zerlegung resorbierten Chloralhydrats verursachen könnte und daß das auf diese Weise frei werdende Chloroform einschläfernd wirken dürfte. In Wahrheit freilich reicht die Alkalität des Blutes nicht aus, um die vermutete Spaltung jener chemischen Verbindung vollziehen zu können; erst spätere Forscher vermochten den tatsächlichen Wirkungsmechanismus experimentell zu ermitteln. Immerhin gelangte der aus Königsberg gebürtige Liebreich auf Grund seiner falschen Hypothese zu der Entdeckung des ersten synthetischen Schlafmittels, das er mit Erfolg zunächst an Tieren und danach an schwer schlafgestörten Patienten der Berliner Charité erprobte. Auch zur Schmerzbetäubung bei kleineren Operationen am Auge sowie an den Gliedmaßen erwies sich das Hypnotikum als brauchbar.

Seiner gediegenen chemischen Ausbildung bei dem namhaften Wiesbadener Liebig-Schüler Carl Remigius Fresenius verdankte Liebreich nach abschließend absolviertem Medizinstudium in Berlin seine sofortige Anstellung als chemischer Assistent an Rudolf Virchows Pathologischem Institut. Durch die Entdeckung des Schlafmittels Choralhydrat international bekannt geworden, erhielt er, dreiunddreißigjährig, den Lehrstuhl für Arzneimittellehre an der Berliner Universität und nach Gründung des Instituts für Pharmakologie (1908) auch dessen Leitung. Im weiteren Verlauf seiner mannigfachen wissenschaftlichen Untersuchungen entwickelte er ein Verfahren zur Reinigung des Lanolins, das seitdem als Salbengrundlage dient.

Intensiv setzte sich Liebreich für eine verbesserte Hygiene in den Kurbädern ein. In Anerkennung dieser verdienstvollen Tätigkeit ernannte ihn die Balneologische Gesellschaft in Berlin zu ihrem Präsidenten. Die öffentliche Gesundheitspflege förderte der Forscher nach Schaffung neuer Prüfungstechniken zur Aufdeckung von Nahrungsmittelverfälschungen wie auch durch seine entschiedene Agitation zur Beseitigung sozialer Mißstände, die er als eine wesentliche Ursache für die Verbreitung von Infektionskrankheiten entlarvte. Zur Therapie der Syphilis regte er die Anwendung von Quecksilberformamidlösung an. Zusammen mit seinem Assistenten Langgard gab Liebreich seit 1884 das „**Compendium der Arzneiverordnung**“ und seit 1887 die „**Therapeutischen Monatshefte**“ heraus. Überdies verfaßte er eine „**Enzyklopädie der Therapie**“, die in mehreren Auflagen erschien.

Am 2. Juli 1908 erlag er im siebzigsten Lebensjahr einer schweren Krankheit.

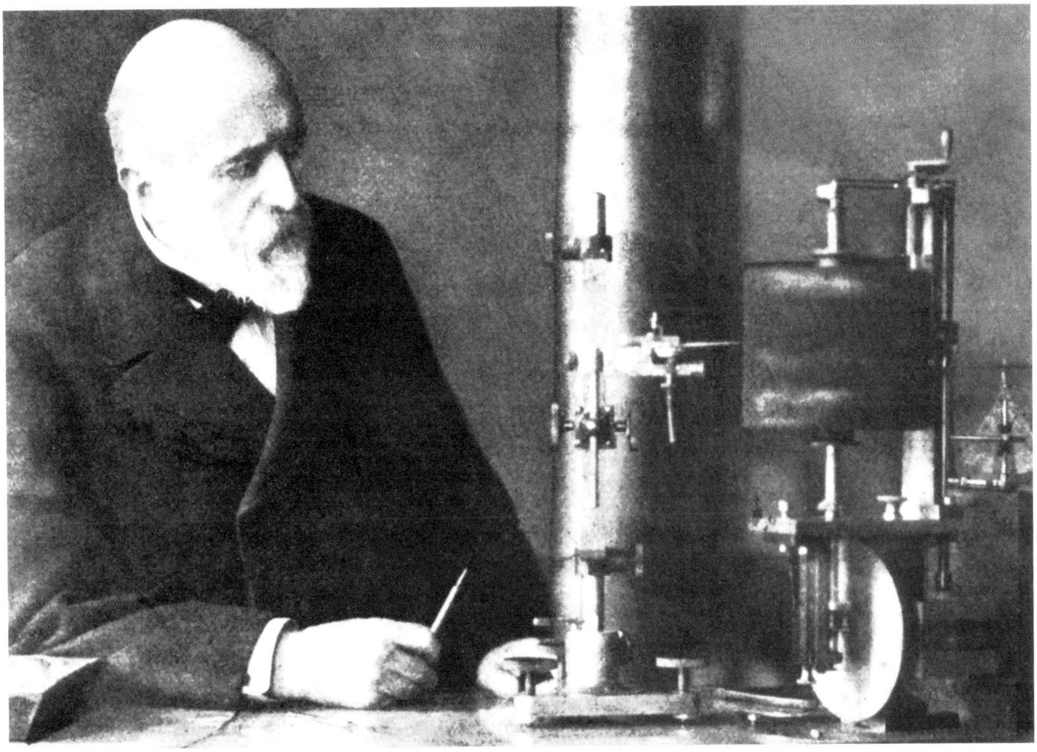

Oskar Liebreich. Deutscher Mediziner und Pharmakologe. Entdecker der einschläfernden Wirkung des Chloralhydrates. Verfechter der Kanthariden-Heilmethode.
Nach einer unbezeichneten Druckvorlage aus der Jahrhundertwende. Fotoreproduktion. Aus: B. Karger-Decker: Besiegter Schmerz, Leipzig 1984

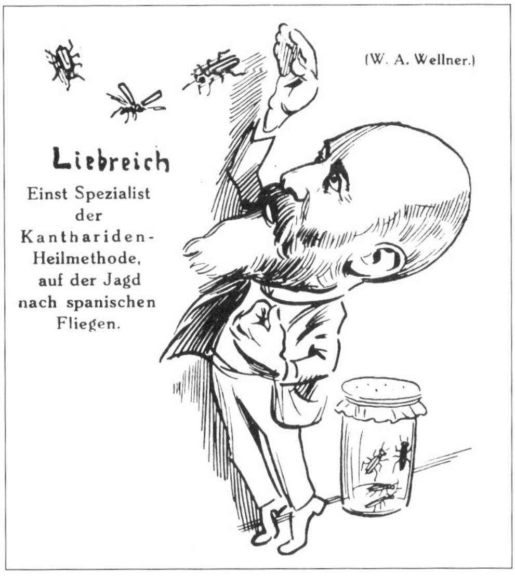
(W. A. Wellner.)
Liebreich
Einst Spezialist der Kanthariden-Heilmethode, auf der Jagd nach spanischen Fliegen.

Liebreich auf der Jagd nach spanischen Fliegen (Kanthariden).
Zeitgenössische Karikatur von W. A. Wellner auf seine entzündungshemmende Kantharidentherapie.
Aus: Gustav Hochstetter, Georg Zehden: Mit Hörrohr und Spritze, Berlin 1921

Carl von Linné (1707–1778)

Im Jahre 1735 erschien in der holländischen Universitätsstadt Leiden eine nur sieben Folioblätter umfassende Schrift unter dem lateinischen Titel **„Systema naturae"**, die bei ihrer dreizehnten Auflage ausgangs des achtzehnten Jahrhunderts bereits zu einem zehnbändigen Werk angewachsen war. Als Verfasser zeichnete der damalige Vorsteher des berühmten Botanischen Gartens in Hartekamp bei Haarlem: Carl von Linné. Die Anstellung an jenem von dem namhaften niederländischen Kaufmann George Clifford unterhaltenen Institut verdankte der erst achtundzwanzigjährige Gelehrte vornehmlich der Empfehlung des international gefeierten Leidener Medizin- und Botanikprofessors Hermann Boerhaave – ein Beweis für den wissenschaftlichen Ruf, den der gebürtige Schwede schon als Doktorand genoß.

Linné war der Sohn eines lutherischen Dorfpfarrers in Rashult auf Smaland. Frühzeitig regte sich in ihm angesichts der vielfältigen Pflanzen- und Tierwelt seiner ländlichen Heimat die Vorliebe für die Natur. Auf den Universitäten Lund und Uppsala studierte der Jüngling deshalb Medizin und Biologie mit so immensem Eifer, daß einer seiner Lehrer ihn zu seiner Unterstützung mit botanischen Vorlesungen betraute. Nach dem Examen unternahm er zwei Reisen zur Erforschung der Flora Lapplands und Dalarnas. Anschließend begab er sich nach der gelderländischen Hanse- und Universitätsstadt Harderwijk, um dort zu promovieren. Er erlangte die medizinische Doktorwürde mit einer Dissertation über das intermittierende Fieber. Danach bereitete er in Leiden die Veröffentlichung seines eingangs erwähnten epochalen **„Systems der Natur"** vor.

Von großem Belang für die Medizin und die Pharmazie wurde diese hochbedeutsame Publikation durch die in der Neuzeit erstmalig versuchte Ordnung und Zusammenfassung des botanischen und zoologischen Wissens, insbesondere durch die Klassifizierung der Pflanzen und Tiere, wobei Linné die aus dem Gattungs- und dem Artnamen gebildete Doppelbezeichnung der Lebewesen (binäre Nomenklatur) einführte, die noch heute Gültigkeit besitzt. Durch seine exakte Beschreibung der Heilpflanzen beispielsweise empfing der Arzneischatz eine wesentliche Bereicherung. So stellte der Gelehrte neben vielem anderem den Fieberrindenbaum *„Cinchona" als Antimalariadroge sowie die von ihm als „Atropa belladonna"* bezeichnete Tollkirsche therapeutisch dar.

In medizingeschichtlicher Hinsicht freilich verleitete die von Linné geschaffene Klassifikation der Pflanzen und Tiere manche Ärzte zu einer ähnlichen Aufgliederung der Krankheiten, was schließlich zur Begründung der sogenannten Naturhistorischen oder Parasitären Schule beitrug, die die Krankheit irrigerweise für ein im Organismus selbständig existierendes Individuum erachtete, das unter Umständen sogar für sich wieder erkranken könne. Nach Schweden zurückgekehrt, folgte Linné zunächst einem Ruf als Professor der Medizin und Anatomie, bald danach als Professor der Botanik in Uppsala, wo er im einundsiebzigsten Lebensjahr starb.

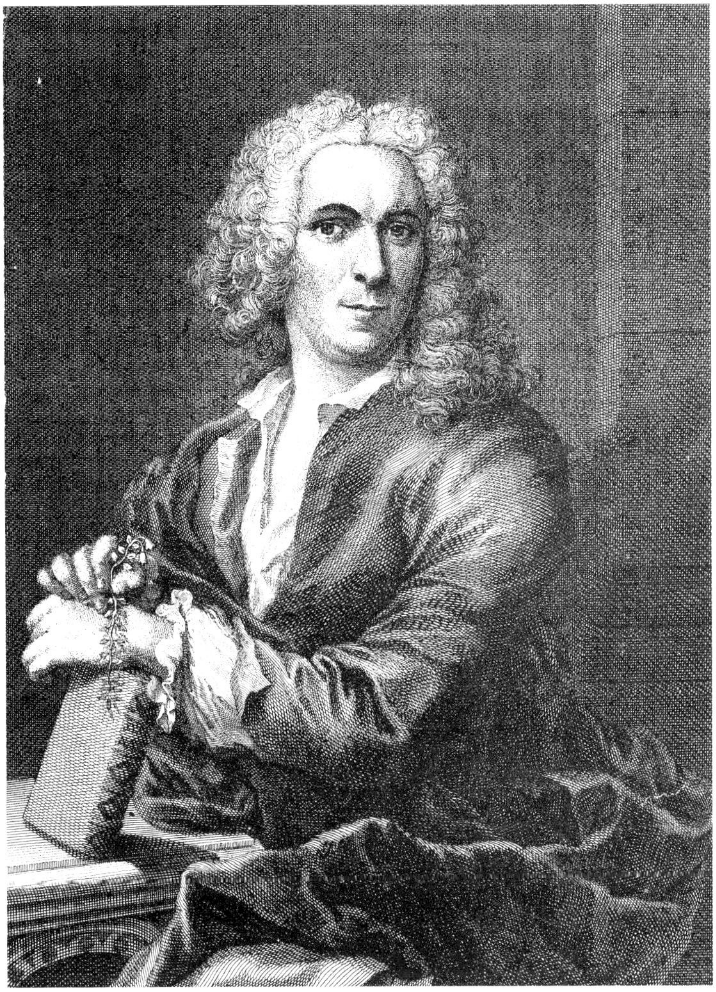

Carl von Linné. Schwedischer Naturforscher. Führte die binäre Nomenklatur (Doppelbenennung) der Pflanzen und Tiere (Gattung und Art) ein.
Zeitgenössischer Kupferstich von P. Tanjé

Joseph Lister (1827–1912)

Nach der Entdeckung der Narkose schwang noch immer die Wundinfektion ihre Geißel in den Operationssälen. Erst als es dem bedeutenden französischen Mikrobiologen Pasteur gelang, Bakterien als Urheber der Fäulnis zu entlarven, schlug für die Chirurgie die Stunde der Befreiung von diesem Joch. Der Mann, der die Pasteursche Erkenntnis für die Medizin nutzbar machte, war der aus der englischen Grafschaft Essex gebürtige Weinhändlerssohn Joseph Lister. Er hatte in London studiert und sich binnen weniger Jahre vom einfachen Hauschirurgen am Edinburgher *„Royal Hospital"* zum Chirurgieprofessor in Glasgow emporgearbeitet, Bereits als Student begann Lister, sich besonders für Wundinfektionen zu interessieren. Wie Semmelweis gegen das Kindbettfieber, so kämpfte er als junger Arzt durch peinliche Sauberkeit bei Operationen und auf den Stationen namentlich gegen den damals heftig grassierenden Hospitalbrand an. Doch mit Reinlichkeitsmaßnahmen allein vermochte er die gefürchtete Wundkrankheit nicht zu überwinden. Sehr glücklich war er deshalb, als ihn ein befreundeter Chemiker im Herbst 1865 mit Pasteurs Forschungsberichten über Gärung und Fäulnis bekannt machte. Nun leuchtete Lister ein, weshalb Patienten mit offenen Brüchen dem Brande verfielen und geschlossene Brüche ohne Brand oder Eiterung heilten. Es galt also, die Fäulniserreger abzutöten! Dazu mußte ein Mittel gefunden werden. Er versuchte es zunächst mit Chlorzink und Sulfiten – aber als er im Frühjahr 1866 erfuhr, daß die Stadtverwaltung von Carlisle den Abwässergestank der Rieselfelder durch *„Karbolsäure"* beseitigte, erprobte er dieses Desinfiziens mit wunderbarem Erfolg an einem Eisengießereiarbeiter, dem ein schwerer gefüllter Sandkasten durch einen Kettenriß Waden- und Schienbein zerschmettert hatte. Statt nach derzeitigem ärztlichem Brauch zur Vermeidung von Eiterfieber und Wundbrand den betroffenen Unterschenkel zu amputieren, brachte Lister auf die Wunde einen mit Karbolsäurelösung getränkten *„Okklusivverband"*. In dreiwöchiger Karbolbehandlung heilte die Wunde unter sich bildendem schützendem Schorf.

Damit hatte Lister die Antisepsis erfunden. Um der Gewebsschädigung durch Karbolsäure zu begegnen, legte er später zwischen Wunde und karbolgetränkte Leinwand eine Art Schutzverband. Vor chirurgischen Eingriffen wusch er seine Hände und Instrumente in Karbolsäurelösung, hüllte ferner den zu operierenden Patienten in dichten Karbolnebel und unterband blutende Gefäße mit karbolgetränkten Fäden. An weiteren medizinischen Fortschritten verdankt ihm die Chirurgie die Anwendung von Catgut als Nahtmaterial, die Einführung der Verbandgaze, die er auch mit Medikamenten beschickte, sowie die Benutzung von Gummischläuchen zur Drainage frischer Wunden. Für seine Verdienste wählte ihn die Royal Society zu ihrem Präsidenten. Ab 1869 bekleidete Lister eine Professur in Edinburgh, ab 1877 anderthalb Jahrzehnte am Londoner King's College.

Sir Joseph Lister. Englischer Chirurg. Schöpfer der antiseptischen Wundbehandlung mit Karbolsäure. Fotoreproduktion. Aus: Henry E. Sigerist: Große Ärzte, München 1931

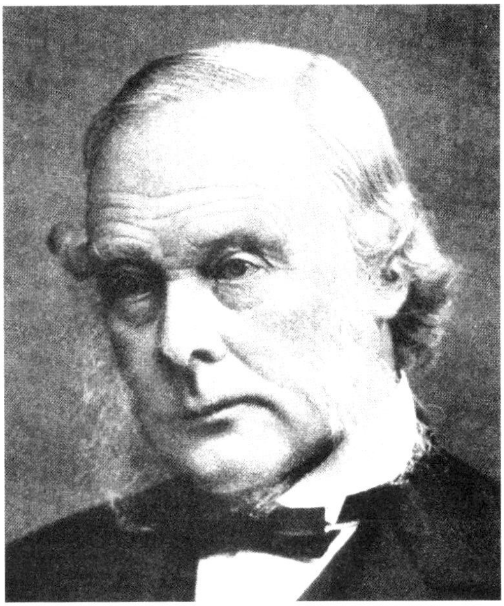

Antiseptische Operation nach der Listerschen Karbolmethode.
Anonymer zeitgenössischer Holzschnitt aus dem Jahr 1882. Nach: Cheyne: Antiseptic Surgery, London 1882; aus: B. Karger-Decker: Sternstunden der Medizin - Feldzug gegen Wundinfektion, Sammelbildmappe, Reichenbach/Vogtl. (o.J.)

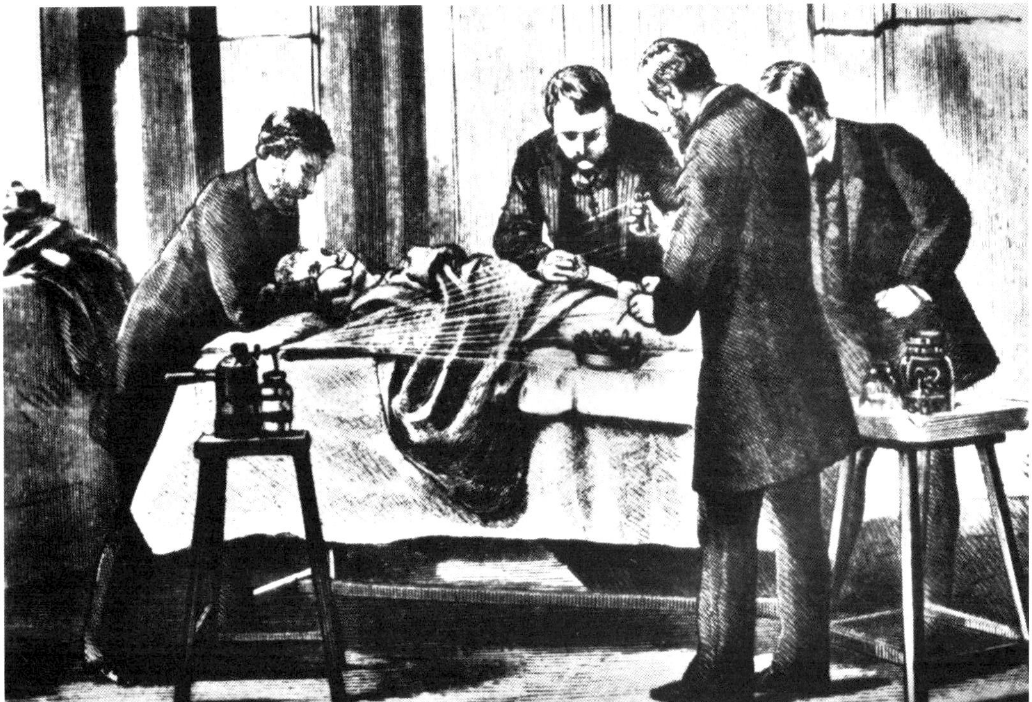

Friedrich Loeffler (1852–1915)

Es war für die Diphtherieforschung eine denkwürdige Begebenheit, als der Zürcher Pathologische Anatom Edwin Klebs 1883 der Fachwelt mitteilte, daß er auf Rachenbelägen von der Seuche befallener Kinder keulenförmige Stäbchenmikroben als vermutliche Infektionskeime erspäht habe. Mangels bakteriologischer Routine blieb er allerdings den experimentellen Nachweis für die Richtigkeit seiner Annahme schuldig, so daß seine Entdeckung weithin angezweifelt wurde. Was Klebs versagt blieb, sollte schon im darauffolgenden Jahr dem Meisterassistenten Robert Kochs, Friedrich Loeffler, gelingen:

Der aus Frankfurt an der Oder gebürtige Sohn eines Truppenarztes hatte nach seinem Medizinstudium in Würzburg und Berlin zunächst ebenfalls im militärischen Gesundheitswesen gearbeitet. Aber nach mehrjährigem Garnisonsdienst in Hannover und in Potsdam ließ er sich an das Kaiserliche Gesundheitsamt in Berlin kommandieren, um dort seinen wissenschaftlichen Neigungen nachgehen zu können. Robert Koch, der bald nach ihm als Regierungsrat dorthin berufen wurde, erkor ihn auf Grund seiner großen Forscherbegabung zu seinem ersten Mitarbeiter.

Von seinem als *„Bazillenvater"* berühmt gewordenen Chef sogleich mit Untersuchungen über Immunitätsfragen betraut, ermittelte Loeffler in Tierversuchen, daß das einmalige Überstehen einer bakteriellen Erkrankung den Organismus nach geraumer Zeit für eine Zweitberührung mit dem gleichen ursächlichen Krankheitserreger unempfänglich machte. Anschließend entdeckte er gemeinsam mit dem Berliner Veterinärmediziner Wilhelm Schütz den Erreger des Rotzes einiger Huftiere und des Schweinerotlaufes. Daneben interessierte er sich für die von Edwin Klebs erstmalig gesichteten und beschriebenen vermeintlichen *„Diphtheriebakterien"*. Wenn jene wirklich die Urheber der gefürchteten Kinderkrankheit sein sollten, dann müßten sie sich nach Kochscher Maxime in Reinkultur züchten lassen und sich danach als virulent erweisen, schlußfolgerte der damals dreißigjährige Forscher. Tatsächlich vermochte er die verhängnisvolle Mikrobe auf geeigneten Nährböden zu isolieren und mit den kultivierten Bakterienkolonien Meerschweinchen tödlich zu infizieren. Damit hatte er die Erregernatur der Klebsschen „Keulenstäbchen" einwandfrei bestätigt. Auch die eigentlich schädigende Rolle des Diphtheriegiftes ahnte er bereits voraus. Im Jahre 1866 habilitierte sich Loeffler als Privatdozent für Hygiene an der Berliner Universität. Schon 1888 wurde er als Ordentlicher Professor auf den neuerrichteten Lehrstuhl für Hygiene an der Universität Greifswald berufen. Während seiner nunmehrigen Schaffensperiode bereicherte er die bakteriologische Färbetechnik durch das (nach ihm benannte) alkalisierte Methylenblau und entlarvte das Mäusetyphusbakterium sowie zusammen mit dem Berliner Veterinärbakteriologen Paul Frosch den Virus der Maul- und Klauenseuche. Zwei Jahre vor seinem Tod übernahm er als Nachfolger Robert Kochs die Direktion des Instituts für Infektionskrankheiten in Berlin.

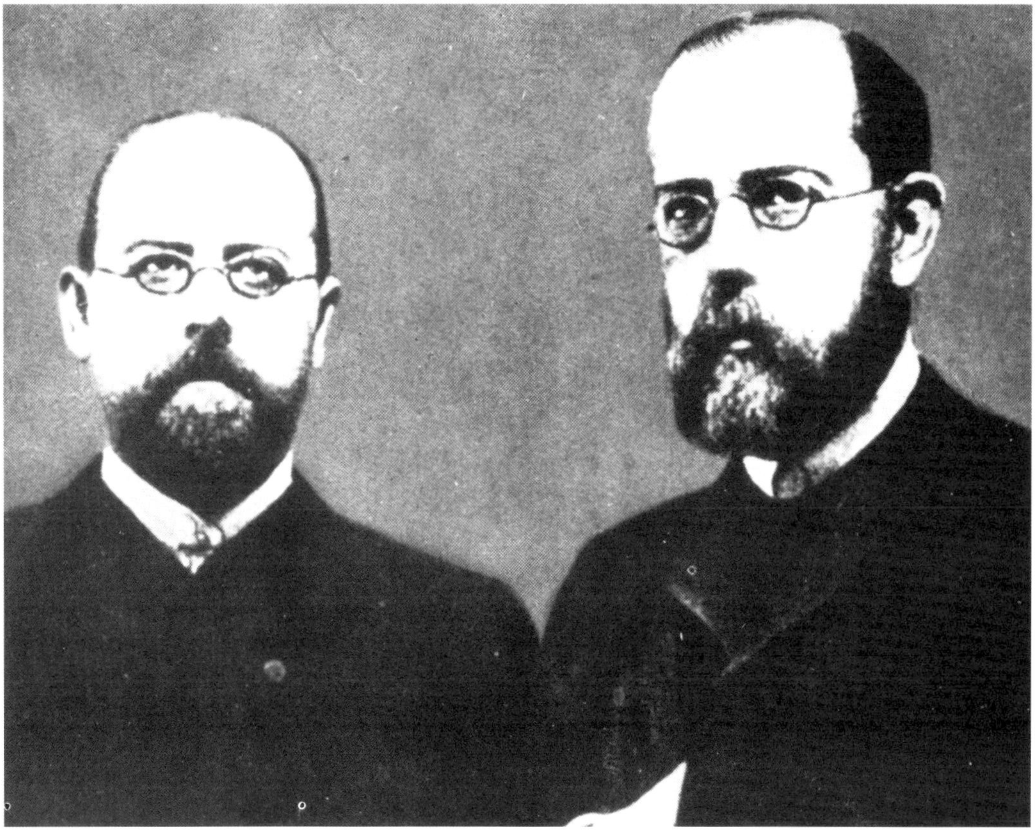

Friedrich Loeffler. Deutscher Bakteriologe und Hygieniker. Entdecker diverser Krankheitserreger.
Hier: Loeffler (links) mit seinem Chef Robert Koch.
Fotoreproduktion. Aus: Wilhelm Orth: Robert Koch, Berlin-Adlershof 1967

Carl Ludwig (1816–1895)

Seit der Mitte des achtzehnten Jahrhunderts hatte der Vitalismus, die Lehre von einer *„Lebenskraft"* als Leitprinzip der körperlichen Funktionen, die Physiologie beherrscht. Diese den medizinischen Fortschritt arg behindernde idealistische Doktrin entschieden bekämpft und durch seine bahnbrechende Hinwendung zur experimentellen Forschung entthront zu haben, ist das unauslöschliche Verdienst des aus Witzenhausen an der Werra gebürtigen Carl Ludwig, der als der bedeutendste Vertreter seines Faches im neunzehnten Jahrhundert gilt. Fast alle Gebiete der Physiologie förderte er mittels seiner richtungweisenden Experimentaluntersuchungen.

Nach dem Besuch des Hanauer Gymnasiums studierte der hochbegabte Jüngling an der Medizinischen Fakultät Marburg, an der er auch sein Staatsexamen ablegte und promovierte. Danach arbeitete er ein Jahr als Prosektor am Marburger Anatomischen Institut, habilitierte sich dort anschließend mit einer erkenntnisreichen Abhandlung über den Vorgang der Harnbildung und -ausscheidung aus den Nieren und erhielt alsbald an seiner Alma mater eine außerordentliche Professur für Vergleichende Anatomie. Kurz darauf machte er durch seinen für Tierversuche konstruierten Wellenschreiber (Kymographen) zur exakten kurvenförmigen Aufzeichnung der Blutdruckschwankungen auf einen sich drehenden berußten Papierzylinder von sich reden. Mißhelligkeiten veranlaßten Carl Ludwig 1849, eine Lehrkanzel für Physiologie und Anatomie an der Zürcher Universität zu übernehmen. Hier untersuchte der Forscher vornehmlich die Lymphproduktion und die Lymphbahnen sowie die Mundspeichelabsonderung, wobei er mittels elektrischer Reizung die sekretorischen Nerven der Speicheldrüse fand. Daneben verfaßte er in Zürich sein epochales zweibändiges **„Lehrbuch der Physiologie des Menschen"**, in dem er einleitend als verschworener Gegner der vitalistischen Spekulation die experimentelle Analyse und die induktive Forschungsmethode als Grundpfeiler jeder biologischen Erkenntnis proklamierte. Im Jahr 1855 übersiedelte Ludwig mit seiner Familie nach Wien, um an der dortigen Militärärztlichen Akademie *„Josephinum"* als Zoologie- und Physiologieprofessor zu wirken. In der Donaumetropole befaßte er sich hauptsächlich mit den Problemen der Atmung, der Gefäßinnervation und des Blutgastransportes. Für Blutgasanalysen entwickelte er eine Quecksilber-Blutgaspumpe.

Seine letzte Lehrtätigkeit absolvierte Ludwig ab 1865 als Professor der Physiologie in Leipzig. Hier rief er die *„Neue Physiologische Anstalt"* ins Leben, die unter seiner Leitung schnell zu einem Zentrum internationaler Nachwuchsausbildung avancierte. Überdies machte er in der Messestadt mit Stoffwechseluntersuchungen an isolierten Körperorganen wie auch durch mehrere neurophysiologische Entdeckungen Furore. Bis zu seinem Herztod im Alter von neunundsiebzig Jahren blieb dem genialen Forscher die schöpferische Fähigkeit erhalten.

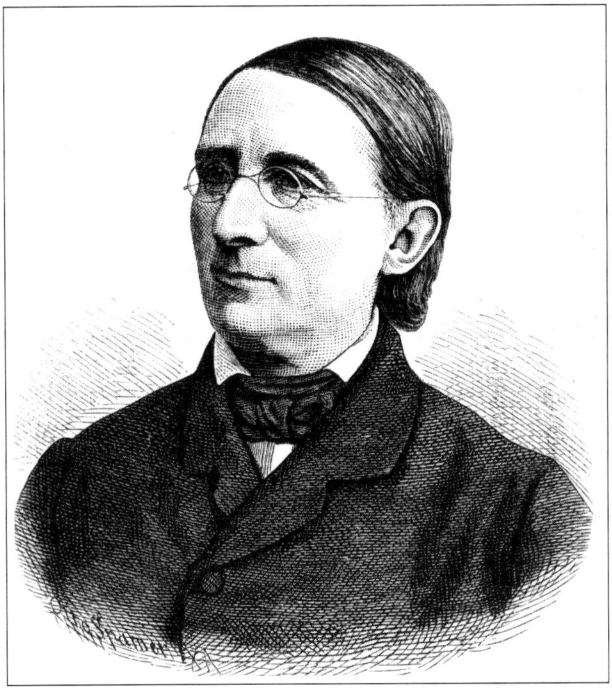

Carl Ludwig. Bedeutendster deutscher Physiologe seiner Zeit.
Zeitgenössische Xylographie. Aus: Spamers „Illustriertes Conversations-Lexicon“, Leipzig (19. Jahrhundert)

François Magendie (1783–1855)

Von dem berühmten französischen Mitbegründer der modernen experimentellen Medizin François Magendie kursiert das ebenso bescheidene wie stolze Selbstzeugnis: *„Jedermann vergleicht sich in seinem Wirkungsbereich gern mit einer mehr oder weniger imponierenden Größe, wie Archimedes, Newton, Galilei, Descartes und so weiter; Ludwig der XIV. verglich sich sogar mit der Sonne; ich hingegen vergleiche mich anspruchsloser mit einem Lumpensammler. Mit meinem Haken in der Hand und meiner Kiepe auf dem Rücken durcheile ich das Land der Wissenschaft und kratze zusammen, was ich finde."*

Dem Chronisten fällt es schwer, auf knappem Raum die riesige wissenschaftliche Ausbeute des aus Bordeaux gebürtigen Wundarztsohnes zu erfassen, der nach seinem Studium an der Pariser medizinischen Fakultät binnen weniger Jahre vom einfachen Assistenten an verschiedenen Spitälern zum leitenden Arzt, Lehrstuhlinhaber und Mitglied der Académie des Sciences wie auch der Académie de Médecine aufstieg. Seine wissenschaftliche Laufbahn begann der Forscher mit einer deutlichen Absage an die damals grassierende idealistische Lehre des Vitalismus.

Im Gegensatz zu den Anhängern jener philosophischen Annahme einer übernatürlichen, immateriellen *„Lebenskraft"* als obersten Leitprinzips der biologischen Vorgänge bekannte sich Magendie zu der Auffassung, daß auch die Erhaltung und Entwicklung des Lebens nach physikalischen und chemischen Gesetzen abläuft. Somit erachtete er das planmäßige Experiment als die einzig sichere Quelle der Erkenntnis und Erklärung des organischen Geschehens. Bereits als junger Prosektor untersuchte er systematisch den Einfluß vieler Pflanzengifte auf Mensch und Tier und isolierte überdies selbst einige Alkaloide. Durch diese aufsehenerregenden Versuche wurde Magendie zum Begründer der experimentellen Pharmakologie und Toxikologie. Anschließend wandte er sich der Experimentalphysiologie zu. An lebenden Tieren ergründete er die Alkaloidresorption in die Körpersäfte sowie die Funktion der Verdauungswege, des Kreislaufs und des Zentralnervensystems. Unabhängig von dem Londoner Chirurgen und Anatomen Charles Bell gelangte er zu dem (später nach ihnen beiden benannten) Gesetz, daß die vorderen Wurzeln des Rückenmarks motorischen, die hinteren sensoriellen Charakters sind. Desgleichen wies Magendie auf die Bedeutung des Kleinhirns als zentrales Gleichgewichtsorgan hin.

In Anerkennung seiner bahnbrechenden Arbeiten erhielt der Forscher im Jahre 1836 eine Berufung zum Professor der Physiologie und allgemeinen Pathologie am Collège de France sowie zum Chefarzt der Frauenklinik des renommierten Pariser Hospitals *„Hotel-Dieu"*. In seiner letzten Lebensperiode befaßte er sich noch mit Stoffwechseluntersuchungen, die ihn auch zum Initiator der Ernährungswissenschaft machten. Im Besitz zahlreicher Auszeichnungen und Titel starb Magendie gleich nach seinem zweiundsiebzigsten Geburtstag in Sannois bei Paris.

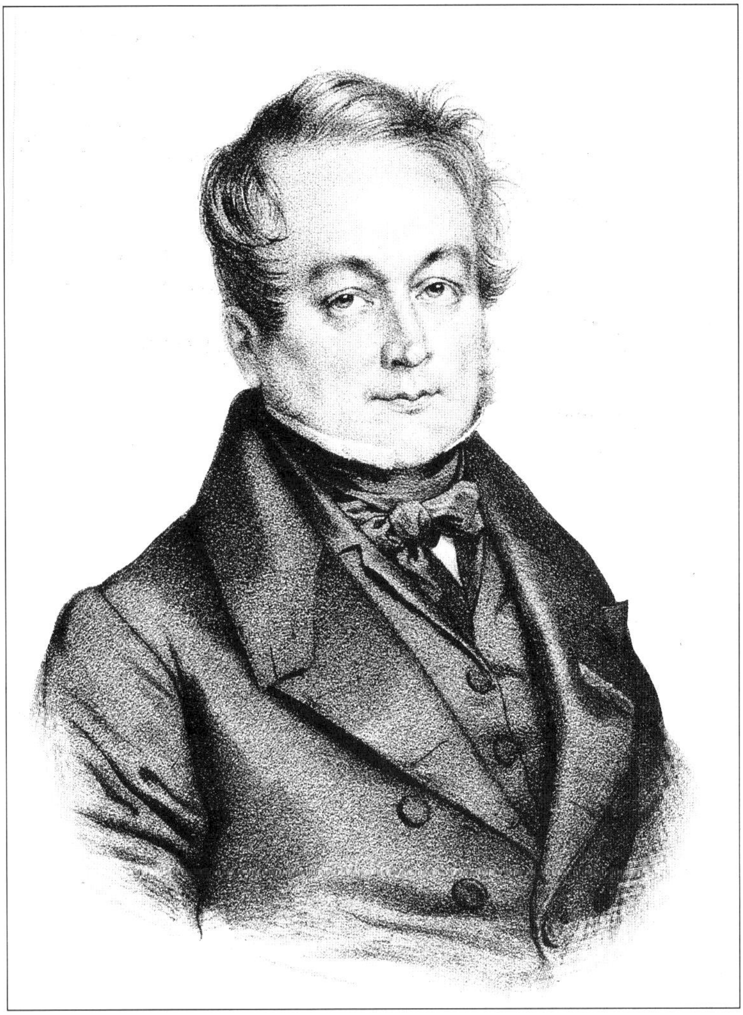

François Magendie. Französischer Experimentalphysiologe. Zahlreiche physiologische und pathologische Entdeckungen.
Fotoreproduktion eines unbezeichneten zeitgenössischen Kupferstiches

Marcello Malpighi (1628–1694)

Die Lehre vom Kreislaufsystem, die der englische Physiologe William Harvey erstmalig am 4. August 1616 vor der Londoner Naturforschergesellschaft verkündete, wies eine empfindliche Lücke auf, da sie die Wissenschaftler im unklaren darüber ließ, wie das Blut von den Arterien in die Organe und die Venen gelangt. Diese noch offene Frage konnte erst nach der Verbesserung der bis dahin noch recht unzulänglichen Mikroskope beantwortet werden. So verstrich noch über ein halbes Jahrhundert bis zur Entdeckung der Kapillaren oder Haargefäße durch den Italiener Marcello Malpighi. Der aus Crevalcuore gebürtige Gelehrte wirkte damals als Dozent der praktischen Medizin in Bologna. Vorher hatte er an der Universität Pisa die theoretische Medizin vertreten. Seine bahnbrechende Erkenntnis über den kapillaren Blutumlauf gewann er bei intensiver Beobachtung von Froschlungen unter 180facher Vergrößerung. Sie schlug in der Fachwelt wie ein Blitz ein und wurde von den Anhängern der überholten mittelalterlich-galenischen Heilkunde genauso wütend bekämpft wie einst Harveys umwälzende Theorie von der *„Bewegung des Herzens und des Blutes"*.

Durch diese sowie zahlreiche weitere Untersuchungen über das Feinstgefüge menschlicher und tierischer Organe wurde Malpighi zum Begründer der mikroskopischen Anatomie. Zu seinen bedeutsamsten Ermittlungen nach seiner genialen Kapillarauffindung zählen die der Lungenbläschen, der roten Blutkörperchen, die er beim Mikroskopieren von Igelblut erspähte, jedoch fälschlich für Fettkügelchen hielt, und als Ergebnis jahrzehntelanger Studien seine grundlegenden Einsichten in die Struktur der Drüsen. Mit seinem Namen endlich verbinden sich die Entdeckungen der Nieren-Glomeruli (Malpighische Gefäßknäuel), die Keimschicht der Haut (Malpighisches Schleimnetz oder Rete Malpighi) und der kugligen Lymphozytenansammlung in der Milz (Malpighische Körperchen). Die Feindseligkeiten gegen den Forscher nahmen bisweilen sogar gewalttätige Formen an. So drangen eines Tages zwei maskierte Gegner, die Anatomen Muni und Sbaraglia, mit einer Meute gleichfalls maskierter Burschen in Malpighis Haus ein, um den bereits Einundsechzigjährigen zu verprügeln und seine Wohnung einschließlich seines wertvollen Instrumentariums zu verwüsten. Enttäuscht über den Unverstand Ewiggestriger gab Malpighi nun sein Lehramt auf. Der Verzweiflung nahe, erhielt er alsbald vom soeben auf den Thron gelangten Papst Innozenz XII. die Einladung, als sein Leibarzt nach Rom zu kommen.

Doch nur noch kurze Zeit des Wirkens war ihm beschieden. Schon Ende November 1694 erlag er einem Schlaganfall. Außerhalb der medizinischen Forschung hatte sich Malpighi auf dem Gebiete der Pflanzenanatomie einen Namen gemacht. Für seine wissenschaftlichen Verdienste ernannte ihn die Londoner Royal Society ungeachtet des Kesseltreibens gegen ihn zu ihrem Mitglied.

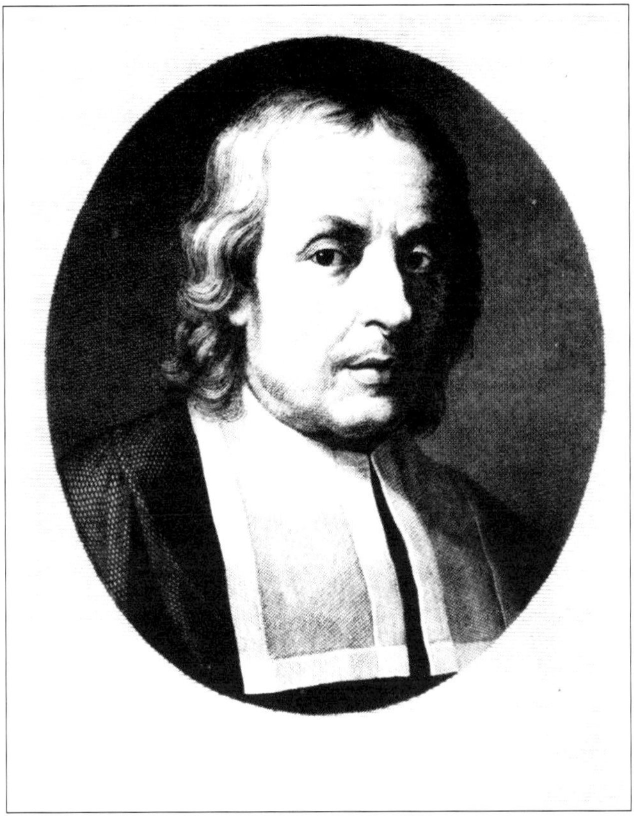

Marcello Malpighi. Italienischer Arzt und Naturforscher. Begründer der mikroskopischen Anatomie. Zeitgenössischer Kupferstich von L. Martelli. Aus: Felix Boenheim: Von Huang-ti bis Harvey, Jena 1950

Jean-Paul Marat (1743/44–1793)

Zu den hervorragendsten Kämpfern der Großen Französischen Revolution von 1789/94 zählte der aus der Schweiz gebürtige Jean-Paul Marat. Doch bevor er die politische Bühne betrat, führte er ein friedliches Gelehrtendasein. Sohn eines aus Sardinien ausgewanderten Zeichners und Fremdsprachenlehrers, hatte er zunächst in Frankreich Medizin und Naturwissenschaften studiert, danach in Britannien, wo er auch die Doktorwürde erlangte. *„Von früher Jugend an quälte mich“,* so bekennt er, *„ein leidenschaftlicher Drang nach großen Leistungen … Während meines ganzen Lebens trachtete ich danach, Apostel und Vorkämpfer höherer Ideen zu werden.“*

Beides wußte Marat geschickt zu verbinden, indem er sich neben seiner Arztpraxis in London als politischer Schriftsteller betätigte. So erwies er sich bereits in seinem Erstlingswerk **„Die Ketten der Sklaverei“** als ein entschiedener Gegner des Absolutismus. Ein Jahr danach, 1775, übersiedelte er nach Paris, um dort beim Grafen von Artois, dem Bruder des französischen Königs, als Arzt der Leibgarde zu dienen. Während dieser acht Jahre fand er genügend Muße, sich mit medizinischen und physikalischen Problemen zu befassen. Monatelang widmete er sich nach seinem Biographen *„in seinem Arbeitszimmer mit feurigem Eifer der Wissenschaft, gab eine Arbeit nach der anderen heraus und lenkte nicht nur die Aufmerksamkeit der Pariser Akademie der Wissenschaften und der Pariser Medizinischen Fakultät auf sich, sondern sogar der Gelehrten in Deutschland, England und Spanien“.*

Die Akademie von Rouen belohnte Marat namentlich für seine Arbeiten auf dem Gebiete der Elektrizitätslehre, die auch ein Leipziger Verlag in deutscher Übersetzung herausbrachte, mit einer Geldprämie. Als der Forscher seine Stelle als Leibarzt verlor, verwirklichte er seine experimentell gewonnenen Erkenntnisse in seiner Privatpraxis. So führte er beispielsweise die Elektrizität zur therapeutischen Behandlung seiner Patienten ein. Überdies zeigte sich Marat als begeisterter Anhänger und Verfechter der damals noch heftig umstrittenen Vivisektion. Zwei Zimmer seiner Wohnung richtete er, wie er einem englischen Kollegen brieflich mitteilte, eigens für Obduktionen und Tierexperimente ein. *„Denn viel Übung darin ist vonnöten, um ein guter Chirurg zu werden und überhaupt die Krankheiten richtig angehen zu können“,* argumentierte er.

Neider verhinderten sowohl seinen akademischen Aufstieg im Vaterlande wie auch ausländische Berufungen. Mit seinem **„Entwurf zur Deklaration der Menschen- und Bürgerrechte“** schlug Marat sich auf die Seite der Revolution. 1790 forderte er die Gründung der Republik, und 1792 eröffnete er seinen Kampf gegen die Girondisten, deren Angehörige Charlotte Corday ihn bald nach seiner Wahl zum Präsidenten des Jakobinerklubs, am 13. Juli 1793, meuchlings ermordete.

Jean-Paul Marat. Französischer Naturforscher, Mediziner und Revolutionär. Tätigkeit als praktischer Arzt in London, danach in Paris. Förderer der Elektrotherapie.
Kupferstich von Peronard nach einer Zeichnung von Boze (1793)

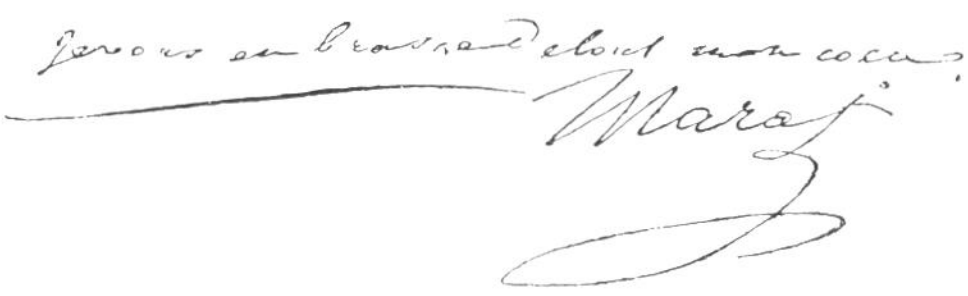

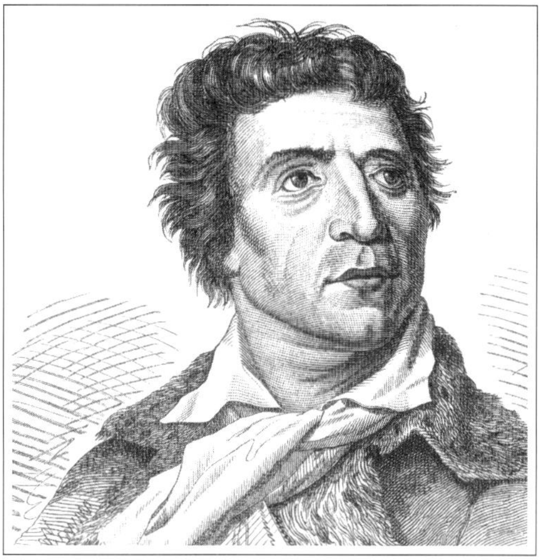

Der von Charlotte Corday ermordete Marat.
Anonyme Xylographie nach dem Gemälde von Jacques Louis David (1793). Aus: Victor Duruy: Histoire de France, Paris 1892

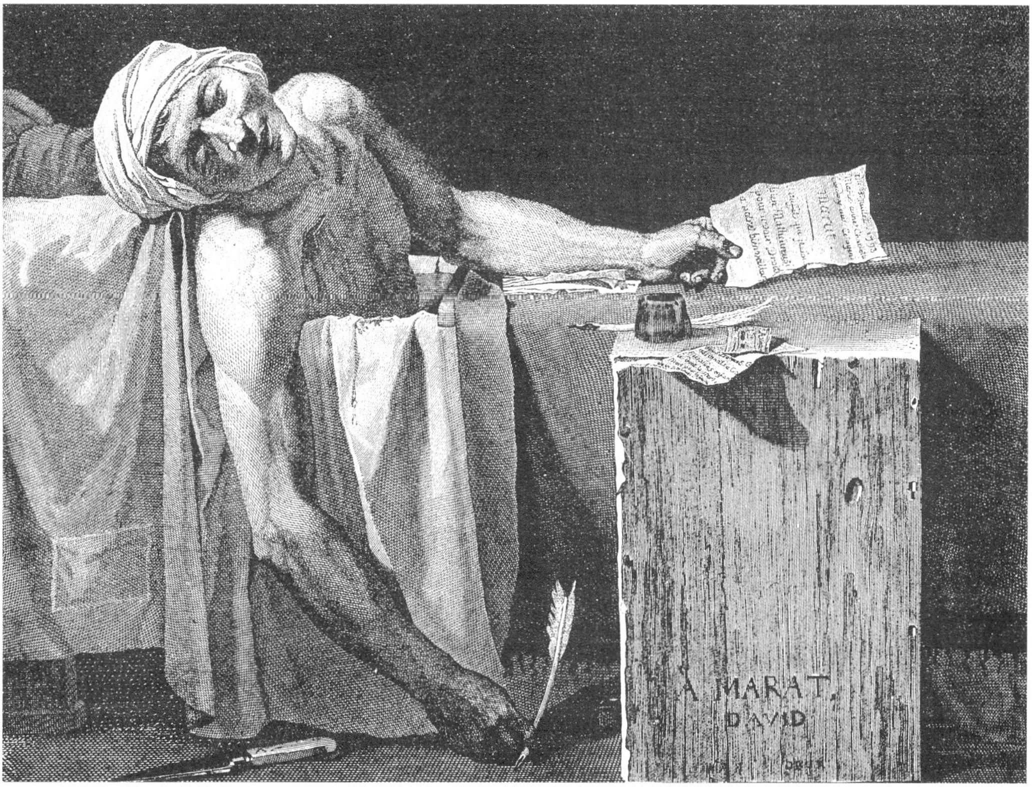

Joseph von Mering (1849–1908)

Mit der Einführung des Chloralhydrats als erstes synthetisches Schlafmittel hatte der Berliner Pharmakologe Oskar Liebreich im Jahre 1869 der Therapie einen wirksamen Ersatz für das Morphin und andere suchterzeugende Betäubungsmittel zur Verfügung gestellt. Doch bei chronischer Anwendung erwies sich auch jene Substanz als nicht ungefährlich, da sie dann zu schweren psychischen Störungen sowie zu Schädigungen von Herz, Leber, Nieren und Magenschleimhaut führt. Dies veranlaßte den Hallenser Medizinprofessor und Klinikchef Joseph von Mering, nach einer harmloseren Verbindung zu suchen, zumal ihn besonders die chemischen Vorgänge im Gehirn fesselten, mit denen ja der Schlaf eng zusammenhängt.

Bereits seit seiner Assistentenzeit an der Straßburger Psychiatrischen und Neurologischen Universitätsklinik interessierten den aus Köln am Rhein gebürtigen Adelssproß die physiologischen Abläufe im menschlichen Körper. Deshalb auch habilitierte er sich 1879 für Physiologische Chemie und befaßte sich fortan vornehmlich mit Stoffwechselproblemen sowie mit Giftwirkungen.

Nach seinem Amtsantritt in Halle wandte er sich intensiv der Erforschung hypnotischer Präparate zu. Bei seinem Bemühen, Liebreichs Chloralhydrat durch ein tauglicheres Schlafmittel weitgehend zu verdrängen, kam ihm der glückliche Einfall, daß Harnstoff in geeigneter Verknüpfung mit Äthylgruppen schläfrig machen müßte.

Indem Mering nun Phosphoroxidchlorid auf Harnstoff und Diäthylmalonsäure einwirken ließ, erlangte er schöne weiße Kristalle, die er für Diäthylbarbitursäure hielt, die jedoch seine Erwartungen enttäuschte, wohl weil ihm als ungeübtem Experimentalchemiker ein Fehler unterlaufen war. Daraufhin bat er den in Berlin wirkenden, gerade mit dem Nobelpreis ausgezeichneten Chemiker Professor Emil Fischer um Rat und Hilfe. In Gemeinschaftsarbeit entstand 1903 der berühmt gewordene Barbitursäureabkömmling *„Veronal"*. Die Bezeichnung für das Medikament sollen die beiden Forscher nach gelungenem Selbstversuch auf nächtlicher Bahnfahrt zu einem internationalen Kongreß in Verona geprägt haben.

Anderthalb Jahrzehnte vorher, noch vor seiner Berufung nach Halle, machte sich Mering in der Diabetesforschung einen Namen, indem er mit seinem Straßburger Kollegen Oskar Minkowski durch einen günstigen Zufall den Zusammenhang zwischen der Zuckerkrankheit und der Bauchspeicheldrüse entdeckte. Ausgangspunkt war ein zwischen beiden entstandener Meinungsstreit, ob ihr Versuchshund, an dem ein Verdauungsexperiment vorgenommen werden sollte, die Herausnahme des Pankreas überleben würde. Das Tier überstand den Eingriff, erkrankte aber nach scheinbarer Erholung und ließ häufig Urin, nach dem sich die Fliegen drängten. Diesen untersuchend, stellte Mering einen hohen Zuckergehalt fest. Daraus schloß er, daß die Bauchspeicheldrüse neben wichtigen Verdauungsfermenten auch einen die Zuckerverbrennung im Organismus regelnden Stoff produziert.

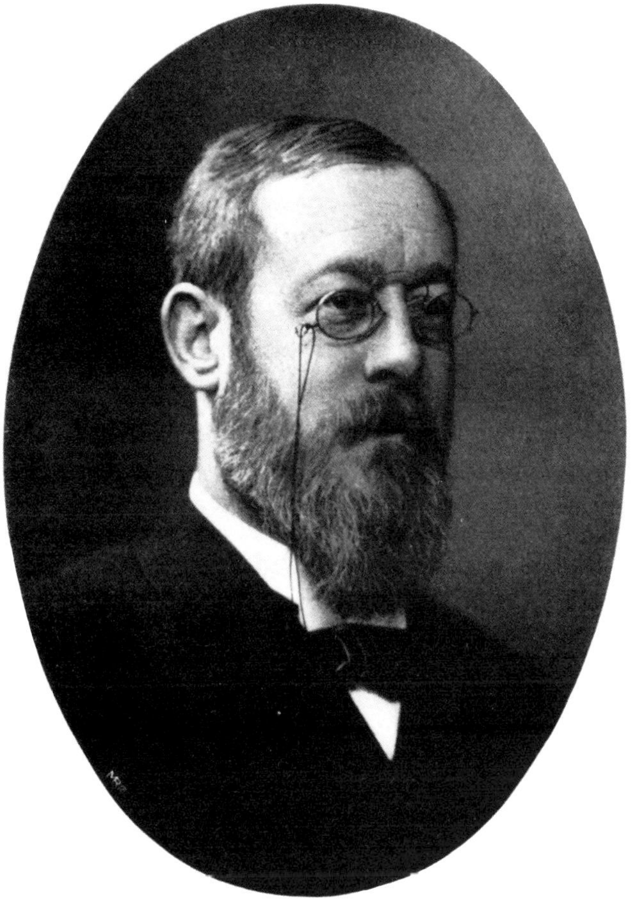

Joseph von Mering. Deutscher Mediziner und physiologischer Chemiker. Mitentdecker des Veronal (Diäthylbarbitursäure).
Fotoreproduktion von Curt Kunze (†), Rostock. Aus: B. Karger-Decker: Kräuter, Pillen, Präparate, Leipzig 1970

Franz Anton Mesmer (1734–1815)

Nach der Charakteristik des Berner Medizinhistorikers Rudolph von Fellenberg war Franz Anton Mesmer eine der schillerndsten Erscheinungen unter den Ärzten des achtzehnten Jahrhunderts: Während unzählige seiner Zeitgenossen ihn als Prophet und Meister verehrten, wurde er von vielen anderen, die seiner Doktrin vom *„tierischen Magnetismus"* sowie seiner darauf basierenden Kurmethode nicht folgen konnten, als Schwindler und Scharlatan verspottet und bekämpft.

Bereits in seiner Doktorarbeit **„De planetarum influxu in corpore humano"** („Über den Einfluß der Planeten auf den menschlichen Körper") hatte der aus dem Bodenseedorf Iznang gebürtige Försterssohn, der erst nach abgeschlossenem Philosophiestudium an der Universität Dillingen zum Medizinstudium nach Wien gegangen war, seinen Hang zu „Übersinnlichem" dargetan, indem er in dieser Schrift nachzuweisen versuchte, daß Gesundheit und Krankheit durch einen das gesamte Weltall erfüllenden feinsten ätherischen Stoff, ein *„magnetisches Fluidum"*, bedingt würden.

Nachdem Mesmer durch Heirat einer reichen Witwe zu beträchtlichem Vermögen gelangt war, eröffnete er in der Donaumetropole eine Praxis, in der er gemäß seiner Auffassung vornehmlich nervöse Störungen mittels eines Stahlmagneten behandelte. Tatsächlich erzielte er schon bei seiner ersten Patientin, einem nervös übererregten Mädchen, eine Heilung, woraufhin er in den Ruf eines *„Wunderdoktors"*, geriet. Bald bemerkend, daß er auch ohne einen Magneten, durch bloßes Berühren mit den Händen, eine ähnliche Wirkung hervorrufen könne, entwickelte er ein entsprechendes Verfahren. Die dabei angeblich fungierende Kraft, die sich durch gewisse Maßnahmen, wie Schlaf, noch verstärken ließe, nannte er *„tierischen Magnetismus"*.

Um die Anerkennung der Schulmedizin für sein System zu erreichen, richtete Mesmer eine Mitteilung an die Berliner Akademie der Wissenschaften. Doch weder jenes hohe Gremium noch die Wiener Medizinische Fakultät zeigten sich geneigt, seine Heilungen auf magnetischen Einfluß zurückzuführen, sondern erklärten sie als Ergebnisse einer *„Wechselwirkung der Einbildungskräfte von Patient und Arzt"*. Wegen einer nur vorübergehenden Heilung einer blinden Patientin gar als Betrüger verschrien, verließ Mesmer schließlich Wien, um in Paris Anhänger seines Systems zu suchen.

Aber auch in der französischen Hauptstadt machte der sogenannte Mesmerismus nur eine Zeitlang Furore. Unter dem Druck seiner besonders aus den Reihen der Schulmedizin sich rekrutierenden Gegner mußte Mesmer nach der Französischen Revolution Frankreich verlassen. Seine letzten Lebensjahre verbrachte er zurückgezogen in Meersburg am Bodensee, wo er am 5. März 1815 starb. Erst spätere Forscher deuteten seine Beobachtungen richtig als Suggestiveffekte und nutzten sie zur Ausbildung der modernen Hypnose- und Suggestionstherapie, als deren Vorläufer Mesmer seitdem gilt.

Franz Anton Mesmer. Deutscher Theologe und Arzt. Vorläufer der Hypnose- und Suggestionstherapie. Xylographie einer zeitgenössischen Lithographie von Langlume. Aus: Illustriertes Conversations-Lexicon für Jedermann, Leipzig (19. Jahrhundert)

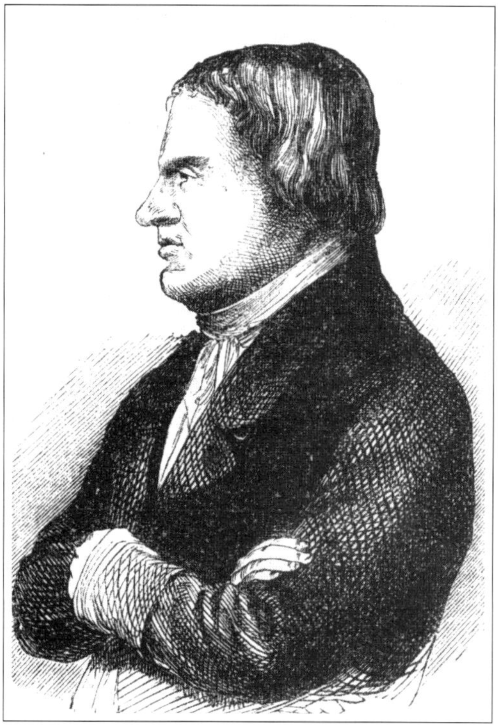

Das „Magnetische Bad" in Mesmers Praxis. Zeitgenössische Darstellung des französischen Kupferstechers Hervat. Aus: B. Karger-Decker: Besiegter Schmerz, Leipzig 1984

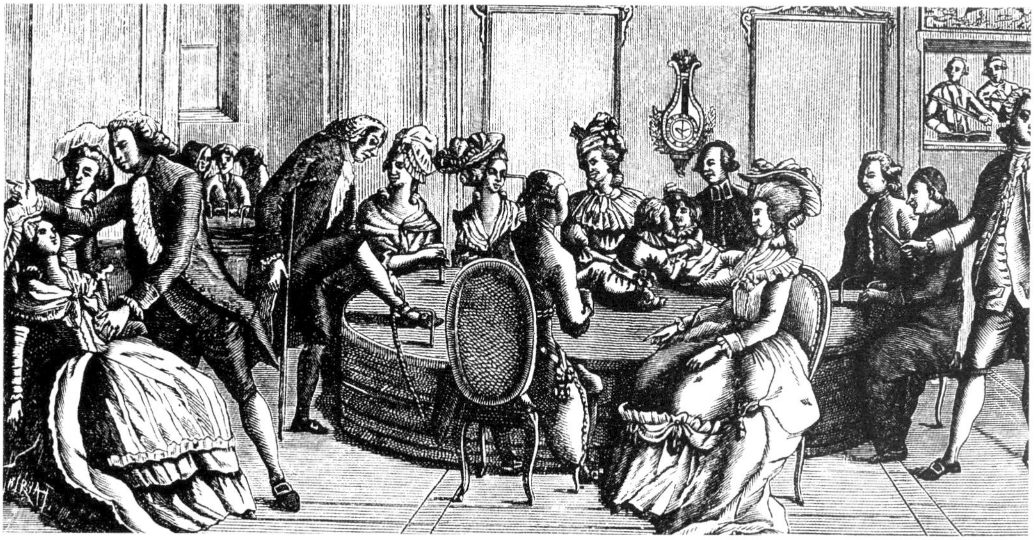

Ilja Metschnikow (1845–1916)

Schon frühzeitig war der auf einem ukrainischen Landgut bei Kupjansk als Sohn eines zaristischen Gardeoffiziers geborene Ilja Iljitsch Metschnikow von unbezähmbarem Wissensdrang erfüllt, so daß es für ihn von vornherein feststand, daß er einmal die akademische Laufbahn einschlagen würde. Bereits mit fünfundzwanzig erhielt er nach überaus erfolgreichem Physiologie- und Biologiestudium eine Professur an der Universität Odessa. Bald als Freund aller fortschrittlichen Studenten geltend, geriet er jedoch bei den kaisertreuen Behörden in den Geruch eines *„Aufwieglers"*, weshalb er nach dem von Narodowolzen verübten Attentat auf Zar Alexander II. zum Verzicht auf seinen Lehrstuhl gezwungen wurde. Daraufhin übernahm er die Leitung des Bakteriologischen Instituts der Schwarzmeerstadt.

Metschnikows Forschungen wurden vornehmlich durch Darwins Buch über die „**Entstehung der Arten**" bestimmt, das ihn zum begeisterten Anhänger der Entwicklungstheorie machte. Nur fand er, daß die Darwinsche Beweiskette erhebliche Lücken aufwies. In der Überzeugung, daß die Entwicklung der niedersten Organismen den gleichen Gesetzen unterworfen sei wie die der höheren Lebewesen, ging er nach Messina, um sich dort dem Studium der reichen sizilischen Meeresfauna zu widmen. Hierbei beobachtete er die intrazelluläre Verdauung durch bewegliche Zellen, die er in seinem Entdeckungsbericht auf den Namen *„Phagozyten"* oder *„Freßzellen"* taufte.

Ein auf Grund der Phagozytose unternommenes geistreiches Experiment führte den Forscher sodann zur Erkenntnis der Immunität: Er stach einer wasserklaren Seesternlarve einen Dorn ein und sah, wie diesen Eindringling rasch Wanderzellen umgaben, um ihn zu bekämpfen. Solch Schicksal dürfte nach Metschnikows Auffassung auch in den Organismus eindringende Krankheitserreger ereilen! In seiner Schrift „**Unempfänglichkeit bei Infektionskrankheiten**" legte der Forscher 1908 seine Untersuchungsbefunde über die Rolle der Phagozyten als einer Art Gesundheitspolizei dar, wofür er alsbald den Nobelpreis empfing.

Inzwischen war Metschnikow nach Paris übergesiedelt, um im weltberühmten Pasteur-Institut über die Entstehungsursachen und den Verlauf zahlreicher Infektionskrankheiten, insbesondere der Cholera, Tuberkulose und Syphilis, zu arbeiten. Experimentell stellte er deren Übertragbarkeit sowie ihre teilweise Bedingtheit durch soziale Faktoren fest. Ferner ermittelte er, daß sich die Phagozytose durch Schutzimpfung verstärken lasse. Zuletzt beschäftigte er sich mit dem Problem des Alterns, das er als das Werk fäulnisbildender Darmbakterien betrachtete. Als wertvollstes Mittel, jenen chronischen Vergiftungsprozeß im Körper aufzuhalten, erachtete er eine milchsäurereiche Ernährung. Einundsiebzigjährig, erlag er in der Seinestadt einem Herzleiden.

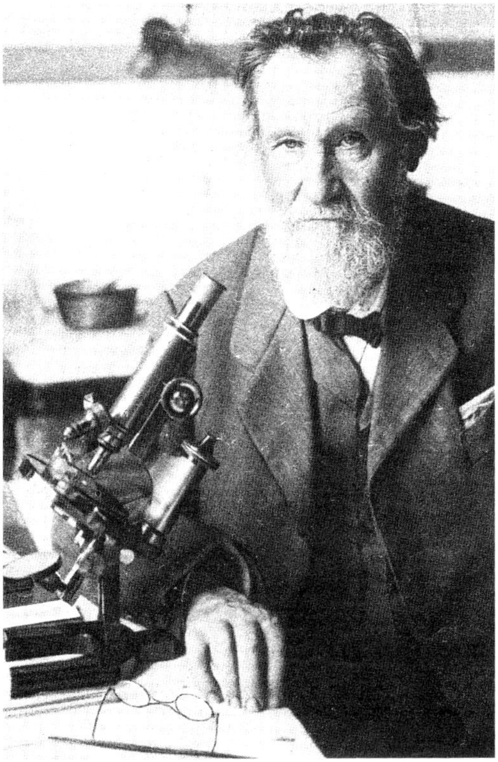

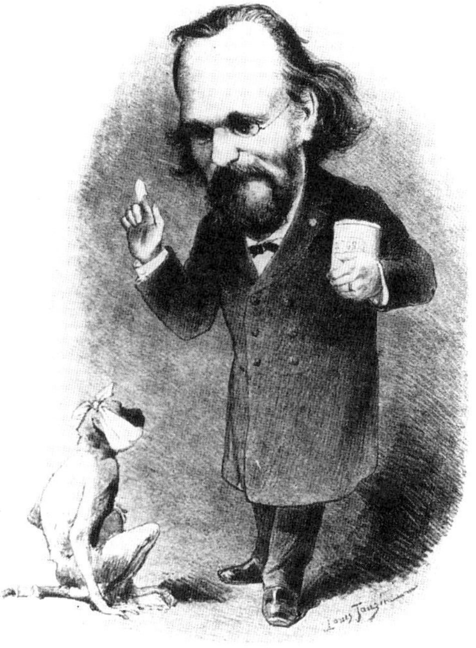

Ilja Iljitsch Metschnikow. Russischer Bakteriologe. Wegbereiter der experimentellen Syphilisforschung. Hier: Im Laboratorium des von ihm geleiteten Pariser Pasteur-Instituts.
Aus einer unbezeichneten frühen Illustrierten

Metschnikow-Karikatur auf seine erfolgreiche Syphilis-Übertragung von Mensch zu Affe.
Nach einer zeitgenössischen Zeichnung von Louis Tauzin. Aus: Hochstetter und Zehden: Mit Hörrohr und Spritze, Berlin 1921

Johann von Mikulicz-Radecki (1850–1905)

Um die Jahrhundertwende unterhielten sich auf der Rennbahn im damaligen Breslau zwei Studenten über den Lehrer des einen, den berühmten Chirurgen Professor von Mikulicz-Radecki. Der Neuling, ein Ausländer, meinte: *„Ihr müßt doch hier bei Mikulicz sehr viel lernen?"* Darauf der andere gedehnt: *„0 ja – aber er operiert so schnell, daß er immer schon fertig ist, ehe man richtig hinschauen kann."* – Das ist keine erfundene Anekdote, sondern eine Gesprächsnotiz, die ein Assistent des aus Czernowitz in der Bukowina gebürtigen Meisters des Skalpells als Ohrenzeuge überliefert. Mikulicz' Vater, ein beamteter Baumeister, hätte es gern gesehen, wenn sein Sohn ein Jurist geworden wäre, aber Johann verspürte absolut keine Neigung dazu. Lieber verzichtete er auf den elterlichen Monatswechsel und verdiente sich die Mittel für das Studium der Medizin durch Gelegenheitsarbeiten. An der Wiener Universität wurde er Schüler und später Assistent des weltbekannten Begründers der modernen Bauchchirurgie: Theodor Billroth. Dieser sandte ihn auf eine mehrmonatige Studienreise durch Deutschland, Frankreich und England, um die von Lister eingeführte antiseptische Wundbehandlung kennenzulernen und sie auf ihren Wert hin zu prüfen, weil Billroth ihr anfänglich mißtraute.

Mikulicz wurde aus eigener Anschauung selbst zum eifrigen Verfechter dieses oft lebensrettenden Verfahrens und vervollkommnete es dann selbst weiter. So ersetzte er das die Haut und die Atmungsorgane angreifende Karbol durch das Jodoform. Größtes Gewicht legte er als Klinikchef auf Händedesinfektion mit Seifenspiritus. Desgleichen förderte er die Asepsis durch konsequente Durchführung der chirurgischen Eingriffe mit Mundmasken, Operationshandschuhen sowie weißleinenen Hosen, Hemden und Mützen. Sein nach eigenen Angaben in Breslau gebauter aseptischer Operationssaal aus Glas und Kacheln, mit abgerundeten Ecken und Winkeln sowie mit völligem Oberlicht galt jahrzehntelang als der großartigste Europas.

Da Mikulicz außerordentlich rasch operierte und ihm das Instrumentieren nicht fix genug ging, regte er die Erfindung zahlreicher zeitsparender Geräte und Bestecke an. Auf seine Empfehlung hin entwickelte der junge Sauerbruch die Unterdruckkammer, während Mikulicz selbst neben vielem anderem beispielsweise das Instrumentarium zur Operation bei Unter- bzw. Überdruck oder das Ösophagoskop zum Betrachten der Speiseröhre angab.

An neuartigen chirurgischen Eingriffen schuf Mikulicz besonders eine Methode der osteoplastischen Fußresektion, der beidseitigen Kropfresektion, der Schiefhalsoperation, der Radikaloperation des Speiseröhrenkrebses, die nach ihm benannte Methode der radikalen Abtragung des Mastdarms zur Behebung des Mastdarmvorfalls sowie die gleichfalls nach ihm benannte Tamponade. Streng war er als Lehrer, doch rührend fürsorglich zu den Kranken, die ihn hoch verehrten. Ein Magenkarzinom setzte seinem erst fünfundfünfzigjährigen Leben ein tragisches Ende.

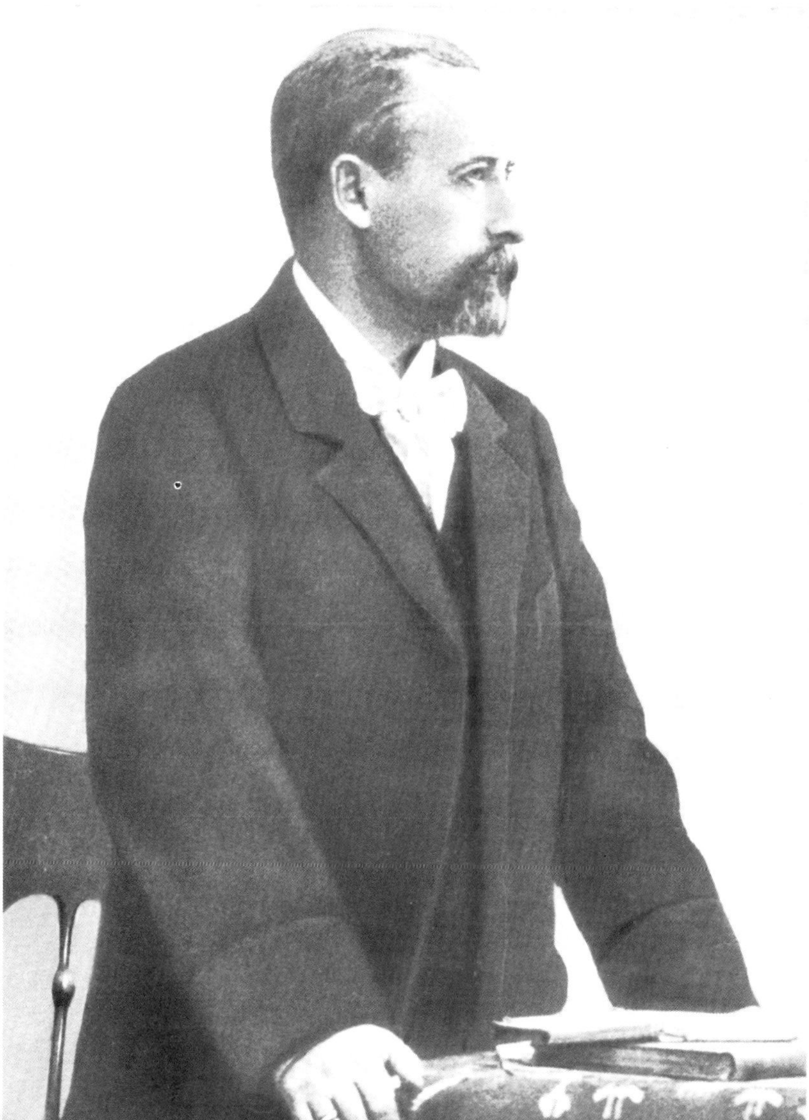

Johann von Mikulicz-Radecki. Deutscher Chirurg. Pionier der Brustkorb-, Magen- und Darmchirurgie. Nach einer während eines Vortrages gemachten fotografischen Aufnahme. Aus: B. Karger-Decker: Mit Skalpell und Augenspiegel, Leipzig 1957

Oskar Minkowski (1858–1931)

Durch drei Verdienste vor allem begründete der aus Litauen stammende Internist und Physiopathologe Oskar Minkowski seinen Weltruhm. Bereits am Anfang seiner akademischen Laufbahn, als Assistent seines Königsberger Lehrers Professor Bernhard Naunyn, eines namhaften Klinikers und Diabetesforschers, stellte er erstmalig im Harn Zuckerkranker das Vorhandensein von Azetessigsäure fest, welche im Stoffwechsel des gesunden Organismus zu Essigsäure abgebaut wird.

Als Naunyn 1888 die Leitung der medizinischen Klinik in Straßburg übernahm, folgte ihm Minkowski auch dorthin. Gemeinsam mit dem damaligen Dozenten für Physiologische Chemie Joseph von Mering entdeckte er hier durch einen günstigen Zufall den Zusammenhang zwischen der Zuckerkrankheit und der Bauchspeicheldrüse. Zur Klärung eines Meinungsstreites über die Lebensnotwendigkeit des Pankreas hatten die beiden Forscher einem chloroformierten Hund stufenweise das Drüsenorgan entfernt: Nach Tagen scheinbarer Erholung von dem Eingriff ließ das Versuchstier häufig Urin, nach dem sich, wie die Experimentatoren verwundert bemerkten, *„die Fliegen drängten“*.

Nach eigener Aufzeichnung sammelte Minkowski, *„einer momentanen Eingebung folgend, mit der Pipette einige Kubikzentimeter Urin“* und ermittelte bei dessen Untersuchung einen *„mehr als zweiprozentigen Zuckergehalt“*. Unbeabsichtigt hatte die Operation zu einem Diabetes mellitus geführt. Das gleiche Resultat zeitigten weitere derartige Versuche an Hunden. Spontanem schöpferischem Impuls nachgebend, vermochte Minkowski bei bereits todgeweihten Tieren durch Wiedereinpflanzung herauspräparierter Pankreasstücke unter beliebige Hautpartien den Diabetes rückgängig zu machen.

Mit Recht schlossen Minkowski und Mering aus den Ergebnissen ihrer Experimente, daß die Bauchspeicheldrüse nicht ausschließlich bestimmte wichtige Verdauungssekrete, sondern überdies einen den Zuckergehalt des Körpers regelnd beeinflussenden Stoff produziere. Diese hochbedeutsame Erkenntnis förderte die spätere Entdeckung des in den Langerhansschen Inseln gebildeten blutzuckersenkenden Hormons Insulin.

Von Straßburg aus übersiedelte Minkowski nach Köln, wo er zunächst als Chefarzt am Augusta-Hospital und später zudem als Professor an der neugegründeten Akademie für praktische Medizin wirkte. Im Jahre 1905 ging er als Professor der Inneren Medizin nach Greifswald und 1909 schließlich nach Breslau (heute: Wroclaw), wo er neben dem Lehrstuhl für Innere Medizin das Direktorat der Medizinischen Universitätsklinik bekleidete und durch die Entdeckung des hämolytischen Ikterus als seiner dritten Pioniertat von sich reden machte. Nach seiner Emeritierung ließ er sich mit seiner Familie in Wiesbaden nieder, wo er seinen Lebensabend als Konsiliararzt verbrachte. Sein Tod anderthalb Jahre vor Errichtung der faschistischen Diktatur in Deutschland bewahrte ihn als Juden vor der Verfolgung durch das Naziregime. Seine Familie indes flüchtete in die Emigration.

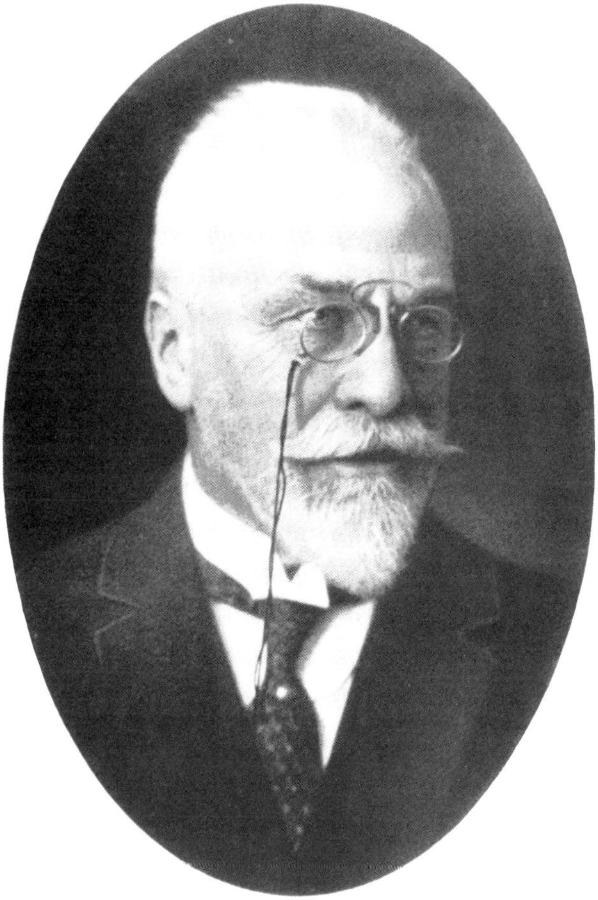

Oskar Minkowski. Aus Litauen stammender Internist und Physiopathologe. Verdienter Diabetes-Forscher.
Fotoreproduktion von Curt Kunze (†), Rostock

Egas Moniz (1874–1955)

Durch zwei neurochirurgische Schöpfungen wurde der am 29. November 1874 in Avanca geborene und am 13. Dezember 1955 in Lissabon gestorbene portugiesische Nervenarzt Antonio Caetano de Abreu Freire Egas Moniz weltberühmt. Es sind dies die Hirngefäßdarstellung zur Diagnostik von Gehirnkrankheiten und die Leukotomie oder Lobotomie, ein psychochirurgisches Operationsverfahren zur Beseitigung qualvoller Schmerzzustände sowie zur Heilung oder Besserung einiger Psychosen, für das er 1949 den Nobelpreis erhielt.

Über seinen Arztberuf hinaus machte sich Egas Moniz als Universitätslehrer auf dem Lehrstuhl für Neurologie in der portugiesischen Hauptstadt, ferner als Schriftsteller, Politiker und Diplomat für sein Vaterland verdient. Doch seine Hauptneigung galt stets der Medizin, insbesondere der Nervenheilkunde. Als Chef des Lissaboner Hospitals Santa Maria kam ihm die Entdeckung seines Leipziger Kollegen Professor Richard Arwed Pfeifer zu Ohren, daß zwischen allen feinen Hirngefäßen ein kontinuierlicher anatomischer Zusammenhang bestehe. Auf dieser bedeutsamen Feststellung aufbauend, entwickelte er Ende 1926 seine Methode, die Arterien und Venen des Gehirns mittels Röntgenkontrastsubstanzen darzustellen. Über Frankreich eroberte sich die sogenannte cerebrale Angiographie die internationale klinische Welt. Inzwischen noch vervollkommnet, gestattet sie es dem untersuchenden Chirurgen, das Kontrastmittel nicht mehr nur – wie von Moniz angegeben – durch Punktion der Halsschlagader zu injizieren, sondern es wird heute nach Aussage eines Facharztes *„von der Leistenbeuge aus über einen feinen Herzkatheter durch die Aorta bis in die Halsgefäße geleitet, um Geschwülste und andere Läsionen innerhalb des Schädels ausfindig machen zu können“.*

Bei der von Moniz ein knappes Jahrzehnt danach, 1935/36, kreierten Leukotomie indes handelt es sich, wie ihre griechische Herkunftsbezeichnung *„leukos“* (= *„weiß“*) und *„tomé“* (= *„Zerschneidung“*) besagt, um die operative Durchtrennung gewisser Faserverbindungen im vorderen Teil, der *„weißen Schicht“,* des Stirnhirns. Durch dieses Verfahren vermochte Moniz zum ersten Mal – außer den eingangs erwähnten unerträglichen, anders nicht zu beeinflussenden Schmerzzuständen –, aufgeregte Demenz und peinigende Zwangsneurosen anzugehen.

Für die Durchführung des Eingriffs konstruierte Moniz ein Spezialinstrument, das sein Mitarbeiter Fernandes als *„eine Art dicker Nadel“* beschrieb, *„die, in die Dichte der Gehirnmasse eingeführt, einen kleinen Stahldraht bogenförmig öffnet. Rundum gedreht, präpariert der Apparat ein Stück der weißen Hirnsubstanz heraus, das ungefähr einen Zentimeter Durchmesser hat, wenig Blutgefäße enthält und daher wenig zu Blutung neigt.“* Daß dieses *„Leukotom“* in unseren Tagen freilich kaum mehr in Aktion zu treten braucht, verdankt die Neurochirurgie dem ungeahnten Fortschritt auf dem Gebiete der medikamentösen Behandlung mit Psychopharmaka.

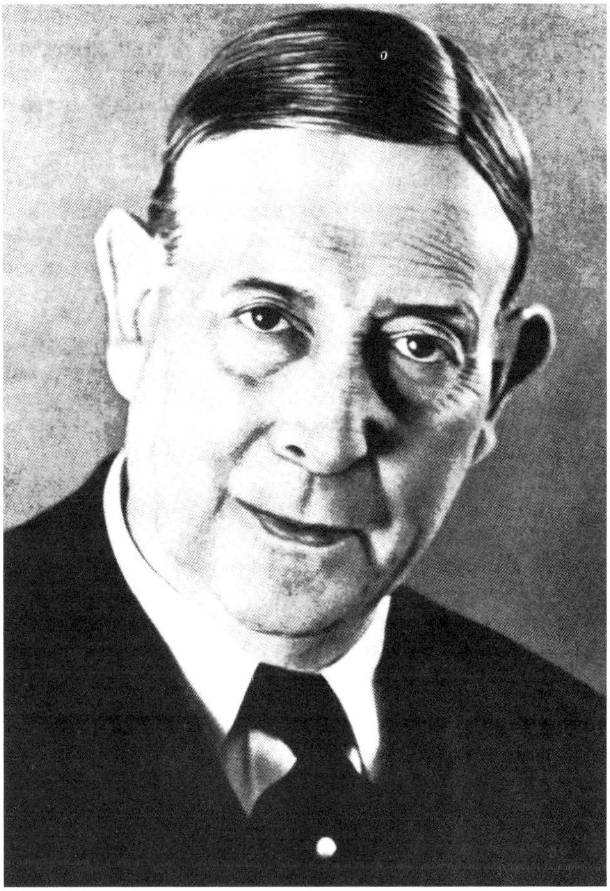

Egas Moniz. Portugiesischer Neurochirurg. Begründer der Leukotomie (Lobotomie). Fotoreproduktion. Aus: Kurt Kolle: Große Nervenärzte, Stuttgart (1956/63)

Mary Wortley Montagu (1689–1762)

Kein biographisches Handbuch der Medizin versäumt es, dieser aus der mittelenglischen Grafschaft Nottingham gebürtigen Tochter des Herzogs Pierrepont von Kingston rühmend zu gedenken, obgleich sie keine Ärztin war. Früh emanzipiert, hatte sie, dreiundzwanzigjährig, gegen den Willen ihrer Eltern einen Enkel des ersten Earls von Sandwich, Edward Wortley Montagu, geheiratet, mit dem sie nach seiner Ernennung zum Gesandten bei der Pforte nach Konstantinopel übersiedelte. Nicht nur durch Schönheit, sondern auch durch Geist und Bildung ausgezeichnet, erlernte sie dort rasch die türkische Sprache und machte sich überdies mit dem türkischen Volksleben vertraut. Dabei erfuhr sie in jenem häufig von Pockenepidemien heimgesuchten Gastland von der Gepflogenheit heilkundiger alter Frauen, im Herbst jedes Jahres gegen Bezahlung Schutzimpfungen gegen die Seuche vorzunehmen, die bei den von ihr Erfaßten im Überlebensfalle gräßliche Gesichtsnarben hinterließ. Als liebende Mutter um ihren fünfjährigen Sohn besorgt, ergriff Lady Montagu auf einem festlichen Empfang ihres Gemahls die Gelegenheit, sich durch ihren gleichfalls anwesenden Hausarzt Emanuel Timoni über das Verfahren der sogenannten Inokulation aufklären zu lassen. Dieser berichtete ihr, daß die Methode bereits seit 1673 in Konstantinopel geübt werde; sie bestand darin, daß die *„Impfweiber“* frischen Blatterninhalt leicht Pockenkranker mit einer Nadel in die Gesichtshaut Gesunder ritzten. Nachdem sich die Lady von der nachhaltigen Wirkung der Prozedur überzeugt hatte, ließ sie ihren eigenen Buben auf solche Weise immunisieren. Begeistert schilderte sie ihrer in London lebenden Freundin die ihrer Meinung nach *„fast gänzlich harmlosen“* Erscheinungen nach dem Einbringen menschlichen Pockengiftes: *„Am achten Tage fangen die Geimpften zu fiebern an, so daß sie zwei, selten drei Tage das Bett hüten müssen. In ihrem Gesicht treten zwanzig bis dreißig Pusteln auf, die jedoch keine Narben hinterlassen, und nach einer Woche sind die Patienten so munter wie vor der Impfung.“*

Im Jahre 1721 nach England zurückgekehrt, warb Lady Montagu sogleich für die Anwendung des Verfahrens in Europa. Demonstrativ ließ sie unter ärztlicher Aufsicht ihr inzwischen zweites Kind, eine Tochter, mit Menschenpockenlymphe impfen. Zudem bewog sie den englischen König, sechs zum Tode verurteilte Verbrecher inokulieren zu lassen, denen nach geglücktem Eingriff das Leben geschenkt wurde. Durch diesen Erfolg ermutigt, ließ der König nunmehr seine Kinder schutzimpfen. Gleichfalls mit gutem Ergebnis. Daraufhin entstanden in England wie auch jenseits des Kanals regelrechte Inokulationsstationen. Freilich blieben Todesfälle nicht aus, da es sich bei dem übertragenen Pusteleiter um einen durchaus höchst ansteckungsfähigen Stoff handelte. Aber ein wichtiger Schritt zur Überwindung der Seuche war durch die Initiative der Lady getan. Edward Jenner erst blieb es vorbehalten, den Menschenblattern durch die 1796 von ihm kreierte Kuhpockenimpfung gefahrlos vorzubeugen.

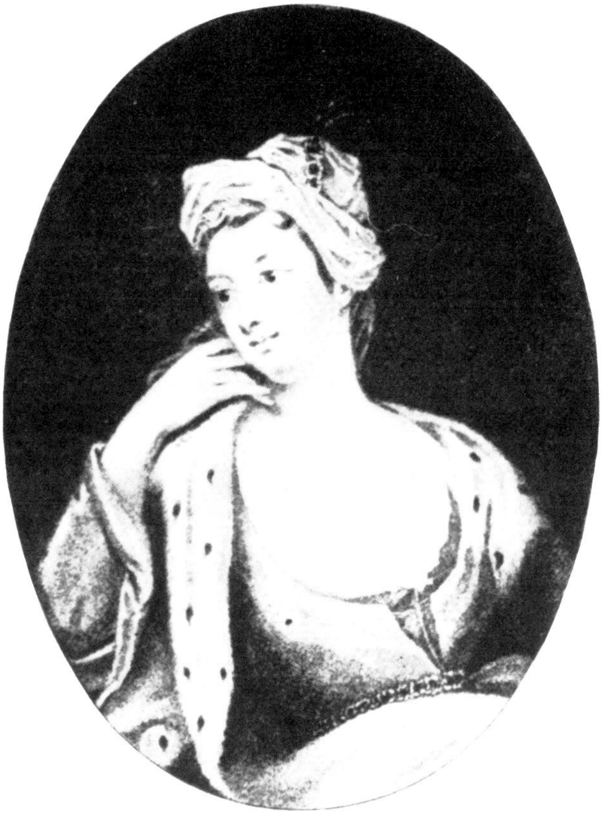

Mary Wortley Montagu. Englische Schriftstellerin. Führte die im Orient geübte Pockenimpfung durch Inokulation (Einpropfen) von Menschenpockenlymphe in England ein.
Fotoreproduktion eines Gemäldes von Sir Godfroy Kneller (1720) in der Sammlung des Marquis of Bute.
Aus: L. Clendening: Der menschliche Körper – Sein Aufbau, seine Organe, ihre Funktionen und ihre Krankheiten, Berlin 1953

Giovanni Battista Morgagni (1682–1771)

Der namhafte nordamerikanische Medizinhistoriker Henry Ernest Sigerist, der zur Zeit der Weimarer Republik einen Lehrstuhl an der Universität Leipzig innehatte, schreibt in seinem mehrfach aufgelegten Buch „**Große Ärzte**" über den bahnbrechenden italienischen Anatomen und Pathologen Giovanni Battista Morgagni: Sein Leben war *„das undramatische Leben eines stillen Gelehrten ausgefüllt durch gewissenhaften Unterricht, unermüdliche Arbeit im Präpariersaal, Konsultationen, brieflichen Gedankenaustausch mit den Kollegen"*. Noch heute verbindet die Medizin mit seinem Namen etliche Krankheitsbilder sowie das Körpergefüge betreffende Entdeckungen.

Bereits in frühester Jugend hatte sich der aus Forli in der südöstlichen Region Oberitaliens gebürtige Forscher als hochbegabt erwiesen, so daß er sich schon mit sechzehn Jahren als Philosophie- und Medizinstudent an der Universität Bologna eintragen lassen konnte und mit neunzehn den Doktorgrad beider Disziplinen erwarb. Nach seiner Promotion widmete er sich als Assistent seines berühmten Lehrers Antonio Valsalva eigenen anatomischen Untersuchungen und errang bald durch aufsehenerregende Beobachtungen über die Struktur des Kehlkopfes wie auch der Gefäße und der Fortpflanzungsorgane seinen ersten wissenschaftlichen Triumph. Zahlreiche weitere neuartige anatomische Funde im gesamten Körgerbereich folgten.

Nach einigen Jahren unterbrach Morgagni seine akademische Tätigkeit, um zunächst in Venedig Privatstudien und anschließend in seiner Vaterstadt eine Arztpraxis zu betreiben. Seine damalige intensive Beschäftigung mit unterschiedlichsten Leiden und Gebrechen ließ in ihm immer stärker das Interesse für die durch die jeweiligen Krankheiten ausgelösten anatomischen Veränderungen aufkeimen. Seine spätere Berufung zum Professor der Anatomie in Padua bot ihm willkommene Gelegenheit, sich fortan ausgiebig mit jener Problematik zu befassen und durch jahrzehntelange systematische Anwendung der nach ihm benannten anatomisch-klinischen Methode zum Begründer der Pathologischen Anatomie zu werden.

Die Ergebnisse seiner unermüdlichen Pionierarbeit legte Morgagni in seinem 1761 veröffentlichten Werk „**De sedibus et causis morborum per anatomen indagatis libri quinque**" der Fachwelt dar. In diesen „Fünf Büchern über Sitz und Ursache der Krankheiten, anatomisch erforscht", wie die deutsche Übersetzung des lateinischen Titels lautet, schilderte der nunmehr achtzigjährige Autor seinen Schülern und Kollegen in Briefform viele Krankheiten *„von Kopf bis Fuß"* mit deren Symptomenkomplexen und nachträglichen Obduktionsbefunden, wobei er stets den anatomischen Sitz der Krankheit in den Organen betonte. Dieser erste Leitfaden der anatomischen Pathologie bildete einen grandiosen Versuch wesenheitlicher Krankheitsauffassung und förderte überdies die Verselbständigung und Weiterentwicklung der neuen medizinischen Fachrichtung im gesamten Europa.

Neben seinem epochalen Handbuch verfaßte Morgagni noch mehrere gelehrte medizinhistorische und archäologische Abhandlungen.

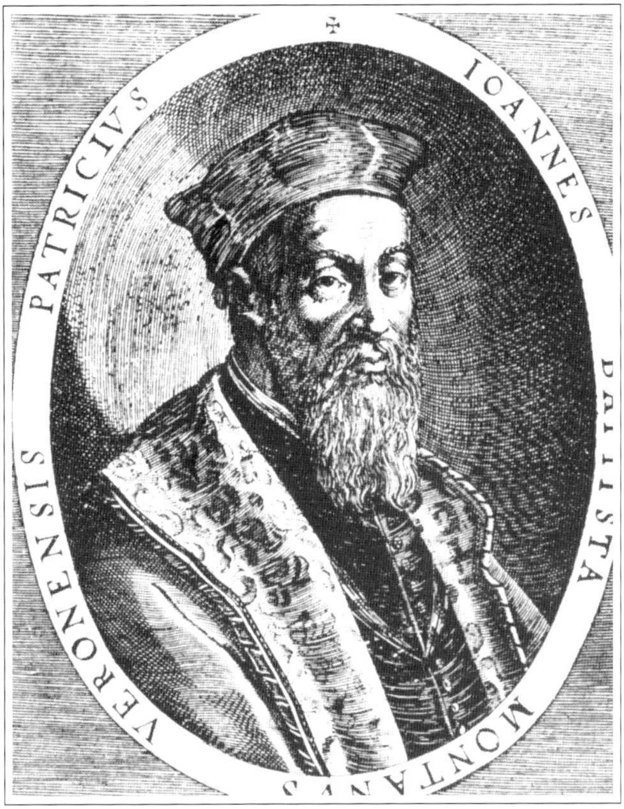

Giovanni Battista Montanus. Italienischer Mediziner. Begründer der methodischen klinischen Ausbildung. Zeitgenössischer Kupferstich des Monogrammisten D. C. Aus: Th. Meyer-Steineg, Karl Sudhoff: Geschichte der Medizin im Überblick, Jena 1950

Giovanni Battista Montanus (1498–1551)

Wie in der Philosophie und den Künsten, so zog mit dem Zeitalter der Renaissance auch in den Naturwissenschaften und der Medizin ein neuer, von den antifeudalen und antitheologischen Bestrebungen des Humanismus beflügelter Geist ein. Der seiner schöpferischen Kräfte bewußte frühbürgerliche Mensch begann auf Grund seiner sozialökonomischen Aufwärtsentwicklung sowie in einer Wiederbesinnung auf das antike Bildungsideal sich selbst in den Mittelpunkt des Denkens und Trachtens zu rücken.

Zum naturwissenschaftlich-medizinischen Zentrum der Renaissance avancierte die Universität Padua, an der sich Studenten aus ganz Europa immatrikulieren ließen, um hier des Unterrichts namhaftester Forscher teilhaftig zu werden. An der medizinischen Fakultät lehrte als eine der überragendsten Persönlichkeiten neben Andreas Vesalius, dem Begründer der modernen Anatomie des Menschen, und Gerolamo Fabricio ab Aquapendente, dem ersten ausführlichen Beschreiber der Venenklappen, der aus einer angesehenen Veroneser Familie stammende Schöpfer der methodischen klinischen Ausbildung am Krankenbett Giovanni Battista da Monte oder Montanus, wie sein nach damaligem Gelehrtenbrauch latinisierter Name lautete. Nach seinem Medizinstudium und seiner Promotion an der Paduaner Hochschule betätigte sich Giovanbattista zunächst als praktischer Arzt in der lombardisch-venezianischen Stadt Brescia, begab sich danach auf Reisen durch Süditalien und Sizilien, praktizierte sodann nacheinander in Neapel, Rom und Venedig. In Ferrara schließlich erlangte er eine Professur, die er jedoch bald wieder aufgab, um einen Lehrstuhl für medizinische Philologie an der berühmten Alma mater in Padua zu übernehmen. Dem traditionellen rein theoretischen Vorlesungsbetrieb abhold, ließ er sich von seinen Studenten auf seinen täglichen Visiten im Hospital San Francesco begleiten, wo er ihnen die Leiden und Gebrechen der Patienten erläuterte, sie zu den Untersuchungen heranzog und sie zu gewissenhafter Aufzeichnung der jeweiligen Krankheitsgeschichte anleitete.

Die praxisverbundene Lehrmethode fand Nachahmung im In- und Ausland. Weiterhin machte sich Montanus durch die Eindämmung der übertriebenen Harn- und Pulsuntersuchung verdient. Als medizinischer Fachschriftsteller gab er die Schriften des griechisch-römischen Arztes Galenos heraus, schrieb ein Werk über die Lehren des Begründers der wissenschaftlichen Medizin, Hippokrates von Kos, und verfaßte neben zahlreichen medizinischen Konsilien, die allerdings erst nach seinem Tode veröffentlicht wurden, einen Teilkommentar zum **„Kanon der Heilkunde“** des iranisch-tadshikischen Arztes Avicenna.

Montanus starb im Alter von dreiundfünfzig Jahren.

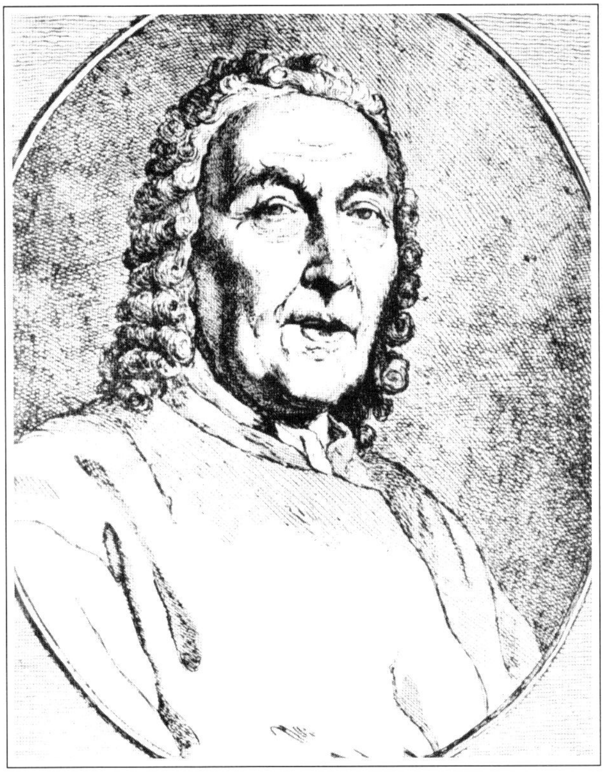

Giovanni Battista Morgagni. Italienischer Anatom und Pathologe. Begründer der mikroskopischen Pathologischen Anatomie.
Radierung von Angelika Kaufmann nach einer Zeichnung von Nathanael Dance

William T. G. Morton (1819–1868)

Der aus dem Städtchen Charlton im US-Staat Massachusetts gebürtige amerikanische Zahnarzt William Thomas Green Morton ist als Entdecker der Äthernarkose in die Geschichte der Medizin eingegangen. Nach seinem stomatologischen Studium auf dem Dental College in Baltimore (Maryland) hatte er zunächst in der kleinen Gemeinde Farmington (Connecticut) eine Privatpraxis eröffnet. In seinem Bestreben, rasch zu Reichtum zu gelangen, war er später nach Boston, der Hauptstadt seines Vaterlandes, übergesiedelt, wo er zwei Jahre als Famulus des gelehrten Arztes, Geologen und Chemikers Charles Thomas Jackson arbeitete und danach wiederum als Zahnarzt praktizierte.
Bald machte Morton durch die Erfindung eines neuartigen Verfahrens zur Herstellung künstlicher Gebisse, die besser dem Gaumen angepaßt werden konnten als früher, von sich reden. Davon versprach er sich die ersehnten hohen Geldeinnahmen. Doch sein Wunschtraum wollte sich nicht erfüllen, da die Patienten sich vor der erforderlichen vorherigen Entfernung verbliebener Zahnstümpfe fürchteten. Fast täglich vernahm er in seiner Sprechstunde, daß man sich von ihm gern eine Prothese anfertigen ließe, wenn er für eine schmerzlose Extraktion der Restzähne garantieren könnte. Doch alle damals gebräuchlichen Schmerzlinderungsmittel, vom Branntwein bis zu bewußtseinstrübenden Pflanzenextrakten, wirkten kaum.
In seiner Verlegenheit fragte Morton eines Tages seinen einstigen Lehrer um Rat. Jackson empfahl ihm, sein „*Glück*" mit reinem Schwefeläther zu versuchen, dessen berauschende Eigenschaft er an sich selbst bei einem Erstickungsanfall erfahren hatte. Überdies machte er ihn auf die Schrift des Londoner Chemieprofessors Michael Faraday über die narkotisierende Kraft des Äthers (1818) aufmerksam. Vielleicht ließe sich auch der Operationsschmerz durch Ätheranwendung ausschalten. Nach erfolgreicher Erprobung des Ätherdampfes an Tieren wie auch am eigenen Leibe wagte Morton seinen ersten Versuch in der Praxis.
Sein am 30. September 1846 in Äthernarkose von einem vereiterten Backenzahn befreiter Patient Eben Frost, ein Cellist des Bostoner Städtischen Orchesters, zeigte sich begeistert über den gänzlich schmerzfreien Eingriff. Daraufhin ersuchte Morton den weltberühmten Chefchirurgen des Bostoner Massachusetts General Hospitals, Professor John Collins Warren, ihm seine Betäubungsmethode vorführen zu dürfen. Am Freitag, dem 16. Oktober 1846, bewährte sie sich vor der Fachwelt an einem jungen Buchdrucker bei der Operation einer Halsgeschwulst. Zur Applikation des Äthers hatte Morton einen kugelförmigen gläsernen Inhalator entwickelt.
Infolge langanhaltenden, mit immensen Prozeßkosten verbundenen Prioritätsstreites mit Jackson um den Erfinderruhm verkam Morton letztlich in New-Yorker Slums völlig verelendet, während Jackson zwölf Jahre danach im Irrenhaus endete.

William T. G. Morton. US-amerikanischer Zahnarzt. Erfinder der Äthernarkose.
Fotoreproduktion nach Raper: Man against Pain, New York 1945. Aus: Jürgen Thorwald: Das Jahrhundert der Chirurgen, Stuttgart 1956

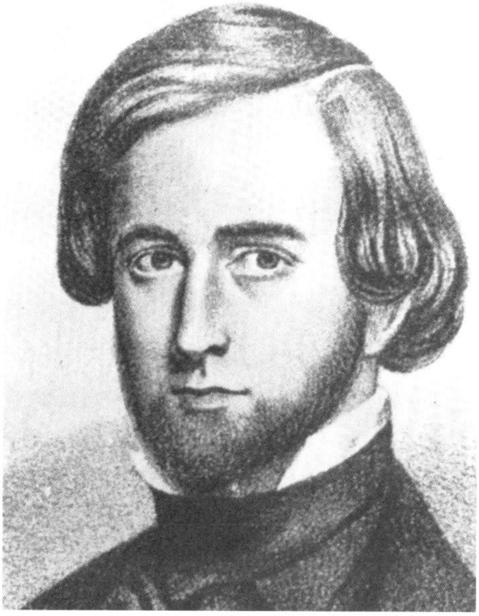

Morton (Bildmitte) bei seiner ersten öffentlichen Demonstration der Äthernarkose zu chirurgischem Zweck unter ärztlicher Zeugenschaft.
Fotoreproduktion. Aus: Martin Gumpert: Das Leben für die Idee – Neun Forscherschicksale, Berlin 1935

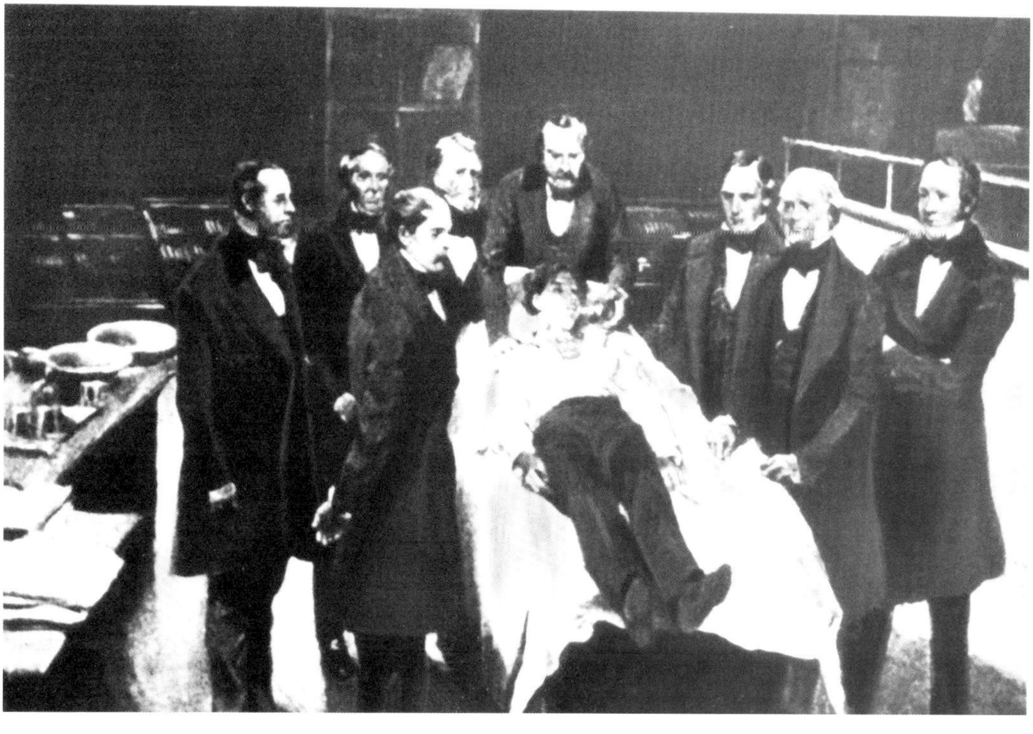

Bernhard Naunyn (1839–1925)

Bernhard Naunyn, Sohn eines Berliner Bürgermeisters, zählt, obwohl *„seine Leistungen den meisten heute unbekannt sind“*, wie im Jahrgang 1987 der **„Zeitschrift für ärztliche Fortbildung“** zu lesen, zu den namhaftesten deutschen Internisten und Klinikern des vorigen Jahrhunderts. Nach dem Besuch des Gymnasiums in seiner Heimatstadt studierte und promovierte er auch an der dortigen Medizinischen Fakultät. Seine akademische Laufbahn begann er als Assistent bei seinem Lieblingslehrer Friedrich Theodor von Frerichs, der den Lehrstuhl für Pathologie und Therapie an der Berliner Universität bekleidete und zugleich Klinikdirektor an der Charité war.

Unter Frerichs Einfluß verschrieb sich Naunyn hauptsächlich den Stoffwechselkrankheiten. Die Doktorwürde hatte er 1862 mit einer Dissertation über die Entwicklung des parasitären Blasenwurms (Echinococcus) erlangt; fünf Jahre danach habilitierte er sich für Anatomie und Physiologie. Rasch nacheinander folgte er Berufungen als Professor für Innere Medizin an die Universitäten Dortu (Tartu), Bern und Königsberg. Als Nachfolger des berühmten Ernst von Leyden (s. 141), der 1872 an die neu eingerichtete Universität Straßburg (Elsaß) ging, erhielt er in Königsberg neben dessen Ordinariat auch die Direktion der Universitätsklinik.

„Nach Rußland hinüber“, so berichtet Naunyn in seiner Autobiographie, *„eröffnete sich mir bald eine umfangreiche Reisepraxis ... bis nahe an Warschau, Moskau und Petersburg“*. Die Reisen strengten nach seinen Worten sehr an. Denn wenn er zu Patienten kam, fand er bei der *„Vorliebe der Russen für Massenkonsultationen meist eine ganze Anzahl von Ärzten“* sowie *„einen großen Trupp von Kranken und Krüppeln aller Art, Lahme und Blinde“* vor, die ihn stundenlang begleiteten und flehten, *„daß ich sie heile“*. Ein rührender Beweis für Naunyns weitreichende Berühmtheit.

Gemeinsam mit Edwin Klebs und Oswald Schmiedeberg begründete Naunyn 1873 das **„Archiv für experimentelle Pathologie und Pharmakologie“**.

Von 1888 bis zu seiner Emeritierung wirkte er als Nachfolger Adolf Kußmauls in Straßburg. Hier machte er sich ganz besonders um die Erneuerung der nach eigenem Werturteil *„unglaublich rückständigen“* Universitätsklinik und um die Einrichtung eines klinischen Laboratoriums verdient. Zahlreiche wissenschaftliche Publikationen über Erkrankungen der Leber, der Bauchspeicheldrüse, der Galle und der Gallenwege, über Krebs und Diabetes flossen aus seiner Feder. Im Zusammenhang mit seinen Studien über die Zuckerkrankheit prägte Naunyn zur Kennzeichnung der dem diabetischen Koma zugrunde liegenden Stoffwechselanomalie den Begriff *„Azidosis“*.

Kurz vor Vollendung seines 86. Lebensjahres starb der große Arzt und Forscher in Baden-Baden. Im selben Jahr erschien sein Memoirenband **„Erinnerungen, Gedanken und Meinungen“**. Entschieden forderte er darin eine experimentell begründete Medizin.

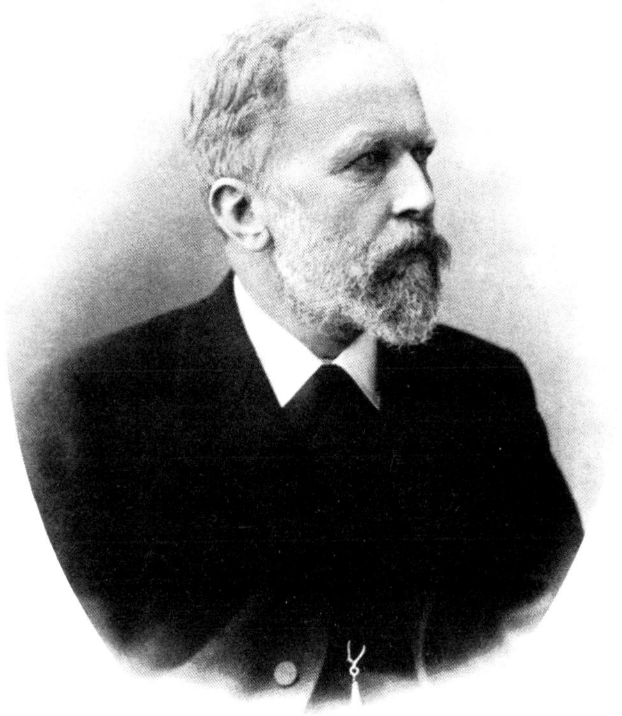

Bernhard Naunyn. Deutscher Internist und Kliniker. Forschte über Gallensteinleiden, Zuckerkrankheit und Krebs.
Nach einem unbezeichneten Einblattdruck. Sammlung Kurt Heinz Römer (†), Görsdorf

Albert Neisser (1855–1916)

Zwar war es 1873 dem norwegischen Arzt Armauer Hansen gelungen, den Erreger des Aussatzes oder der Lepra zu entdecken; doch es blieb ihm versagt, den gefährlichen Krankheitskeim mittels der damaligen unzulänglichen Färbemethoden deutlich sichtbar zu machen. Deshalb auch blieb dessen Existenz in Fachkreisen vorläufig umstritten. Erst sechs Jahre später vermochte der noch nicht fünfundzwanzigjährige Breslauer Dermatologe Albert Neisser, Hansens Bakterienfund zu bestätigen.

Dem Beispiel seines Vaters, eines Geheimen Sanitätsrates, folgend, hatte der aus Schweidnitz in Schlesien (heute: Swidníca) gebürtige Forscher Medizin studiert. Hauptsächlich in Breslau (Wroclaw), wo er bereits das Magdalenengymnasium absolviert hatte, und zwischendurch in Erlangen. Nach seiner Promotion an der Breslauer Universität wurde er Assistent an der dortigen Hautklinik. In dieser Eigenschaft reiste er im Sommer 1879 zum Studium der Lepra nach Skandinavien. Mit leprösem Gewebe nach Breslau zurückgekehrt, bemühte sich Neisser, die von ihm sogleich angefertigten Schnittpräparate so intensiv zu färben, daß sich die von Hansen erspähten schlanken, unbeweglichen Stäbchenbakterien nicht länger der mikroskopischen Sicht entziehen konnten. Im Gegensatz zu ihrem norwegischen Entdecker, der ihnen durch Behandlung mit Osmiumsäure nur sehr vage auf die Spur kam, erzielte Neisser mit Hilfe der inzwischen entwickelten Fuchsin- und Gentianaviolett-Färbung nach eigener Darlegung *„ein schönes Hervortreten“* der pathogenen Organismen. Damit war deren Vorhandensein endgültig bewiesen. Im selben Jahr entlarvte Neisser in einem unbeweglichen semmel- oder kaffeebohnenförmigen Diplokokkus den eigenständigen Erreger der Gonorrhoe (Tripper), die bislang nur als eine leichtere Verlaufsform der gefürchteten Syphilis galt. Auf Grund seiner großartigen bakteriologischen Erfolge berief ihn die Breslauer Alma mater 1882 zum Professor der Dermatologie und zum Direktor ihrer Hautklinik, die er dann fast dreieinhalb Jahrzehnte, bis zu seinem überraschenden Tod infolge einer postoperativen Sepsis, leitete. Als Gründer der *„Deutschen Gesellschaft zur Bekämpfung der Geschlechtskrankheiten“* (1902) beteiligte sich Neisser in Wort und Schrift an deren Aufklärungsfeldzug zur Vorbeugung jener schlimmen Volksseuchen. Nachdem der russische Zoologe und Mikrobenjäger Metschnikow (s. 152) die Übertragbarkeit der Syphilis nicht nur ausschließlich von Mensch zu Mensch, sondern auch auf Affen nachgewiesen hatte, unternahm Neisser eine Expedition nach Java, um dort in großangelegten Tierversuchen vielleicht den Lueserreger aufzuspüren. Fritz Schaudinn kam ihm jedoch zuvor, was er bewundernd zur Kenntnis nahm. Aber durch seine Anregung und Mithilfe konnte August von Wassermann 1906 die nach ihm benannte Serumreaktion zum indirekten Nachweis einer Syphilisinfektion (WaR) kreieren.

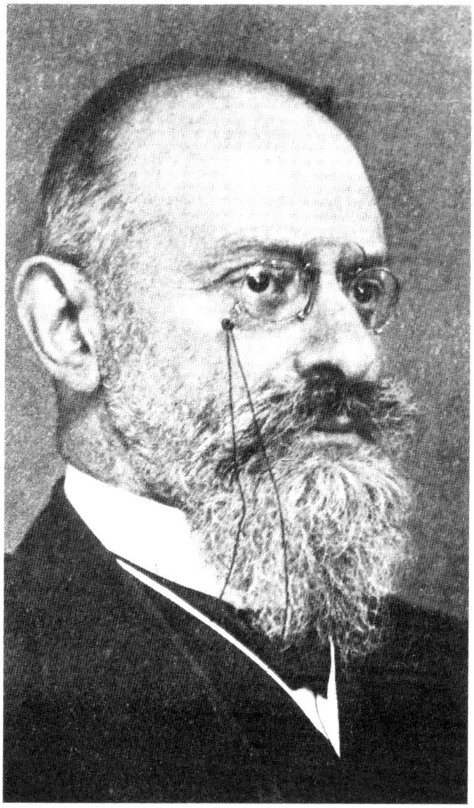

Albert Neisser. Deutscher Dermatologe. Entdecker des Tripper-(Gonorrhoe-)Erregers. Reproduktion. Aus: B. Karger-Decker: Unsichtbare Feinde, Leipzig 1968

Agrippa von Nettesheim (1486–1535)

Als Goethe bei seinen kabbalistisch-alchimistischen Vorstudien für seine Faust-Dichtung auf die Person des Agrippa von Nettesheim stieß, erschien diese ihm in ihrer Vielschichtigkeit, ja auch Zwiespältigkeit so belangreich, daß er seinen Titelhelden mit einigen ihrer markanten Wesenseigenschaften und Denkvorstellungen ausstattete. Heinrich Cornelius Agrippa stammte aus Nettesheim bei Köln, absolvierte in der rheinischen Metropole Gymnasium und Universität, promovierte zum Doktor der Medizin und der Rechte und machte sich einen Namen sowohl als Theologe, Diplomat, Jurist und Philosoph wie auch als Alchimist und Arzt.

Sein abenteuerliches, an Nachstellungen reiches Schicksal verschlug ihn nach mehreren westeuropäischen Ländern; sah er sich doch als streitbarer humanistischer Gelehrter oftmals in bedrohliche Auseinandersetzungen mit feudal-klerikalen Verfechtern der mittelalterlich-orthodoxen Scholastik verwickelt. Allein daß er sich häufig mit einem schwarzen Hund zeigte, machte ihn seinen Zeitgenossen als Schwarzkünstler verdächtig. Eben diese Gepflogenheit hatte Goethe auch die Anregung zu dem esoterischen Auftauchen des schwarzen Pudels in seinem „**Faust**" gegeben. Anno 1507 gründete Agrippa in Paris, wo er sich, einundzwanzigjährig, in diplomatischer Mission befand, einen okkultistischen Geheimbund. Drei Jahre danach verfaßte er in England sein aufsehenerregendes Werk „**Occulta philosophia**", worin er eine Allbeseelung der Natur vertrat und sich überdies – im Gegensatz zu den Parteigängern der inhumanen *„schwarzen Magie"* oder dämonischen Schadenzauberei – zur vermeintlich nützlichen *„weißen Magie"*, einem auf kausaler Erkenntnis basierenden Heil- und Abwehrzauber, bekannte.

Trotz unverhohlener Fortschrittlichkeit erwies sich Agrippa als Arzt durch Anwendung abgründiger Manipulationen (Beschwörung, Anrufung, Wort-, Zahl- und Namensymbolik) neben echten therapeutischen Mitteln in herkömmlichem Aberglauben befangen. Dennoch erlangte er als Stadtphysikus in Freiburg wie auch in seiner späteren Antwerpener Privatpraxis einen guten Ruf als Heilkünstler. Zudem verfaßte er zwei bemerkenswerte medizinische Abhandlungen über die Pest und deren Bekämpfung.

In seiner 1530 erschienenen beißend satirischen Schrift „**Über die Unsicherheit und Eitelkeit der Wissenschaften**" wandte sich Agrippa erstmalig gegen den Hexenwahn. Als Generaladvokat von Metz vermochte er durch geschickte Verteidigung eine der Hexerei bezichtigte Bäuerin vor dem Feuertod zu retten. Wiederholt mußte er vor Widersacher fliehen. Er starb auf der Flucht wegen eines ihm vom Kaiser von Österreich angedrohten Ketzerprozesses. Der Tod ereilte den bereits ernstlich Erkrankten in Grenoble. Er hatte sich nach Lyon begeben wollen, wo er einst als Leibarzt der Mutter des Königs von Frankreich gewirkt hatte und nicht ohne Erfolg für sein humanistisches Anliegen tätig gewesen war.

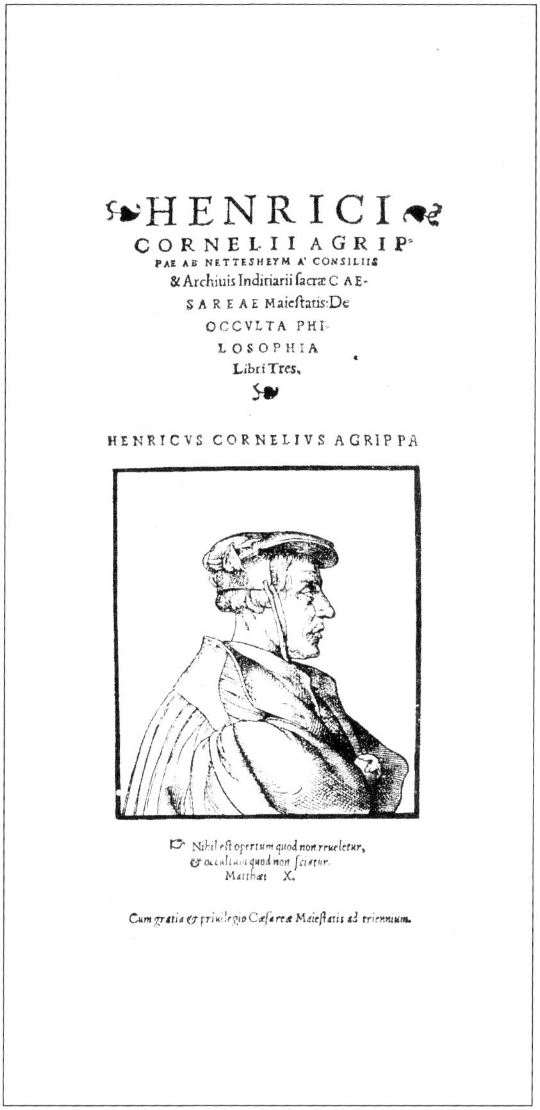

HENRICI
CORNELII AGRIP-
PAE AB NETTESHEYM A' CONSILIIS
& Archiuis Inditiarii sacræ CAE-
SAREAE Maiestatis: De
OCCVLTA PHI-
LOSOPHIA
Libri Tres.

HENRICVS CORNELIVS AGRIPPA

Nihil est opertum quod non reueletur,
& occultum quod non sciatur.
Matthæi X.

Cum gratia & priuilegio Cæsareæ Maiestatis ad triennium.

Agrippa von Nettesheim. Deutscher Alchimist und Arzt. Verfasser bemerkenswerter Schriften über Pest und deren Bekämpfung.
Sein Bildnis auf dem Titelblatt seiner Schrift „Occulta Philosophia“ (1510)

Gustav Neuber (1850–1932)

Nach Robert Kochs bahnbrechenden Erkenntnissen über die bakterielle Ursache der Wundinfektionen und die keimvernichtende Wirkung strömenden Wasserdampfes begannen die Mediziner, sowohl physikalische wie auch weiterhin chemische Verfahren zur Sterilisation beziehungsweise Desinfektion der Krankenhäuser, Operationssäle, des Wundbereiches sowie aller Gegenstände, die mit der Wunde in Berührung kommen oder kommen können, zu entwickeln. Als erster Deutscher verwirklichte im letzten Viertel des neunzehnten Jahrhunderts der Kieler Chirurg Gustav Adolf Neuber die von ihm methodisch erarbeiteten Prinzipien eines aseptischen Hospitals.

Der aus Tondern in Nordschleswig gebürtige Forscher hatte nach seinem Studium in Halle, Tübingen und Kiel zunächst an verschiedenen Feldzügen als Militärchirurg gewirkt, bevor er bei einem seiner berühmten Lehrer, dem Professor und Direktor der Kieler chirurgischen Universitätsklinik Friedrich von Esmarch, seine Tätigkeit als Assistenzarzt aufnahm, die dann nahezu acht Jahre andauerte. Während dieser Zeit bemühte er sich zunächst noch vorrangig um die Vervollkommnung der antiseptischen Wundbehandlung. Seine hauptsächliche Neuerung auf jenem Gebiet bestand darin, daß er das hergebrachte häufige Verbinden sowie die feuchten Verbände mit Luftabschluß durch den sogenannten austrocknenden Dauerverband ersetzte.

In zehn Einzelabhandlungen legte Neuber der Fachwelt seine diversen antiseptischen Maßnahmen dar und faßte diese in seiner 1883 in Kiel gedruckten Schrift „**Anleitung zur Technik der antiseptischen Wundbehandlung und des Dauerverbandes**“ noch einmal handbuchartig zusammen. Bald danach widmete er sich mit gleicher Intensität dem Aufbau einer systematischen aseptischen Wundbehandlung. Er bereicherte sie durch Angabe gänzlich aus Metall gefertigter ärztlicher Instrumente. Ohne traditionelle Holzgriffe, welche der Prozedur der in Gebrauch gelangten Dampfsterilisation nicht gut widerstanden hätten, ließen sich seine Neukonstruktionen nunmehr leicht durch Auskochen entkeimen.

Zur praktischen Durchführung seiner aseptischen Grundsätze gründete Neuber 1892 in Kiel eine chirurgische Privatklinik, die er zugleich zu einer aseptischen Versuchsanstalt großen Stils ausbaute. In seiner 1892 veröffentlichten Monographie „**Kurze Beschreibung der aseptischen Wundbehandlung**“ berichtete er anschaulich über seinen streng geregelten aseptischen Krankenhausbetrieb, von der Anwendung seines vorerwähnten neuartigen Instrumentariums über gründlich abwaschbares Mobiliar und peinlich saubere Operationsräume bis hin zur mustergültigen Durchlüftung, Luftheizung, Wasserversorgung und nicht zuletzt zur speziellen Vorbereitung des Personals und der Patienten auf die operativen Eingriffe.

Neuber starb wenige Wochen vor Vollendung seines zweiundachtzigsten Lebensjahres in der Gewißheit, mit seiner aseptischen Klinik ein nachahmungswürdiges Beispiel gegeben zu haben. Vieles davon wurde inzwischen zum Eigentum der gesamten chirurgischen Welt.

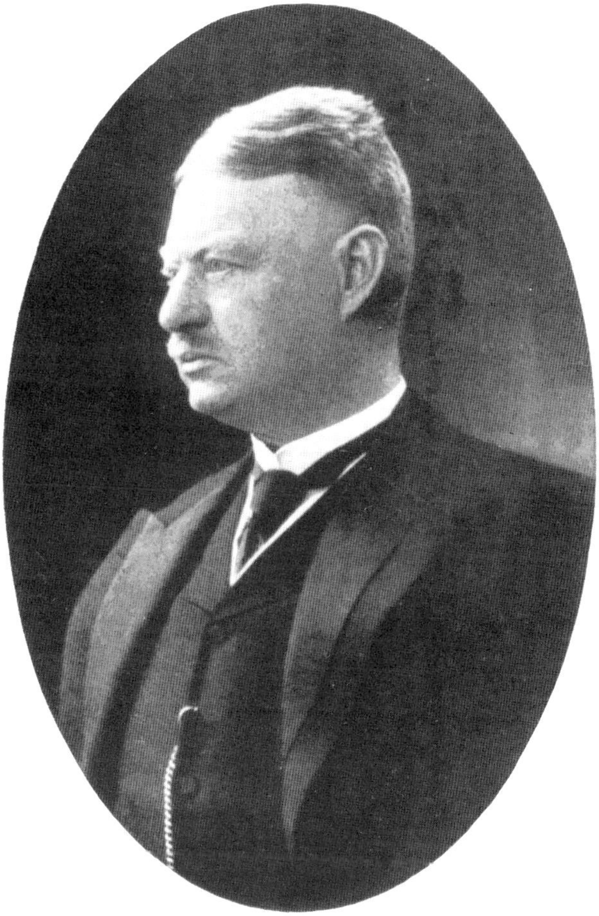

Gustav Neuber. Deutscher Chirurg. Schöpfer des aspetischen Hospitals.
Fotoreproduktion. Aus: B. Karger-Decker: Sternstunden der Medizin – Feldzug gegen Wundinfektion, Sammelbildmappe, Reichenbach/Vogtl. (o.J.)

Charles Nicolle (1866–1936)

Von seinem Vater, der selbst ein Arzt war, hatte der aus der nordfranzösischen Departementshauptstadt Rouen gebürtige Bakteriologe Charles Nicolle die Anregung zum Studium der biologischen Wissenschaften erhalten. Rasch stieg er auf der Stufenleiter akademischen Erfolges empor. Bereits mit neunundzwanzig Jahren bekam er eine Professur für Innere Medizin in seiner Heimatstadt sowie die Leitung eines großen Laboratoriums und mit siebenunddreißig die Direktion des Pasteur-Instituts in Tunis (Nordafrika), das sich unter seiner Führung alsbald zu einer erstrangigen Forschungsstätte entwickelte.

Der Chronist käme in Verlegenheit, wollte er Nicolles bakteriologisches Spezialgebiet nennen; denn dieser Meister seines Faches, der als junger Doktorand mit Untersuchungen über den Weichen Schanker begann, arbeitete später nicht minder erfolgreich über weitere Infektionskrankheiten, von der Grippe, der Kala-Azar und dem Maltafieber bis hin zur Orientbeule und zur Rinderpest, zu den Röteln, dem Scharlach und dem Trachom. Ferner gelang es Nicolle, verschiedene Krankheitserreger auf künstlichen Nährböden zu züchten sowie die passive Masernimmunisierung mit Rekonvaleszentenserum zu schaffen.

Doch Nicolles Hauptverdienst liegt in seiner Entdeckung der Fleckfieberübertragung durch Kleiderläuse (1909), nachdem etwa ein halbes Jahrzehnt zuvor ein spanischer Arzt namens Cortezo erstmalig eine ähnliche Vermutung ausgesprochen hatte. Unser Forscher ging dieser unbewiesenen Annahme zunächst tierexperimentell nach, indem er Kopf- sowie Kleiderläuse von Fleckfieberpatienten auf Menschenaffen ansiedelte. Bald danach erkrankten die Versuchstiere tatsächlich an der Seuche. Überdies ermittelte Nicolle, daß vornehmlich die Kleiderlaus als Zwischenwirt der Krankheit fungiert.

Aber trotz dieses eklatanten Beweises gab sich der Forscher mit seiner Erkenntnis nicht zufrieden, da er wußte, daß Ergebnisse aus Tierexperimenten nicht immer auch für den Menschen zutreffen. Deshalb unterzog er sich im Jahre 1916 einem Selbstversuch, bei dem er sich Blutserum eines hochfiebernden Fleckfieberkranken injizierte. Zwar trug er glücklicherweise keinen Schaden davon, indes ein russischer Arzt, I. N. Ascheschow, der das Experiment einige Zeit später in abgewandelter Form an sich wiederholte, ernstlich erkrankte, so daß man an seinem Aufkommen zweifelte. Gleiches hätte Nicolle widerfahren können.

Für seine wichtige Entdeckung, die um so bedeutsamer war, als in jenen Tagen die schwerwiegende Frage nach dem Erreger der Seuche noch offenstand, erhielt Charles Nicolle, zweiundsechzigjährig, den Nobelpreis für Medizin. Wegen Krankheit konnte er ihn nicht persönlich entgegennehmen. Darum reichte er seinen Vortrag schriftlich ein, der 1928 im Jahrbuch der Nobel-Stiftung veröffentlicht wurde.

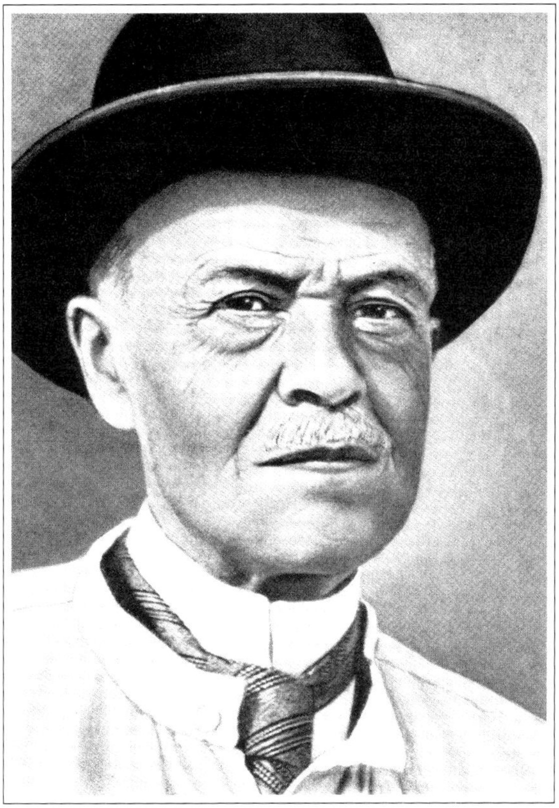

Charles Nicolle. Französischer Bakteriologe. Forschte über Syphilis, Gelbfieber und Flecktyphus.
Aus: Hugo Glaser: Dramatische Medizin – Selbstversuche von Ärzten, Zürich 1959

Florence Nightingale (1820–1910)

Ohne Ärztin gewesen zu sein, hat Florence Nightingale für die Krankenplege so viel getan, daß sie es ebenfalls verdient, in dieser Sammlung gewürdigt zu werden. Sie war das jüngste Kind eines englischen Landedelmannes und hatte ihren ganz unenglischen Vornamen nach der italienischen Stadt Florenz erhalten, in der sie am 15. Mai 1820 das Licht der Welt erblickte. Auf dem elterlichen Gut in der Grafschaft Derbyshire unter sorgfältigster Erziehung aufwachsend, verspürte sie neben ihren musischen und wissenschaftlichen Neigungen ein starkes Verlangen, Kranken zu helfen.

So begann Florence auch medizinische Bücher zu studieren sowie in- und ausländische Hospitäler zu besuchen, in denen sie zu ihrem Entsetzen äußerst unbefriedigende Verhältnisse vorfand. Abgesehen davon, daß die Patienten in düsteren, unbeheizten, von Eitergeruch erfüllten Krankensälen oft zu zweit in einem Bett liegen mußten, entbehrten sie oft genug auch der Betreuung, weil es damals noch an geschulten Krankenpflegerinnen mangelte, da der Schwesternberuf vielfach als entwürdigend galt.

Kurz entschlossen ließ sich Miß Nightingale in einer rheinischen Diakonissenanstalt und einem Pariser Ordensspital als Krankenschwester ausbilden, in der Absicht, die Krankenpflege in England neu zu organisieren. Allerdings fand sie in London, wo sie nach ihrer Heimkehr die Leitung eines *„Stiftes für verarmte, kranke Gouvernanten“* übernahm, weder Unterstützung noch Verständnis für ihre Bestrebungen. Es war dies die Zeit, da sich Großbritannien mit Frankreich in den Krimkrieg einmischte, den das zaristische Rußland zur Festigung seiner Positionen am Schwarzen Meer und auf dem Balkan gegen die Türken führte.

Rasch füllten sich die englischen Lazarette am Bosporus mit Verwundeten. Da es den Feldärzten bei der Fülle der zu bewältigenden chirurgischen Eingriffe an ärztlichen Instrumenten, Arzneimitteln, Verbandstoffen, besonders aber auch an Pflegern fehlte, starben die meisten Verwundeten an Wundfieber. Selbst im Hauptlazarett des britischen Expeditionskorps in der ehemaligen Türkenkaserne von Skutari herrschten katastrophale Zustände. In Begleitung von achtunddreißig gleichgesinnten Frauen begab sich Florence Nightingale nach jener Hölle.

„Frauen hätten hier nichts zu suchen!“, schrie der Chefarzt sie an. Doch unerschrocken begegnete das Edelfräulein den Vorurteilen, Unfreundlichkeiten, Schikanen. Das Los der Verwundeten aber erleichterte sie wesentlich durch mitfühlende Behandlung mildernden Zuspruch, erfrischende Getränke, liebevoll bereitete und aufgetragene Speisen, durch Licht, Wärme und Sauberkeit. Ihre Erfahrungen in der Krankenpflege legte sie in zwei noch heute lesenswerten Büchern dar. Sie bildeten die theoretische Grundlage für die europäische Lazarettreform und moderne Krankenpflege. Von sechs Sergeanten verschiedener britischer Garderegimenter wurde der Sarg der im zweiundneunzigsten Lebensjahr Verstorbenen ehrfurchtsvoll zu Grabe getragen.

Florence Nightingale. Englische Krankenpflegerin und Sozialreformerin.
Fotoreproduktion einer Altersaufnahme. Aus: B. Karger-Decker: Die Frau in der Heilkunde, Sammelbildmappe, Reichenbach/Vogtl. 1972

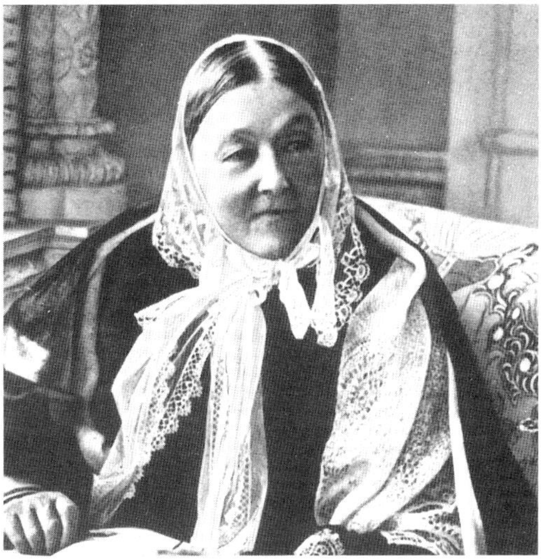

Florence Nightingale mit Gehilfinnen bei der Verwundetenpflege in einem englischen Lazarett während des Krimkrieges 1853/56. Fotoreproduktion. Aus: „Heilberufe“, Berlin, 1/1984

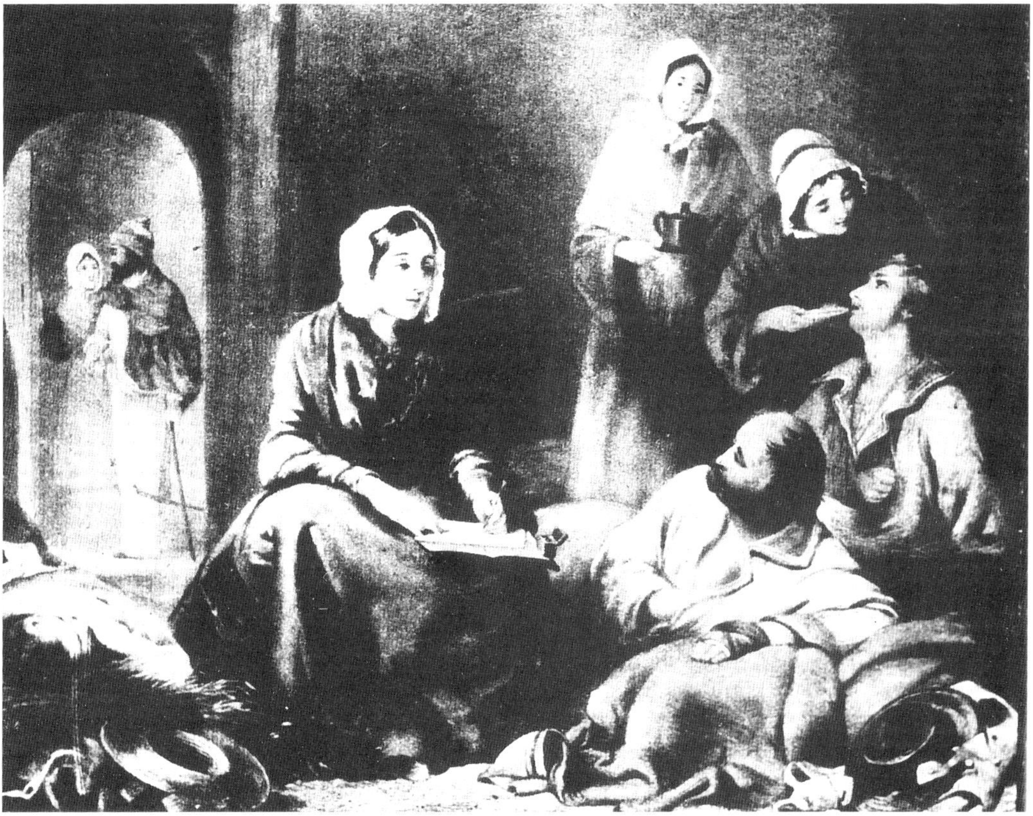

Johann Nepomuk von Nußbaum (1829–1890)

Der gebürtige Münchener, Sohn eines königlich-bayerischen Ministerialdirektors, blieb seiner Vaterstadt bis an sein Lebensende treu.
Außer einer hohen mathematischen Begabung zeigte er als Gymnasiast bereits auffallendes Geschick für sofortige Hilfeleistung bei Verletzungen an Mitschülern. Beim Medizinstudium an der heimatlichen Fakultät widmete er sich besonders der Anatomie und der Chirurgie. Seine einflußreichsten Lehrer wären der damalige verdiente Prosektor am Münchener Pathologischen Institut, Karl Thiersch, sowie der als Pionier der Radikaloperation des Leistenbruchs berühmte Chirurgieprofessor Franz Christoph Rothmund, der ihn später auch ob seiner wissenschaftlichen Befähigung zu seinem Assistenten machte.
Nach seiner Promotion unternahm Nußbaum Studienreisen nach Paris, London und Edinburgh, um sich mit den operativen Errungenschaften der dortigen Koryphäen der verschiedensten wundärztlichen Disziplinen - Jean Civiale, Auguste Nélaton, Thomas Spencer Wells, Joseph Lister u. a. - vertraut zu machen. In Berlin hospitierte er bei dem gefeierten Bernhard von Langenbeck an der Charité sowie in Würzburg bei Cajetan von Textor, um dessen knochen- und gelenkchirurgische Verfahren zu erlernen. Wieder daheim, habilitierte er sich mit einer Schrift über die Hornhauttrübungen und den künstlichen Augenhornhautersatz. Neben einer Privatdozentur für Chirurgie und Ophthalmologie an der Münchener medizinischen Fakultät versah Nußbaum die Stelle des Operateurs an einem ortsansässigen Kinderkrankenhaus. Eine zwischenzeitliche Berufung zum Ordinarius für Chirurgie nach Zürich schlug er aus, erhielt aber bald schon den Lehrstuhl für Chirurgie an der heimischen Alma mater. Als er nach 30jährigem Wirken als Ordinarius einem längeren schweren Rückenmarkleiden vorzeitig erlag, rühmte ein Nachruf auf ihn *„seine glänzenden Eigenschaften als Arzt und Operateur, seine ungewöhnliche Redebegabung, seine geistsprühenden Einfälle, seine Herzensgüte, Uneigennützigkeit und seine bis zur Selbstverleugnung bewiesene Bescheidenheit"*. Seine Schüler und Landsleute hätten stets *„mit Verehrung, Liebe und Stolz"* auf ihn geschaut.
Als mehrmaliger Militärarzt bereicherte Nußbaum die Feldchirurgie durch verbesserte Heilverfahren, Operationsmethoden sowie vor allem durch Einführung der Listerschen antiseptischen Wundbehandlung in Bayern. Über letzteres schrieb er einen auf reicher persönlicher Erfahrung gründenden Leitfaden, der binnen kurzem fünf Auflagen erfuhr. Weiterhin publizierte Nußbaum annähernd hundert Abhandlungen über Anästhesie, Radikaleingriffe bei Unterleibsbrüchen, Operation bösartiger Mastdarm- und Blasenscheidengeschwülste, Halsschlagaderunterbindung, chirurgische Behandlung der Trigeminusneuralgie (*„Gesichtsschmerz"*) und vieles weitere. Gern hielt er in Volksbildungsvereinen aufklärende populäre Vorträge.

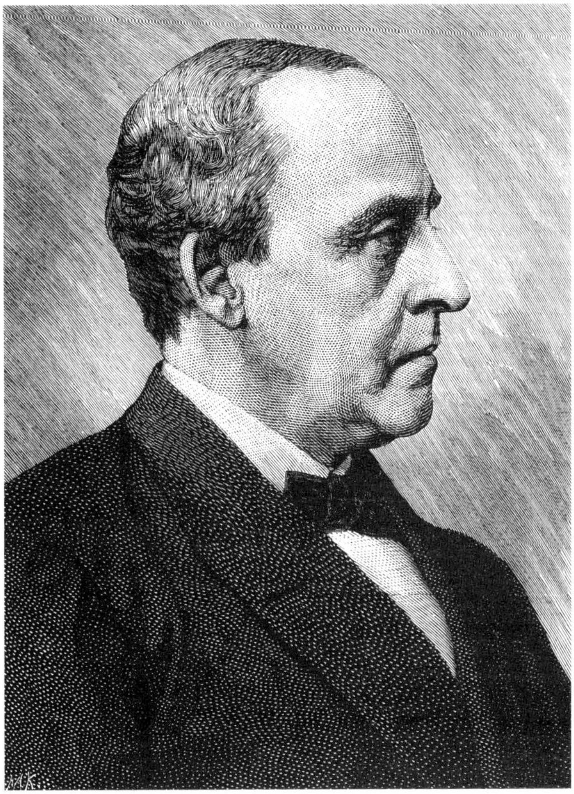

Johann Nepomuk von Nußbaum. Deutscher Chirurg und Ophthalmologe. Förderer der Feldchirurgie. Xylographie von Moritz Klinkicht. Aus: M. Klinkicht, K. Siebert: Dreihundert berühmte Deutsche, Stuttgart 1912

Otto Obermeier (1843–1873)

Zahllose Rückfallfieber-Patienten lagen im Jahre 1868 auf der von Rudolf Virchow geleiteten *„combinierten Krankenstation“* der Berliner Charité, wo der 25jährige Otto Obermeier als Assistenzarzt tätig war. Trotz seiner Jugend und seines untergeordneten Ranges war der aus Spandau gebürtige Sohn eines preußischen Gardeunteroffiziers, der am Friedrich Werderschen Gymnasium zu Berlin sein Abitur gemacht und an der Berliner Medizinischen Fakultät studiert hatte, in Fachkreisen kein Unbekannter mehr, da ihm für seine anatomische Doktorarbeit **„De Filamentis Purkinianis“** der *„königliche erste Preis“* zuerkannt worden war.

Aufgabengetreu führte Obermeier bei den Patienten mikroskopische Blutuntersuchungen durch. In allen abgenommenen Blutproben, die er Rückfallfieberkranken während des Anfalls durch einen Lanzettstich in die Unterarmhaut entnahm, erspähte er, sobald die Blutkörperchen zur Ruhe gekommen, sonderbare, eigenbewegliche Gebilde. Die geschauten Mikroorganismen, in denen er die Ursache der Seuche vermutete, brachte er zeichnerisch zu Papier. In seiner großen Bescheidenheit behielt er seine Entdeckung vorerst aber für sich; er konnte seine Beobachtungen nämlich nicht zu Ende bringen, da die Seuche bereits erlosch und er demzufolge noch nicht ganz sicher war. Erst während der nächsten Epidemie, 1872, gelangte Obermeier zur Klärung, als er in Blutausstrich-Präparaten Infizierter zwischen den Blutkörperchen bei 400- bis 500facher Vergrößerung stets die bei der früheren Epidemie aufgefundenen äußerst zarten Fäden wiedersah, während sich bei Kontrollen an Gesunden oder mit anderen Krankheiten Behafteten keine derartigen Keime zeigten. Dennoch wagte der gewissenhafte Forscher auch jetzt nicht, Bestimmtes über deren Erregerrolle auszusagen. Lediglich eine *„vorläufige Mitteilung“* gab er am 26. Februar 1873 vor der Berliner Medizinischen Gesellschaft ab.

Einen Monat später indes vermochte Obermeier demselben Gremium die Morphologie und Bewegung der von ihm gesichteten Mikroben genauer darzulegen, auch Recurrens- oder Rückfallfieberfäden vorzuweisen sowie deren Zugehörigkeit zu den Spirochäten (Schraubenbakterien) anzudeuten. Das Schicksal versagte es ihm freilich, das Problem der Rückfallfieber-Übertragung experimentell zu lösen. Der mittlerweile Dreißigjährige mußte seine Assistentenstelle an der Charité aufgeben, da er sie nach damaliger Besetzungsvorschrift befristet erhalten hatte und die Bürokraten ihm eine Verlängerung des Dienstvertrages versagten.

Obermeier arbeitete nunmehr als frei praktizierender Arzt. Eine soeben ausgebrochene Choleraepidemie nutzte er eifrig, um die Ursache dieser Seuche zu ergründen. Hierbei infizierte er sich tödlich. Acht Monate nach seinem Ableben gelang es dem russischen Mediziner Gregor Münch in einem Selbstversuch, die Richtigkeit der Obermeierschen Entdeckung des Rückfallfieberbakteriums nachzuweisen, das daraufhin die Bezeichnung *„Spirochaeta obermeieri“* erhielt.

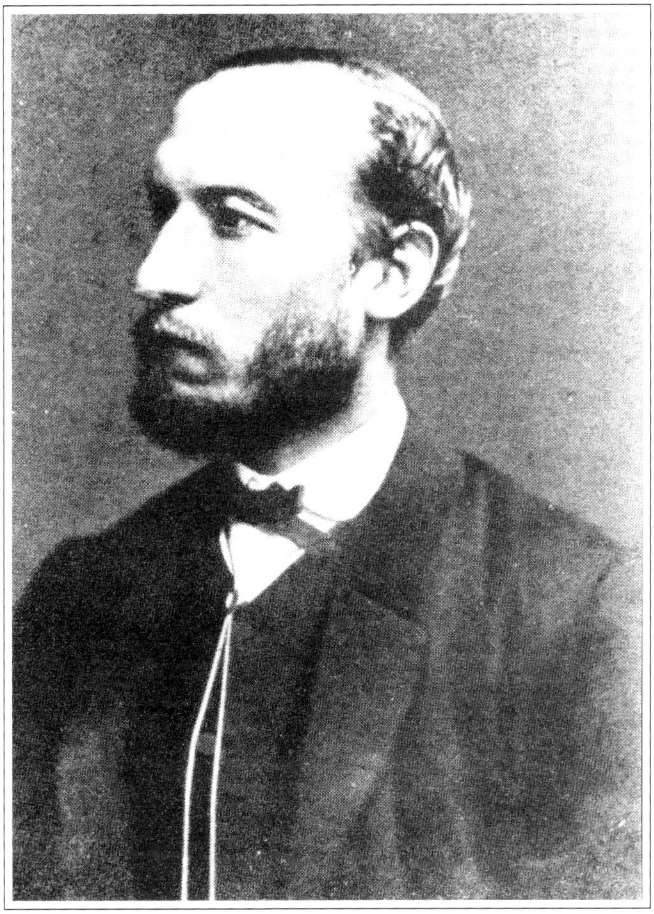

Otto Obermeier. Deutscher Mediziner. Entdecker des nach ihm benannten Erregers des Rückfallfiebers. Fotoreproduktion aus: G(ottlieb) Olpp: Hervorragende Tropenärzte in Wort und Bild, Leipzig 1932/39

Johann Ritter von Oppolzer (1808–1871)

Der aus der südböhmischen Stadt Gratzen (Novéhrady) gebürtige Internist Johann Ritter von Oppolzer gehörte zu den Hauptvertretern der sogenannten jüngeren Wiener medizinischen Schule. Nach seinem Studium an der Prager Fakultät, an der er auch den Doktorhut erwarb, und einer längeren Tätigkeit als Assistenzarzt an der dortigen Klinik für Innere Medizin habilitierte er sich und erlangte hier alsbald eine Professur. Schon damals bekannte er sich zur physiologisch-pathologischen Richtung in der Heilkunde. Insgesamt sieben Jahre wirkte er in der Hauptstadt seines Heimatlandes.

1848 folgte Oppolzer einem Ruf nach Leipzig. In seiner Antrittsvorlesung gab er die Grundsätze seines ärztlichen Wollens und Handelns programmatisch bekannt: Nicht die Diagnose, sondern das Heilen habe als letztes Ziel aller ärztlichen Forschungen zu gelten. *„Der Arzt, welcher sich auf den physiologischen Standpunkt in der Medizin erhoben hat, sucht mit einfachsten Mitteln seinen Kranken zu helfen."* Vor jeder Behandlung sei zu erkunden, *„ob nicht äußere oder innere Ursachen krankhafte Veränderungen unterhalten. Diese wären zuerst zu entfernen."*

Als im darauffolgenden Jahr am Wiener Allgemeinen Krankenhaus eine zweite medizinische Klinik eröffnet wurde, erhielt Oppolzer deren Leitung, wenig später auch die Lehrkanzel für spezielle Pathologie und Therapie. Rasch errang er die Sympathie aller ihm anvertrauten Patienten. Allein sein bloßes Erscheinen im Krankenzimmer bewirkte, daß schwer leidende Insassen ihre Schmerzen vergaßen. Gleicher Beliebtheit erfreute er sich durch sein wohlwollendes Beispiel bei seinen Schülern. In hohem Ansehen stand er als Diagnostiker. Durch blitzschnelle sichere Krankheitserkennung international berühmt, wurde er in ganz Europa als Konsiliarius herangezogen. Kein Geringerer als der bestrenommierte schweizerische Anatom Wilhelm His (1831-1904), der Oppolzer während seiner Leipziger Schaffensperiode kennengelernt hatte, charakterisierte ihn als einen *„Hochschullehrer allerersten Ranges"* und als einen Arzt *„von seltenen Qualitäten"*. Als bahnbrechender Wissenschaftler wie auch als Fachschriftsteller war Oppolzer indessen nur wenig hervorgetreten. Seine zweibändigen **„Vorlesungen über spezielle Pathologie und Therapie"** (1866/72) gab sein Schwiegersohn und Schüler Stoffela heraus. Wesentliche Förderung verdanken ihm die Balneologie (Lehre von der Wirkung der Heilquellen und anderer natürlicher Heilkräfte auf den Organismus), die Elektrotherapie, die Wasserheilkunde und die Diätetik.

Zeitlebens blieb Oppolzer seinem obersten Grundsatz treu: den Patienten behutsam, mit wohldosierten Medikamenten Linderung und Heilung zu verschaffen, ihnen niemals zu schaden. An einem Ostermontag starb er im erst 63. Lebensjahr an selbstdiagnostiziertem Fleckfieber.

Oppolzers vorzeitiger Tod löste überall tief empfundene Trauer aus.

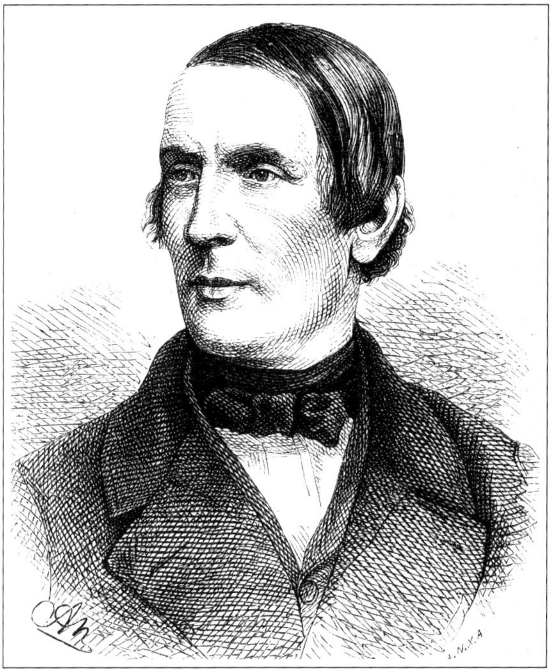

Johann Ritter von Oppolzer. Böhmischer Internist. Vertreter der streng physiologischen Richtung der Medizin. Xylographie von Adolph Neumann. Aus: Spamers „Illustriertes Conversations-Lexicon", Leipzig (19. Jahrhundert)

Paracelsus (1493–1541)

Wie gebannt lauschten die Baseler Medizinstudenten der Antrittsvorlesung ihres neuen Professors: Theophrastus Bombastus von Hohenheim. Der Nachwelt ist dieser Mann unter seinem latinisierten Familiennamen Paracelsus geläufiger. Am 10. November 1493 im schweizerischen Kantonsstädtchen Maria-Einsiedeln als Sohn eines Klosterarztes geboren, hatte er von seinem Vater die erste Ausbildung in Chemie, Botanik und der Heilkunde erhalten, bevor er sich an verschiedenen deutschen, italienischen und französischen Hochschulen auf den ärztlichen Beruf vorbereitete.

Nach dem Erwerb seines Doktorhutes an der berühmten Fakultät zu Ferrara war Paracelsus praktizierend und immer wieder lernend kreuz und quer durch Europa gezogen, wobei er es nicht verschmähte, auch bei Alchimisten, Schäfern, Zigeunern, erfahrenen Kräuterweibern und operierenden Barbieren Belehrung zu suchen. Als es ihm auf einer seiner Landfahrten durch Südeuropa gelungen war, den hochangesehenen Baseler Buchdrucker Froben überraschend von einem hartnäckigen Beinleiden zu kurieren, hatte ihn der Rat der Stadt mit der Stelle eines Physikus betraut und ihm zugleich die Berechtigung erteilt, an der Universität Vorlesungen zu halten. Obwohl in seiner äußeren Erscheinung durchaus nicht anziehend, sondern eher häßlich mit gewaltigem kantigem Glatzschädel und stechenden Blicken, nötigte der frisch ernannte Professor den zu seinen Füßen sitzenden Äskulapjüngern durch seine Redegewalt Respekt ab. Wider alle Gepflogenheit dozierte er – statt lateinisch – in deftigem Deutsch und kritisierte das Gros der Kollegenschaft: *„Nur wenige Ärzte üben die Heilkunst mit Glück!“* Zu ängstlich klammerten sie sich an die spekulative galenisch-arabische Lehre wie an ein Orakel!

Sein Gauchhaar wisse mehr, seine Schuhriemen seien klüger als Galenos, der nichts als Bescheißerei und Lügnerei in der Chirurgie betrieben hätte. Ein Arzt aber dürfe kein Larvenmann, kein altes Weib, kein Henker, kein Leichtfertiger sein! *„Folget mir nach - mein ist die Monarchey!“*

Begreiflich, daß die im überkommenen Autoritätsglauben befangenen Doctores ihn einen *„Waldesel“* schimpften. Aber durch sein revolutionäres Wirken avancierte Paracelsus zum Wegbereiter der neuzeitlichen Medizin. Der Viersäftelehre der Alten, wonach eine harmonische Mischung von Blut, gelber Galle, schwarzer Galle und Schleim Gesundheit, eine Störung dieser Harmonie indes Krankheit erzeuge, stellte er seine Auffassung von organischen Veränderungen als Krankheitsursachen gegenüber. Im Kampf gegen die mittelalterliche *„Dreckapotheke“* bereicherte er den Arzneischatz durch zahlreiche mineralische Präparate. Darüber hinaus stammt von ihm der Impuls, aus Drogen die heilkräftigen Substanzen zu extrahieren. Sein medizinisch-naturwissenschaftliches Schriftwerk, zu dem etliche Erstbeschreibungen von Seuchen zählen, umfaßt 133 Abhandlungen. Aus Basel alsbald wieder vertrieben, nahm Paracelsus sein unstetes Wanderleben erneut auf, bis ihn am 24. September 1541 in Salzburg der Tod ereilte.

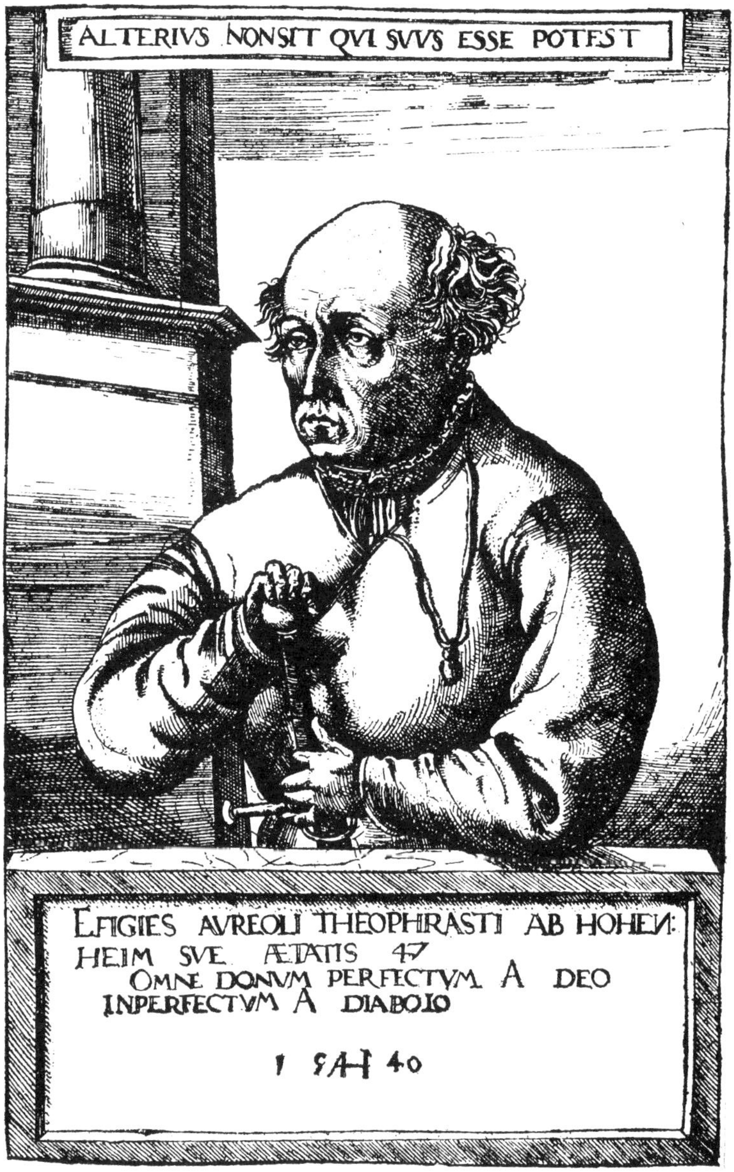
ALTERIVS NONSIT QVI SVVS ESSE POTEST
EFIGIES AVREOLI THEOPHRASTI AB HOHEN:
HEIM SVE ÆTATIS 47
OMNE DONVM PERFECTVM A DEO
INPERFECTVM A DIABOLO
1 5 AH 40

Paracelsus. Schweizerischer Arzt, Philosoph und Naturforscher. Überwinder der scholastischen und Wegbereiter der neuzeitlichen Medizin.
Zeitgenössischer Kupferstich von Augustin Hirschvogel. Aus: Will-Erich Peuckert: Leben, Künste und Meinungen des viel beschrieenen Theophrastus Paracelsus von Hohenheim, Jena 1938

Ambroise Paré (1510–1590)

Der aus dem französischen Departement Mayenne gebürtige Ambroise Paré gilt als der verdienstvollste Chirurg des 16. Jahrhunderts. Dank seinem bahnbrechenden Wirken erlangte sein Vaterland für lange Zeit die führende Rolle auf dem Gebiet der operativen Heilkunde. Als Kind armer Leute hatte Paré auf das Medizinstudium verzichten müssen. Nachdem er sich daher als Barbierlehrling, wie früher üblich, zugleich mit den Tätigkeiten des sogenannten niederen wundärztlichen Handwerks vertraut gemacht hatte, verdingte er sich, zweiundzwanzigjährig, als Hilfschirurg am berühmten Pariser Hospital Hôtel-Dieu, um dort seine Berufsausbildung fortzusetzen. Wohlausgerüstet mit klinischer Erfahrung und glänzendem operativem Geschick trat Paré sodann in militärärztlichen Dienst. Als langjähriger Feldchirurg förderte er die Kriegschirurgie durch bedeutsame Entdeckungen und Erfindungen. Er erkannte, daß Schußwunden entgegen bisheriger allgemeiner Annahme nicht als von Schießpulver vergiftet zu betrachten seien, und löste deren Ausgießung mit siedendem Holunderöl zugunsten schonender Wundversorgung unter Anwendung lindernder Mittel ab. Der lateinischen Sprache unkundig, publizierte er seine großartige Feststellung und therapeutische Neuerung in seiner französisch abgefaßten Schrift über die „**Behandlung der Wunden, die durch Büchsen und andere Feuerwaffen erzeugt werden**".

Als weitere chirurgische Pioniertat Ambroise Parés verzeichnen die Chronisten der Medizin seine 1552 bewerkstelligte Wiederentdeckung und -einführung der im Mittelalter in Vergessenheit geratenen Gefäßunterbindung. Dadurch überwand er die grausame Blutstillung mittels des Glüheisens oder ätzender Prozeduren. Überdies erlaubte das Verfahren die rechtzeitige Amputation von Gliedmaßen, die ehedem erst bei Eintritt der Gangrän gewagt wurde. Bald darauf ernannte König Henri II.ihn zum Hofchirurgen, das Pariser Collège Saint-Côme zum *„Meisterchirurgen"*, das Hôtel-Dieu zum Oberwundarzt. Bis an sein Lebensende praktizierte er, bildete zahlreiche Schüler aus, verfaßte unter anderem ein mehrbändiges Lehrbuch der Chirurgie und wartete weiterhin mit fachlichen Neuheiten auf: Die orthopädischerChirurgie bereicherte Paré durch Konstruktion mechanischer Prothesen für Arm- und Beinamputierte sowie von Bruchbandagen, die Geburtshilfe durch deren Einbeziehung in die Obliegenheit des Arztes wie auch durch Wiederanwendung der seit der Antike nicht mehr geübten Wendung des Kindes auf die Füße, um dadurch eine günstigere Geburtslage zu erzielen, die plastische Chirurgie durch verbesserte Operationstechniken. Zur örtlichen Schmerzdämpfung bei chirurgischen Eingriffen entwickelte er eine eigene Methode der Nervenkompression. Bei aller Fortschrittlichkeit seines Tuns blieb Paré jedoch überlieferten medizinischen Lehrmeinungen verhaftet, erwies er sich als ein Kind seiner Zeit. Unter dem Titel „**Apologie und Bericht über meine Reisen ...**" veröffentlichte er im hohen Alter eine noch heute lesenswerte Autobiographie.

Ambroise Paré. Französischer Wundarzt.
Förderer der Wundbehandlung, der Bruchchirurgie, der Orthopädie und der Geburtshilfe.
Anonymer zeitgenössischer Kupferstich (1582).
Aus: Henry E. Sigerist: Große Ärzte, München 1931

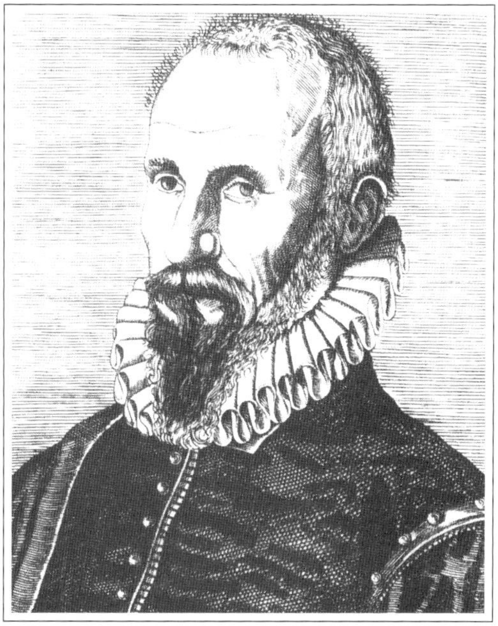

Paré beim Entfernen einer Lanzenspitze aus dem Gesicht des Herzogs von Guise.
Xylographie von Ansseau nach einer zeitgenössischen Radierung von Jean Morin.
Fotoreproduktion von Kurt Heinz Römer (†), Görsdorf

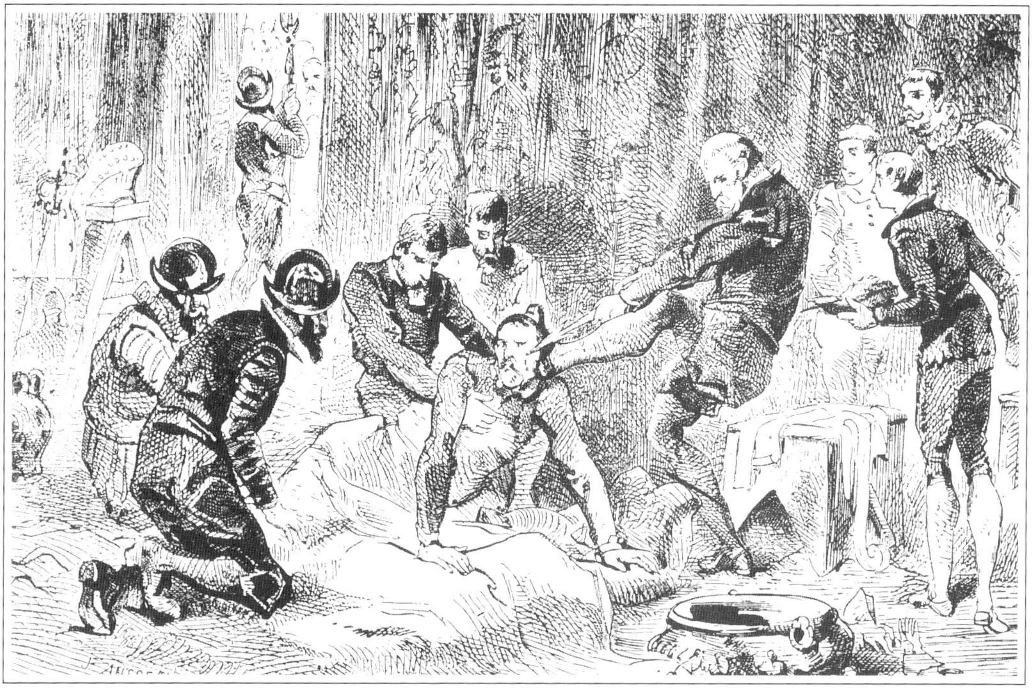

Louis Pasteur (1822–1895)

Es gäbe nur zwei Epochen in der Medizin, stellte der 1935 verstorbene französische Physiologe und Nobelpreisträger Charles Richet einmal fest, und zwar *„die eine vor und die andere nach Pasteur"*. Diese Kennzeichnung ruft um so größeres Erstaunen hervor, als der aus Dôle gebürtige Lohgerberssohn niemals Arzt war, sondern nach seinem Abitur Mathematik, Geologie, Physik und vor allem Chemie studiert hatte. Rasch erlangte er den Professorentitel und nacheinander einen Lehrstuhl in Straßburg, Lille und Paris. Seine ersten chemischen Untersuchungen, deren Erkenntnisse sich später jedoch auch auf den medizinischen Fortschritt ungeheuer befruchtend auswirken sollten, unternahm Pasteur um die Mitte des vorigen Jahrhunderts im Auftrage eines Liller Brennereibesitzers, bei denen es um das Problem der Gärung ging. Hierbei vermochte er experimentell zu ergründen, daß sowohl die alkoholische wie auch die Milchsäuregärung durch Mikroben verursacht werden. Zum Haltbarmachen gärungbedrohter Getränke ersann er ein eigenes, nach ihm benanntes Konservierungsverfahren.

Die Frage nach der Herkunft der Gärungs- und Fäulniserreger führte Pasteur zum Nachweis, daß selbst niederste Lebewesen wie die Mikroorganismen nicht spontan oder elternlos entstehen, daß also die noch damals in zahlreichen Köpfen spukende Ansicht über die Urzeugung absurd ist. Überdies erkannte der Forscher durch seine berühmt gewordenen einschlägigen Kolbenversuche den Keimgehalt der Luft und wurde mit dieser Entdeckung zum Wegbereiter der von dem englischen Chirurgen Joseph Lister begründeten Antisepsis. Kein Stubengelehrter, sondern ein Wissenschaftler der Praxis, beteiligte sich Pasteur leidenschaftlich an der Mikroben*„jagd"*. Als ihn eines Tages das französische Landwirtschaftsministerium mit der Erforschung der 1865 in der Arrondissementhauptstadt Alés unter den Seidenraupenzuchten grassierenden *„Körperchen"*-Seuche betraute, die der einheimischen Seidengewinnung und damit dem Vaterlande schweren wirtschaftlichen Schaden zufügte, bemerkte er mit Hilfe des Mikroskops in den erkrankten Tieren mißfarbige Flecken sowie die Unfähigkeit der Raupen, sich einzuspinnen. Ferner beobachtete er, daß bereits die Schmetterlinge die Krankheit auf ihre Nachkommenschaft vererben. Zur Züchtung gesunder Raupen empfahl er daher, alle Schmetterlingsweibchen auf Krankheitskeime zu prüfen und sämtliche infizierten Eier systematisch zu vernichten. Schließlich entwickelte Pasteur die Schutzimpfung gegen Hühnercholera, Schweinerotlauf, Milzbrand bei Schafen sowie gegen die auch für den Menschen überaus gefährliche Tollwut, für deren Bekämpfung die Französische Akademie der Wissenschaften ihm ein eigenes Institut einrichtete. Frankreich ehrte seinen großen Sohn schon 1875 durch eine lebenslängliche Pension und nach seinem Tode durch ein Staatsbegräbnis.

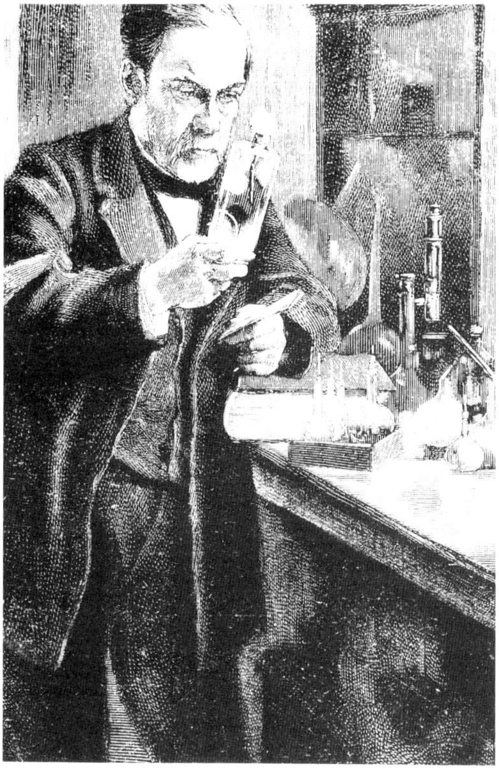

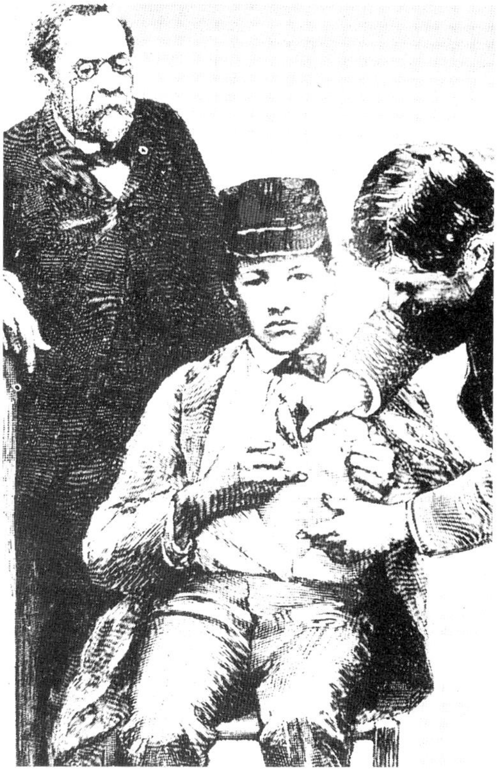

Louis Pasteur. Französischer Physiker, Chemiker und Biologe. Begründer der Mikrobiologie. Hier: Im Laboratorium.
Anonymer Holzschnitt nach dem zwischen 1885/89 geschaffenen Gemälde von Albert Edelfeld.

Pasteur beim Überwachen der ersten von ihm entwickelten Tollwutschutzimpfung an dem Jungen Joseph Meister. Aus: „L'Illustration", Paris (1885)

Iwan Pawlow (1849–1936)

Noch vor Beendigung seines auf väterlichen Wunsch aufgenommenen Theologiestudiums wechselte Iwan Petrowitsch Pawlow zur naturwissenschaftlichen Fakultät in Petersburg über, wo er sich vorwiegend der Tierphysiologie widmete, und absolvierte danach die Medizinisch-Chirurgische Akademie der Newametropole. Mit Erlangung der Doktorwürde erhielt er eine Privatdozentur für Physiologie an der Petersburger Militärärztlichen Akademie. Als späterer Abteilungsleiter am neugegründeten Institut für Experimentelle Medizin begann er Anfang der neunziger Jahre mit seinen grundlegenden Untersuchungen zur Verdauungsphysiologie. Hierzu entwickelte er eine Methode, bei Versuchshunden eine Magenfistel anzulegen, die es ihm ermöglichte, reinen, von Speiseresten freien Magensaft zu gewinnen.

Unter dem starken Eindruck der bei ihrem Erscheinen als revolutionär empfundenen und deshalb vorübergehend polizeilich verbotenen Schrift „**Die Reflexe des Gehirns**“, in der der materialistisch gesinnte Verfasser Setschenow die führende Rolle des Nervensystems bei physiologischen Prozessen lehrte und die bahnbrechende Auffassung von den Wechselbeziehungen zwischen Organismus und Umwelt sowie die Einheit von Körper und Psyche verfocht, unternahm Pawlow sodann seine berühmten Scheinfütterungsexperimente, die ihn zur Entschleierung und zum Nachweis der nervalen Sekretionsanregung führten. Die bei der Futteraufnahme sich manifestierende unverzügliche Speichelabsonderung nannte er gleich allen den Lebewesen angeborenen unwillkürlichen Reaktionen auf einwirkende Reize einen *„unbedingten Reflex“*.

In seiner nächsten Versuchsreihe ermittelte Pawlow das Vorhandensein *„bedingter Reflexe“*, das heißt durch gewisse Dauereindrücke oder *„bedingende Reize“* erlernter unwillkürlicher Reaktionen. Für seine epochalen verdauungsphysiologischen Forschungen wurde er 1904 als erster russischer Wissenschaftler mit dem Nobelpreis ausgezeichnet. Ein Sonderdekret der jungen Sowjetmacht erwirkte für ihn 1921 die Einrichtung eines eigenen Spezialinstituts in Koltuschi bei Leningrad. Hier entdeckte Pawlow in Fortsetzung seiner Studien über die höhere Nerventätigkeit die weiteren Gesetzmäßigkeiten des auf den bedingten Reflexen basierenden, Mensch und Tier gemeinsamen *„ersten Signalsystems“*, das der individuellen Anpassung des Organismus an die wechselnden Umweltbedingungen dient.

Ferner klärte Pawlow hier das nur beim Menschen ausgebildete, auf Sprache und Denkprozessen gründende *„zweite Signalsystem“* auf, das in unlösbarem Zusammenwirken mit dem ersten diesen befähigt, die Welt und sich selbst zu erkennen und daraufhin die Natur wie auch die Gesellschaft aktiv zu gestalten.

Und schließlich erzeugte der Forscher in seinem Institut tierexperimentell neurotische Zustände, durch die er nervöse Fehlleistungen begreiflich machte sowie deren therapeutische Behandlung förderte.

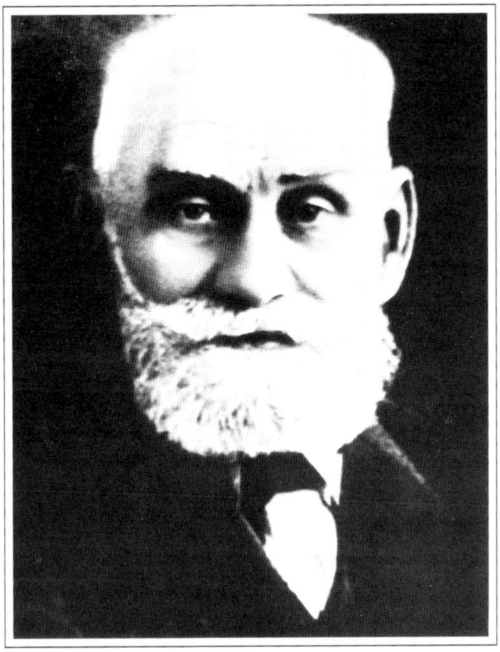

Iwan Petrowitsch Pawlow. Russischer Physiologe. Entdecker der „bedingten Reflexe". Begründer der Lehre vom zweiten Signalsystem.
Reproduktion einer unbezeichneten Originalfotografie

Max von Pettenkofer (1818-1901)

Stürmisch und draufgängerisch, seiner temperamentvollen Natur gemäß, verlief Pettenkofers Leben: Am 3. Dezember 1818 in Lichtenheim bei Neuburg als Sohn eines armen Moorbauern geboren, mußte er, gleich seinen Geschwistern, frühzeitig das Elternhaus verlassen, um sich nach einer Existenz umzusehen. Ein Münchener Onkel nahm ihn an Sohnes Statt in sein Haus auf, schickte ihn auf die Lateinschule und bildete ihn in seiner Hofapotheke als Lehrling und Gehilfen aus. Wegen eines Krachs mit seinem jähzornigen Oheim brannte er, zweiundzwanzigjährig, durch und fristete eine Zeitlang als Schauspieler sein Dasein, bis er endlich auf der Münchener Universität Pharmazie und Medizin studierte.

Während seiner akademischen Laufbahn führte Pettenkofer wiederholt heldenmütige Selbstversuche durch, um zu wissenschaftlichen Erkenntnissen zu gelangen. Unter anderem erprobte er an sich Guakblätter auf ihre Wirksamkeit sowie die vom menschlichen Organismus ertragbare Menge an flüssiger Kohlensäure. Im Herbst 1892 nahm er einen Trunk mit Milliarden Choleravibrionen zu sich, um die Infektiosität jener Seuche zu ergründen. Desgleichen erwarb er sich großen Ruhm durch verschiedene Entdeckungen und Erfindungen. So machte er als Mitarbeiter Justus Liebigs das Kreatinin im menschlichen Harn ausfindig sowie die (heute nach ihm benannte) Violettreaktion zum Nachweis von Gallensäure in Körpersäften, entwickelte als Assistent am Münchener Hauptmünzamt ein verfeinertes Gold-Silber-Scheideverfahren, ermittelte eine Methode, aus Holz Leuchtgas herzustellen, verbesserte die Qualität des Zements und erzeugte für die Gemälderestauratoren aus Copaivabalsam ein ideales Mittel, um verschmutzte oder verschimmelte Ölbilder zu reinigen und aufzufrischen.

Pettenkofers Hauptbedeutung jedoch liegt auf dem Gebiete der Volksgesundheit. Als Inhaber des Münchener Lehrstuhls für Hygiene führte er das Experiment in seine Wissenschaft ein und begründete dadurch den modernen Gesundheitsschutz. *„Was hilft alle Theorie, wenn sich nicht Männer finden, die es verstehen, Verstandenes im Leben praktisch einzuführen!“* attackierte er die für die vorbeugende Volksgesundheitspflege Verantwortlichen und drängte die Stadtväter zur Anlage von Kanalisationen, die Fabrikdirektoren zur Durchsetzung betriebshygienischer Einrichtungen, die Architekten zum Bau gesünderer Wohnungen, die Modegestalter zur Kreation zweckmäßiger Kleidung, die Staatsorgane zu seuchenverhütenden Maßnahmen. Auch mit Problemen gesundheitsfördernder Ernährung, Beleuchtung, Beheizung und Trinkwasserbereitung befaßte er sich. In seinem gemeinsam mit Hugo Wilhelm Ziemssen herausgegebenen **„Handbuch der Hygiene und der Gewerbekrankheiten“** legte er die Ergebnisse seiner Untersuchungen dar. Für seine vielfältigen Verdienste wurde er geadelt und mit hohen wissenschaftlichen Ehrungen bedacht.

Am 10. Februar 1901 schied er als vereinsamter Greis freiwillig aus dem Leben.

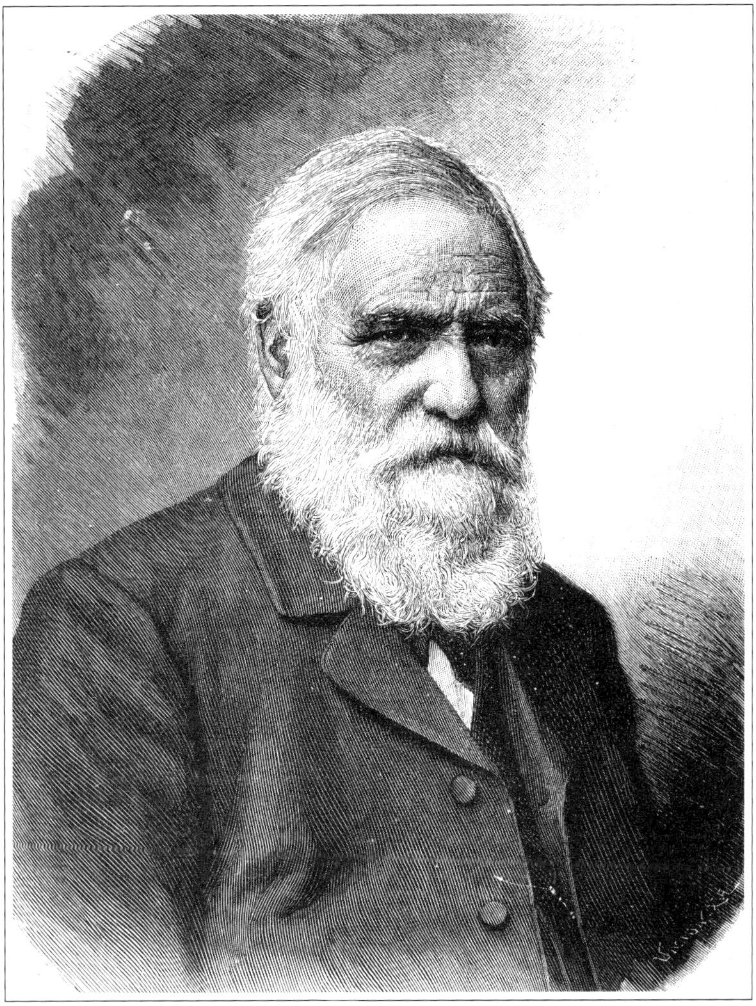

Max von Pettenkofer. Deutscher Mediziner. Begründer der naturwissenschaftlich-experimentellen Hygiene. Unleserlich signierte zeitgenössische Xylographie nach einer Originalfotografie von F. Müller, München

Richard Pfeiffer (1858–1945)

Kaum eine Infektionskrankheit hat die Menschheit im Verlauf ihrer Geschichte umfänglicher heimgesucht als die Influenza oder Grippe. Im Winter 1891/92 machte der einstige Meisterschüler Robert Kochs, der aus Zduny in der damaligen preußischen Provinz Posen (heute: Poznań) gebürtige Bakteriologe Richard Pfeiffer, durch die Entdeckung des *„Haemophilus influenzae"* als vermeintlichen Krankheitserregers von sich reden. Nach seiner medizinischen Ausbildung auf der Berliner Pépinière hatte er acht Jahre als aktiver Militärarzt gedient, bevor er als Assistent an das Hygienische Institut der hiesigen Universität kommandiert wurde. Auf Grund seiner glänzenden Stabsarztarbeit über bakteriologische Trinkwasseruntersuchung hatte Pfeiffer seine ehrenvolle Beorderung zu Robert Koch erlangt, bei dem er sich schließlich für Hygiene und Bakteriologie habilitierte. Als Koch zu Beginn der neunziger Jahre die Leitung des neugegründeten Instituts für Infektionskrankheiten in Berlin ehielt, übernahm er den inzwischen auch renommierten Mitherausgeber eines **„Mikrophotographischen Atlas der Bakterienkunde"** als Vorsteher seiner Forschungsabteilung. Hier spürte Pfeiffer das später nach ihm benannte Influenzabakterium auf. Obgleich sich jener *„Pfeiffersche Bazillus"* bei nochmaliger elektronenmikroskopischer Auffindung spezifischer Grippeviren *„bloß"* als ein die Krankheit verschlimmernder Begleitkeim (Mischinfektionserreger) erwies, stellte seine Entdeckung eine rühmliche wissenschaftliche Leistung dar.

Für seine mannigfachen bahnbrechenden Untersuchungen am Kochschen Institut wurde Pfeiffer 1894 zum Titularprofessor ernannt. Als solcher beteiligte er sich verdienstlich an der deutschen Pestexpedition in Indien (1897) und der Kochschen Malaria-Forschungsreise in Italien (1898). Vor Antritt der beiden Unternehmungen hatte sich der rührige Gelehrte durch das in Robert Kochs Auftrag entwickelte, unter der Bezeichnung *„Pfeifferscher Versuch"* in aller Welt bekanntgewordene tierexperimentelle Testverfahren zum Nachweis vorhandener Choleravibrionen sowie durch Auffindung der *„Bakteriolysine"*, bei einer Infektionskrankheit auftretender spezifischer bakterienauflösender Antikörper, hervorgetan. Zudem entdeckte er die Endotoxine (frei gewordene giftige Bakteriensubstanzen), schuf Immunisationsmethoden bei Typhus, Cholera, Pest und entschleierte den Entwicklungskreislauf der Kokzidien (pathogene Darmparasiten der Haustiere).

Im Jahre 1899 folgte Pfeiffer dem Ruf als Hygieneprofessor und Direktor des Hygienischen Instituts nach Königsberg; ab 1909 wirkte er bis zu seiner Emeritierung (1926) an der Universität Breslau (Wroclaw).

Siebenundachtzigjährig starb er am 15. September 1945 infolge der ersten Nachkriegswirren fast unbemerkt von der wissenschaftlichen Welt in (dem mit radioaktiven Schwefelquellen angereicherten schlesischen Thermalbad) Ladek-Zdróy.

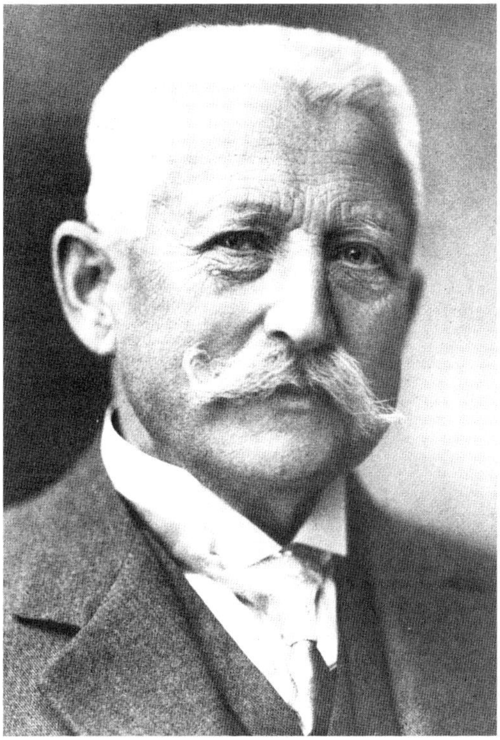

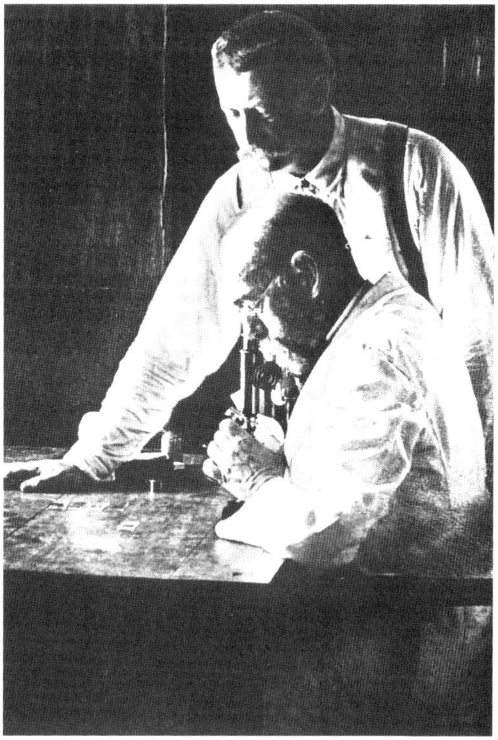

Richard Pfeiffer. Deutscher Hygieniker und Bakteriologe. Entdecker des Influenzabakteriums und der Endotoxine.
Reproduktion einer Originalfotografie

Pfeiffer neben seinem mikroskopierenden Chef Robert Koch.
Reproduktion einer im Robert-Koch-Museum, Berlin, befindlichen Originalfotografie

Nikolai Pirogow (1810–1881)

„Es gibt keine Medizin ohne Chirurgie und keine Chirurgie ohne Anatomie!“ Mit diesem bekenntnishaften Ausspruch führte sich der 1836 zum Professor der Chirurgie an der livländischen Universität Jurjew (Dorpat) berufene Nikolai Iwanowitsch Pirogow ein und bekundete dadurch nachdrücklich seine Auffassung von der Notwendigkeit anatomischer Kenntnisse bei der Ausübung der wundärztlichen Tätigkeit; denn allzuoft hatte der am 25. November 1810 in Moskau geborene Gelehrte in Berlin und Göttingen, wohin er nach seinem heimatlichen Medizinstudium zur weiteren Ausbildung gegangen war, mit Bestürzung sogar namhafte Hochschullehrer angetroffen, die nach seinen Worten *„vom Katheder herab die Nutzlosigkeit anatomischen Wissens für die Chirurgie behaupteten“*. Die gleiche Meinung verfocht der sechsundzwanzigjährige Forscher in seinem schon wenige Monate später publizierten wegweisenden Werk „**Chirurgische Anatomie der arteriellen Stränge und Faszien**“. Mit dieser Arbeit und besonders mit seinem prachtvoll illustrierten vierbändigen anatomischen Atlas, in dem er erstmalig auch das von ihm entwickelte Verfahren der Gefrierdurchschnitte veröffentlichte und dem seine Zeitgenossen deshalb den Titel „**Die Gefriertechnik**“ gaben, begründete er die topographische Anatomie, welche sich mit den Lagebeziehungen der einzelnen Teile des menschlichen Körpers befaßt. Als er in Anerkennung seiner wissenschaftlichen Leistung als Professor der Hospitalchirurgie an die militärärztliche Akademie in Petersburg berufen wurde, richtete er dort sogleich ein anatomisches Institut ein.

Als kreativer Operateur machte sich Pirogow vor allem durch die von ihm 1854 angegebene Methode der Absetzung des Fußes im Gelenk verdient, die den Patienten weitgehend vor merklicher Beinverkürzung infolge des Eingriffs bewahrt. Der Feldchirurgie verhalf er als leitender Lazarettarzt und Organisator der Verwundetenpflege in mehreren Kriegen zu ungeahntem Fortschritt durch umfassende Anwendung der in Amerika erfundenen Äthernarkose wie auch der von dem englischen Geburtshelfer James Simpson inaugurierten Schmerzausschaltung durch Chloroform, ferner durch den aus der heutigen Unfallheilkunde nicht mehr fortzudenkenden Gipsverband bei Knochenbrüchen oder schweren Gliedmaßenverwundungen, um die Versehrten sicher transportieren zu können, ohne übereilt amputieren zu müssen, sowie durch eine gute Allgemeinbetreuung der Verwundeten, einschließlich einer administrativen Schnellhilfe bei drohender Lebensgefahr. Lange vor der Entdekkung der mikrobiellen Fäulniserreger durch Louis Pasteur kämpfte Pirogow empirisch gegen Wundinfektion mittels Chlorkalklösung, Jodtinktur und Silbernitrat an, wie er auch als bestallter Gesundheitspolitiker unermüdlich für die Beseitigung der unwürdigen sanitären Zustände in den zaristischen Krankenhäusern und für strenge Einhaltung der hygienischen Grundregeln wirkte. Der Hochgeehrte starb am 5. Dezember 1881 an Zungenkrebs.

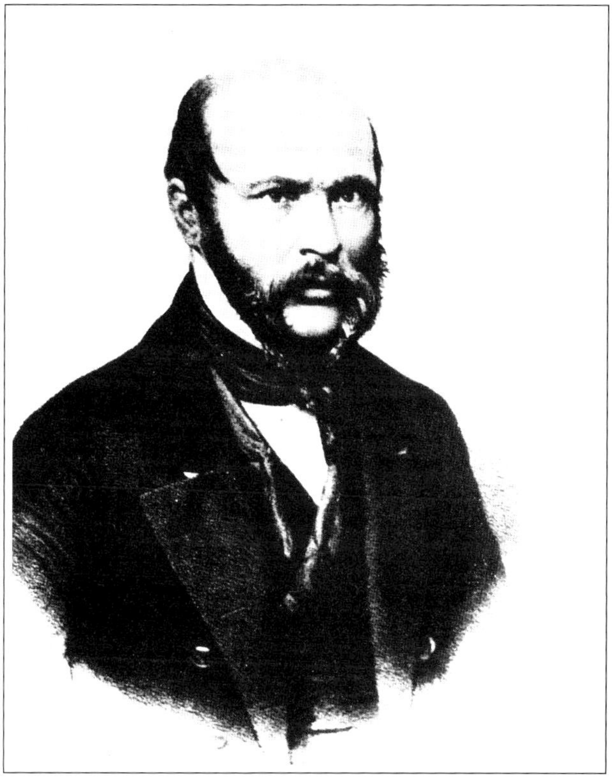

Nikolai Pirogow. Russischer Chirurg und Anatom. Begründer der modernen Militärchirurgie in Rußland. Schöpfer der nach ihm benannten Fußgelenkamputation.
Fotoreproduktion. Aus: B. Karger-Decker: Besiegter Schmerz, Leipzig 1984

Clemens Freiherr von Pirquet (1874–1929)

Als der österreichische Mediziner Clemens Freiherr von Pirquet am 28. Februar 1929 gemeinsam mit seiner gemütskranken Frau den Freitod wählte, schied mit ihm einer der namhaftesten Kinderärzte seiner Zeit aus dem Leben. Der damals erst Fünfundfünfzigjährige war der Sohn eines in Hirschstetten bei Wien ansässigen Großgrundbesitzers, der zeitweise für sein Vaterland diplomatische Aufgaben übernahm. Nach dem Besuch des Kalksburger Jesuitengymnasiums hatte er zunächst in Innsbruck Theologie und an der Leuwener Universität Philosophie studiert, bevor er sich endgültig an verschiedenen Universitäten im In- und Ausland der Heilkunde, insbesondere der Pädiatrie, zuwandte.

Schon als Assistent an der im veralteten St.-Anna-Kinderspital untergebrachten Wiener Universitätsklinik erregte Pirquet in der Fachwelt durch eine Reihe von Selbstversuchen Aufmerksamkeit, die er durchführte, um das Wesen der *„Serumkrankheit“* zu ergründen, deren Entstehung zu Beginn unseres Jahrhunderts noch rätselhaft war. Zusammen mit seinem Kollegen Béla Schick konnte er in seinem 1905 veröffentlichten Untersuchungsbericht mitteilen, daß es sich bei den hierbei auftretenden Störungen, wie Fieber, Drüsenschwellungen, Gelenkschmerzen, Ausschlägen, Ödemen und anderen Erscheinungen, um Überempfindlichkeitsreaktionen nach Injektion von artfremdem Eiweiß handelt.

Diese bahnbrechende Erkenntnis führte Pirquet folgerichtig zur Entwicklung der Allergielehre. Der von ihm geprägte Begriff für jene veränderte Reaktionsfähigkeit des menschlichen Körpers erwies sich fortan für viele Gebiete der Medizin als überaus fruchtbar. Im selben Jahr, 1907, entdeckte der Forscher die später nach ihm benannte kutane Tuberkulinprobe, mit deren Hilfe der diagnostizierende Arzt festzustellen vermag, ob ein Patient tuberkulös infiziert ist oder nicht. Mit welch wissenschaftlicher Besessenheit Pirquet das von ihm gefundene Verfahren anwandte, bezeugte sein Chef, der berühmte Pädiater und Bakteriologe Theodor Escherich, der einmal über ihn sagte: *„Ich habe einen Assistenten, der zwar sehr tüchtig ist, aber eine fixe Idee hat: Er bohrt mir alle Kinder an!“*

Binnen kurzem eroberte sich die „Pirquetsche Bohrung“ die Kliniken des gesamten Erdballs; ja, ihr Erfinder selbst erhielt nun eine ehrende Berufung als Professor an die weltbekannte Johns-Hopkins-Universität in Baltimore (Maryland, USA). Nach dreijähriger Abwesenheit jedoch befindet er sich wieder in Wien, diesmal als Direktor der neuerbauten Universitätsklinik, die er durch etliche aufsehenerregende Einrichtungn, wie eine heilpädagogische Abteilung für psychisch abnorme und eine Dachgartenstation für tuberkulöse Kinder, ferner eine eigene Abteilung für diabetische Kinder sowie Glasboxen für Säuglinge, zu einer Musteranstalt entwickelte. In Würdigung dieses Verdienstes betraute ihn der ehemalige Völkerbund mit der Leitung seines Komitees für Säuglingsfürsorge.

Zuletzt befaßte sich Pirquet noch mit der **„Allergie der Lebensalter“**. Sein Manuskript hierfür fand man indes erst in seinem Nachlaß.

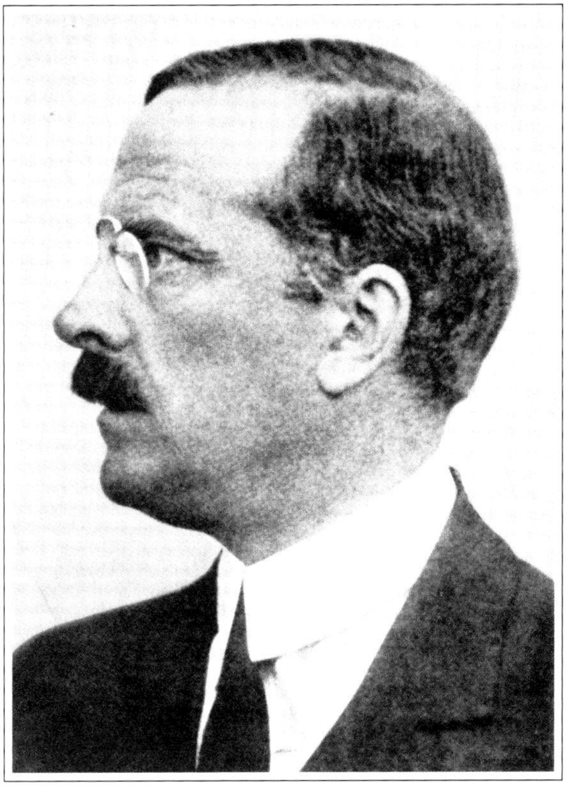

Clemens Freiherr von Pirquet. Österreichischer Mediziner. Einer der namhaftesten Kinderärzte seiner Zeit. Schöpfer der Allergielehre.
Fotoreproduktion: Aus: Leopold Schönbauer: Das Medizinische Wien, Berlin – Wien 1944

Stanislaus von Prowazek (1875–1915)

Um die Übertragbarkeit des Fleckfiebers zu ermitteln, hatte sich der russische Arzt Iwan Motschukowski ausgangs des vorigen Jahrhunderts Blut von Erkrankten in die Haut geimpft und sich beim sechsten Versuch ernstlich infiziert. Die Mitteilung über diesentheroischen Selbstversuch veranlaßte 1910 den amerikanischen Tropenarzt Howard Taylor Ricketts, sowohl im Blut von Fleckfieberpatienten als auch im Darm von Kleiderläusen als den Verbreitern der Seuche nach dem Erreger zu fahnden. Nach ihm wurden dann die Keime, welche eine Sonderklasse im Reich der pathogenen Mikroben bilden, *„Rickettsien"* genannt. Drei Jahre später konnte der österreichische Bakteriologe Stanislaus von Prowazek die Entdeckung des Amerikaners nicht nur bestätigen, sondern auch vervollständigen.

Seitdem bürgerte sich für den Erreger des epidemischen Fleckfiebers die Bezeichnung *„Rickettsia prowazeki"* ein. Wie Ricketts, so wurde auch der aus Neuhaus in Böhmen gebürtige Offizierssohn Prowazek im Verlauf seiner Untersuchungen ein Opfer der Krankheit. Er begann seine wissenschaftliche Laufbahn mit dem Studium der Zoologie in Prag und in Wien, wobei er sein besonderes Interesse den Protozoen oder Urtierchen zuwandte. Auf Grund seiner Doktorarbeit über die Morphologie und Entwicklungsgeschichte der Infusorien (Aufgußtierchen) berief ihn der berühmte Internist und Serumforscher Paul Ehrlich als Assistent an sein Frankfurter Institut für experimentelle Therapie. Doch die ihm dort zugewiesene Beschäftigung mit der Krebsproblematik fesselte ihn wenig. Mit Begeisterung indes begleitete Prowazek im Frühjahr 1903 den damaligen Leiter des Protozoenlaboratoriums am Reichsgesundheitsamt in Berlin, Fritz Schaudinn, als Assistent nach Rovigno d'Istria, wo er bakteriologisch zu arbeiten begann. Neue Erkenntnisse gewann er auf dieser Expedition über die Pocken und die Augenblenorrhoe. Als Schaudinn 1905 die Leitung der Abteilung für Protozoenforschung am Hamburger Institut für Schiffs- und Tropenkrankheiten übernahm, rückte Prowazek zu dessen Nachfolger an der Spree auf. Im nächsten Jahr enträtselte er auf den Großen Sundainseln gemeinsam mit Ludwig Halberstädter das zu diesem Zeitpunkt dort grassierende Trachom. Die von den beiden Forschern in den Epithelzellen trachomkranker Augenbindehaut aufgespürten winzigen Einschlußkörperchen erhielten bald deren Namen.

Da Prowazek mit jenen Gebilden auch die Krankheit auf Affen zu übertragen vermochte, hielt er diese für die pathogenen Keime schlechthin; in Wahrheit handelt es sich bei den *„Prowazek-Halberstädter Körperchen"*, wie erst in den 1960er Jahren mittels des Elektronenmikroskops festgestellt wurde, um ganze Erregerkolonien. Nach Rückkehr von seiner erfolgreichen Ostasienreise im Frühjahr 1907 trat Prowazek die Nachfolge des inzwischen verstorbenen Fritz Schaudinn am Institut für Schiffs- und Tropenkrankheiten in Hamburg an und bekleidete dieses Amt bis zu seinem tragischen Lebensende.

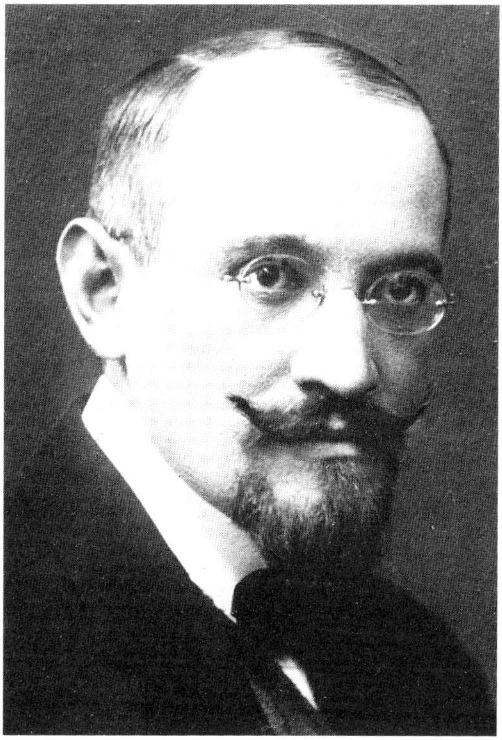

Stanislaus von Prowazek. Österreichischer Zoologe und Bakteriologe. Mitentdecker des Fleckfiebererregers. Fotoreproduktion aus dem Hamburger Institut für Schiffs- und Tropenkrankheiten

Jan Evangelista Purkyně (1787–1869)

Als *„geistreich, genial und von unerhörter Aufopferung"* bezeichnete der siebzigjährige Goethe die 1819 im Druck erschienene Schrift **„Beiträge zur Kenntnis des Sehens in subjektiver Hinsicht"**, auf die ihn ein Berliner Freund aufmerksam gemacht hatte. Ihr Verfasser, der aus der böhmischen Stadt Libochowitz (Libochovice) gebürtige tschechische Mediziner Jan Evangelista Purkyně, hatte sich mit dieser seiner faszinierenden Doktorarbeit die Anerkennung und Freundschaft des Weimarer Dichterfürsten erworben, weil seine darin geschilderten heroischen Selbstversuche über „entoptische" das heißt durch Reizeinwirkung im Augeninnern entstehende Lichtfiguren, wie Würfel, Sterne, Kreuze, Flammenzeichen und dergleichen, von Goethes sensationellen Studien über *„physiologische Farben"* inspiriert schienen.

Beinahe wäre der hochbegabte Forscher, der nach dem frühen Tod seines Vaters, eines Gutsbeamten, als Sängerknabe ein Klostergymnasium besuchte, Mönch geworden. Doch die These des Philosophen Fichte, daß der Mensch, namentlich der Gelehrte, als gesellschaftliches Wesen moralisch verpflichtet sei, seine Bildung zum Vorteil der Gesellschaft anzuwenden, veranlaßte ihn, in Prag Philosophie und Medizin zu studieren. Nach dem Examen arbeitete er als Prosektor am Anatomischen Institut der berühmten Karlsuniversität sowie als Assistent an der Chirurgischen Klinik des Prager Allgemeinen Krankenhauses. Seine wissenschaftliche Neigung indes richtete sich vornehmlich auf die Lebensvorgänge im menschlichen Organismus, wie seine zahllosen am eigenen Körper durchgeführten Experimente über physiologische Optik, den Schwindel, den Hunger, die Wirkung von Medikamenten und Giften bezeugen.

Mit dem Namen des Forschers, der nach vielfachen Widerständen von Seiten Voreingenommener den Lehrstuhl für Physiologie in Breslau erhielt und dort das erste physiologische Institut im deutschsprachigen Raum gründete, sind unauslöschlich das von ihm entdeckte Keimbläschen im Vogelei, ferner die Purkyně-Fasern im Herzen, die Purkyně-Zellen im Kleinhirn sowie das Purkyně-Phänomen, die erstmals von ihm beschriebene Verschiebung der Farbenhelligkeit bei unterschiedlichem Beleuchtungsgrad, verbunden.

Bei seinen mikroskopischen Gewebsuntersuchungen gewann er unabhängig von Jakob Schleiden und Theodor Schwann die Erkenntnis, daß Tiere und Pflanzen eine gleichartige Elementarstruktur aufweisen, wodurch er zum Mitbegründer der Zellenlehre wurde. In seinem letzten Lebensabschnitt bekleidete Purkyně die Professur für Physiologie in Prag. Auch dort eröffnete er alsbald ein physiologisches Institut, in dem er gegen das Verbot der habsburgischen Behörden in tschechischer Sprache unterrichtete. Überdies stritt er als jungtschechischer Abgeordneter des böhmischen Landtages für die kulturelle und nationale Wiedergeburt seines Volkes. Sein Tod wurde von seinen Landsleuten als ein nationales Unglück betrauert.

Jan Evangelista Purkyně. Tschechischer Physiologe und Pathologe. Gründer des ersten physiologischen Instituts in Deutschland.
Fotoreproduktion einer zeitgenössischen Xylographie von Lechleitner

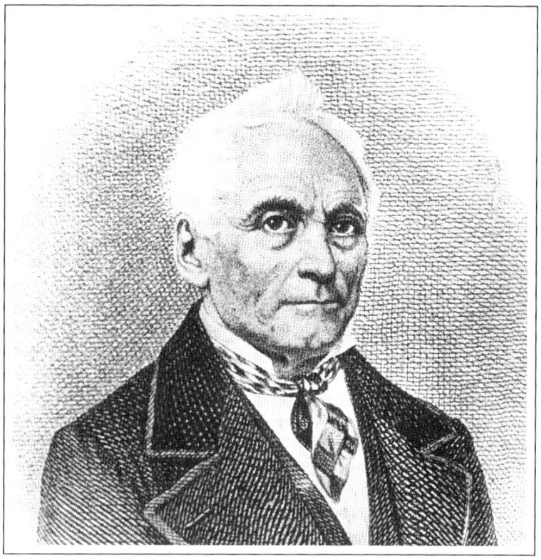

Purkyně in seinem Prager Arbeitszimmer. Zeichnung von A. Gareis. Aus: Jan Evangelista Purkyně (Herausgegeben von der Presseabteilung des Ministeriums für Gesundheitswesen der CSSR), Praha 1962

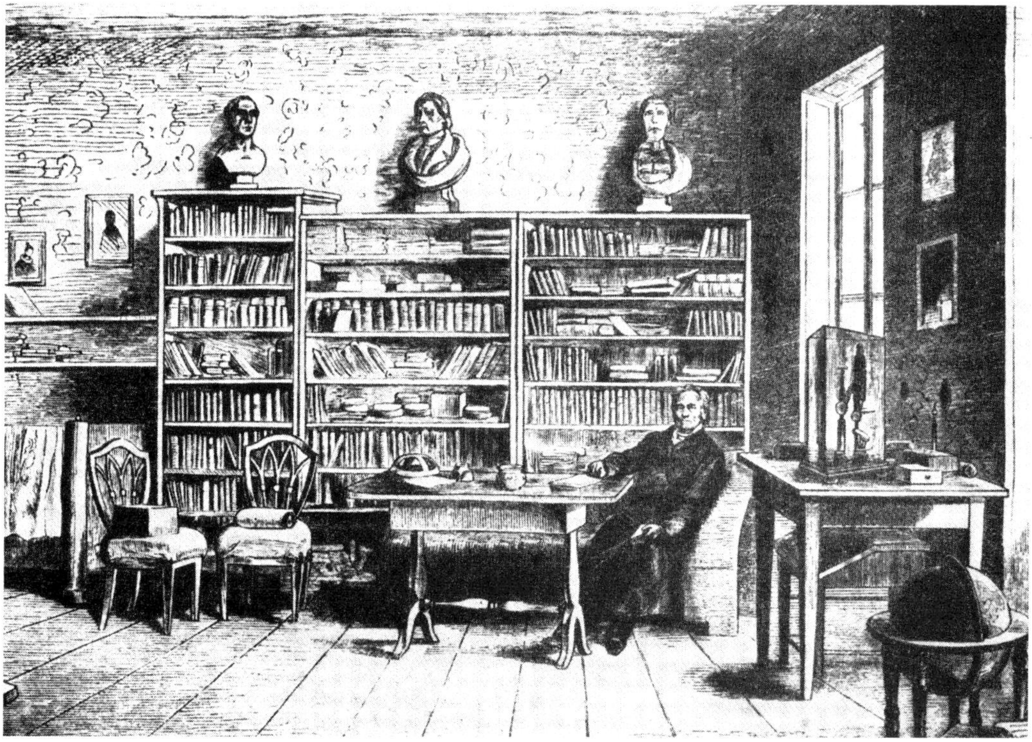

Heinrich Irenäus Quincke (1842–1922)

Neben seinem Medizinstudium hatte der aus Frankfurt (Oder) gebürtige Arztsohn Heinrich Irenäus Quincke noch das Schreinerhandwerk erlernt, weil er frühzeitig der Meinung war, daß geschickte Hände ihm als späterem Kliniker nur von Nutzen sein würden. Tatsächlich sollte sich seine dadurch erlangte, zudem von einfallsreichem Sinn geleitete Fingerfertigkeit als sehr wertvoll bei seiner bedeutendsten Schöpfung, der 1891 erstmalig angegebenen Lumbalpunktion, erweisen.

Im Entwicklungsjahr jenes noch heute zu diagnostischen wie auch zu therapeutischen Zwekken gebräuchlichen Verfahrens bekleidete Quincke bereits seit langem den Lehrstuhl für Innere Medizin in Kiel sowie das Direktorat der angegliederten Universitätsklinik. Er war 1878 aus Bern hierher berufen worden, wo er ein Halbjahrzehnt die gleichen Ämter innehatte. Vor Antritt seiner akademischen Laufbahn lag eine mehrjährige Assistentenzeit bei dem berühmten Diagnostiker Professor Friedrich Theodor Frerichs an der Berliner Charité. Die Idee zur Lumbalpunktion war dem Forscher, nachdem er einen ähnlichen Eingriff schon zwanzig Jahre zuvor, an der schweizerischen Alma mater noch, tierexperimentell vorgenommen hatte, ohne ihn menschenpathologisch auszuwerten, bei der Behandlung zweier hydrozephaluskranker (wasserköpfiger) Kinder gekommen. Zunächst vollführte er zur Druckentlastung des Gehirns eine direkte Ventrikelpunktion – bald jedoch erschien diese ihm, wie er auf dem X. Kongreß der Gesellschaft für Innere Medizin in Wiesbaden berichtete, *„nicht unbedenklich und vor allem unsicher“*.

„Ich punktierte deshalb den Subarachnoidalraum in der Höhe der Lendenwirbel, indem ich mit einer feinen Stichkanüle zwischen dem III. und IV. Wirbelbogen zwei Zentimeter tief einging und bei tropfenweisem Abfließen einige Kubikzentimeter wasserklarer Cerebrospinalflüssigkeit entleerte“, referierte Quincke auf der Wiesbadener Internisten-Tagung. Zur Vornahme der Punktion erfand er eine eigene lange Hohlnadel, den sogenannten Explorativtrokar. Außer zu therapeutischen Zwecken, wie der vorerwähnten Druckentlastung oder zur Injektion von Arzneimitteln, diente sein Verfahren nach seiner Empfehlung bald auch zur diagnostischen Entnahme von Hirn-Rückenmark-Liquor, um dessen Beschaffenheit zu untersuchen.

Nahezu ein Jahrzehnt früher bereits hatte sich Quincke durch seine Erstdarstellung des (später nach ihm benannten) akut umschriebenen angioneurotischen Ödems einzelner Hautgebiete verdient gemacht. Auch darf er nach Roloffs Tuberkulose-Lexikon als Begründer der Lungenchirurgie gelten, da er als erster einen Lungenabszeß operierte sowie durch Rippenresektion zur Entspannung des Brustkorbes über den Kavernen wesentlich die Thorakoplastik förderte. Schließlich gab er die (mit seinem Namen verbundene) Hängelagerung zur Erleichterung des Sekretabflusses bei Bronchiektasen an.

Quincke starb trotz hohen Alters überraschend beim Abfassen eines Vortrages, den er in der Ärztevereinigung seines letzten Wohnsitzes, Frankfurt (Main), halten wollte.

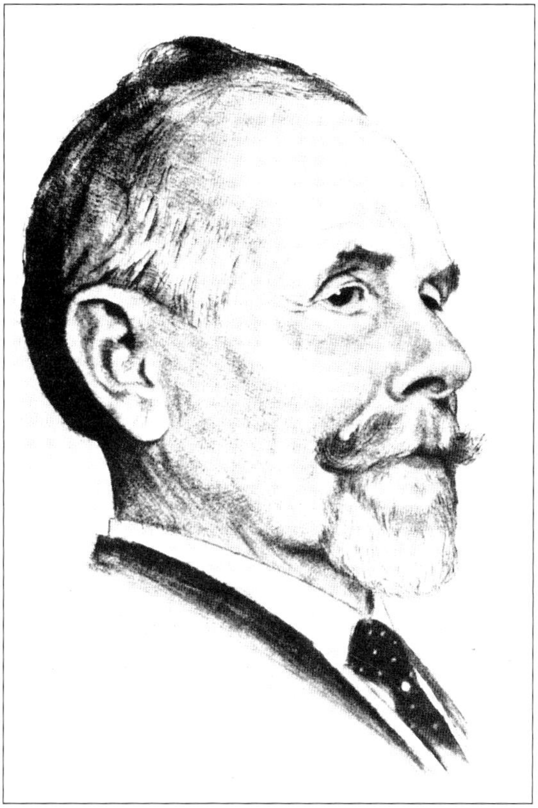

Heinrich Irenäus Quincke. Deutscher Internist und Kliniker. Erfinder der Lumbalpunktion. Fotoreproduktion eines unbezeichneten Bildnisses. Aus: Marie Sophie Moritz: Deutsche Kliniker um die Jahrhundertwende - Erinnerungen, Köln - Lindenthal 1958

François Rabelais (1494–1553)

Sieben Jahre verbrachte der aus der Touraine gebürtige französische Advokatensohn François Rabelais im Kloster, bevor er in Paris mit naturwissenschaftlichen Studien begann. Er war damals bereits dreiunddreißig. Nach sechs Semestern ließ er sich ohne Erlaubnis der Kirchenbehörde, der er nunmehr als Weltgeistlicher angehörte, an der berühmten medizinischen Fakultät zu Montpellier einschreiben, an der er entgegen den üblichen Gepflogenheiten schon nach anderthalbmonatiger Ausbildung die Bakkalaureuswürde erlangte. Im Besitze dieses untersten akademischen Grades hielt er an jener Hochschule Vorlesungen über die Aphorismen des Hippokrates und die Heilmethoden des griechisch-römischen Arztes Galenos.

Seine medizinische Praxis begann Rabelais in der Seidenweberstadt Lyon, am ältesten Krankenhaus Frankreichs. Zugleich eröffnete er hier seine schriftstellerische Laufbahn, die nach einer Reihe von Fachveröffentlichungen mit seinem fünfbändigen phantastischen Roman **„Gargantua und Pantagruel"** ihren Höhepunkt erreichte, in welchem er nach einem Zeugnis Franz Mehrings *„die Torheiten und Verkehrtheiten einer überlebten Welt"* deftig kritisierte und sich für das humanistische Lebensideal, die Befreiung der Persönlichkeit von mittelalterlich-scholastischer Bevormundung, einsetzte. Nach dem Erwerb des medizinischen Doktorhutes praktizierte Rabelais noch in anderen französischen Städten, bis er ein unstetes Wanderdasein aufnahm, das ihn unter anderem als Leibarzt des Pariser Bischofs Bellay nach Rom und Italien führte. Wieder heimgekehrt, mußte er wegen des bösen Aufsehens, das sein **„Gargantua"** inzwischen erregt hatte, in die damals noch Freie Reichsstadt Metz flüchten, wo er eine Stelle als Stadtphysikus antrat. Sein ärztliches Bestreben ging dahin, den Gesunden zu krankheitsvorbeugender natürlicher Lebensweise und den Patienten zur Ablehnung jeglicher Quacksalberei zu erziehen.

Ähnlich seinem großen schweizerischen Kollegen Paracelsus bekämpfte Rabelais die Auswüchse der zeitgenössischen Medizin. Er forderte die Ärzte auf, das aus der Antike überkommene Heilgut weiterzuentwickeln, das Falsche aber zu verwerfen und bahnbrechende Erkenntnisse *„durch öfter angestellte Sektionen"* zu gewinnen – ein kühnes Unterfangen freilich, wenn man bedenkt, daß Leicheneröffnungen von der Kirche verpönt waren und nur heimlich betrieben werden konnten, nachdem man sich das Material nachts vom Galgenhügel oder pietätloserweise vom Friedhof beschafft hatte. Rabelais selbst scheute sich nicht, einmal sogar eine öffentliche Leichensektion durchzuführen. Ferner verlangte er vom Arzt, den Kranken stets mit einem *„heiteren, holden, lachenden, offenen Angesicht zu erfreuen"*, und wünschte Gleiches vom Patienten, da er den Humor für die wirksamste Arznei erachtete. Wie sein Geburtstag, so ist auch sein Todesdatum nicht genau bekannt. Man weiß nur, daß er in Paris starb.

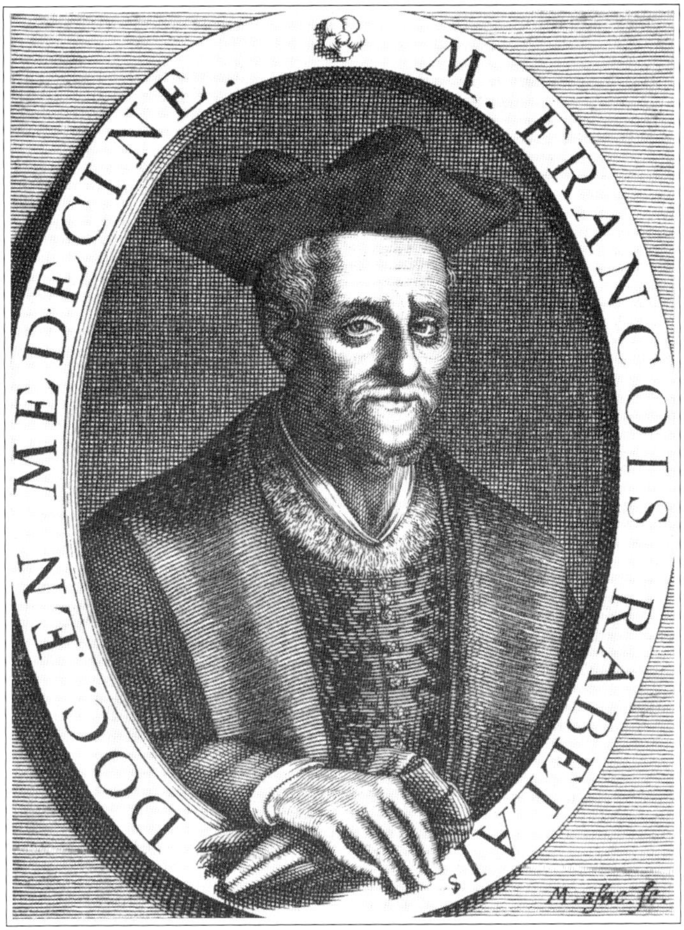

François Rabelais. Französischer Schriftsteller und Mediziner. Zog gegen die Quacksalberei zu Felde. Faksimile eines zeitgenössischen Kupferstiches von M. Lasne

Francesco Redi (1626–1697/98)

Man nehme einen Topf ... tue ein schmutziges Hemd hinein ... streue Weizenmehl darüber ... Noch im siebzehnten Jahrhundert vertrat ein prominenter flämischer Arzt und Chemiker, dessen Name aber in diesem Zusammenhang unerwähnt bleiben mag, eine derart phantastische Vorstellung von der Entstehung der Mäuse. Andere zeitgenössische Naturwissenschaftler vermeinten ernstlich, daß Frösche aus Schlamm, Aale aus verdorbenem Flußwasser und Ungeziefer, wie Fliegen oder Maden, aus Schmutz entstünden.

Eine erste Bresche für die Überwindung jener alten Irrlehre von der *„Urzeugung"* oder spontanen, elternlosen Entwicklung hochorganisierter Lebewesen aus unbelebter Materie schlug vor dreihundert Jahren der italienische Mediziner und Biologe Francesco Redi. Am 18. Februar 1626 in der toskanischen Stadt Arezzo als Sohn einer Adelsfamilie geboren, hatte er an der Universität Pisa studiert und nach Erwerb der Doktorwürde eine Bestallung als großherzoglicher Leibarzt in Florenz erhalten. In seinen Mußestunden befaßte sich der Forscher besonders intensiv mit dem Werden der Insekten. Seine Studien regten ihn zu seinem berühmt gewordenen Experiment mit zwei Fleischtöpfen an, das ihm Klarheit darüber erbringen sollte. Während er das eine mit Fleischstückchen versehene Gefäß unbedeckt ließ, verschloß er das andere mit Pergament. Er beobachtete, daß sich nur in dem offenen Behälter Maden bildeten, und zwar aus Eiern, welche, wie er gleichfalls feststellte, vorher von Schmeißfliegen auf die Fleischbrocken gelegt worden waren.

In seinem Entdeckungsbericht widerlegte Redi nun die Theorie von der Urzeugung durch seine Erkenntnis, daß alles Lebendige aus Lebendigem erwachse. Anschließend gelang es ihm, die sexuelle Erzeugung von Nachkommenschaft, die man bislang nur den höheren Tieren zuschrieb, auch bei Eingeweidewürmern zu beobachten. Durch seine eingehende Beschäftigung mit diesen wie auch später mit Läusen, Milben, Zecken und vielen weiteren auf Kosten und häufig zum gesundheitlichen Schaden fremder Lebewesen sich erhaltenden Schmarotzern wurde er überdies zum Begründer der Parasitologie. Erstmalig experimentierte Redi sodann mit Schlangengift. Dabei ermittelte er dessen ungeheure Aktivität beim Einbringen in die Blutbahn oder in das Gewebe, wohingegen es im Verdaungstrakt harmlos bleibt. Als er im Jahre 1686 erfuhr, daß der italienische Arzt Joannes Bonomo in den Pusteln einer an Krätze erkrankten Wäscherin mikroskopisch die Sarcoptesmilbe als Urheberin dieser Hautparasitose nachgewiesen hatte, gab er die Rote Quecksilbersalbe zur Behandlung der befallenen Körperteile an. Damals begann er selbst an Epilepsie zu leiden. Wenige Tage nach seinem einundsiebzigsten Geburtstag starb er überraschend in Ausübung seines Amtes bei Hofe.

Sein Name lebt unverlierbar fort in den *„Redien"*, den von ihm entdeckten Larven der Leberegel-Trematoden.

Als Dichter schuf Redi zahlreiche Festlieder.

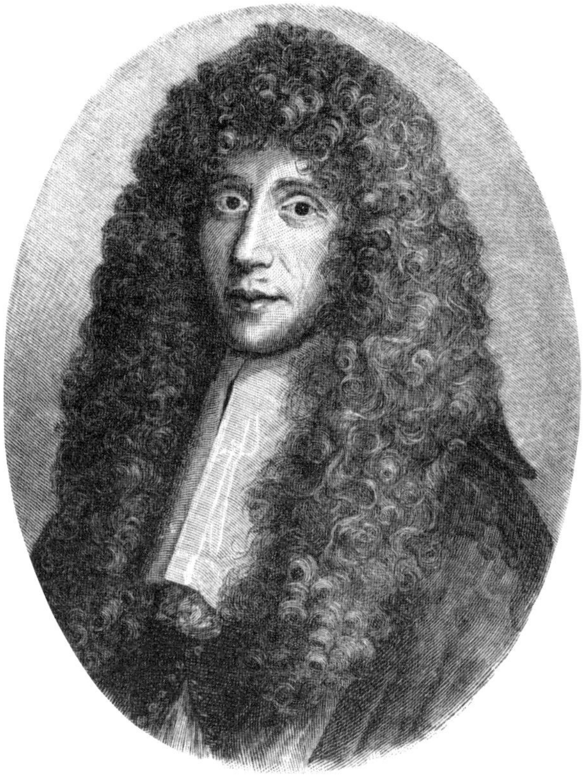

Francesco Redi. Italienischer Naturforscher, Dichter und Mediziner. Entdecker der nach ihm benannten Larve des Leberegels. Widerlegte experimentell die Lehre von der Urzeugung.
Kupferstich von Domenico Tempesti. Nach der 1702 zu Florenz erschienenen Ausgabe seiner „Sonetti" xylographiert. Aus: Berthold Wiese: Geschichte der italienischen Literatur, Leipzig-Wien 1899

Walter Reed (1851–1902)

Irrigerweise machte man für das Gelbfieber, eine in Lateinamerika und Westafrika heimische Infektionskrankheit, die sich durch Schüttelfrost, hohes Fieber, Gelbfärbung der Haut, schwere Leber- und Nierenschädigung, schwarzes Erbrechen sowie Kreislaufversagen manifestiert, jahrhundertelang Ausschweifungen, Diätfehler oder Schmutzeinwirkung verantwortlich. Als der kubanische Arzt Carlos Finlay 1881 seine Beobachtung mitteilte, daß die Seuche durch Stechmücken übertragen werde, stieß er auf taube Ohren, da er keinen experimentellen Nachweis dafür erbrachte. Erst zwanzig Jahre später vermochte der nordamerikanische Tropenmediziner Walter Reed, die These des in seiner Heimat als Sonderling und Phantast verlästerten Finlay zu bestätigen. Im US-Staat Virginia als Sohn eines Methodistenpredigers geboren, hatte er in Anbetracht seiner außerordentlichen Begabung mit behördlicher Sondergenehmigung bedeutend früher als normalerweise üblich das Medizinstudium aufgenommen. Nach seiner Approbation breitete sich sein Ruf als tüchtiger Arzt und gewandter Operateur rasch weithin aus.

Mit zweiundzwanzig wurde Reed zum Inspektor des städtischen Gesundheitsamtes Brooklyn (New York) berufen. Bald danach trat er in die militärärztliche Laufbahn ein und avancierte binnen kurzem zum Captain. Als Ausbilder von Sanitätern nach einem Fort unweit von Baltimore im US-Staat Maryland kommandiert, benutzte er die Gelegenheit, am berühmten Johns-Hopkins-Hospital pathologische sowie bakteriologische Kurse zu absolvieren. Anschließend wurde er zum Professor für Bakteriologie und Klinische Mikroskopie an der militärärztlichen Akademie in Washington mit dem Rang eines Oberstabsarztes ernannt.

Als im Frühjahr 1900 unter der in Havanna stationierten amerikanischen Besatzung eine schwere Gelbfieberepidemie ausbrach, wurde Reed von der US-Regierung als Leiter einer Kommission zur Erforschung der Seuche nach Kuba entsandt, wo er mit Finlay zusammentraf, der ihm seine Moskitentheorie vortrug.

Da es ihm und seinen Mitarbeitern beim Experimentieren mit den als Krankheitsüberträger angenommenen Insekten nicht gelang, Versuchstiere zu infizieren, entschloß er sich notgedrungen zu Humanversuchen. An ihnen beteiligten sich außer zwei Kommissionsmitgliedern etliche freiwillige amerikanische Armeeangehörige.

Auf Grund dramatischer Infektionsverläufe konnte Reed im Februar 1901 auf dem Panamerikanischen Kongreß die Stechmücke Stegomyia fasciata (Aëdes aegypti) als Hauptverbreiterin des Gelbfiebers bekanntgeben, woraufhin deren konsequente Bekämpfung als dringlichste Vorbeugungsmaßnahme erklärt wurde. Seine These wurde 1932 durch den aus Pretoria (Südafrika) gebürtigen amerikanischen Mikrobiologen Max Theiler experimentell beglaubigt, woraufhin ein inzwischen millionenfach bewährter Gelbfieber-Impfstoff entwickelt werden konnte. Reed starb wenige Tage nach einer komplizierten Blinddarmoperation, ohne das Bewußtsein wiedererlangt zu haben.

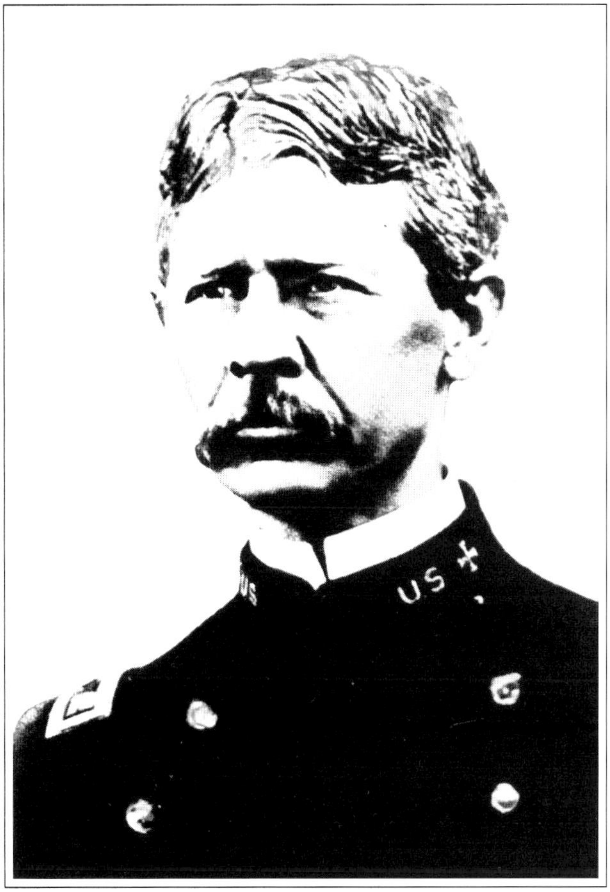

Walter Reed. US-amerikanischer Bakteriologe. Wies mit seinen Mitarbeitern die Übertragbarkeit des Gelbfiebers durch Moskitos nach.
Fotoreproduktion. Aus: B. Karger-Decker: Ärzte im Selbstversuch, Leipzig 1981

Ludwig Rehn (1849–1930)

„Ein Chirurg, der die Naht der Herzwunde versuchen wollte, würde für immer den Respekt seiner Kollegen verlieren!" hatte der berühmte Begründer der modernen Bauchchirurgie, Theodor Billroth, im Jahre 1881 auf einer Fachtagung ausgerufen, weil auch er, der gewiß nicht zimperliche Operateur, der damaligen allgemeinen Auffassung huldigten, daß Eingriffe am Herzen eine an Leichtfertigkeit grenzende Vermessenheit darstellten. Noch anderthalb Jahrzehnte später, 1896, als in das Städtische Krankenhaus zu Frankfurt am Main ein junger Mann mit einer Stichverletzung am Herzen eingeliefert worden war, schreckten die bedeutenden Meister des Skalpells vor der Herznaht zurück.

Nicht so der am 13. April 1849 in Allendorf an der Werra geborene Ludwig Rehn, der Chefchirurg der Klinik. Geistesgegenwärtig bahnte er sich nach Durchtrennen des Brustfells einen Zugang zum Herzen des mit dem Tode Ringenden, nahm es kühn in die Hand, verschloß die sich ihm darbietende eineinhalb Zentimeter lange, klaffende Wunde der rechten Kammerwand mit *„Nadel und Faden"* und widerlegte mit dieser bahnbrechenden umwälzenden Operation die jahrhundertelang geglaubte These von der Unantastbarkeit des „menschlichen Lebenszentrums". Die Veranlagung zur Chirurgie war Rehn nach seiner eigenen Mitteilung vom Vater überkommen, der in Allendorf das Amt des Stadtphysikus versah. Früh verwaist, hatte Ludwig bei Verwandten eine bittere Kinderzeit durchlebt. Nach dem Besuch des Hersfelder Klostergymnasiums studierte er in Marburg Medizin, nahm anschließend eine Assistentenstelle am Frankfurter Bürgerhospital an und ließ sich danach in Griesheim als praktischer Arzt nieder. In dieser Chemiearbeiterstadt interessierte er sich besonders für Gewerbekrankheiten. Mit Geschick führte er auch kleinere chirurgische Eingriffe aus und fand an der operativen Medizin um so größeren Gefallen, als diese sich durch die Erfindungen der Anästhesie und der künstlichen Blutleere, vor allem aber durch Joseph Listers Entdeckung der Antisepsis in ungeahnter Aufwärtsentwicklung befand.

Bei den bedeutendsten Vertretern der deutschen Chirurgie, bei Bernhard von Langenbeck in Berlin und bei Richard von Volkmann in Halle, vervollkommnete sich Rehn nun im Operieren, so daß er 1886 die Leitung der Frankfurter chirurgischen Klinik übernehmen konnte, der er auch ein Institut für experimentelle Chirurgie zu Forschungs- und Ausbildungszwecken angliederte. Durch Einführung zahlreicher neuer Operationsverfahren erlangte er, alsbald zum Professor ernannt, internationalen Ruf. Neben der eingangs erwähnten dramatischen ersten Herznaht zählen namentlich die erste Naht eines durch stumpfe Gewalt schwerverletzten Magens, die Thymusresektion wegen hochgradiger Verengung der Luftwege, eine Operationsmethode zur Behebung des Mastdarmvorfalls sowie der Ausbau der Kropf- und der Abdominalchirurgie zu seinen verdienstvollen Leistungen.

Rehn starb am 29. Mai 1930 im Alter von 81 Jahren.

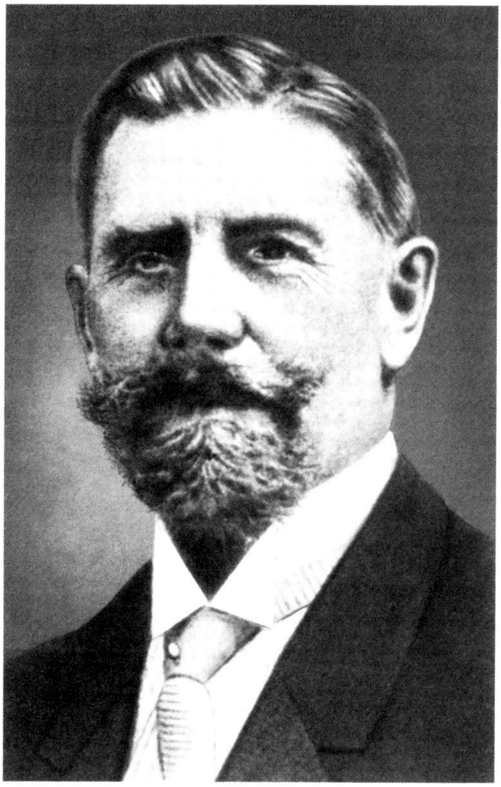

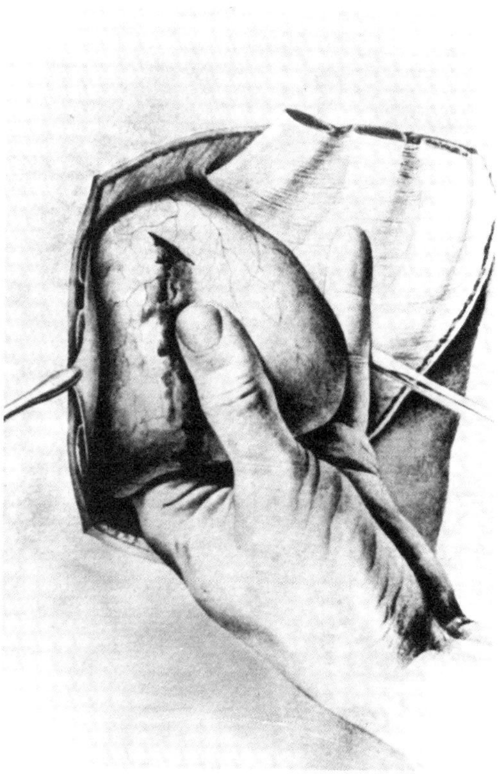

Ludwig Rehn. Deutscher Chirurg. Führte die erste Herznaht aus.
Fotoreproduktion. Aus: B. Karger-Decker: Mit Skalpell und Augenspiegel, Leipzig 1957

Ein menschliches Herz zum Nähen in der Hand des Chirurgen.
Fotoreproduktion. Aus: Lejars: Dringliche Operationen (1914)

Johann Christian Reil (1759–1813)

Am 17. 6. 1814 führte die Weimarer Theatertruppe in Halle zur Erinnerung an den ein Jahr zuvor dort verstorbenen Johann Christian Reil ein von Goethe und dessen langjährigem Mitarbeiter Friedrich Wilhelm Riemer geschaffenes Festspiel auf, das in dem Lobpreis gipfelte: *„Er lebt!, lebt ewig in der Welt Gedächtnis!“* Goethe hatte den so gerühmten Mediziner, wie er in seinen **„Tag- und Jahresheften“** vermerkte, während einer seiner schweren Nierensteinkoliken *„zugleich als Praktiker, als denkenden, wohlgesinnten und anschauenden Mann“* schätzengelernt. Noch heute erinnern in der Saalestadt eine nach Reil benannte Straße mit einem Reildenkmal sowie eine *„Johann-Christian-Reil-Poliklinik“* an den hervorragenden Hochschullehrer und vielseitigen Forscher und Neuerer.

Der aus Ostfriesland gebürtige Pfarrerssohn, der ursprünglich Bergmann werden wollte, hatte nach seinem Studium in Göttingen und Halle, dem wichtigsten späteren Schauplatz seines Wirkens, wo er auch mit einer Dissertation über Gallenkrankheiten promovierte, zunächst einige Jahre in seiner Heimat eine Privatpraxis betrieben. Bereits damals bekundete er durch seine Erstveröffentlichung **„Diaetetischer Hausarzt für meine Landsleute“** sein sozial- und kommunalmedizinisches Anliegen. Im Sommersemester 1787 begann er seine akademische Laufbahn an der Universität Halle als Privatdozent. Er las in seinen Kollegien über Krankheitslehre, spezielle Therapie fieberhafter und chronischer Erkrankungen, Pathologie, Pharmakotherapie, Augenheilkunde und Volksmedizin. In klinischen Übungen wurde der Lehrstoff praktiziert.

Im nächsten Semester bereits avancierte Reil zum Professor der Therapie und Leiter des klinischen Instituts. Bis zur Schließung der Universität durch Napoleon, 1806, entfaltete er hier eine emsige Lehr- und Forschertätigkeit. Als Anatom erhellte er durch besondere Methoden die Struktur des Nervensystems und des Gehirns. Die Psychiatrie förderte er durch Darstellung der Geistestörungen als Folgeerscheinungen organischer Hirnschädigungen sowie durch Angabe spezifischer Maßnahmen zur Therapie der Psychosen. Unter dem Einfluß der von der Französischen Revolution erhobenen humanitären Postulate trat er als erster deutscher Mediziner für menschliche Behandlung der damals noch in *„Tollhäusern“* drangsalierten Geisteskranken ein. Mit der von ihm begründeten Zeitschrift **„Archiv für Physiologie“** schuf er das erste einschlägige Fachorgan der Welt.

In seinem Zweitamt als hallischer Stadtphysikus widmete sich Reil vornehmlich der Armenfürsorge. 1810 übersiedelte er als Professor der Therapie nach Berlin. In einem Mietshaus auf der Friedrichstraße richtete man ihm eine medizinische Klinik mit 12 Betten ein, da sich die Räumlichkeiten der damaligen Charité für eine praxisbezogene Lehre nicht eigneten. Im Befreiungskrieg 1813 mit der Inspektion der Militärlazarette betraut, infizierte er sich mit Fleckfieber und starb daran in Halle. Mehrere medizinische Begriffe tragen seinen Namen.

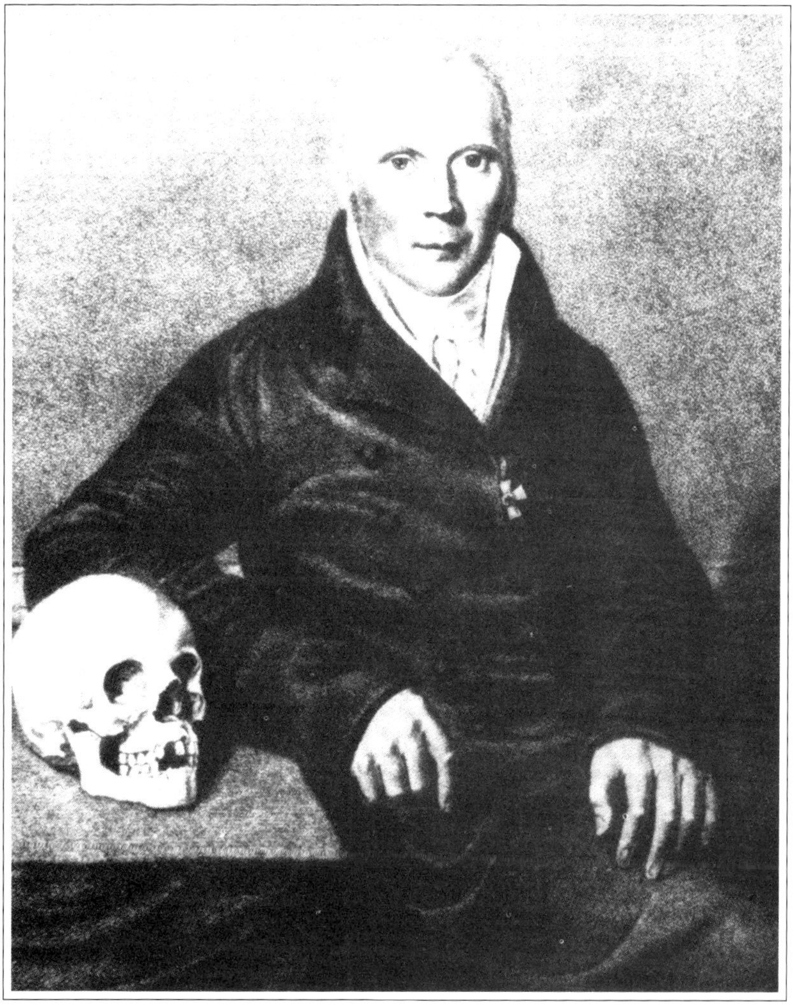

Johann Christian Reil. Deutscher Mediziner. Arbeitete über Anatomie des Gehirns und der Nerven. Reproduktion nach einem unbezeichneten Bildnis

Howard Taylor Ricketts (1871–1910)

Nur wenige Wochen nach Ricketts' Tod enthüllte der Minister für Kultur und Wissenschaft der Republik Mexiko im Nationallaboratorium der gleichnamigen Landeshauptstadt ein Marmordenkmal zur bleibenden Erinnerung an jenen *„Märtyrer der ärztlichen Wissenschaft“*, wie vielfach in Nachrufen auf den vorzeitig tragisch Verstorbenen zu lesen war. Daß dem US-amerikanischen Pathologen das ehrende Monument auf Erlaß des mexikanischen Staatsoberhauptes zuteil ward, geschah als Dankerweis eines von Ricketts' Forschertat unmittelbar berührten Volkes.
Der aus Findlay im Staate Ohio gebürtige Mediziner hatte nach seinem Studium und seiner Graduierung zwei Jahre als Assistent auf der Station für Innere Krankheiten am Chicagoer Cook-County-Hospital praktiziert, bevor er sich der akademischen Laufbahn zuwandte. Unter dem nachhaltigen Einfluß seines Lehrers Ludvig Hektoen habilitierte er sich für Pathologie. Während seiner anschließenden dreijährigen Lehrtätigkeit als Dozent befaßte er sich vornehmlich auch mit Untersuchungen über die in Nord- und Südamerika verbreiteten Formen der Blastomykose: durch hefeartige Sproßpilze verursachte geschwürige Hauterkrankungen mit überdies möglicher Verschleppung in innere Organe.
Knapp dreißigjährig, erhielt Ricketts einen Ruf als Professor für Pathologie an der Universität Chicago. Nun verlegte sich sein Interesse auf die Erforschung des amerikanischen Felsengebirgsfiebers (Rocky Mountains spotted fever). Diese Infektionskrankheit durch mehrere Sommer im Kordillerenstaat Montana studierend, entdeckte er deren Übertragung durch Zeckenbiß. Als Erreger wurde später ein obligater (auf künstlichem Nährboden nicht züchtbarer) Zellparasit ermittelt. Bei dem Felsengebirgsfieber handelt es sich um eine endemische Spezies des epidemischen Fleckfiebers oder Flecktyphus.
Den ihm jetzt angetragenen Lehrstuhl für Pathologie an der pennsylvanischen Staatsuniversität in Philadelphia nahm Ricketts nur unter der Vorbedingung an, daß ihm weiterhin ausreichend Zeit zu Forschungsreisen bliebe. Im April 1910 begab er sich mit seinem Gehilfen R. M. Wilder nach Mexiko, wo gerade das klassische Fleckfieber grassierte. Sowohl im Blut Fleckfieberkranker wie auch in Kleiderläusen, die an den Patienten hafteten, spürte er erstmals pathogene Keime auf, die, zwischen Bakterien und Viren stehend, eine Sondergruppe unter den Mikroorganismen bilden.
Auf diese Weise wurde er zugleich zum Erstentdecker des Krankheitserregers wie auch seiner Übertragung durch Kleiderläuse. Bei seinen Untersuchungen infizierte sich Ricketts und erlag der Ansteckung binnen kurzem in Mexiko City. Bald bürgerte sich für die von ihm ausfindig gemachten neuartigen Mikroben die Allgemeinbezeichnung *„Rickettsien“*, für die durch sie hervorgerufenen mannigfachen Fleckfieberkrankheiten die Benennung *„Rickettsiosen“* ein. Zahlreiche klinische und pathologisch-anatomische Gesellschaften wählten ihn zu ihrem Ehrenmitglied.

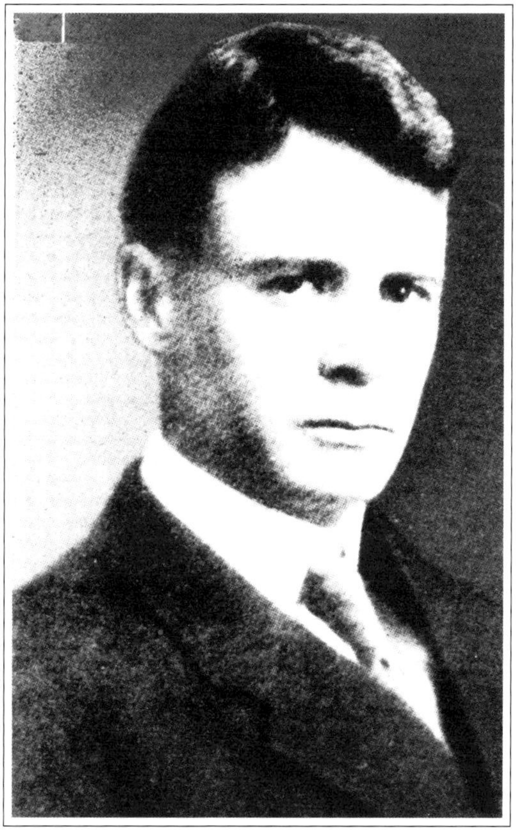

Howard Taylor Ricketts. US-amerikanischer Pathologe. Entdecker der nach ihm benannten „Rickettsia"-Mikroben.
Fotoreproduktion. Aus: G(ottlieb) Olpp: Hervorragende Tropenärzte in Wort und Bild, Leipzig (1932/39)

Wilhelm Conrad Röntgen (1845–1923)

„Wohl niemals hat eine neue Wahrheit aus dem stillen Laboratorium des Gelehrten ihren Siegeslauf so schnell über den ganzen Erdball vollzogen als Ihre bahnbrechende Entdeckung der wunderbaren Strahlen. Ungeheuer waren von Anfang an die Erwartungen, die sich an die theoretische und praktische Auswertung der neuen Entdeckung knüpften, aber weit sind sie durch die Wirklichkeit noch überboten worden."
Der Mann, dem diese an seinem Lebensabend überreichte Adresse der damaligen Preußischen Akademie der Wissenschaften galt, war der in Lennep im Bergischen Land geborene Kaufmannssohn Wilhelm Conrad Röntgen.
Er hatte nach dem Besuch einer holländischen Privatschule in Apeldoorn und am Zürcher Polytechnikum Maschinenbau studiert und nach seinem Ingenieurexamen einige Jahre beim namhaften Professor für experimentelle Physik August Kundt als Assistent gearbeitet bevor er sich selbst in Straßburg habilitierte. Schon als Dreißigjähriger erhielt er einen Ruf an die Landwirtschaftliche Hochschule in Hohenheim bei Stuttgart und lehrte anschließend bis Ende des neunzehnten Jahrhunderts als Physikprofessor in Straßburg, Gießen und Würzburg.
Auf den verschiedensten Gebieten förderte er die Entwicklung der Physik. So führte er bedeutsame Untersuchungen über die spezifische Wärme von Gasen, die elektrischen und optischen Eigenschaften des Quarzes, die Verdichtbarkeit von Flüssigkeiten sowie den Einfluß des Druckes auf deren Brechungsverhältnisse u.a. durch. Die Krönung seiner Leistungen aber bildete die Entdeckung der *„X-Strahlen"* am Abend des 8. Novembers 1895, als er in seinem Würzburger Laboratorium mit Kathodenstrahlen experimentierte, um gewisse Fluoreszenzerscheinungen zu beobachten. Um dies gründlicher tun zu können, hatte Röntgen den Raum abgedunkelt und die gläserne Entladungsröhre mit fester schwarzer Pappe umkleidet. Nachdem er den Strom eingeschaltet, bemerkte er zu seiner Verwunderung, daß ein abseits stehender, mit Bariumplatinzyanür bestrichener Pappschirm gelbgrün leuchtete. Eine beinahe erschreckende Überraschung erlebte der Forscher, als er beim Experimentieren die Röhre – statt mit der bisher benutzten Papphülse – mit seiner Hand abdeckte: Auf dem Schirm erschien plötzlich eine *„Geisterhand"*, mit dunkel getönten Knochen in hauchfeiner Gewebssilhouette! Nach wochenlangen weiteren, erhärtenden Versuchen gab Röntgen am 28. Dezember 1895 seine Beobachtungen *„über eine neue Art von Strahlen"*, die später nach ihm benannt wurden, der Fachwelt bekannt. Eine auch die Medizindiagnostik und nicht zuletzt die Therapie bereichernde Ära war damit angebrochen. Ein wahrer Röntgentaumel hob an; über Nacht galt der stille Gelehrte als berühmtester Mensch des Erdballs. 1901 erhielt er für seine Pioniertat den Nobelpreis. Als mehrfacher medizinischer Ehrendoktor starb er, der Physiker ohne Abitur, am 10. Februar 1923 in München.

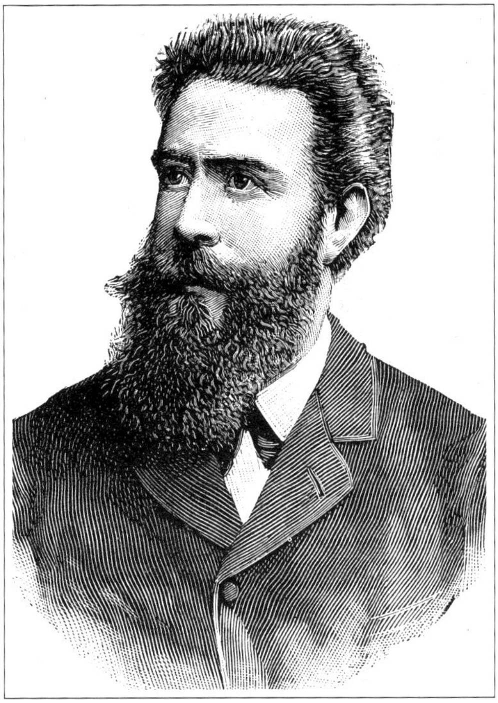

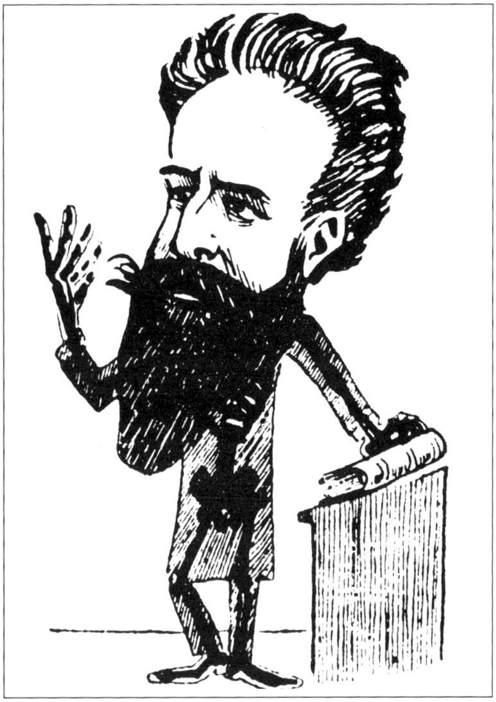

Wilhelm Conrad Röntgen. Deutscher Physiker. Entdecker der nach ihm benannten X-Strahlen. Anonyme zeitgenössische Xylographie. Aus: „Illustrierte Zeitung", Leipzig (1901)

Röntgen als eine „Durchleuchte der Wissenschaft". Zeitgenössische Karikatur von Wilhelm Adolf Wellner auf die Entdeckung des Forschers in den damaligen Berliner „Lustigen Blättern". Aus: Gustav Hochstetter, Georg Zehden: Mit Hörrohr und Spritze, Berlin 1921

Robert Rössle (1876–1956)

Hunderte kranker Menschen pilgern täglich nach der Klinik des Zentralinstituts für Krebsforschung in Berlin-Buch. Dem gemeinen Besucher ist diese Stätte unter dem Namen Robert Rössles geläufig, den sie seit 1960 zu Ehren jenes hervorragenden Pathologen trägt. Der gebürtige Augsburger war der Sohn eines leitenden Industrieangestellten und hatte in München, Kiel und Straßburg Medizin studiert. Nach seiner Promotion assistierte er zunächst am Kieler Pathologischen Institut und arbeitete sodann eine Zeitlang am Zoologischen wie auch am Hygienischen Institut der bayrischen Hauptstadt.

Anschließend unternahm Rössle eine Weltreise, während der er sich länger in Indien, Java, Japan und Nordamerika aufhielt. Wieder daheim, habilitierte er sich in Kiel für Allgemeine Pathologie und Pathologische Anatomie. Fünfunddreißigjährig nahm er eine Berufung auf den Lehrstuhl für Pathologie in Jena an. Hier konnte er mit finanzieller sowie instrumenteller Unterstützung der Carl-Zeiss-Stiftung ein neues, bestausgerüstetes pathologisches Universitätsinstitut errichten. Als Direktor dieser Anstalt machte sich Rössle, wie Professor Ernst Giese und Dr. Benno von Hagen in ihrer 1958 erschienenen **„Geschichte der Medizinischen Fakultät der Friedrich-Schiller-Universität Jena“** berichten, besonders „durch die Einführung der sogenannten Verwaltungssektionen in Thüringen“ verdient. Hierbei handelte es sich nach den Autoren um *„Leichenöffnungen von Personen, bei denen die Todesursache unklar und nicht von vornherein die Mitwirkung einer fremden Hand oder der Verdacht einer kriminellen Einwirkung, die eine gerichtliche Behandlung erforderten“* vorliegen.

Ein gutes Jahrzehnt wirkte Rössle an der altehrwürdigen thüringischen Alma mater. Danach folgte er einem Ruf nach Basel. Ende der zwanziger Jahre übernahm er den Lehrstuhl am Pathologischen Institut der Berliner Charité, den er bis zu seiner Emeritierung innehatte. Doch auch im Ruhestand war er unermnüdlich wissenschaftlich tätig. Er gehörte als Mitglied der einstigen Preußischen Akademie der Wissenschaften wie auch der *„Leopoldina“* in Halle und des Wissenschaftlichen Rates der Sektion Medizin und Biologie der Akademie der Wissenschaften in Berlin-Buch an. Als Forscher beschäftigte sich Rössle vor allem mit Problemen der Allergie, des Wachstums und des Alterns, der Entzündungen, Infektionen, Geschwülste und der Immunpathologie, zu deren Begründern er zählt. Von ihm stammt der Begriff *„Pathergie“* für die krankhaft gesteigerte Empfindlichkeit eines Organismus. In der ehemaligen DDR erhielt er für sein verdienstvolles Schaffen den Nationalpreis und den Ehrentitel „Verdienter Arzt des Volkes“. Insgesamt zweihundertdreißig Veröffentlichungen und Monographien umfaßt das medizinisch-schriftstellerische Gesamtwerk des im achtzigsten Lebensjahr verstorbenen Gelehrten.

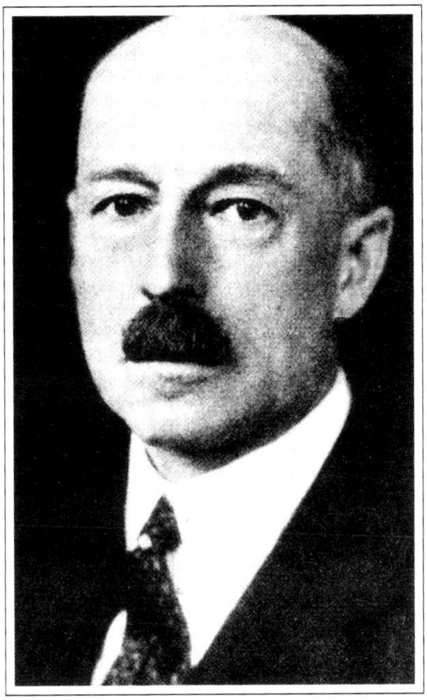

Robert Rössle. Deutscher Pathologe. Forschte über Allergie, Wachstum und Altern, Entzündungen, Geschwülste u. a.
Reproduktion aus: Institut für Geschichte der Medizin und der Naturwissenschaften der Humboldt-Universität Berlin (Hrsg.): Lebensbilder deutscher Ärzte, Leipzig 1963

Karl von Rokitansky (1804–1878)

In seiner Abschiedsrede anläßlich seines Eintritts in den Ruhestand umriß der einundsiebzigjährige Wiener Universitätsprofessor für Pathologische Anatomie und mehrmalige Dekan der medizinischen Fakultät Karl Freiherr von Rokitansky sein bahnbrechendes wissenschaftliches Wirken mit folgenden Worten: Er habe, einem dringenden Bedürfnis seiner Zeit folgend, die Aufgabe seines Fachgebietes in der anatomischen Erforschung der Gewebs- und Organveränderungen im menschlichen Körper unter dem Einfluß von Krankheiten gesehen, um durch die gewonnenen Einsichten der klinischen Medizin zu zuverlässiger Erkenntnis des Krankheitsgeschehens und zu sicherer Heilbehandlung zu verhelfen.

Durch dieses verdienstvolle Unterfangen wurde der aus Königgrätz in Böhmen (heute: Hradec Králove) gebürtige Sohn eines habsburgischen Kanzleibeamten zum Begründer der modernen, eigenständigen pathologisch-anatomischen Disziplin wie auch der sogenannten jüngeren Wiener medizinischen Schule. Nach seinem Studium in Prag sowie in der österreichischen Hauptstadt arbeitete Rokitansky zunächst als unbesoldeter Praktikant, bis es ihm gelang, eine bezahlte Assistentenstelle an der damaligen Wiener Pathologisch-Anatomischen Anstalt zu erhalten. Von deren Leiter Professor Johann Wagner empfing er erste Hinweise auf regelmäßige Wiederkehr gewisser abnormer anatomischer Befunde bei bestimmten Krankheiten.

Was seinem frühverstorbenen Chef versagt blieb, nämlich seine wiederholten Beobachtungen zu systematisieren, besorgte binnen eines Jahrzehnts der bald nach Wagners Ableben zum Prosektor des Wiener Allgemeinen Krankenhauses sowie zum Professor der pathologischen Anatomie und zum Kustos des pathologisch-anatomischen Museums berufene Rokitansky. Er verstand es, seine Lehrkanzel und sein Forschungsinstitut durch einschneidende Reformen zu neuem, internationalem Glanz zu bringen. Man konnte nach dem Zeugnis des namhaften deutschen Klinikers und Medizinhistorikers Carl Wunderlich *„wieder etwas lernen in Wien“* bekam bei Rokitansky *„Dinge zu sehen, die man an allen Orten vergeblich suchte“.*

Gemäß seiner Maxime, die bei der Krankenuntersuchung gestellte Diagnose grundsätzlich durch den Sektionsbefund im Todesfall zu ergänzen, eröffnete der Forscher eigenhändig die ihm aus allen Abteilungen des Wiener Allgemeinen Krankenhauses zentral zugeleiteten Leichen. In seinem auf Zehntausenden von Sektionsprotokollen beruhenden dreibändigen **„Handbuch der pathologischen Anatomie“** (1842/46) beschrieb er erstmalig die von ihm ermittelten krankhaften anatomischen Strukturveränderungen, stellte anhand seiner vielfältigen Einzelbeobachtungen anatomisch begründete Krankheitsbilder, Krankheitstypen, Krankheitsentwicklungen anschaulich dar und bot therapeutische Erwägungen. Kein Geringerer als Rudolf Virchow zollte dem Lehrbuch des mit höchsten akademischen und staatlichen Ehrungen bedachten Pioniers der pathologischen Anatomie und Physiologie uneingeschränktes Lob.

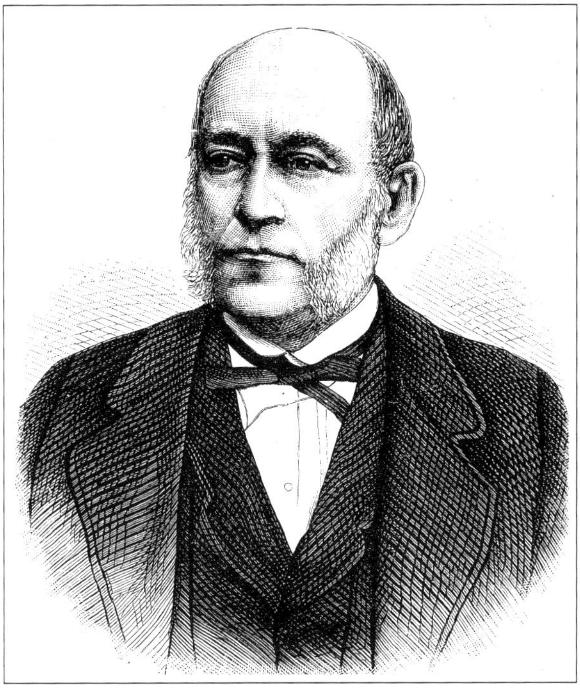

Karl von Rokitansky. Böhmischer Mediziner. Mitbegründer der modernen pathologischen Anatomie. Anonyme zeitgenössische Xylographie. Aus: Spamers „Illustriertes Conversations-Lexicon", Leipzig (19. Jahrhundert)

Auguste Rollier (1874–1954)

Eine tiefe Enttäuschung hatte den am 1. Oktober 1874 in der westschweizerischen Kantonsstadt Saint-Aubin geborenen Auguste Rollier dazu bewogen, sein Chirurgenhandwerk an den Nagel zu hängen: Als er noch das Gymnasium besuchte, war einer seiner Klassenkameraden nach einem unglücklichen Sturz im Treppenhaus der Schule an einer Hüftgelenktuberkulose erkrankt. Er war daraufhin operiert worden, doch nach geraumer Zeit manifestierte sich die Krankheit im Kniegelenk. Erneute Operation. Aber auch noch ein drittes, viertes und fünftes Mal mußte der Bedauernswerte unter das Skalpell. Mittlerweile hatte Rollier das medizinische Staatsexamen abgelegt und eine Assistentenstelle bei dem in jenen Tagen berühmtesten Chirurgen des Landes, Theodor Kocher in Bern, angenommen. So wurde er Zeuge, wie der einstige Mitschüler nun auch noch einen Fuß, einen Finger und schließlich sogar das Schultergelenk verlor. Die Tragödie endete mit dem Selbstmord des Patienten.

Damals ging unter den Bergbauern die Redensart: *„Wo die Sonne hinkommt, braucht man keinen Arzt“.* Bereits im Altertum wußte man die Heilkraft der Sonne zu schätzen. In der Hoffnung, das Sonnenlicht in Verbindung mit der Hochgebirgsluft erfolgreich gegen die *„chirurgische Tuberkulose“,* wie man die außerhalb der Lungen lokalisierte Tbk nannte, einsetzen zu können, verließ Rollier 1903 die chirurgische Klinik, um im 1268 Meter über dem Meeresspiegel gelegenen Alpendorf Leysin im Kanton Waadt eine Heilstätte zur Sonnenlichtbehandlung, besonders der Haut-, Knochen- und Gelenktuberkulose, ins Leben zu rufen. Seine tuberkulös infizierte Braut nahm er sogleich als erste Patientin mit.

Seine von ihm experimentell gesicherte Methode bestand im allgemeinen Sonnenbad, dem der Patient freilich erst nach eingehender ärztlicher Untersuchung seines Körperzustandes sowie nach allmählicher Gewöhnung an das Höhenklima bei strenger Bettruhe im luftigen Krankenzimmer überantwortet wurde. Eine ähnliche – etwa zweiwöchige – Anpassung erfolgte draußen in der freien Natur, bevor Rollier mit der eigentlichen, sich täglich bis auf mehrere Stunden ausdehnenden Sonnenbestrahlung des während des Akklimatisierungsprozesses vorgebräunten Körpers begann. Auf dem Pariser Naturheilkunde-Kongreß 1904 berichtete Rollier erstmals über die günstigen Ergebnisse seiner Heliotherapie (griech. hélios = Sonne, therapeia = Heilungsart). Ein Jahrfünft später führte er in seiner Heilstätte auch mit größtem Erfolg die Beschäftigungs- und Arbeitstherapie seiner Tuberkulosepatienten ein. Über sein Verfahren, das damals um so dringlicher war, als man noch keine tuberkulostatischen Medikamente kannte, verfaßte er mehrere Bücher. Es büßte allerdings an Bedeutung ein, nachdem August Bier in der von ihm zu Beginn des ersten Weltkrieges gegründeten brandenburgischen Heilstätte Hohenlychen bei Rheinsberg nachwies, daß die chirurgische Tuberkulose nicht unbedingt des Höhenklimas bedarf, sondern auch in der Ebene ausheilen kann.

Auguste Rollier starb an der Stätte seines verdienstvollen Wirkens am 30. Oktober 1954.

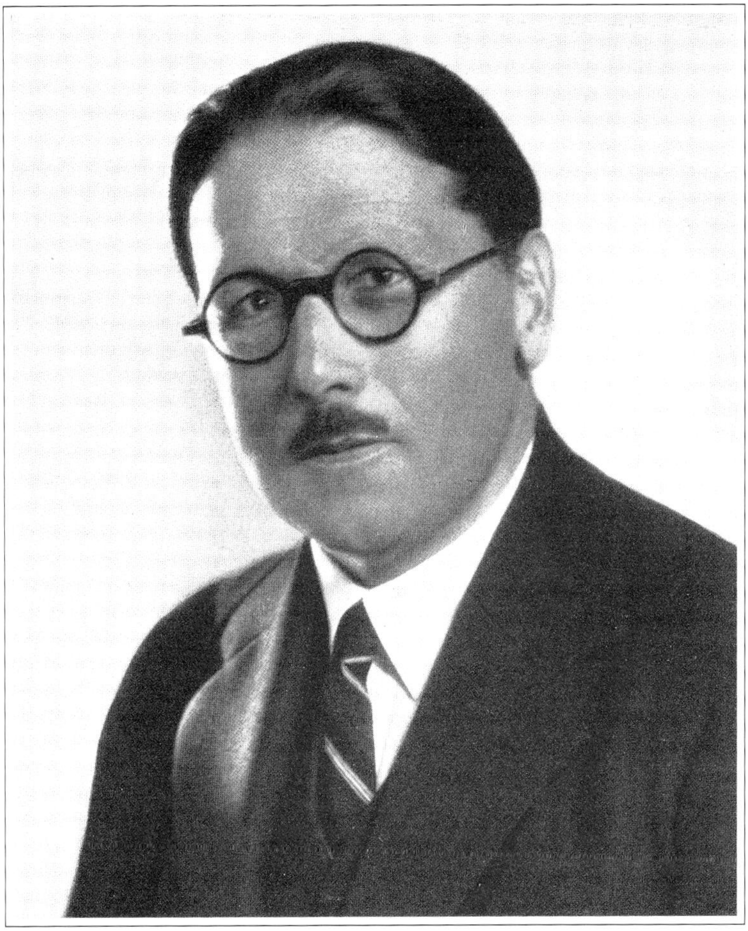

Auguste Rollier. Schweizerischer Mediziner, genannt der „Sonnendoktor".
Fotoreproduktion. Aus: Paul de Kruif: Kämpfer für das Leben, Berlin 1932

Sir Ronald Ross (1857–1932)

Als einer der ersten Mediziner wurde im Jahre 1902 der englische Tropenarzt Sir Ronald Ross mit dem Nobelpreis ausgezeichnet. Laut Verleihungsurkunde erhielt er die hohe Ehrung *„für seine Arbeiten über Malaria, durch die er entdeckte, wie diese Krankheit in den Organismus eindringt, und mit denen er den Grundstein für bedeutungsvolle Forschungen über diese Krankheit und ihre Bekämpfung gelegt hat".*

Eigentlich hatte der aus der indischen Stadt Almora gebürtige Sohn eines britischen Kolonialoffiziers ein freischaffender Publizist und Dichter werden wollen; doch auf Drängen seines Vaters widmete er sich in London dem Studium der Heilkunde. Nach dem Examen praktizierte er zwei Jahre auf der England-Amerika-Route als Schiffsarzt und trat danach in den britisch-indischen Militärdienst ein, um Sanitätsoffizier zu werden.

Im Range eines Stabsarztes in Bangalore wie auch später auf der großen Heeresstation Secundarabad sah Ross seine besondere wissenschaftliche Aufgabe in der Erforschung der Malaria, deren Erreger der französische Parasitologe Alphonse Laveran bereits zwölf Jahre zuvor, 1880, als ein Protozoon, einen zur Klasse der Sporentierchen gehörigen Schmarotzer der roten Blutkörperchen (Plasmodium malariae), entlarvt hatte.

Ungeklärt war noch die Frage, wie die Plasmodien ins Blut gelangen, da keinerlei Ansteckung von Mensch zu Mensch erfolgt. Zwar hatte der schottische Tropenmediziner Patrick Manson die Hypothese aufgestellt, daß eine besondere Art von Moskitos eine spezifische Rolle bei der Übertragung der Malaria spielen. Er konnte seine Vermutung aber nicht beweisen, da ihm die für eine Forschungsexpedition benötigte finanzielle Unterstützung versagt blieb.

An Laverans sowie Mansons Erkenntnisse anknüpfend, gelang es Ross während einer dreijährigen Studienreise in Indien, die Anophelesmücke als Verbreiterin der Seuche zu identifizieren und zugleich den verhängnisvollen Infektionskreislauf experimentell zu ermitteln: Beim Blutsaugen an einem im Fieberstadium befindlichen Malariapatienten nimmt die (ausschließlich) weibliche Anopheles Krankheitskeime in sich auf. Diese verweilen im Mückenmagen, bis sie eine zur Ansteckungsfähigkeit notwendige (geschlechtliche) Entwicklung durchlaufen und zahlreiche pathogene Tochterkeime entlassen haben. Jene strömen alsbald in die Speicheldrüse des Insektes, von wo aus sie der Weg durch den Stichkanal in das Blut des attackierten Opfers führt.

In Anerkennung seiner Entdeckungen 1889 zum Leiter der Tropenmedizinischen Lehranstalt zu Liverpool ernannt, unternahm Ross sogleich in deren Auftrag eine Expedition zur Malariabekämpfung sowie zu weiterem Malariastudium nach Westafrika. Wieder daheim, folgte er einem Ruf als Professor der Tropenmedizin an der Universität Liverpool. Seit 1912 wirkte er in London, zunächst als Tropenarzt am King's Hospital und seit 1926 als Direktor des neuerbauten Kgl.-Britischen Zentralinstituts für Tropenmedizin (Ross-Institut).

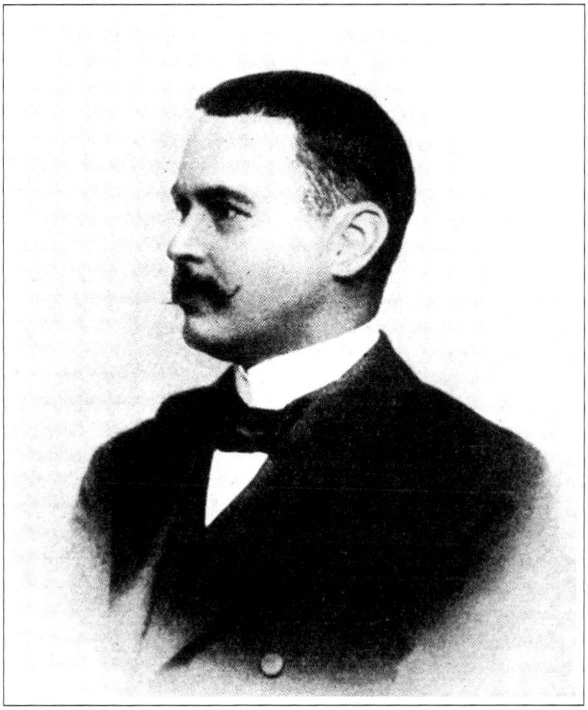

Sir Ronald Ross. Englischer Tropenmediziner. Wies die Entwicklung des Malariaerregers in der Anophelesmücke wie auch im Menschen lückenlos nach.
Reproduktion aus: Les Prix Nobel en 1902, Stockholm 1905

Pierre Paul Emile Roux (1853–1933)

Im Jahre 1884 gelang es Robert Kochs Meisterschüler Friedrich Loeffler erstmals, das wiederholt von dem Zürcher Pathologen Edwin Klebs gesichtete, stäbchenförmige Diphtheriebakterium auf geeigneten Nährböden rein zu züchten und in Tierexperimenten dessen vermutete Erregernatur nachzuweisen. Wenig später konnte der französische Bakteriologe Pierre Paul Emile Roux gemeinsam mit seinem Arbeitskollegen Alexandre Yersin beim Sezieren von Versuchstieren, die nach Injektion keimfrei abfiltrierter Nährbrühe von Reinkulturen des Diphtherieerregers unter charakteristischen Organveränderungen zugrunde gegangen waren, feststellen, daß eine Diphtherieerkrankung auch ohne direkte Einwirkung jener Krankheitskeime möglich sei.

Aus diesem immer wiederkehrenden hochbedeutsamen Resultat schlußfolgerten die beiden Forscher, daß die durch Tröpfcheninfektion in den Rachenraum gelangenden Diphtheriebakterien einen zerstörerischen Giftstoff, ein sogenanntes Toxin, in die Blutbahn absondern. Emile Roux errechnete, daß ein einziges Gramm der von ihm filtrierten Substanz ausreichen würde, um zwanzigtausend Meerschweinchen oder zweieinhalbtausend Hunde zu töten. Die sensationelle Entdeckung lüftete endlich das Geheimnis des Krankheitsgeschehens und förderte die von Emil von Behring um 1890 begründete antitoxische Serumbehandlung der Diphtherie, der bis dahin Legionen befallener Kinder erlagen.

Der aus Westfrankreich gebürtige Forscher hatte an der Medizinischen Lehranstalt in Clermont-Ferrand sowie in Paris studiert. Anschließend wurde er Assistent Louis Pasteurs am chemischen Laboratorium der Ecole normale supérieure, einer Art Hochschule für Gymnasiallehrer. Nach seiner Promotion mit einer Arbeit über die Tollwut der Hunde entsandte Pasteur ihn mit weiteren Institutsangehörigen nach Alexandrien in Ägypten, wo gerade die Cholera grassierte, um den Erreger der Seuche ausfindig zu machen. Doch Robert Koch kam dem Team mit der Entdeckung der spezifischen Vibrionen zuvor.

Wieder daheim, wirkte Roux erfolgreich an Pasteurs Entwicklung der Tollwut-Vakzine aus Rückenmark und Gehirn erkrankter Tiere mit. Als im Jahre 1889 das Pariser Pasteur-Institut ins Leben trat, folgte er seinem berühmten Chef dorthin, avancierte in dessen Todesjahr, 1895, zum Unterdirektor und schließlich zum verantwortlichen Leiter der gesamten Lehr- und Forschungseinrichtung. Gemeinsam mit dem gleichfalls hier tätigen russischen Bakteriologen und Zoologen Ilja Metschnikow (s. 152) gelang es ihm 1903 erstmalig, Syphilis vom Menschen auf Schimpansen zu überimpfen und damit die notwendige tierexperimentelle Erforschung der damals noch unerkannten Infektionsursache einzuleiten. Unabhängig von den deutschen Fachkollegen Friedrich Loeffler und Paul Frosch beobachtete er weiterhin die Existenz filtrierbarer, ultravisibler, das heißt im normalen Mikroskop nicht mehr sichtbarer Viren. Außerordentliche Verdienste erwarb er sich auch als Präsident der Obersten Hygienebehörde Frankreichs.

Pierre Paul Emile Roux. Französischer Chemiker und Bakteriologe. Mitentdecker des Diphtherietoxins. Anonymer zeitgenössischer Holzschnitt. Aus: B. Karger-Decker: Unsichtbare Feinde, Leipzig 1968

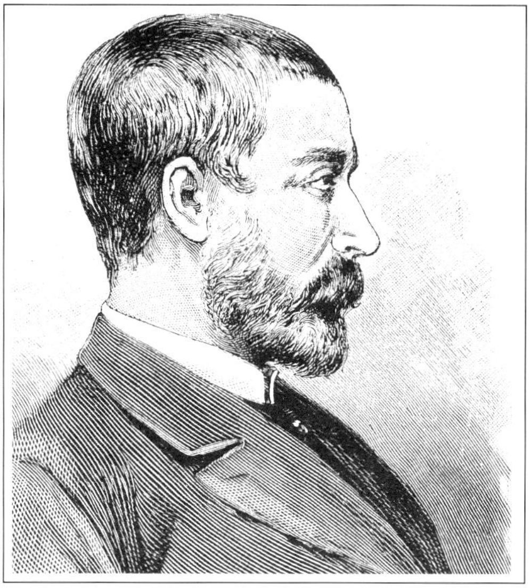

Roux während einer Impfung gegen Diphtherie. Fotoreproduktion einer zeitgenössischen Darstellung. Aus: René Fülöp-Miller: Kulturgeschichte der Heilkunde, Hamburg 1937

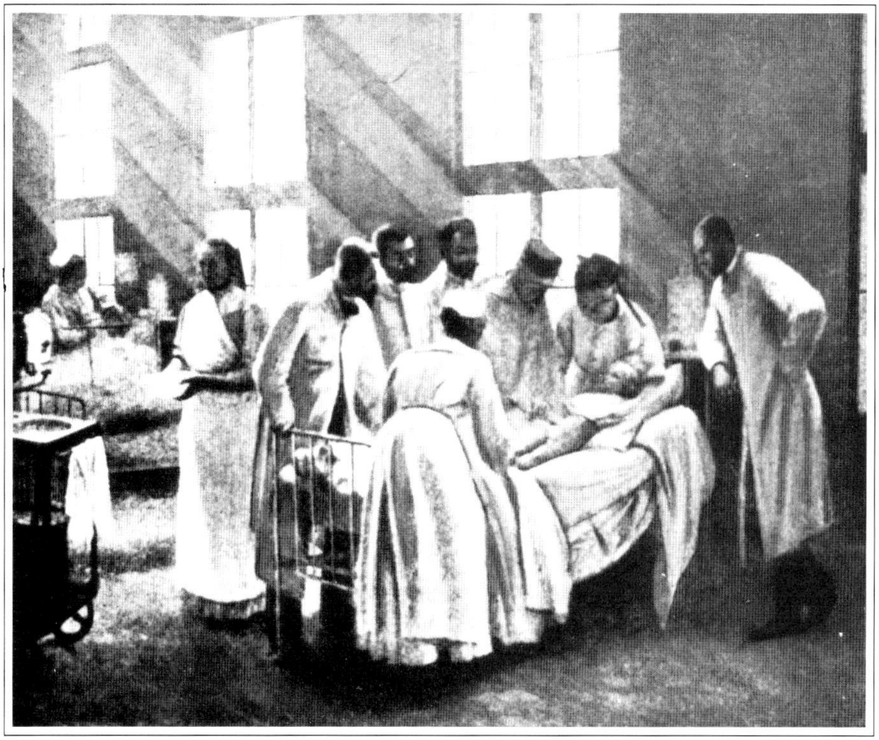

Max Rubner (1854–1932)

Das Gesetz von der Erhaltung und Umwandlung der Energie, das der Heilbronner Arzt und Physiker Julius Robert Mayer im Jahre 1840 auf einer Schiffsreise in die Tropen auf Grund diagnostischer Beobachtungen fand und nach zweijährigem weiterem Forschen formulierte, zählte zu den bedeutendsten naturwissenschaftlichen Entdeckungen des vorigen Jahrhunderts. Es beeinflußte auf medizinischem Gebiet sehr stark die physiologischen Untersuchungen Max Rubners über den Wärmehaushalt des menschlichen und tierischen Körpers.

Nach seinem Studium in seiner Vaterstadt München und in Leipzig hatte sich Rubner in Marburg als Privatdozent für Physiologie habilitiert. Doch schon bald danach übernahm er an derselben Universität den neuerrichteten Lehrstuhl für Hygiene, die er als eine auf die Praxis angewendete Physiologie betrachtete, und gliederte seiner Lehrkanzel ein Hygieneinstitut an. Anfang der neunziger Jahre übersiedelte er nach Berlin, um als Nachfolger Robert Kochs die Professur und Direktion des dortigen Hygienischen Instituts zu bekleiden.

Als Hygieniker befaßte sich Rubner vorwiegend mit der Wirkung klimatischer Bedingungen auf den menschlichen Organismus und einer zweckgerichteten, gesunden Bekleidung sowie mit der Desinfektion in Krankenhäusern und der Verbesserung der Volksgesundheitspflege in Stadt und Land. Auch Fragen der Volksernährung und die Problematik der Lebensdauer fanden schon damals seine besondere Aufmerksamkeit. Nach der Emeritierung des verdienstvollen Berliner Physiologieprofessors Theodor Wilhelm Engelmann rückte er in dessen vakant gewordenes Lehramt ein, mit dem sich zugleich die Leitung des physiologischen Universitätsinstituts verband.

Die Physiologie verdankt Rubner den experimentellen Nachweis, daß das eingangs erwähnte Mayersche Energiegesetz auch für die belebte Natur, für den animalischen Stoffwechsel, gilt. Durch exakte direkte und indirekte kalorimetrische Messungen der Wärmeabgabe und des Sauerstoffverbrauchs nach Nahrungsaufnahme gelang es ihm, die physikalischen Brenn- und daraus wiederum unter Einhalt bestimmter Voraussetzungen die Nährwerte der verschiedenen Nahrungsstoffe zu ermitteln. Überdies enthüllte er die Gesetzmäßigkeit der *„Isodynamie"* oder Austauschbarkeit der Nährstoffe entsprechend ihrem nutzbaren Energiegehalt und deckte zudem die Sonderfunktionen der Eiweiße auf.

Rubners umwälzende Erkenntnisse förderten immens die moderne Ernährungswissenschaft, zu deren Hauptbegründern er fortan gehört, und bildeten gleichzeitig das theoretische Rüstzeug zum Ausbau der Krankendiät und der Ernährungstherapie. Von 1913 bis 1922 leitete der Forscher das von ihm selbst gegründete Institut für Arbeitsphysiologie der einstigen Kaiser-Wilhelm-Gesellschaft. Seit 1924 lebte er im Ruhestand, veröffentlichte aber noch bis in sein hohes Alter richtungweisende Schriften, wie beispielsweise **„Die Ernährung des Menschen mit besonderer Berücksichtigung der Ernährung bei Leibesübungen"**.

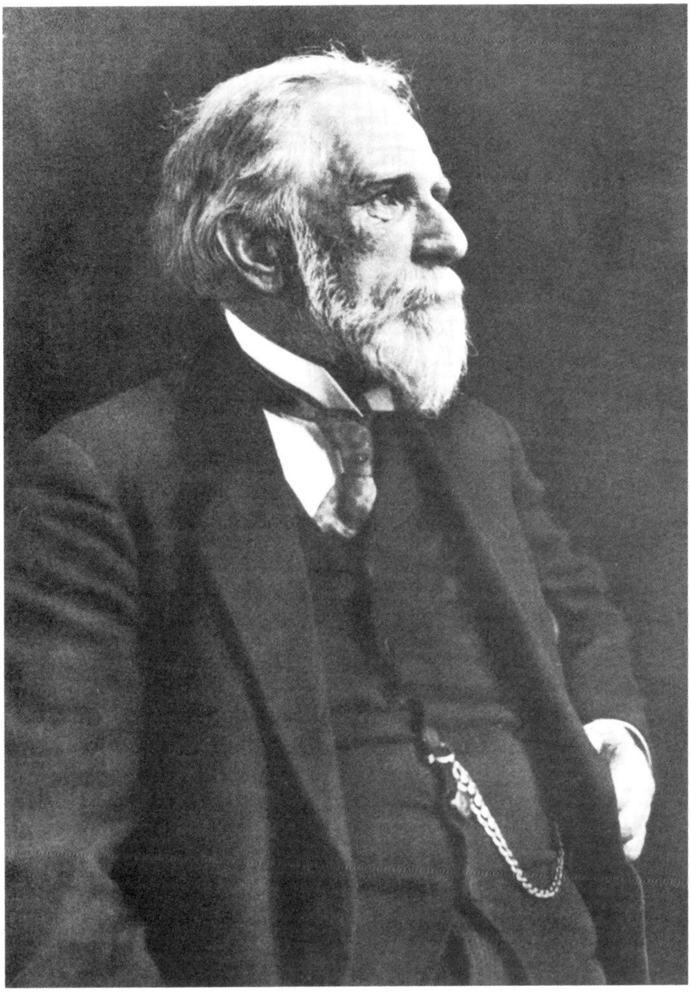

Max Rubner. Deutscher Physiologe und Hygieniker. Grundlegende Arbeiten über den Stoff- und Energiewechsel bei Mensch und Tier.
Reproduktion aus: Bildnisse berühmter Mitglieder der Deutschen Akademie der Wissenschaften zu Berlin (Herausgegeben aus Anlaß der 250. Jahrfeier der Akademie), Berlin 1950

Albert Bruce Sabin (1906–1976)

Seit der weltweiten Einführung der Schluckimpfung gegen Spinale Kinderlähmung Anfang der sechziger Jahre wurde diese schreckliche Zivilisationsseuche erstmalig wirksam überwunden. Der Forscher, dem die Menschheit diesen grandiosen Sieg verdankt, heißt Albert Bruce Sabin. Er wurde 1906 in der polnischen Stadt Bialystok als Sohn jüdischer Eltern geboren, die mit ihm später aufgrund antisemitischer Verfolgungen nach den USA auswanderten. Sein anfängliches Studium der Zahnmedizin an der New Yorker Universität befriedigte ihn nicht. Nach eigener Mitteilung fühlte er sich durch die Lektüre des Buches „**Mikrobenjäger**" von Paul de Kruif dazu bewogen, zur Bakteriologie hinüberzuwechseln.

Als Assistent seines Lehrers Professor William Halock Park entschloß sich der Fünfundzwanzigjährige, sein Leben der Entlarvung und Bekämpfung der damals noch rätselvollen Poliomyelitis zu weihen. Schon bald gelang es ihm, die Unzuverlässigkeit des in jenen Tagen gebräuchlichen Hauttestes zur Bestimmung der Polioempfänglichkeit festzustellen. Daraufhin wurde er 1935 in den wissenschaftlichen Mitarbeiterstab des New-Yorker Rockefeller-Institutes berufen. Hier züchtete er erstmalig den Erreger der Spinalen Kinderlähmung auf Nervengewebe im Reagenzglas. Drei Jahre danach ermittelte er dessen Zugehörigkeit zu den Enteroviren der Picornagruppe, die durch Darmausscheidungen übertragen werden. Weiteren Forschungen bereitete der faschistische Krieg ein vorläufiges Ende. Inzwischen avancierte Sabin zum Professor der Kinderheilkunde an der Universität Cincinnati im Staate Ohio. In den ersten Nachkriegsjahren wirkte er als Arzt an der berühmten Mayo-Klinik zu Rochester und erlangte schließlich einen Lehrstuhl für Biomedizin am Staatlichen Medizinischen College in Charleston (South Carolina). Am 12. April 1955 verkündeten alle US-Fernseh- und Rundfunkstationen, daß der amerikanische Mikrobiologe und Serologe Jonas Edward Salk einen Polio-Impfstoff aus Totvakzinen entwickelt hatte, der sich jedoch bald als nicht absolut zuverlässig erwies. Deshalb schuf Sabin die Schluckimpfung mit Lebendvakzinen.

Nach dessen erstmaliger zuverlässiger Erprobung am Menschen, 1957, erklärte sich die Regierung der UdSSR auf Vorschlag des Poliomyelitis-Sonderausschusses der Weltgesundheitsorganisation zu einem Massenversuch in einigen ihrer Republiken bereit. Zu diesem Zweck übernahm das Moskauer Institut für Poliomyelitis und andere Virusinfektionen unter Leitung seines Direktors Akademiemitglied Professor Dr. Michail Petrowitsch Tschumakow die Großproduktion des neuen Aktivstoffes aus Sabinschen Stämmen. Das Experiment gelang überzeugend. Alsbald eroberte sich das Tschumakow-Sabinsche Schluckverfahren die Welt.

Albert Bruce Sabin arbeitete sodann über Pneumokokkeninfektionen, isolierte als erster in den Vereinigten Staaten das Toxoplasma und leistete wichtige Beiträge zur Erforschung der sogenannten ECHO-Viren.

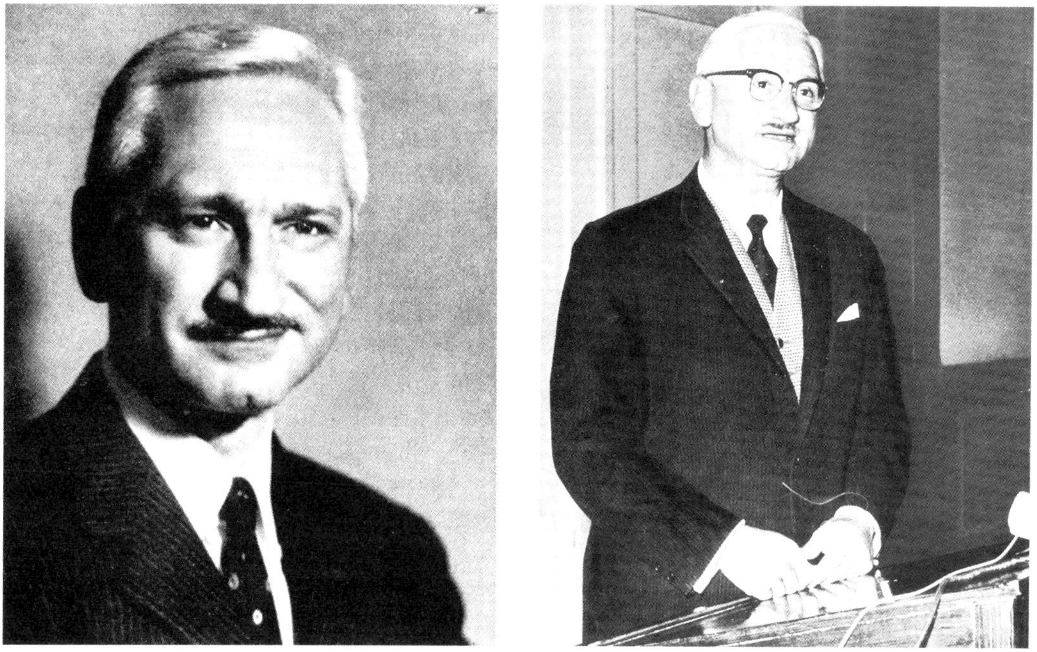

Albert Bruce Sabin. Polnisch-US-amerikanischer Kinderarzt und Virologe. Schöpfer der Polio-Schluckimpfung mit Lebendvakzinen.
Nach einer Fotoreproduktion von Zentralbild, Berlin (rechts) und aus: „Deutsches Rotes Kreuz", Dresden, 2/1981 (links)

Friedrich Schiller (1759–1805)

Es galt als ausgemacht, daß Friedrich Schiller, Sohn eines württembergisch-herzoglichen Wundarztes und Offiziers und einer Gastwirts- und Bäckerstochter, nach Abschluß der Ludwigsburger Lateinschule Theologie studieren würde. Doch der selbstherrlich regierende Landesfürst Carl Eugen preßte ihn in seine *„militärische Pflanzschule“* auf seinem Lustschloß Solitude, die sogenannte Hohe Karlsschule, und späterhin auf seine nach Stuttgart verlegte Militärakademie zunächst zum Jurastudium. Da die Jurisprudenz ihn aber nicht befriedigte, war der Eleve froh, in die bald danach neu hinzugekommene medizinische Fakultät der Anstalt hinüberwechseln zu dürfen.

Zumal die damalige Medizin mehr Naturphilosophie als praktische Heilkunde war, widmete sch der ohnehin zu philosophischen Betrachtungen neigende Jüngling der medizinischen Ausbildung mit eisernem Fleiß, obwohl ihn auch diese Materie nicht sonderlich lockte. Stark beeindruckte ihn die von dem Hallenser Medizinprofessor Georg Ernst Stahl um 1707 postulierte animistische Vorstellung, wonach sämtliche normale und krankhafte Vorgänge im menschlichen Organismus durch seelische Antriebe verursacht wurden. Unter deren Einfluß gelangte Schiller zu der dualistischen Auffassung von der Beseeltheit der materiellen Natur. Als Prüfungsarbeit, die über seine Ausbildungsreife entscheiden sollte, wählte sich der Zwanzigjährige selbst das Thema **„Philosophie der Physiologie“**. Die Professoren zeigten sich geteilter Meinung über sie. Die einen rügten den darin sich manifestierenden *„zu stolzen Geist“* des Verfassers, andere *„die feurige Ausführung eines ganz neuen Plans“* sowie eine gewisse Respektlosigkeit *„gegen geheiligte Autoritäten“*, wennschon sie zugaben, daß der Arbeit ein Beweis von Gelehrsamkeit nicht abzusprechen war.

Daraufhin verfügte der Herzog ein weiteres Studienjahr, das Schiller mit seiner nächsten Examensschrift **„Über den Zusammenhang der tierischen Natur des Menschen mit seiner geistigen“** erfolgreich abschloß. Nunmehr erhielt der Prüfling seine ärztliche Approbation unter gleichzeitiger Anstellung als Regimentsarzt in Stuttgart. Im selben Jahr hatte er zudem eine medizinische Abhandlung in lateinischer Sprache über den Unterschied *„entzündlicher und fauliger Fieber“* vorgelegt in der Hoffnung auf ein akademisches Amt, welche sich indes wegen ablehnender Haltung der Lehrer nicht erfüllte.

Auch als Regimentsmedikus konnte Schiller sich nicht entfalten, weil man ihm schwierige Krankheitsfälle kaum anvertraute, sondern ihn bei karger Besoldung vornehmlich mit Krankenpflegearbeiten beschäftigte. Schließlich entzog er sich dem Dienst durch die Flucht, nachdem der über die Mannheimer Aufführung seines rebellischen Schauspiels **„Die Räuber“** erboste Herzog ihm zu allem Überdruß fortan jegliches literarisches Schaffen, mit Ausnahme medizinischer Publikationen, streng untersagt hatte. Damit endete Schillers ärztliche Tätigkeit.

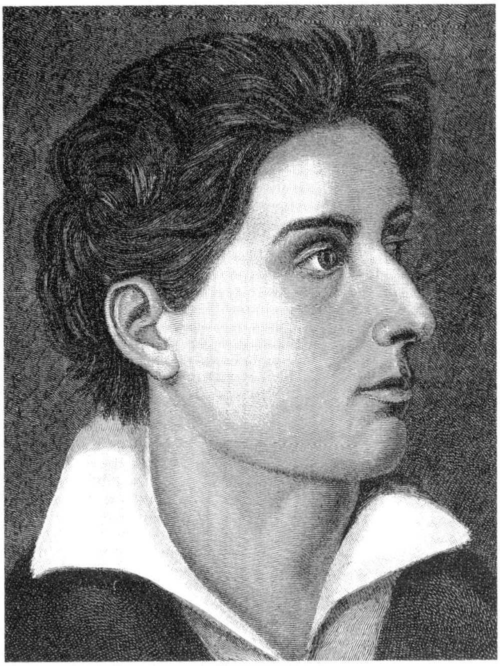

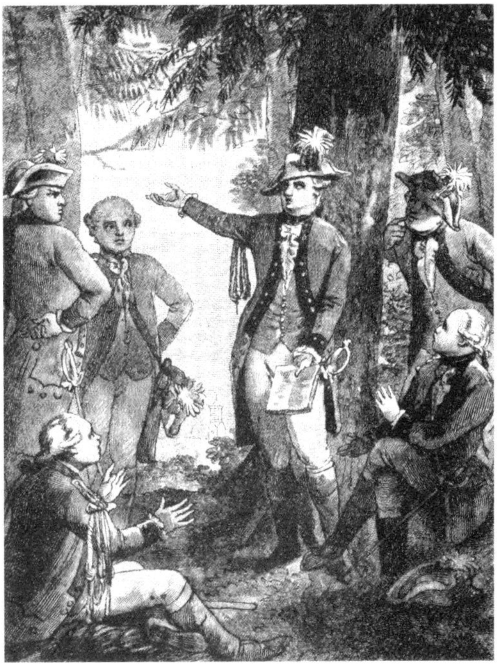

Friedrich Schiller. Deutscher Dichter, Ästhetiker und Arzt. Bis zur Flucht vor dem selbstherrlichen württembergischen Landesfürsten Regimentsarzt in Stuttgart.
Xylographie nach einem während jener Periode geschaffenen, im Besitz des Schiller-Nationalmuseums zu Marbach befindlichen Gemälde

Schiller liest Freunden aus seinem Drama „Die Räuber" vor.
Xylographie nach einer von Heideloff geschaffenen Tuschzeichnung. Aus: Gustav Könnecke: Bilderatlas zur Geschichte der deutschen Nationalliteratur, Marburg 1909

Carl Ludwig Schleich (1859–1922)

Mit leidenschaftlichem Überschwang legte der dreiunddreißigjährige Carl Ludwig Schleich im Frühjahr 1892 vor dem im Langenbeck-Haus der Berliner Charité tagenden Kongreß der Deutschen Gesellschaft für Chirurgie das von ihm entwickelte Verfahren der Infiltrationsanästhesie und deren wunderbare Bewährung in seiner Praxis dar. Kaum einer der anwesenden Koryphäen versagte ihm die Aufmerksamkeit – bis er sich in jugendlichem Ungestüm zu der anmaßenden Schlußerklärung hinreißen ließ, daß er es aus ideeller, moralischer sowie strafrechtlicher Verantwortlichkeit des Chirurgen nicht länger für erlaubt, ja geradezu für verbrecherisch erachte, Operationen in der damals nicht ungefährlichen Inhalationsnarkose zu tätigen, wo seine Methode örtlicher Schmerzausschaltung durch künstliche Durchtränkung und Aufquellung der Gewebe mittels physiologischer Kochsalzlösung unter geringfügigem Kokainzusatz vollständig ausreiche.

Die daraufhin sich entladende allgemeine Entrüstung der Tagungsteilnehmer vereitelte nicht nur eine sachliche Aussprache über Schleichs zweifellos geniale Entdeckung, sondern führte überdies zu deren strikter Ablehnung durch bloßes Handzeichen. Beim Verlassen des Vortragssaales trat ein mitleidiger ergrauter Kollege an den gedemütigten Heißsporn heran und sagte zu ihm: *„Junger Herr! Ich weiß nicht, ob Sie recht haben mit dem, was Sie erfunden; aber sollte dies der Fall sein, so ist das, was sich hier eben abspielte, das Unerhörteste, was sich je in unseren Reihen zutrug.“* Und Schleichs Vater, ein versierter Augenarzt, der das skandalöse Verhalten des in seiner Berufsehre sich gekränkt fühlenden hohen Auditoriums miterlebt hatte, versuchte seinen konsternierten Sohn mit dem Zuspruch zu trösten: *„Die Kerls sind ja ganz und gar verrückt! Komm, laß uns eine Flasche Sekt trinken! Recht bekommst du ja doch!“*

Lange hatte der aus Stettin gebürtige, auch künstlerisch veranlagte Schleich geschwankt, ob er sich nicht gesanglich ausbilden lassen sollte. Letztlich gab er dem Drängen seines Vaters zum Medizinstudium nach. Er absolvierte es in Zürich, Greifswald und Berlin. An der Berliner Chirurgischen Universitätsklinik assistierte er bei Bernhard von Langenbeck, arbeitete danach bei Ernst von Bergmann und ging schließlich zu Rudolf Virchow, der das Pathologische Institut der Charité leitete. Bei ihm wurde er mit der Funktion der Neuroglia vertraut. Später eröffnete er eine chirurgische Privatklinik, in der er seine Anästhesieprobleme zur Lösung brachte. Zwei Jahre nach der anfänglichen Zurückweisung seines Infiltrationsverfahrens wurde dieses endlich anerkannt und von Bergmann als *„die erste deutsche chirurgische Großtat überhaupt“* gewürdigt. Ihre Bedeutung wuchs noch, nachdem das Kokain durch das weniger giftige Novokain abgelöst worden war. Aus der stattlichen Anzahl der von Schleich verfaßten fachlichen, philosophischen und essayistischen Publikationen fanden seine Lebenserinnerungen **„Besonnte Vergangenheit“** weiteste Verbreitung.

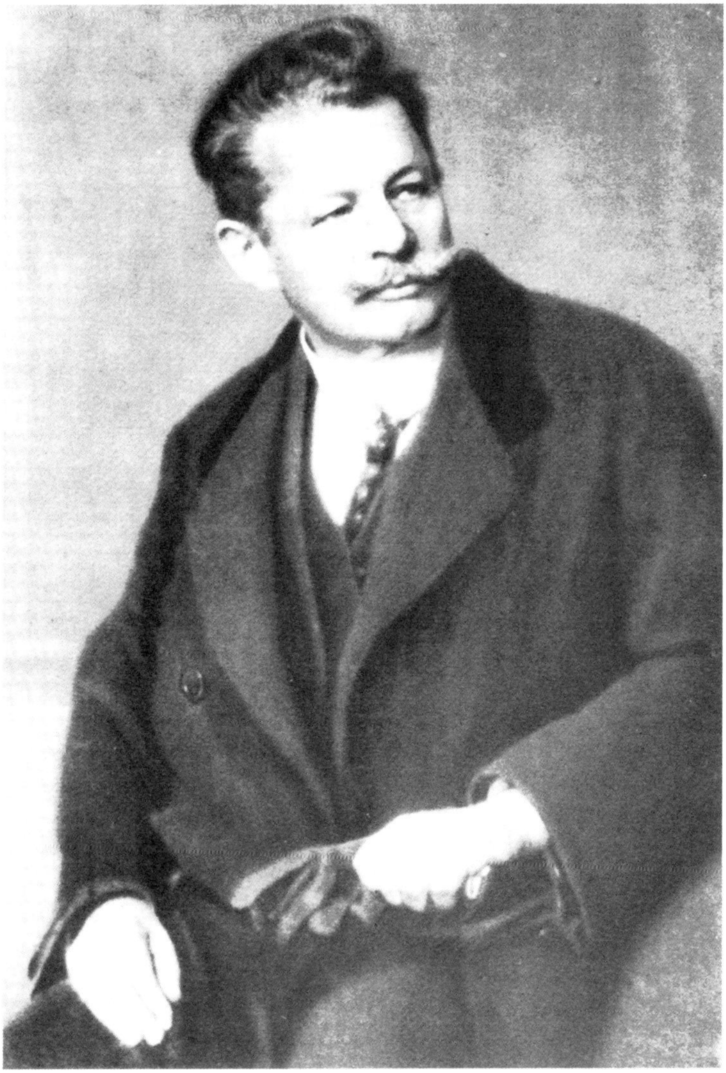

Carl Ludwig Schleich. Deutscher Chirurg. Schöpfer der Infiltrationsanästhesie.
Fotoreproduktion aus seiner Autobiographie „Besonnte Vergangenheit“, Berlin 1920

Johann Lucas Schönlein (1793–1864)

Unter den Hochschullehrern der Universität Würzburg, die nach der von den Anhängern der demokratisch-republikanischen Bewegung des Vormärz in Süddeutschland veranstalteten Großen Volksversammlung auf Schloß Hambach bei Neustadt an der Weinstraße, dem sogenannten Hambacher Fest, wegen angeblicher revolutionärer Umtriebe strafversetzt werden sollten, befand sich der Medizinprofessor und zugleich Oberarzt am Juliushospital Johann Lucas Schönlein. Der aus Bamberg gebürtige Sohn eines wirtschaftlich wohlsituierten Seilermeisters hatte sich bereits nach seinem Studium in Landshut und Würzburg zur national-bürgerlichen burschenschaftlichen Opposition in Jena bekannt.

Erst dreiundzwanzigjährig, promovierte Schönlein mit einer Doktorarbeit über Hirnmetamorphose, wurde bald danach Privatdozent und erhielt mit einunddreißig den Lehrstuhl für Spezielle Pathologie und Therapie der Würzburger Medizinischen Fakultät, die ihn nach der Hambacher Demonstration ungeachtet seiner raschen Berühmtheit als Kliniker, Forscher und Neuerer des medizinischen Unterrichts sowie ungeachtet des ihm vor längerem verliehenen Ehrenbürgerbriefes der Stadt Würzburg als Sympathisanten zu relegieren beabsichtigte. Der Geächtete indes ließ es zu der geplanten Maßregelung nicht kommen, sondern folgte im April 1833 einem Ruf an die neugegründete Eidgenössische Universität Zürich. In seiner schweizerischen Klinik entdeckte Schönlein in einem bald nach ihm benannten Fadenpilz den Verursacher des ansteckenden Kopfgrindes und leitete damit noch in der vorbakteriologischen Ära die Lehre von den parasitären Hautkrankheiten ein. Auch die erstmals von ihm beschriebene, mit schmerzhaften Gelenkschwellungen, punkt- bis fleckengroßen Hautblutungen und leichtem Fieber einhergehende Purpura rheumatica erhielt nach ihm ihren Namen *„Schönlein-Krankheit"*. Im Jahre 1840 übernahm der inzwischen weltbekannte Forscher den Lehrstuhl für Pathologie und Therapie an der Universität Berlin wie auch die Leitung ihrer Medizinischen Klinik in der Charité.

Schönleins überragende Bedeutung für die Entwicklung der modernen Medizin bestand darin, daß er sich von der überkommenen naturphilosophischen Richtung abwandte und die von ihm als *„naturhistorische Schule"* bezeichnete Geistesströmung unter Betonung wissenschaftlich fundierter Diagnostik mittels Auskultation, Perkussion sowie chemischer und mikroskopischer Laboratoriumsbefunde bei der Krankenuntersuchung ins Leben rief und überdies gegebenenfalls die Richtigkeit der Diagnosen anhand von Sektionsprotokollen überprüfte.

Als Leibarzt des Preußenkönigs Friedrich Wilhelm IV. und Vortragender Ministerialrat vermochte Schönlein eine Zeitlang die Wissenschaftspolitik des Landes zu beeinflussen. Ein zunehmendes Kropfleiden veranlaßte ihn, seine letzten Lebensjahre zurückgezogen in seiner Vaterstadt Bamberg zu verbringen. Rudolf Virchow hielt dem am 23.Januar 1864 Verstorbenen die Gedenkrede.

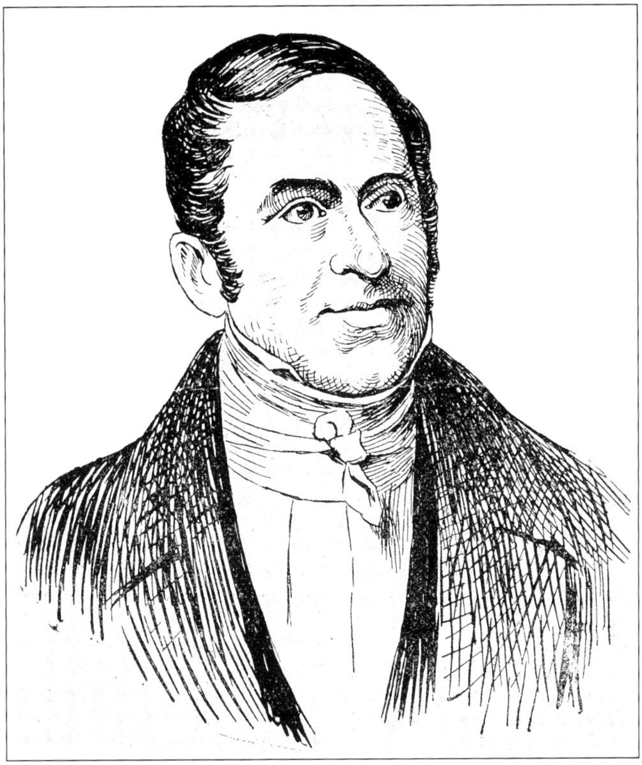

Johann Lucas Schönlein. Deutscher Kliniker und Mediziner. Begründer der „naturhistorischen Schule“ in der Medizin.
Anonyme Zeichnung und Xylographie. Aus: S. Stefan: Hundert Jahre in Wort und Bild – Eine Kulturgeschichte des XIX. Jahrhunderts, Berlin 1899

Moritz Schreber (1808–1861)

Unweit der Deutschen Hochschule für Körperkultur in Leipzig entdeckt der auswärtige Spaziergänger zu seiner Verwunderung mehrere Örtlichkeiten gleichen Namens: ein Schreberbad und eine Schreberbrücke, ein Schrebergäßchen, eine Schreberstraße sowie eine nach Dr. Schreber benannte Kleingartenanlage. Dem wißbegierigen Fremden ist im Siedlungsbereich die Möglichkeit gegeben, sich in einem Ausstellungspavillon über die Persönlichkeit und das verdienstvolle Werk jenes Mannes zu unterrichten, dem die Stadtverwaltung soviel Ehre angedeihen läßt. Der Betrachter der informativen Schau erfährt, daß Daniel Gottlob Moritz Schreber ein gebürtiger Leipziger war, in seiner Vaterstadt Heilkunde studiert und dort auch bis an sein Lebensende, zunächst als praktischer Arzt und Dozent für Innere Medizin und Arzneimittellehre an der Universität, sodann als Leiter des von E. A. Carus gegründeten Orthopäsischen Instituts gewirkt hatte.

Während seiner sechzehnjährigen Tätigkeit an der Leipziger Heilanstalt für Haltungs- und Bewegungsbehinderte setzte sich Schreber besonders für die körperliche Ertüchtigung der ihm anvertrauten Kinder und Jugendlichen durch eine spezifische Form des Turnens ein. So schuf er für seine Zöglinge eine aus zielgerichteten Leibesbewegungen gebildete und aktiv auszuführende Heilgymnastik. Überdies entwickelte er eine systematische *„Zimmergymnastik“*, deren heilsame Übungen jeder Leidende nach ärztlicher Vorschrift für sich allein zu Hause absolvieren kann.

Als Gründer des Leipziger Turnvereins wies er unermüdlich auf die Wichtigkeit des Geräteturnens für die Gesundheitserziehung des Volkes hin und forderte deshalb, die Pflege des Turnsports in die Obhut des Staates zu nehmen.

In zahlreichen, allgemeinverständlichen Schriften über den Gesundheitsschutz im Kindesalter riet Schreber den Eltern eindringlich, ihre Sprößlinge vom Säuglingsalter an zu jeder Jahreszeit – mit Ausnahme harter Wintertage – regelmäßig an die frische Luft zu bringen. Weiterhin warb er darin für das Sommerbaden im Freien ab fünftem bis sechstem Lebensjahr, ferner für Luft- und Sonnenbäder und nicht zuletzt für fachkundig geleitete Gemeinschaftsspiele auf eigens dafür einzurichtenden großen Jugendspielplätzen.

Nach Schrebers frühem Tod an Blinddarmentzündung rief der Leipziger Bürgerschuldirektor Ernst Innozenz Hauschild 1864 den *„Schreberverein“* ins Leben, der es sich statutarisch zur Aufgabe machte, die Ideen *„des trefflichen ärztlichen Pädagogen“* zu verwirklichen. Schon am 25. Mai 1865 entstand auf der Thomaswiese der erste *„Schreberplatz“*, wo sich bislang auf *„kleine, feuchte Höfe“* angewiesene Kinder nach Herzenslust tummeln konnten. Drei Jahre danach umgab der damalige Spielwart Gesell das Feld mit Beeten, die die Kinder selbst bepflanzen und betreuen durften, um ihr Naturgefühl zu entfalten. Aus dem *„Schrebergärten“* für Kinder gingen schließlich die in *„Laubenkolonien“* zusammengefaßten Erwachsenen-Kleingärten hervor.

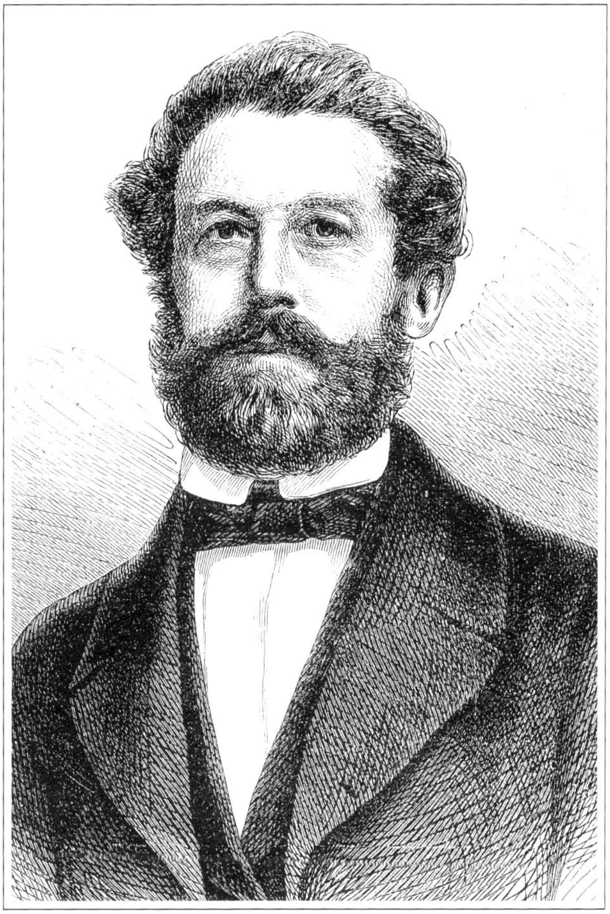

Moritz Schreber. Leipziger Volksarzt. Reformer der Leibeserziehung und Heilgymnastik.
Ausschnitt einer zeitgenössischen Xylographie. Aus: Illustrierter Kalender auf das Jahr 1863, Leipzig

Theodor Schwann (1810–1882)

Eine Sternstunde der Biologie erlebte die naturwissenschaftliche Welt, als es im Jahre 1838 dem Jenaer Botaniker Matthias Schleiden gelang, in seiner berühmt gewordenen Abhandlung „**Beiträge zur Phytogenesis**" die Zelle als Bauelement aller Pflanzen nachzuweisen. Trotz mancherlei Irrtümer, die seiner Theorie noch anhafteten, zählte man sie – neben der Auffindung des Energieerhaltungssatzes durch Julius Robert Mayer und der Darwinschen Entwicklungslehre – zu den größten Entdeckungen des neunzehnten Jahrhunderts.

Besonders beeindruckt von Schleidens Untersuchungsbericht, den der Forscher im „**Archiv für Anatomie, Physiologie und wissenschaftliche Medizin**" veröffentlicht hatte, zeigte sich der achtundzwanzigjährige Assistent am Berliner Anatomischen Museum Theodor Schwann. In Neuß am Niederrhein als Sohn eines Goldschmieds geboren, sollte er nach seinem Abitur am Kölner Gymnasium auf Wunsch seiner strenggläubigen Eltern eigentlich Theologie studieren; doch er selbst entschied sich für das Studium der Medizin an der Universität Bonn. Entscheidenden Einfluß auf Schwanns wissenschaftlichen Werdegang nahm der hervorragende Naturforscher Johannes Müller, der seinen Schüler zum Gehilfen bei seinen physiologischen Experimenten erkor und ihn später auch zur Promotion und als Famulus nach Berlin mitnahm. Bald trat dieser mit selbständigen bedeutsamen Arbeiten hervor. So konnte er bereits 1836 auf der Versammlung Deutscher Naturforscher und Ärzte in Jena unter anderem seine Auffindung des Pepsins als wichtigstes Enzym des Magensaftes sowie des Gesetze der Muskelzusammenziehung bekanntgeben.

Beim Lesen der Schleidenschen Mitteilung über die pflanzliche Zelle nun erinnerte sich Schwann lebhaft daran, daß er als Student bei mikroskopischen Untersuchungen tierischen und menschlichen Gewebes ähnliche organische Bausteine wahrgenommen hatte. Schleidens Erkenntnis jetzt systematisch auf Tiere anwendend, stellte er fest, daß Struktur und Wachstum bei Pflanze, Tier und Mensch übereinstimmen. Damit fielen die bisherigen Schranken zwischen jenen Naturreichen, und es manifestierte sich hinsichtlich der ermittelten einheitlichen Konstruktionsnorm gleichsam deren verwandtschaftliche Verbundenheit.

Schwanns Betonung eines einheitlichen Gestaltungs- und Entwicklungsprinzips aller Lebewesen stellte einen Todesstoß gegen die von zahlreichen Naturforschern, darunter auch von Johannes Müller vertretene Vorstellung einer ominösen *„Lebenskraft"* als Ursache und Triebfeder des Lebendigen dar. Auf Grund seiner epochalen Publikation erlangte der Begründer der allgemeinen Zellenlehre eine Professur in Löwen, die er bis zu seiner Berufung an die Universität Lüttich bekleidete. Seine letzten Lebensjahre widmete er ausschließlich der Lehrtätigkeit. Wenige Wochen nach seinem einundsiebzigsten Geburtstag erlag er in Köln einem Schlaganfall.

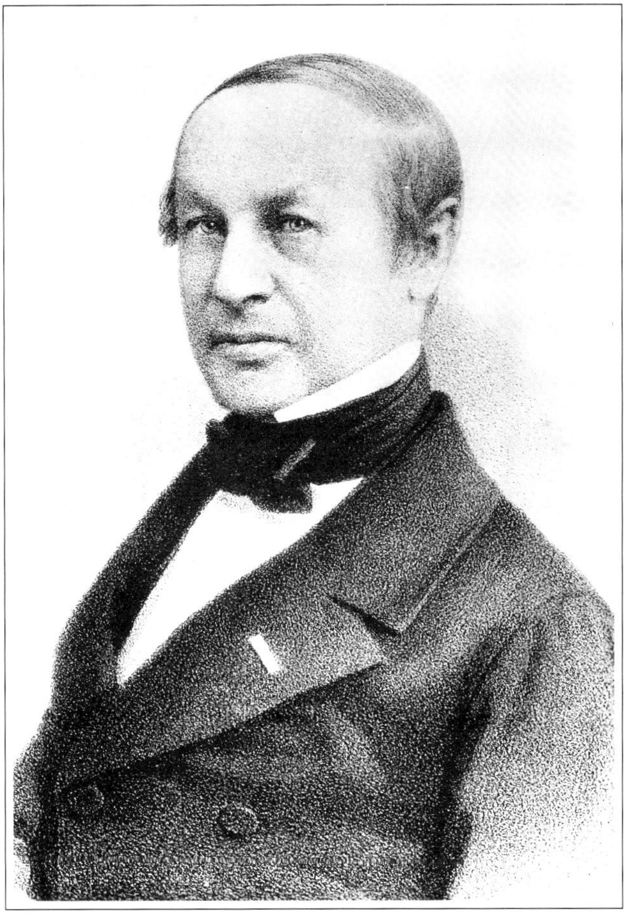

Theodor Schwann. Deutscher Zoologe, Anatom und Physiologe. Mitbegründer der Zellenlehre. Entdecker des Pepsin.
Fotoreproduktion eines Kupferstiches von Rudolf Hoffmann (1857)

Albert Schweitzer (1875–1965)

Durchdrungen von der humanistischen Forderung des großen russischen Dichters und Denkers Leo Tolstoi, daß ein Mensch auch zutiefst menschlich handeln muß, entschloß sich der vom beklemmenden Widerspruch zwischen christlicher Predigt und eigennütziger Lebensführung in der bürgerlichen Gesellschaft enttäuschte dreißigjährige Direktor des Straßburger Thomasstiftes Albert Schweitzer, als Missionsarzt nach Äquatorialafrika zu gehen, um, wie er sich ausdrückte, *„Menschen unmittelbar zu dienen".* Unverzüglich nahm er das Medizinstudium auf und bewältigte es trotz seiner starken Beanspruchung als Dozent, Prediger, Philosoph und Orgelkünstler.

Nach Erlangung der medizinischen Doktorwürde mit der thematisch brisanten Dissertation **„Die psychiatrische Beurteilung Jesu, Darstellung und Kritik"** reiste Schweitzer 1913 mit seiner jungen Frau nach Lambaréné am unteren Ogowefluß ab. Unter primitiven Bedingungen, in einem alten Hühnerstall, begann er mit seinen Konsultationen und seinem Kampf gegen die einheimischen Stammeszauberer, die traditionsgemäß die Krankenbehandlung für sich beanspruchten. Doch mit der Heilkraft seiner Medikamente und Injektionen überwand er den von den Medizinmännern verbissen genährten tödlichen Aberglauben.

Unter tatkräftiger Mithilfe seiner dankbaren afrikanischen Patienten und mit Spendengeldern, die ihm von überallher zuflossen, gelang es Schweitzer schließlich, ein Urwaldspital für einige Hundert Kranke sowie ein Lepradorf für etwa die gleiche Anzahl Aussätziger zu errichten. Die über die mildtätigen Zuwendungen hinaus erforderlichen finanziellen Mittel zum Unterhalt beider Einrichtungen brachte er durch Buchveröffentlichungen, Vorträge in Europa und durch Konzerte selbst auf. Bereits in früher Kindheit hatte er als Sohn eines elsässischen Pfarrverwesers Orgelunterricht erhalten und sich später neben seinem Theologie- und Philosophiestudium in Paris bei dem namhaften französischen Organisten und Tonschöpfer Charles-Marie Widor bis zur Virtuosität vervollkommnet. Sowohl als Bach-Interpret wie auch als Bach-Forscher erlangte er Weltruhm.

Nicht minder berühmt wurde Schweitzer durch die von ihm im Herbst 1915 während einer Bootsfahrt auf dem Ogowe konzipierten lebensbejahenden Grundideen der *„Ehrfurcht vor dem Leben",* die er für das Kernprinzip der Ethik und Humanität erachtete. Für sein daraus resultierendes menschenfreundliches Wirken einschließlich seines entschiedenen Einsatzes für die allgemeine Abrüstung und das Verbot aller Atomwaffen empfing er 1952 den Friedensnobelpreis. Bei dessen Entgegennahme mahnte er: *„Das Ziel, auf das bis in alle Zukunft der Blick gerichtet sein muß, ist, daß die Entscheidung in völkerentzweienden Fragen nicht mehr Kriegen überlassen bleibt, sondern friedlich gefunden werden muß".* Als am 4. September 1965 sein Ableben bekannt wurde, erwiesen ihm Tausende Afrikaner, die seiner ärztlichen Fürsorge ihr Leben verdankten, die letzte Ehre.

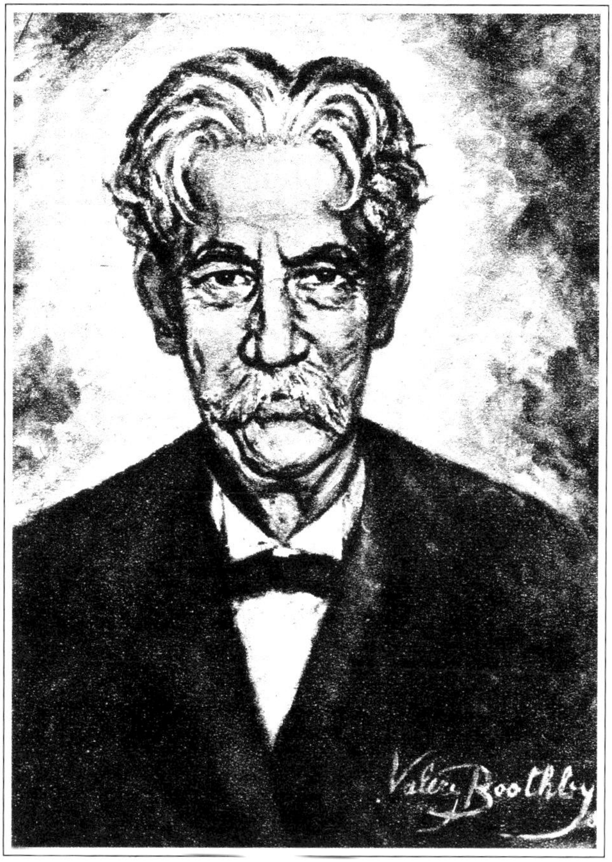

Albert Schweitzer. Aus dem Elsaß gebürtiger protestantischer Theologe, Musiker, Philosoph und Arzt. Gründer des Krankenhauses Lambaréné in Afrika. Postulierte die „Ehrfurcht vor dem Leben“. Nach einem älteren Illustriertendruck des Gemäldes von Valery Boothby

Ignaz Philipp Semmelweis (1818–1865)

Nur durch Zufall war der 1818 in der ehemaligen ungarischen Stadt Ofen (Budapest) geborene Ignaz Philipp Semmelweis, der ursprünglich auf Wunsch seines Vaters Jura studiert hatte, zur Medizin gekommen: Er hatte eines Tages im Leichenkeller des Wiener Allgemeinen Krankenhauses als Gasthörer an einer allgemein ausgeschriebenen Vorlesung über die von Virchow und Rokitansky begründete moderne pathologische Anatomie teilgenommen und war von den Ausführungen und Demonstrationen des Vortragenden so beeindruckt gewesen, daß er die Rechtswissenschaft kurzerhand aufgab.

Nach dem Medizinexamen nahm er eine sich ihm bietende Stelle als Assistenzarzt in der Gebärklinik des Wiener Allgemeinen Krankenhauses an. Tag für Tag hallte hier das Sterbeglöckchen der Chorknaben durch die Flure, die den Geistlichen mit der letzten Wegzehrung zu abscheidenden Wöchnerinnen geleiteten. Die damaligen Ärzte machten hauptsächlich verderbliche Einflüsse der Luft, die sie nichtssagend als *„Miasma“* bezeichneten, für das Massensterben der Frauen verantwortlich und zuckten ratlos mit den Schultern. Gegen ihre Auffassung freilich sprach die Tatsache, daß auf der von Hebammen und Hebammenschülerinnen betreuten Nachbarstation das Kindbettfieber im Vergleich zur Ärzteabteilung wenige Opfer forderte. *„Nein! Nein!“* brauste der von Natur jähzornige Semmelweis auf. *„Die mörderische Krankheit muß eine Ursache haben!“* Bei jeder Verstorbenen, deren Leiche er frühmorgens vor der Visite sezierte, fand er vereiterte Gefäße, entzündetes Bauch- und Rippenfell, gelbe Eiterherde von der Milz bis zum Gehirn vor.

Über zwei Jahre suchte Semmelweis vergebens nach dem Grund dieser furchtbaren körperlichen Verwüstungen – bis er im Frühjahr 1847 durch den Tod des ihm befreundeten Gerichtsmediziners Kolletschka die grausige Wahrheit erkannte. Ein Student hatte den Forscher bei einer Obduktion versehentlich mit dem Skalpell am Finger verletzt, woraufhin Kolletschka an Blutvergiftung starb. Der Sektionsbefund ergab eine auffallende Ähnlichkeit zwischen den Merkmalen dieser Sepsis und denen des Kindbettfiebers.

Bestürzt sagte sich Semmelweis, daß er selbst sowie seine Kollegen und Medizinstudenten, die sich direkt aus dem Sektionsraum zu den Wöchnerinnen begaben, das an ihren Händen haftende Leichengift auf die Frauen übertrugen. Auf Grund dieser ungeheuerlichen Feststellung führte er gegen den erbitterten Widerstand Engstirniger die Chlordesinfektion der Hände und peinlichste Sauberkeit des Bettzeugs, der Wäsche und der ärztlichen Instrumente ein.

Dadurch sank die Sterblichkeitsziffer rapide. In seinem Buch **„Ätiologie, Begriff und Prophylaxis des Kindbettfiebers“** legte Semmelweis seine Einsichten, Erfahrungen und Forderungen dar. Ein Jahrzehnt nach seiner Ernennung zum Professor der Geburtshilfe an der Pester Universität, am 13. August 1865, starb der *„Retter der Mütter“* tragischerweise selbst an Blutvergiftung.

200

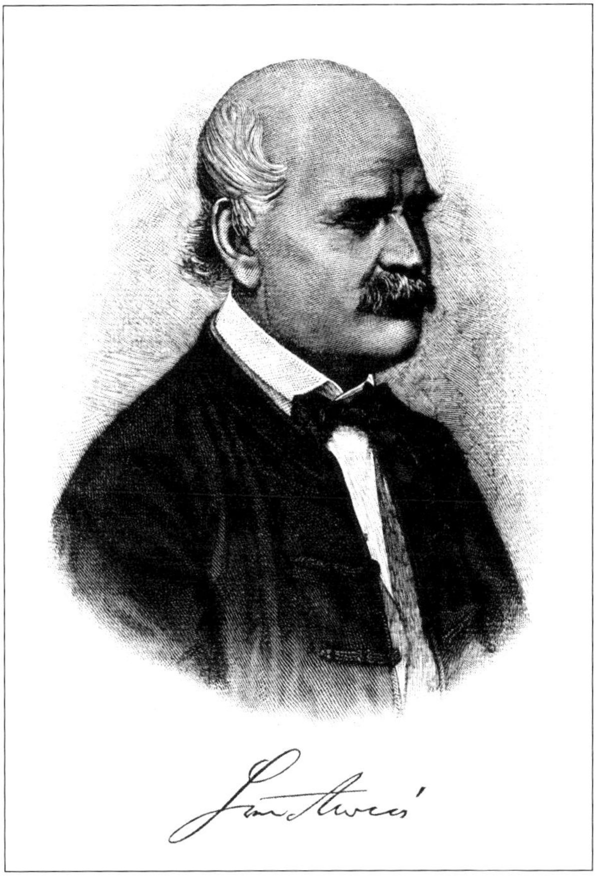

Ignaz Philipp Semmelweis. Ungarischer Gynäkologe und Geburtshelfer. Initiierte die Händedesinfektion zur Verhütung des Kindbettfiebers.
Faksimile eines anonymen zeitgenössischen Kupferstiches

Daniel Sennert (1572–1637)

Am 15. September 1602 wurde der Wittenberger Arzt Daniel Sennert als Nachfolger des berühmten ungarischen Anatomen Janos Jessenius an der Universität der Lutherstadt eingeführt. Er stammte aus Breslau, war Sohn eines Schuhmachers und hatte nach seinem Medizinstudium an verschiedenen deutschen Fakultäten eine praktische Ausbildung in Berlin und in Basel genossen. Anschließend promovierte er in Wittenberg und eröffnete hier auch eine Privatpraxis, die sich auf Grund seiner außerordentlichen heilkundlichen Befähigung bald weitreichenden Ansehens erfreute. Sogar aus dem Ausland strömten ihm viele Patienten zu.

Sennert war so sehr von seinem Arztberuf erfüllt, daß er – im Gegensatz zu den meisten Berufskollegen – sogar in Pestzeiten seiner Verantwortlichkeit treu blieb, bis er im 65. Lebensjahr selbst der Seuche erlag. Die Wittenberger Alma mater verlor mit ihm einen Mediziner und Hochschullehrer von Weltruf. Sein umfangreiches fachschriftstellerisches Werk, vor allem seine sechsbändige **„Praktische Medizin"** wie auch seine vierbändige Darstellung der **„Fieberhaften Krankheiten"** wurde noch lange nach seinem Tode im In- und Ausland neu herausgegeben.

Noch auf dem Boden der antiken Säftelehre fußend, suchte Sennert die überkommenen Lehren des griechisch-römischen Arztes Galenos mit den neuzeitlichen revolutionären Auffassungen des Paracelsus zu verquicken. Überdies engagierte er sich als Wegbereiter der Chemiatrie, indem er sich wie keiner der zeitgenössischen Mediziner um die Einführung alchimistischer Präparate in den Arzneischatz bemühte. Nicht minder plädierte er für öffentliche Hygiene und Gesundheitspflege, ohne freilich schon bemerkenswerten Widerhall für seine fortschrittlichen Einsichten zu finden.

Erstmalig berichtete Sennert ausführlich über die Operation eines Rhinophyms, einer sogenannten Knollennase, sowie über die erste exakt protokollierte Schnittentbindung (Kaiserschnitt) an einer Lebenden durch den Wittenberger Chirurgen Jeremias Trautmann unter Assistenz eines zweiten Wundarztes namens Christoph Seesth im Frühjahr 1610, bei der er persönlich anwesend war.

Verdient machte sich Sennert weiterhin auf den Gebieten der Säuglingsernährung und der Kinderkrankheiten. Er erklärte die Frauenmilch für die geeignetste Säuglingsnahrung und empfahl dringend das Stillen durch die Mutter. Nur notfalls sollte eine Amme mit gesunder körperlicher Kontstitution zugelassen werden, welche er genauestens definierte. Eingehend legte er alle Unpäßlichkeiten, Erkrankungen und Infektionen im Kindesalter dar. Andererseits vermochte sich Sennert nicht ganz von abergläubischen Vorstellungen seiner Zeit zu lösen. So glaubte auch er durchaus noch an okkulte Einflüsse auf rätselhaft erscheinendes Krankheitsgeschehen sowie an dessen allein mögliche Abwendung durch exorzistische Manipulationen.

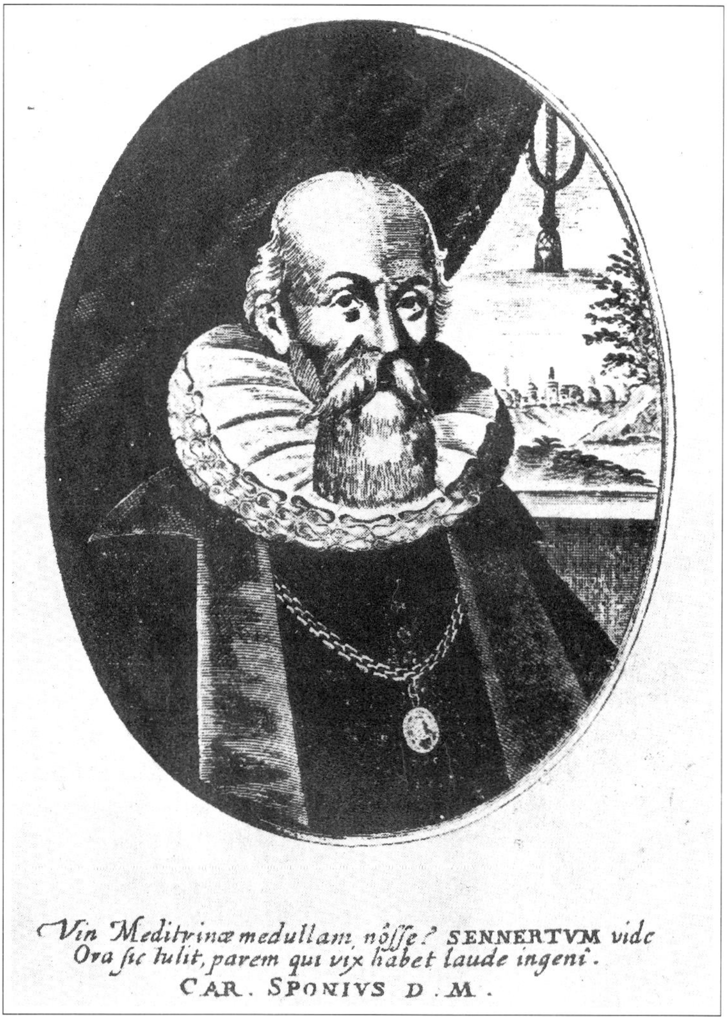
Vin Meditrinæ medullam nôsse? SENNERTVM vide
Ora sic tulit, parem qui vix habet laude ingenî.
CAR. SPONIVS D. M.

Daniel Sennert. Deutscher Arzt, Mediziner und Hochschullehrer von Weltruf. Vertreter der Iatrochemie (Chemiatrie).
Fotoreproduktion eines postumen anonymen Kupferstiches (um 1664)

Friedrich Wilhelm Sertürner (1783–1841)

Ein namhafter Chirurg des neunzehnten Jahrhunderts äußerte einmal gelegentlich eines Gesprächs über den Kampf der Medizin gegen unerträgliche Körperqualen, daß er ohne das Morphium nicht Arzt sein wollte. Der Entdecker jener wohltuenden Substanz war Friedrich Wilhelm Sertürner, der durch deren Auffindung zum Begründer der Alkoloidchemie wurde. In Neuhaus bei Paderborn als Sohn eines *„fürstbischöflichen Ingenieurs und Landbaumeisters"* geboren, hatte er ursprünglich den Beruf seines Vaters ergreifen wollen. Doch da der Vater überraschend starb, hatte die mit mehreren unmündigen Kindern mittellos hinterbliebene Mutter das Angebot des Paderborner Hofapothekers Cramer annehmen müssen, ihren damals fünfzehnjährigen Jungen zu ihm in die Lehre zu geben. Der Jüngling fand sich in der pharmazeutischen Praxis gut zurecht, zumal er auch naturwissenschaftlich begabt war und gern laborierte. Sehr angetan von seiner Arbeitsfreudigkeit und seinen Leistungen, hatte der alte Cramer ihn nach wohlbestandener Gehilfenprüfung weiterhin in seinem Geschäft behalten. Eines Tages wurde Sertürner Zeuge einer Auseinandersetzung zwischen seinem Chef und dem Stadtphysikus Dr. Schmidt, der sich darüber beklagte, daß das von den Apothekern feilgehaltene Opium qualitativ höchst unterschiedlich sei: bald wäre es so stark, daß die Patienten es trotz vorsichtiger Dosierung nicht vertrügen, während ein andermal die Wirkung ausbliebe.

„Ich werde der Sache einmal nachgehen", beruhigte Sertürner den durch den Vorwurf des Amtsarztes betrübten Apothekeninhaber, der von sich mit gutem Gewissen behaupten durfte, daß er nur einwandfreie Drogen bereithielt. Aber was half dies! Er konnte der Natur ja nicht gebieten, Mohnkapseln von stets gleicher Opiummenge und -beschaffenheit zu erzeugen! Da Sertürner ohnehin seit längerem die Frage bewegte, worauf die Heilkraft einer Droge beruhe, ob auf ihr insgesamt oder auf einem gewissen Inhaltsstoff, begann er unverzüglich, einige Unzen Opium zu analysieren.

Dutzende von Auszügen stellte er aus dem rätselhaften Narkotikum her, das seit Jahrtausenden Legionen Schwerleidender berauschte, beruhigte, von Schmerzen befreite und nicht zuletzt vergiftete. Nach dem siebenundfünfzigsten Extrakt endlich erhielt er aus dem eingetrockneten Milchsaft unreifer Schlafmohnkapseln eine Phiole farblosen, kristallinen Pulvers. In Tierversuchen vergewisserte er sich, daß er tatsächlich das *„betäubende Prinzip"* gefunden hatte. Anschließend ermittelte er noch in Versuchen an sich selbst wie auch an drei freiwilligen Medizinstudenten die Giftgrenze und die therapeutische Dosis. Nach dem Ovidischen Traumgott Morpheus wählte er für die von ihm um 1804 isolierte Substanz die Bezeichnung *„Morphin"*. Anderthalb Jahrzehnte nach seiner umwälzenden Entdeckung übernahm er die Ratsapotheke in Hameln, in der er weiterforschte, den Begriff *„Alkaloide"* für die spezifischen pflanzlichen Wirkstoffe prägte und mittellose Studenten unentgeltlich unterrichtete.

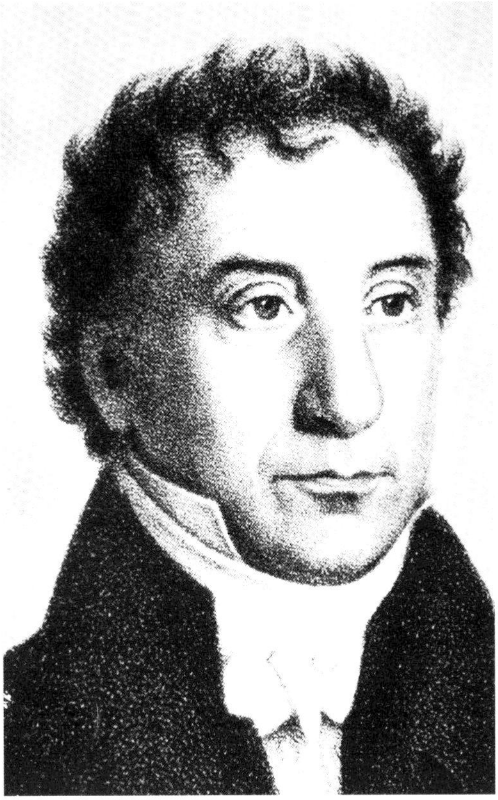

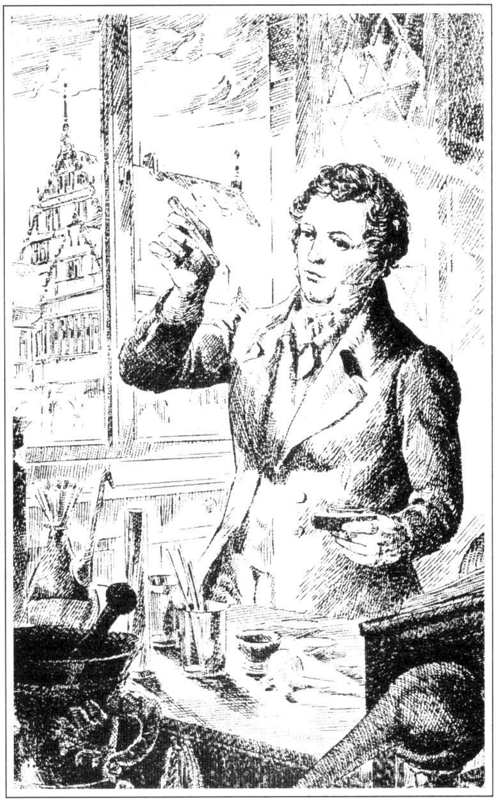

Friedrich Wilhelm Sertürner. Deutscher Apotheker. Entdecker des Morphins. Begründer der Alkaloidchemie.
Anonyme zeitgenössische Darstellung.
Aus: B. Karger-Decker: Ärzte im Selbstversuch, Leipzig 1981

Sertürner bei seiner Opiumanalyse und der Entdeckung des Morphins.
Anonyme Grafik aus einem unbezeichneten Loseblatt.
Aus: B. Karger-Decker: Kräuter, Pillen, Präparate, Leipzig 1970

Iwan Setschenow (1829–1905)

Im Jahre 1863 veröffentlichte der Petersburger Physiologieprofessor Iwan Michailowitsch Setschenow in der russischen Zeitschrift **„Sowremennik"** (Der Zeitgenosse) eine medizinisch-wissenschaftliche Abhandlung unter dem Titel **„Die Reflexe des Gehirns"**, in der er den kühnen Versuch unternahm, die Wechselbeziehungen zwischen Organismus und Umwelt sowie den unlöslichen Zusammenhang von Körper und *„Seele"* – sprich: Psyche – darzulegen. Diese unseren heutigen Hirnforschern ganz selbstverständlichen Auffassungen waren damals nicht nur neu, sondern standen auch in krassem Widerspruch zu den Ansichten der herrschenden Klasse, so daß der Verfasser mit den zaristischen Behörden in Konflikt geriet und die zeitweilige polizeiliche Beschlagnahme seiner bahnbrechenden Arbeit erdulden mußte.

Bereits als Student an der Medizinischen Fakultät der Moskauer Universität war der am 13. August 1829 in Tjoply Stan geborene Offizierssohn, der anfänglich die Petersburger Ingenieurschule besucht hatte, um nach der Familientradition ebenfalls die militärische Laufbahn einzuschlagen, doch noch rechtzeitig seine eigentliche Berufung erkannte, zutiefst beeindruckt von den harten ideologischen Auseinandersetzungen zwischen den Verfechtern der materialistischen und der idealistischen Denkweise in Wissenschaft und Philosophie. Begeistert schloß er sich der revolutionären demokratischen Bewegung um Nikolai Tschernyschewski, den Klassiker der russischen materialistischen Philosophie, an und entwikkelte sich unter dessen Einfluß zu einem materialistischen Deuter der Lebensvorgänge.

Schon in seiner ersten aufsehenerregenden wissenschaftlichen Untersuchung, **„Über den Einfluß des Alkoholrausches auf den menschlichen Organismus"**, brachte Setschenow entsprechende Tendenzen zum Ausdruck. Dreißigjährig seinen Lehrstuhl für Physiologie erlangend, begann er, den komplizierten Mechanismus des Zentralnervensystems zu erforschen. Hierbei erkannte er erstmalig die umfassende Rolle der Reflexe, denen er auf Grund experimenteller Untersuchungen auch psychische Reaktionen sowie bewußte Handlungen zuordnete. Im Laboratorium des berühmten französischen Experimentalphysiologen Claude Bernard, bei dem er sich anschließend eine Zeitlang aufhielt, entdeckte Setschenow schließlich bei Versuchen an Fröschen die reflexhemmenden Stellen im Gehirn.

Wieder daheim, schuf der Forscher, der sich in seinem Vaterlande durch seine wegweisenden Ermittlungen letztlich die Ehrenbenennung *„Vater der russischen Physiologie"* erwarb und in der internationalen Wissenschaft als Mitbegründer des Nervismus gilt, sein zweites Hauptwerk, **„Die Elemente des Denkens"**, in dem er gründlicher noch das Problem der Milieueinwirkung auf die Funktionen des Organismus verfolgte und seine früher gewonnenen materialistischen Erkenntnisse untermauerte. Aus seiner Schule ging als sein bedeutendster Jünger Iwan Pawlow (s. 172) hervor, der die Gedanken des am 15. November 1905 Verstorbenen konsequent fortsetzte und krönte.

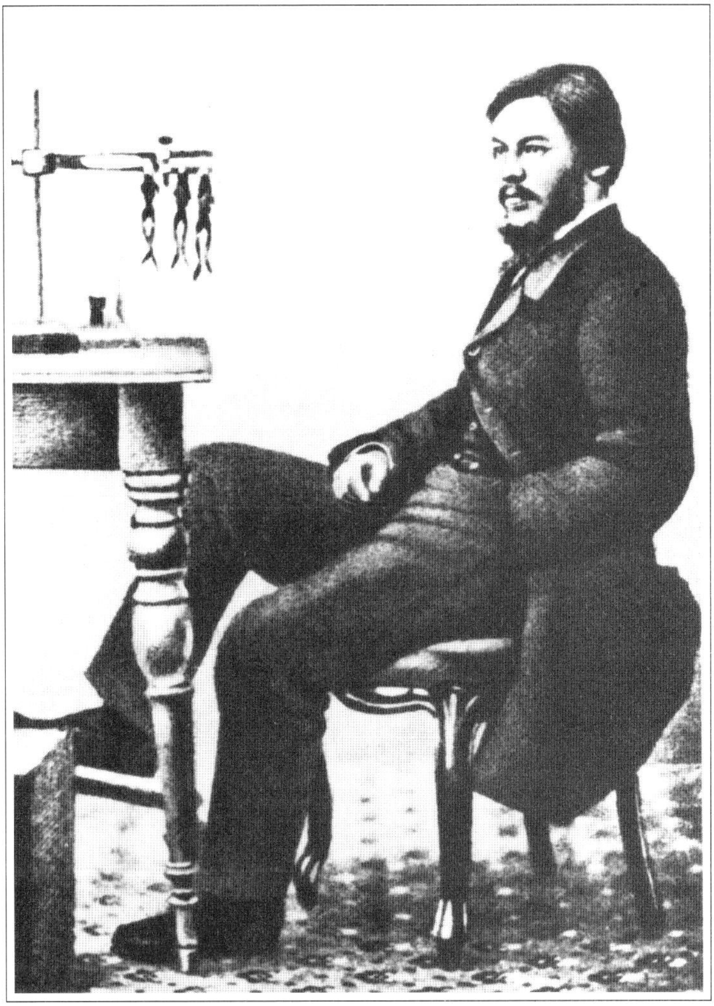

Iwan Michailowitsch Setschenow. Russischer Physiologe. Begründer der russischen materialistischen Physiologie.
Fotoreproduktion. Aus: B. Karger-Decker: Der Griff nach dem Gehirn, Leipzig 1977

Justine Siegemund (um 1648–1705)

Eine eigene peinvolle Scheinschwangerschaft, die mehrere herbeigerufene Geburtshelferinnen nicht erkannten, bewog die aus der schlesischen Gemeinde Rohnstock (Roztoka) gebürtige einundzwanzigjährige Pfarrerstochter und Rentschreibersgattin Justine Siegemund dazu, selbst den Beruf der Hebamme zu erlernen. Mit eisernem Fleiß erwarb sie sich aus allen ihr erreichbaren sachdienlichen Büchern das nötige Wissen und praktizierte es zugleich als Gehilfin verschiedener *„Storchentanten"*, wie der Volksmund die Wehmütter scherzhaft nannte.

Ihre außergewöhnliche Befähigung für die Entbindungskunst stellte Justine schon bald unter Beweis, indem sie ein in komplizierter Querlage befindliches Kind lebend zur Welt beförderte, das ihre Lehrmeisterin bereits aufgegeben hatte und im Mutterleib zu zerstückeln gedachte. Dieser damals als sensationell empfundene Erfolg machte sie schlagartig weithin bekannt und begehrt. Auf Grund ihrer Tüchtigkeit und ihres tadellosen Leumunds bei der Ärzteschaft betraute der Rat der Stadt Liegnitz (Legnica) sie 1683 mit der Funktion der Amtshebamme.

Als es die *„Siegemundin"* in dieser Eigenschaft sogar verstand, bei einer Adligen mit chirurgischem Geschick ein Gewächs zu entfernen, verbreitete sich die Kunde davon in Windeseile nach Berlin, woraufhin alsbald ihre Berufung zur *„Chur-Brandenburgischen Hof-Wehemutter"* erfolgte. Später avancierte sie zur *„Königlich Preußischen Hof-Wehemutter"*. Häufig unternahm sie Reisen, um im Auftrag des Herrschers auch an anderen Höfen geburtshilflichen Beistand zu leisten. Bei einer Begegnung mit der englischen Königin Marie II. in Den Haag empfahl ihr die Monarchin, ihre beruflichen Erfahrungen *„zu Nutz und Frommen aller Hebammen und werdenden Mütter"* in Buchform herauszugeben.

Solch Werk war um so notwendiger, als es im siebzehnten Jahrhundert noch keine geregelte Geburtshilfe und überhaupt keine Schwangerenfürsorge gab. Bislang hatte allein der Pionier der französischen Frauenheilkunde und Geburtshilfe François Mauriceau ein fundiertes gynäkologisches Lehrbuch verfaßt. Im Jahre 1690 erschien Justines dreihundert Seiten starkes Hebammenbüchlein zu Cölln an der Spree, das fast ein Jahrhundert allen deutschsprachigen Wehmüttern und Ärzten als hauptsächlicher Berater diente. Behandelte es doch in Wort und Bild die Gebärorgane der Frau, die Bedeutung und Aufgabe des weiblichen Beckens bei der Entbindung, die normalen und die bedrohlichen Kindslagen, die Kindswendungen, die gebräuchlichen gynäkologischen Operationen, die medikamentöse Versorgung der Gebärenden sowie die von der Autorin eingeführten geburtshilflichen Maßnahmen.

Noch heute lebt der *„Gedoppelte Handgriff der Siegemundin"* in der Geburtshilfe fort.

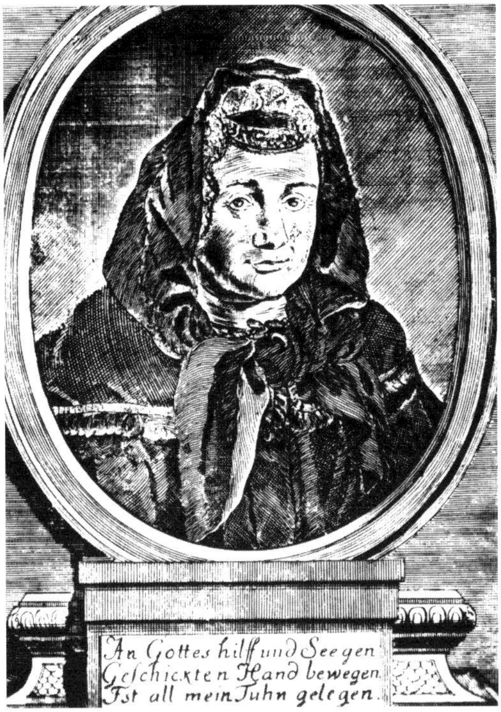
An Gottes hilff und Seegen
Geschickten Hand bewegen
Ist all mein Thun gelegen.

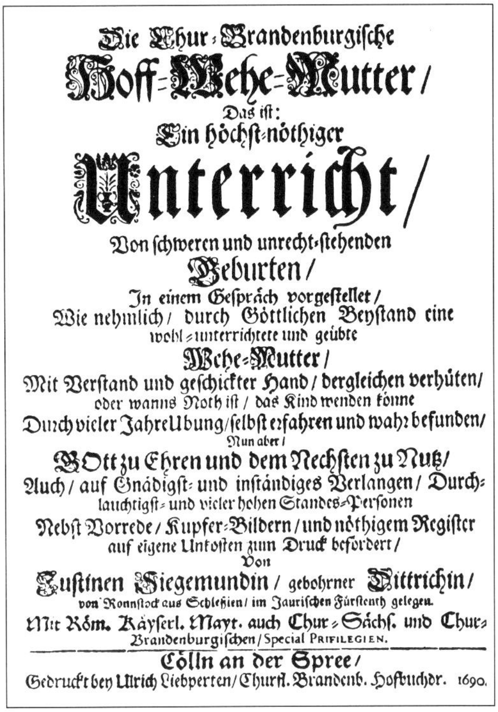

Die Chur-Brandenburgische
Hoff-Wehe-Mutter /
Das ist:
Ein höchst-nöthiger
Unterricht /
Von schweren und unrecht-stehenden
Geburten /
In einem Gespräch vorgestellet /
Wie nehmlich / durch Göttlichen Beystand eine
wohl-unterrichtete und geübte
Wehe-Mutter /
Mit Verstand und geschickter Hand / dergleichen verhüten /
oder wanns Noth ist / das Kind wenden könne
Durch vieler Jahre Ubung / selbst erfahren und wahr-befunden /
Nun aber /
GOtt zu Ehren und dem Nechsten zu Nutz /
Auch / auf Gnädigst- und inständiges Verlangen / Durch-
lauchtigst- und vieler hohen Standes-Personen
Nebst Vorrede / Kupfer-Bildern / und nöthigem Register
auf eigene Unkosten zum Druck befördert /
Von
Justinen Siegemundin / gebohrner Dittrichin /
von Ronnstock aus Schlesien / im Jaurischen Fürstenth gelegen.
Mit Röm. Käyserl. Mayt. auch Chur-Sächs. und Chur-
Brandenburgischen / Special Priviligien.
Cölln an der Spree /
Gedruckt bey Ulrich Liebperten / Churfl. Brandenb. Hofbuchdr. 1690.

Justine Siegemund(in). Deutsche Hebamme. Reformerin des Hebammenwesens.
Anonymes Titelporträt ihres 1690 erschienenen Werkes über Hebammenkunst. Aus: B. Karger-Decker: Die Frau in der Heilkunde, Sammelbildmappe, Reichenbach/Vogtl. 1972

Titelblatt des Hebammenlehrbuches von Justine Siegemund. Fotoreproduktion. Aus: B. Karger-Decker: Geschichte der Medizin in Bildern (Folge 151). In: „Deutsches Rotes Kreuz“, Dresden, 8/1987

Sir James Young Simpson (1811–1870)

Zunächst hatte der aus der schottischen Ortschaft Bathgate stammende jüngste Sproß einer kinderreichen Familie in der Backstube seines Vaters gearbeitet, bis er mit finanzieller Unterstützung eines älteren Bruders und einem Begabtenstipendium in Edinburgh Medizin studieren konnte. Danach praktizierte er eine Zeitlang als Landarzt. Im Besitz der Doktorwürde wandte er sich der akademischen Laufbahn zu. Er begann sie als Vorlesungsassistent am Pathologischen Institut seiner Alma maer; wenig später erhielt er einen Lehrauftrag und schließlich den durch Tod verwaisten Lehrstuhl für Geburtshilfe.

Seine durch enorme Wissensfülle und faszinierende Vortragsweise sich auszeichnenden Vorlesungen zogen Studenten von überallher an. Gleiche Berühmtheit erlangte Simpson als Chirurg, Frauenarzt und Geburtshelfer. Schon als Student hatte er sich angesichts der Leidensszenen im Operationssaal vorgenommen, nach Mitteln zur Schmerzbetäubung zu suchen. Als einer der ersten europäischen Chirurgen wandte er die 1846 in Amerika erfundene Äthernarkose an. Allzubald gewahrte er die nachteiligen Nebenwirkungen der Äthereinwirkung. Im Chloroform entdeckte er ein ihm geeigneter erscheinendes Narkotikum.

Im November 1847 berichtete Simpson vor der Medizinisch-Chirurgischen Gesellschaft Edinburghs wie auch in der Londoner Fachzeitschrift „**Medical Gazette**“ über sein Betäubungsverfahren unter nachdrücklichem Hinweis auf gewisse Vorzüge des von der naturwissenschaftlichen Welt bis dahin unbeachteten Chloroforms gegenüber dem Äther. Daß er die Methode auch gegen den Geburtsschmerz anzuwenden wagte, trug ihm bittere – religiös motivierte – Vorwürfe ein; sollte doch nach der biblischen Legende vom Sündenfall *„das Weib unter Schmerzen Kinder gebären“!*

Die feindselige Haltung der puritanischen Zeitgenossen wich erst, nachdem die britische Queen Victoria den Prinzen Leopold unter Chloroformnarkose zur Welt gebracht hatte. Damit galt die sogenannte Geburt *„à la reine“* („nach der Königin“) als moralisch gerechtfertigt und wurde fortan große Mode. Bis ausgangs des 19. Jahrhunderts blieb Chloroform das meistgebrauchte Narkotikum in Europa. Seine spätere Entlarvung als gefährliches Protoplasmagift führte letztlich aber seinen Niedergang bis zur völligen Ablösung herbei. Vor der Entwicklung seines Betäubungsverfahrens hatte Simpson die Geburtshilfe durch seine Erfindung der Kephalotripsie oder Schädelzertrümmerung und -herausziehung bei totem Kind mittels eines zusammendrückbaren zangenförmigen Instrumentes, des *„Kephalotriben“* oder *„Kephalothryptors“*, bereichert.

Den Fortschritt der Gynäkologie förderte der zum Baronet, zum Ehrenbürger Edinburghs und zum Hofarzt Ernannte durch neuartige Untersuchungsmethoden mittels einer von ihm angegebenen Gebärmuttersonde sowie der diagnostischen Erweiterung des Muttermundes.

Ein tödlicher Angina-pectoris-Anfall setzte kurz vor seinem 60. Geburtstag seinem kämpferischen Leben und Wirken ein Ende.

Sir James Young Simpson. Englischer Gynäkologe und Geburtshelfer. Entdecker der Chloroformnarkose. Fotoreproduktion. Aus: Garrison: An Introduction to the History of Medicine, Philadelphia - London 1924

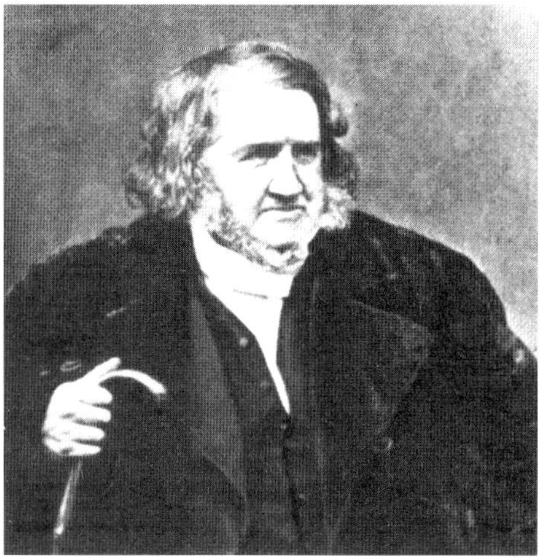

Simpson (am Boden liegend) in seinem Selbstversuch mit Chloroform. Sein Diener findet ihn (vermeintlich tot) vor.
Aus: B. Karger-Decker: Sternstunden der Medizin - Operation ohne Schmerzen, Sammelbildmappe, Reichenbach/Vogtl. 1975

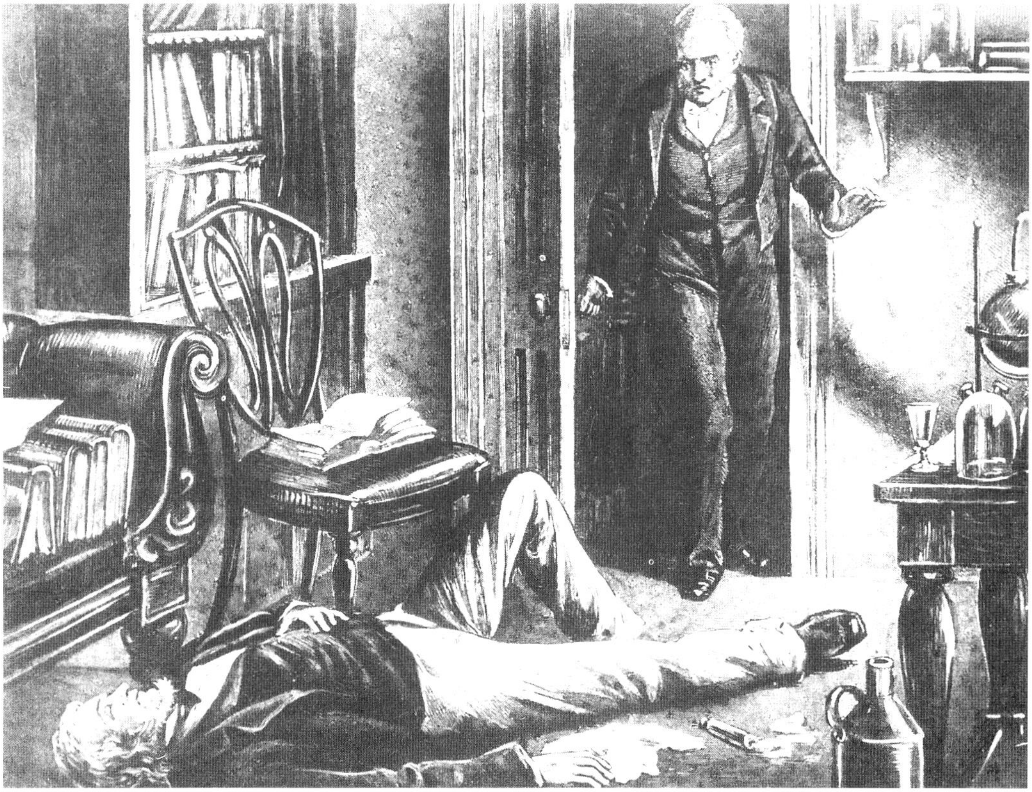

Josef Skoda (1805–1881)

Weil seinem Vater, einem Schlosser, das Geld fehlte, um zwei Söhne Medizin studieren zu lassen, wäre der jüngere von beiden, Josef Skoda, nach dem Besuch des Pilsener Gymnasiums beinahe in ein Kloster eingetreten. Erfreulicherweise fand sich eine hochherzige Gönnerin, die ihn durch Gewährung eines Darlehens und einer Unterkunft in ihrem Wiener Haus vor der Flucht aus der Welt bewahrte. Mit Privatstunden verdiente der Studiosus seinen Lebensunterhalt in der österreichischen Hauptstadt.

Frisch promoviert, nahm Skoda eine Stelle als Choleraarzt in Böhmen an. Zwei Jahre mußte er in dieser aufopferungsvollen Tätigkeit ausharren, bis es ihm gelang, an dem damals weithin berühmten Allgemeinen Krankenhaus in Wien als unbesoldeter Sekundärarzt angenommen zu werden. In dieser Eigenschaft konnte er endlich seinen Forschungen über physikalische Diagnostik systematisch nachgehen. Nicht umsonst wollte er sich als Student der Heilkunde auch sehr intensiv mit Physik und Mathematik beschäftigt haben! Skodas wissenschaftliches Bestreben ging dahin, die von dem Pariser Internisten René Laënnec 1818 geschaffene Auskultation wie auch die bereits 1761 von dem Österreicher Leopold Auenbrugger angegebene Perkussion für jeden Arzt erlernbar und hinsichtlich ihrer verschiedenartigen Schallphänomene begreiflich zu machen.

Unermüdlich suchte er am Krankenbett durch Beklopfen der Brust und Abhorchen der Atmungsgeräusche sowie der Herztöne und Herzbewegungen die Krankheiten der betreffenden Organe zu erkennen. Er betrieb diese Untersuchungen mit solchem Eifer, daß sie den Patienten lästig wurden und diese sich über ihn beschwerten. Auf Grund einer weiteren *„Eigenmächtigkeit“* zur Abteilung für ruhige Geisteskranke strafversetzt, traf Skoda hier aber auf einen verständnisvollen Primarius, der ihn in seinen akustischen Experimenten nicht behinderte. Im Jahre 1839 konnte er seine Forschungsergebnisse in seinem epochalen Hauptwerk „**Über Perkussion und Auskultation**“ veröffentlichen, das zur Grundlage der modernen physikalischen Diagnostik wurde.

In dieser bahnbrechenden Abhandlung legte Skoda, wie Professor Leopold Schönbauer in seinem Buch über die Geschichte der Wiener Medizinischen Schule resümiert, erstmalig dar, *„daß Perkussion und Auskultation nur über die physikalischen Änderungen im Organismus durch die Krankheit aussagen können, nichts aber darüber, welcher Art der Krankheitsprozeß ist“*. Dadurch erlangten nach Meyer-Steineg *„die Symptome erst wieder die ihnen zukommende Stellung in der Krankheitslehre“*.

Bald nach Erscheinen seines bedeutsamen, von konservativen Kollegen jedoch heftig angefeindeten Buches erhielt Skoda die Stelle eines Primararztes, sodann den Lehrstuhl für Klinische Medizin in Wien. Im Revolutionsjahr 1848 ernannte ihn die Wiener Akademie der Wissenschaften zu ihrem Mitglied. Sechsundsiebzigjährig, erlag er einem Herzleiden; er wurde am 15. Juni 1881 unter starker Anteilnahme der Wiener Bevölkerung bestattet.

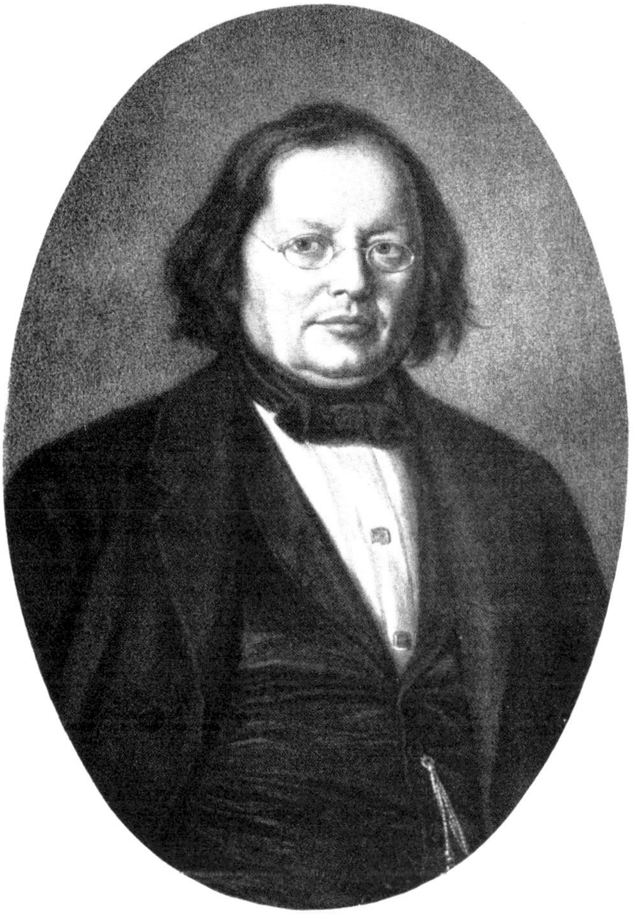

Josef Skoda. Österreichischer Internist und Kliniker. Förderer des wissenschaftlichen Ausbaues der physikalischen Diagnostik.
Anonymes zeitgenössisches Bildnis. Aus: Henry E. Sigerist: Große Ärzte, München 1931

Konstantin Skrjabin (1878–1972)

Neben *„Mikroparasiten"*, mit bloßem Auge nicht wahrnehmbaren Infektionskeimen, wie Bakterien, Pilzen, Protozoen, Viren, spielen zahlreiche *„makroskopische"*, ohne Hilfe eines Mikroskops sichtbare Schmarotzer eine verhängnisvolle Rolle als Krankheitserreger. Hierzu zählen nicht zuletzt die Eingeweidewürmer oder Helminthen, die sowohl bei Tieren als auch beim Menschen spezifische Seuchen hervorrufen. In deren Erforschung und systematischen Bekämpfung erblickte der aus Petersburg (Leningrad) gebürtige Zoologe Konstantin Iwanowitsch Skrjabin seine Lebensaufgabe.

Schon bald nach dem Studium der Veterinärmedizin und der Naturwissenschaften an der damaligen Universität Dorpat (Tartu) unternahm er, der Sohn eines Eisenbahners, helminthologische Untersuchungen in Kaukasien und Turkestan. Auf Grund mehrerer bedeutsamer Publikationen hierüber richtete ihm das Veterinärinstitut in Nowotscherkassk nach der Februarrevolution 1917 den ersten russischen Lehrstuhl für Parasitologie und Infektionskrankheiten ein. Unverzüglich gliederte Konstantin Iwanowitsch ihm ein Institut zur Aufdeckung der Helminthenfauna und der Wurmkrankheiten an.

Mit der Tatkraft eines Pioniers legte Skrjabin die theoretischen wie auch experimentellen Grundlagen der Lehre von den pathogenen Eingeweidewürmern in seinem Vaterland. Auf über siebzig Expeditionen ermittelte er mit einem vielköpfigen interdisziplinären Mitarbeiterstab die geographische Verbreitung, die Umweltbedingungen und -beziehungen sowie die Entwicklungszyklen der Parasiten.

1920 bereits war Skrjabin als Professor der Parasitologie und Infektionskrankheiten an das Moskauer Staatliche Institut für Veterinärmedizin berufen worden. Auch dort organisierte er eine helminthologische Forschungsabteilung. Wenig später wurde er überdies mit der Einrichtung und Leitung einer gleichen Abteilung am Moskauer Tropeninstitut, dem heutigen Institut für Malaria, medizinische Parasitologie und Helminthologie, betraut. Auf seine Initiative entstanden ferner helminthologische Stationen in der gesamten Sowjetunion. Anhand seiner vollständigen kartographischen Erfassung der Helminthenfauna der UdSSR sowie umfangreicher Forschungsergebnisse erarbeitete Skrjabin schließlich wirksamste Schutz- und Abwehrmaßnahmen, durch die die Wurmkrankheiten in der Sowjetunion stark zurückgingen und einige sogar nahezu gänzlich erloschen. Sie erlangten auch für die medizinische und veterinärmedizinische Praxis zahlreicher anderer Länder beispielhafte Bedeutung. Zweimal wurde der Wissenschaftler, zuletzt Leiter des Laboratoriums für Helminthologie der Akademie der Wissenschaften der UdSSR, für seine Verdienste durch die Verleihung des Staatspreises geehrt. Er war auch Mitglied der Deutschen Akademie der Naturforscher *„Leopoldina"* in Halle (Saale).

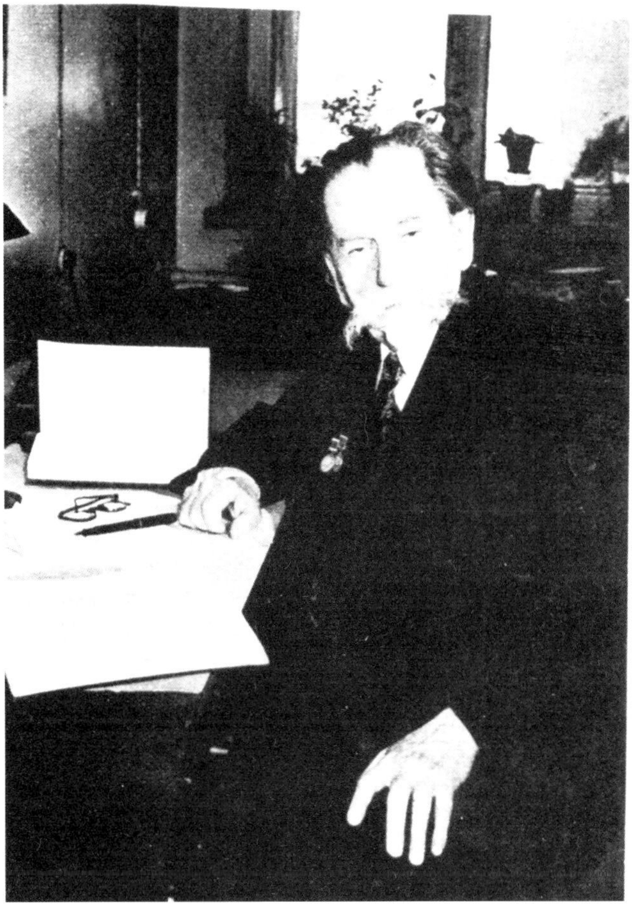

Konstantin Iwanowitsch Skrjabin. Sowjetischer Zoologe. Verdienste auf dem Gebiet der Helminthologie, insbesondere der parasitischen Würmer des Menschen und der Tiere.
Fotoreproduktion eines unbezeichneten älteren Illustriertendruckes

Samuel Thomas Sömmering (1755–1830)

Der aus der Kopernikusstadt Thorn (Toruń) gebürtige Naturforscher Samuel Thomas Sömmering gilt bei den Medizinchronisten als der bedeutendste deutsche Anatom in der zweiten Hälfte des achtzehnten Jahrhunderts und als ein hervorragender Physiologe. Er war der Sohn eines angesehenen Arztes, der ihn frühzeitig für die Struktur und die Lebensfunktionen des menschlichen Körpers interessierte. Bereits als Student befaßte er sich mit selbständigen Forschungen *„über die Gehirnbasis und die Ursprünge der Gehirnnerven"*. Deren Ergebnisse legte er 1778 in seiner gleichlautenden Doktorarbeit dar und erwarb sich damit sogleich einen guten Namen in der Fachwelt. Schon im darauffolgenden Jahr erhielt Sömmering einen Lehrstuhl für Anatomie, Chirurgie und Physiologie in Kassel. Nach fünfjährigem Wirken an dieser Fakultät folgte er einem Ruf des Kurfürsten von Mainz an die dortige Alma mater. Als die Stadt mit dem linksrheinischen Teil des Kurstaates durch den Friedensschluß von Campoformio im Oktober 1797 in französische Hände fiel, eröffnete er in Frankfurt am Main eine Arztpraxis. Während dieser Schaffensperiode machte er sich um die Einführung der Jennerschen Kuhpockenimpfung verdient.

Seine akademische Laufbahn nahm Sömmering 1805 als Mitglied der Bayerischen Akademie der Wissenschaften in München wieder auf. Daneben bekleidete er am bayerischen Hof das Amt des königlichen Leibarztes. Sich überdies physikalischen Problemen, namentlich den Erscheinungen der Elektrizität, zuwendend, entwickelte er auf Veranlassung des Monarchen Maximilian um 1809 einen elektrochemischen Telegrafenapparat, der jedoch wegen seiner komplizierten und kuriosen Einrichtung keine praktische Bedeutung erlangte. Doch gerade diese Schöpfung ging intensiver in das Gedächtnis der Nachwelt ein als seine großen medizinischen Leistungen.

Sömmering publizierte unter Mitwirkung bewährter Kupferstecher ausgezeichnete Bildatlanten über das menschliche Auge, das Gehirn; das Ohr, über die Organe des Geschmacks, des Geruchs, der Stimme, ferner über den menschlichen Embryo sowie als Krönung ein fünfbändiges anatomisches Lehrbuch **„Vom Bau des menschlichen Körpers"**. Am Auge entdeckte er den nach ihm benannten Gelben Fleck. Aufsehen und Bewunderung erregte nicht zuletzt seine umfangreiche Sammlung pathologisch-anatomischer Modelle. Sie ging später in den Besitz der Wiener Militärärztlichen Akademie *„Josephinum"* über. Das letzte Lebensjahrzehnt verbrachte Sömmering als Universitätslehrer in Frankfurt (Main), wo er bis zum Tod seiner Frau praktiziert hatte. Bis zu seinem eigenen Tod an Altersschwäche stand er mit sechshundert berühmten Zeitgenossen in regem brieflichem Gedankenaustausch. Goethe, dem er wiederholt persönlich begegnete, rühmte ihn als einen *„höchst fähigen, zum Schauen, Bemerken und Denken aufgeweckten lebendigen Geist"*; verdankte er ihm doch zahlreiche naturwissenschaftliche Anregungen für sein eigenes anatomisches Forschen.

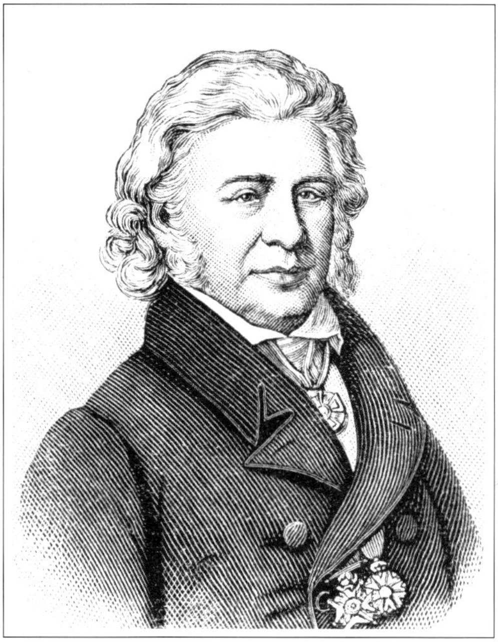

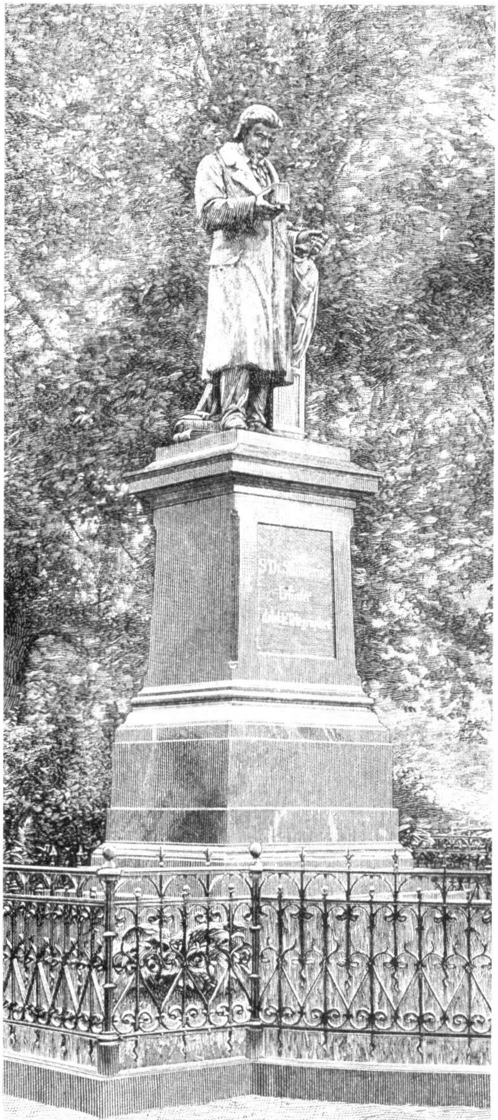

Samuel Thomas Sömmering. Deutscher Naturforscher, Anatom und Physiologe. Entdecker des nach ihm benannten Gelben Flecks am Auge. Anonyme Xylographie nach einem unleserlich signierten zeitgenössischen Kupferstich

Sömmering-Denkmal in Frankfurt (Main). Xylographie nach einer Fotografie von J. B. Ciotina. Das Standbild schufen Eduard von der Launitz und Heinrich Petry. Aus: „Illustrierte Zeitung", Leipzig (1887)

Georg Ernst Stahl (1660–1734)

Obwohl Georg Ernst Stahl heute so gut wie vergessen ist, gilt er doch als einer der markantesten Persönlichkeiten in der Geschichte der Medizin und der Chemie. Nach dem Besuch des Gymnasiums seiner mittelfränkischen Vaterstadt Ansbach studierte und promovierte er an der Universität Jena. Anschließend wirkte er an der ihm liebgewordenen Alma mater als Privatdozent, bis er eine Berufung als Professor der Heilkunde nach Halle erhielt. Zwischendurch bekleidete er auch das Amt des Leibarztes beim Herzog Ernst von Sachsen-Weimar.

Als Hochschullehrer absolvierte Stahl mit Kollegs über Theoretische Medizin, Physiologie, Pathologie, Diätetik und Arzneimittellehre ein überaus umfangreiches, interdisziplinäres Vorlesungsprogramm. Daneben befaßte er sich intensiv mit chemischen Forschungen, im Verlauf derer er sich zum Begründer der sogenannten Phlogistonhypothese entwickelte, nach der die Verbrennung eines Körpers auf dem Entweichen eines ihm angeblich innewohnenden *„Feuergeistes"*, des *„Phlogistons"* nämlich, beruhen sollte. Länger als ein Dreivierteljahrhundert beherrschte seine Doktrin die einschlägige Wissenschaft; dann wurde sie durch Lavoisiers Oxydationstheorie ad absurdum geführt.

Ein ähnliches Schicksal widerfuhr dem von Stahl hervorgebrachten und in seinem 1708 erschienenen medizinischen Hauptwerk **„Theoria medica vera"** publizierten Lehrsystem des Animismus, das als alleinige Ursache der Lebensprozesse eine *„anima rationalis"* (eine „vernünftige Seele") postulierte. Damit wandte sich der Forscher gegen die mechanistisch-materialistische Denkweise seines einstigen progressiven Lehrers Georg Wolfgang Wedel, der die Lebensvorgänge im Organismus als selbsttätige chemische Reaktionen interpretierte.

Von seiner ebenso stark kritisierten wie verfochtenen Annahme einer Anima als oberstes Lebensprinzip leitete Stahl seine Krankheitslehre ab. Danach sei es die Hauptaufgabe des Arztes, besagte Regentin des Organismus in ihrem Bemühen, die normalen Körperfunktionen im Gleichgewicht zu erhalten und einen durch Erkrankung gestörten Tonus wiederherzustellen, mit geeigneten therapeutischen Maßnahmen zu unterstützen. Während er bei hochgradigem Tonus abtreibende Verfahren wie Aderlaß oder die Anwendung von Abführ-, Brech- oder Schweißmitteln empfahl, befürwortete er bei zu schwachem Tonus eine Reiztherapie. Andererseits verschmähte er nützliche Medikamente, die seinem Gedankengebäude entgegenstanden.

Überdies verachtete Stahl in seiner Begrenztheit die Beschäftigung mit Anatomie und Physiologie als überflüssige Bürde für den praktischen Arzt. Verärgert über seine hallischen Widersacher, gab er 1715 seinen Lehrstuhl in der Saalestadt auf, um sich dem Preußenkönig Friedrich Wilhelm I. als Leibarzt zu verdingen. Zugleich dirigierte er in Berlin als Präsident des *„Collegium Medicum"* das preußische Gesundheitswesen. Ferner machte er sich um die Einrichtung der ersten medizinischen Ausbildungsstätte Preußens verdient.

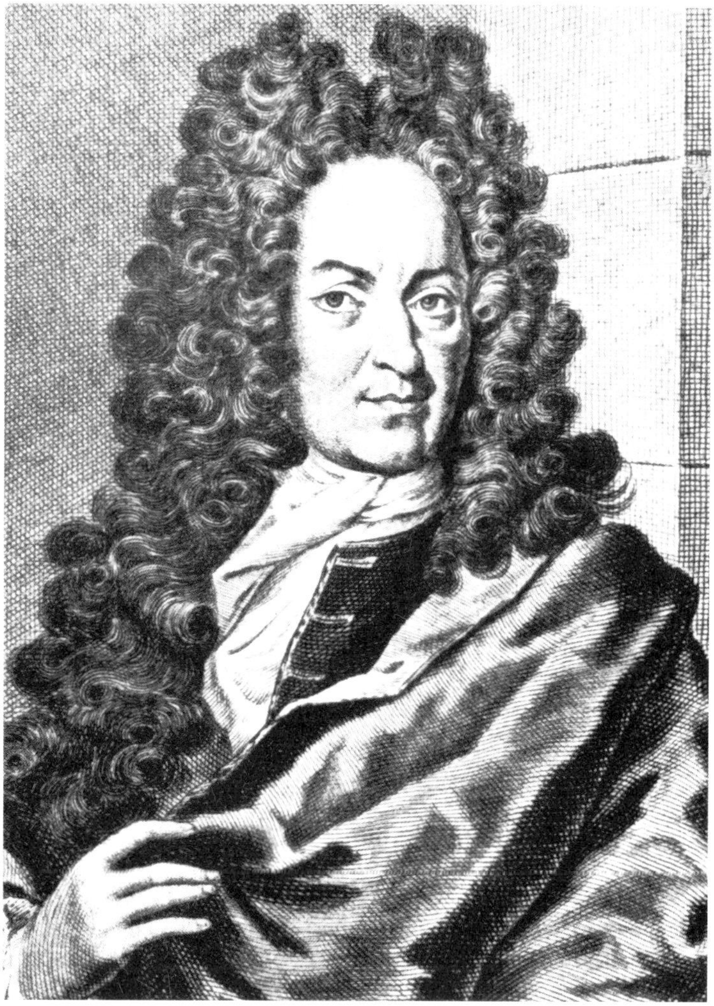

Georg Ernst Stahl. Deutscher Arzt und Chemiker. Begründer der Phlogistonhypothese. Vertreter des Animismus.
Nach einem anonymen zeitgenössischen Kupferstich

Ernest Henry Starling (1866–1927)

Mit Bestürzung und Trauer nahm die internationale Fachwelt Anfang Mai 1927 die Nachricht auf, daß der englische Physiologe Ernest Henry Starling auf einer Seereise in der Nähe von Kingston, der Hauptstadt der Großen-Antillen-Insel Jamaika, plötzlich verstorben sei. Der aus Bombay gebürtige berühmte Forscher befand sich immerhin erst im zweiundsechzigsten Lebensjahr, hätte also noch viele bedeutsame Entdekkungen für die von ihm glühend geliebte Wissenschaft von der Regulation der Körperfunktionen und des Informationstransportes innerhalb des menschlichen Organismus machen können.

Seine akademische Laufbahn hatte Starling nach seinem Medizinstudium als Demonstrator am weltbekannten Guy's Hospital in London begonnen. Bereits damals, als Sechsundzwanzigjähriger, machte er durch eine gediegene allgemeine Darstellung der Lebensvorgänge im menschlichen Körper unter dem Titel **„Elements of human physiology"** von sich reden. Diese Publikation veranlaßte den namhaften Breslauer Physiologieprofessor und Histologen Rudolf Heidenhain, der sich insbesondere mit der Drüsensekretion des Verdauungstraktes befaßte und einst auch Iwan Petrowitsch Pawlow zu seinen Mitarbeitern zählte, den befähigten Engländer als Assistenten aufzunehmen.

Bei seiner Tätigkeit in Heidenhains Laboratorium fand Starling seine Berufung zum Endokrinologen. Nach einer weiteren ersprießlichen Assistenz bei dem verdienten russischen Mikrobiologen und Immunforscher Ilja Metschnikow am Pariser Pasteur-Institut erhielt er 1899 einen Lehrstuhl für Physiologie am University College in London, den er fast zweieinhalb Jahrzehnte bekleidete. Gemeinsam mit seinem kongenialen Kollegen William Maddock Bayliss wies er 1902 im Zwölffingerdarm den humoralen Wirkstoff *„Sekretin"* nach, der als ein Gewebshormon der Darmschleimhaut auf dem Blutweg die Absonderung der Bauchspeicheldrüse anregt.

Der Begriff *„Hormon"* existierte damals freilich noch nicht, wie das Wissen über die Funktion der innersekretorischen Drüsen in jenen Tagen überhaupt noch sehr gering war. Erst nach mehrjährigem intensiverem Studium dieser Hohlorgane mit ihren wunderbaren Säften prägte Starling während seines denkwürdigen Vortrags über **„Chemische Beziehungen der Körperfunktionen"**, den er 1905 vor dem Londoner Königlichen Ärztekollegium hielt, nach dem griechischen Wort *„hormaein"* (= *„antreiben"/„anreizen"*), die Bezeichnung *„Hormone"* für die Produkte des endokrinen Systems. Sir William Bayliss wiederum nahm sie als erster begeistert auf und sorgte mit für deren allgemeine Einbürgerung.

Einen wichtigen Beitrag leistete Starling überdies zur Kenntnis der Energetik des Herzens. Mittels des 1912 von ihm entwickelten und heute nach ihm benannten *„Herz-Lungen-Präparates"* gelang es ihm, am isolierten Warmblüterherzen diverse Gesetzmäßigkeiten der Herzarbeit aufzudecken. Sie sind als *„Starling-Gesetze"* in die Nomenklatur der Medizin eingegangen. Allerdings sind sie auf den Menschen nur bedingt übertragbar.

Ernest Henry Starling. Englischer Physiologe. Prägte den Begriff „Hormone" für die Wirkstoffe der innersekretorischen Drüsen. Entdeckte mit Bayliss im Zwölffingerdarm das Sekretin. Fotoreproduktion von Curt Kuntze (†), Rostock

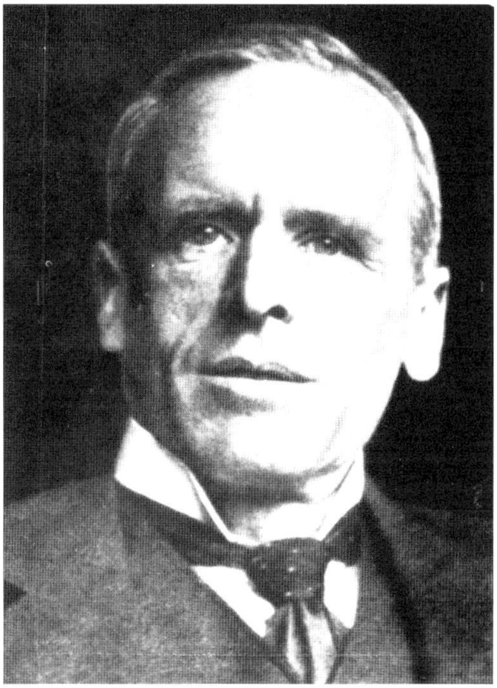

Starling (links) und William Bayliss (rechts) bei einem Tierversuch im Hörsaal ihres Londoner Instituts.
Fotoreproduktion von Curt Kuntze (†), Rostock.
Aus: B. Karger-Decker: Der Griff nach dem Gehirn, Leipzig 1977

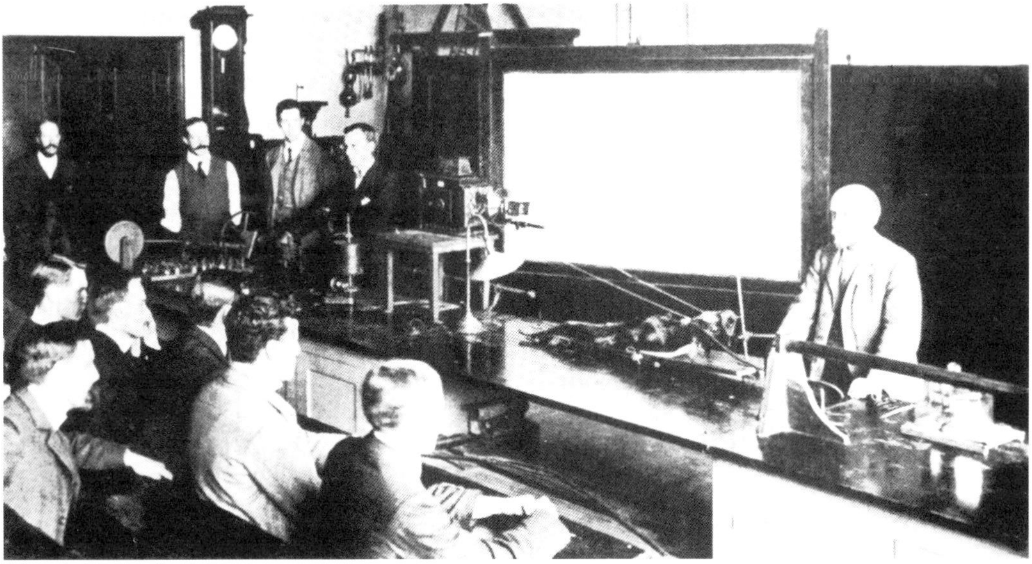

Walter Stoeckel (1871–1961)

Es erregte im medizinischen Hochschulbetrieb kein geringes Aufsehen, als in den zwanziger Jahren der damalige Direktor der Berliner Universitäts-Frauenklinik Professor Walter Stoeckel während einer gynäkologischen Vorlesung seinen Studenten den Ablauf einer Geburt oder einer Operation im Film vorführte. Was Wunder, daß dem fortschrittlichen Gelehrten und Arzt, der damit als einer der ersten die Bedeutung des Films zur praxisverbundenen Heranbildung des Nachwuchses demonstrierte, Schüler aus aller Welt zuströmten!

Am 14. März 1871 in der einstigen ostpreußischen Gemeinde Stobingen als Sohn eines Landwirts und Ökonomierates geboren, trug sich Stoeckel anfänglich mit dem Gedanken, einen Beruf zu erlernen, in dem er seiner angestammten Liebe zu Pferden und zum Reitsport nachgehen könnte. Doch dem Wunsch seiner Eltern folgend, studierte er schließlich in Leipzig, München, Jena und Königsberg Medizin. Nach dem Examen betätigte er sich ein Jahr lang als Schiffsarzt beim Norddeutschen Lloyd, bevor er die akademische Laufbahn als Mediziner einschlug. Innerhalb eines knappen Jahrzehnts durchlief Stoeckel sodann an verschiedenen Wirkungsstätten die Stationen vom Volontärarzt über den Assistenzarzt und den Oberarzt bis zum Professor in Marburg, Kiel, Leipzig und endlich in Berlin. Nahezu zweieinhalb Jahrzehnte, von 1926 bis zu seinem Eintritt in den Ruhestand (1950), leitete er die Frauenklinik der Berliner Charité. Ein anläßlich seines achtzigsten Geburtstages erschienener Festbeitrag im Zentralblatt für Gynäkologie würdigte ihn als *„gutes Gewissen der deutschen Frauenheilkunde“ und als „Verkörperung ärztlicher Ethik“* wie auch als *„bewundertes Beispiel unermüdlicher Arbeitsleistung und Arbeitsfreude“.*

Unauslöschliche Verdienste erwarb sich Professor Stoeckel auf dem Gebiet der von ihm begründeten *„gynäkologischen Urologie“*, die sich mit der Behandlung von Nieren-, Harnleiter- sowie Harnblasen-Erkrankungen als mögliche Folgen von Geburten und Unterleibsleiden befaßt. Durch Einführung neuartiger chirurgischer Eingriffe hat er ungezählte Frauen vor langem, qualvollem Siechtum bewahrt und ihnen zugleich Lebensmut und Schaffenskraft wiedergeschenkt. Ferner widmete er sich erfolgreich der organisierten Krebsbekämpfung beim weiblichen Geschlecht durch eine wohlausgewogene Anwendung von Operation und Strahlentherapie. Auch als Herausgeber von Fachzeitschriften sowie eines zwanzigbändigen **„Handbuches der Gynäkologie“** und eines hochgeschätzten **„Lehrbuches für Geburtshilfe“** machte er sich einen großen Namen in der Fachwelt.

Für sein beispielhaftes Werk wurde er unter anderem auch als „Hervorragender Wissenschaftler des Volkes“ geehrt. Darüber hinaus bekleidete man ihn mit der Mitgliedschaft in der Berliner Akademie der Wissenschaften sowie mit der Ehrendoktorwürde vieler medizinischer Gesellschaften. Mit seinen postum erschienenen **„Erinnerungen eines Frauenarztes“** hinterließ er eine auch kulturgeschichtlich hochinteressante Vita.

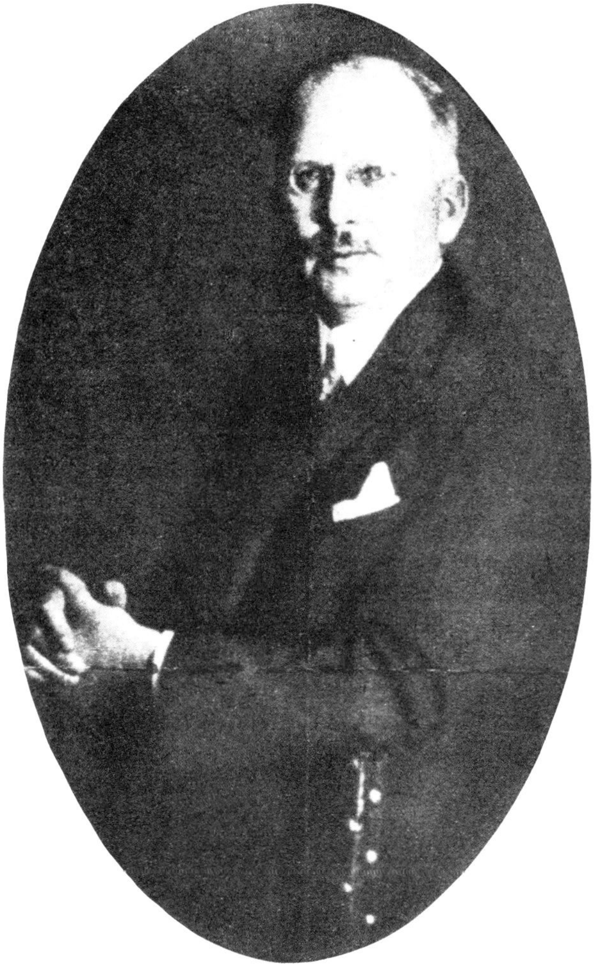

Walter Stoeckel. Deutscher Frauenarzt und Geburtshelfer. Begründer der gynäkologischen Urologie. Fotoreproduktion nach einem unbezeichneten Illustriertendruck aus der Zeit seines Direktorates an der Leipziger Universitätsklinik (1921–1925)

Georg Friedrich Louis Stromeyer (1804–1876)

Der einer berühmten Ärzte- und Gelehrtenfamilie entstammende Louis Stromeyer war gebürtiger Hannoveraner. Nach einer zweijährigen Fachausbildung auf der heimatlichen Chirurgenschule studierte er vier Semester an der Göttinger medizinischen Fakultät sowie zwei Semester in Berlin, wo er auch mit einer Dissertation über die Hydrozelen (Wasserbrüche) die Doktorwürde erwarb. Die staatliche Abschlußprüfung bestand er in seiner Vaterstadt. Auf Studienreisen nach Wien, England und Frankreich machte er sich mit dem Entwicklungsstand der Heilkunde in den Gastländern, insbesondere der Chirurgie, vertraut.

An der Hannoverschen Chirurgenschule, seiner ersten Ausbildungsstätte, begann Stromeyer, vierundzwanzigjährig, seine Lehrtätigkeit. Schon bald konnte er überdies mit großzügiger finanzieller und materieller Hilfe seiner Mutter im Eilenrieder Waldgebiet der Stadt eine orthopädische Anstalt für Jungen und Mädchen zur Behandlung von Wirbelsäulen- bzw. Rückgratverkrümmungen und Fußdeformitäten einrichten und mit großem Erfolg betreiben. Hierfür entwikkelte er außer heilturnerischen Übungen und dienlichem Schuhwerk eine Extensionsmaschine zur Streckbehandlung. Ende Februar 1831 vollzog er seine erste Durchtrennung der Achillessehne (Achillotenotomie) bei Klumpfuß.

Durch wiederholte erfolgreiche Ausführung jenes erstmals von dem französischen Chirurgen und Orthopäden Jacques Delpech bereits anderthalb Jahrzehnte zuvor angegebenen Verfahrens erwirkte Stromeyer dessen bis dahin ausgebliebenen Durchbruch. Im Besitz der Habilitation bekleidete er in rascher Folge das Ordinariat für Chirurgie in Erlangen, München, Freiburg im Breisgau und Kiel. Während des Befreiungsaufstandes der Herzogtümer Schleswig-Holstein gegen Dänemark versah er 1849/50 neben seinem Kieler Lehrstuhl die Charge des Generalstabsarztes der schleswig-holsteinischen Armee. Ab 1854 fungierte Stromeyer unter Weiterführung seines Hochschulamtes bis zum Ausscheiden aus dem aktiven Militärdienst als Generalstabsarzt der hannoverschen und im Deutsch-Französischen Krieg 1870/71 als beratender Generalarzt der preußischen Armee. Seine reichen feldchirurgischen Erfahrungen und operativen Neuerungen, namentlich auf dem Gebiet der Schußwunden, legte er in seinem bedeutsamen Buch „**Maxime der Kriegsheilkunde**“ dar, das ihn als Mitschöpfer der modernen Militärchirurgie ausweist. Ferner schrieb er ein zweibändiges „**Handbuch der Chirurgie**“ und übersetzte die Aufzeichnungen und Reminiszenzen des erstrangigen englischen Feldchirurgen des 19. Jahrhunderts, Sir William MacCormac's, ins Deutsche. Mit seinen Memoirenbänden „**Erinnerungen eines deutschen Arztes**“ und „**Leben und Lehren**“ hinterließ Stromeyer eine humorige Autobiographie mit eingehender Betrachtung seiner einfallsreichen fachspezifischen Hervorbringungen, welche der gefeierte Theodor Billroth einmal emphatisch als *„Taten, gleich Eroberungen unbekannter Landstriche auf dem Gebiete der Heilkunde“* wertete.

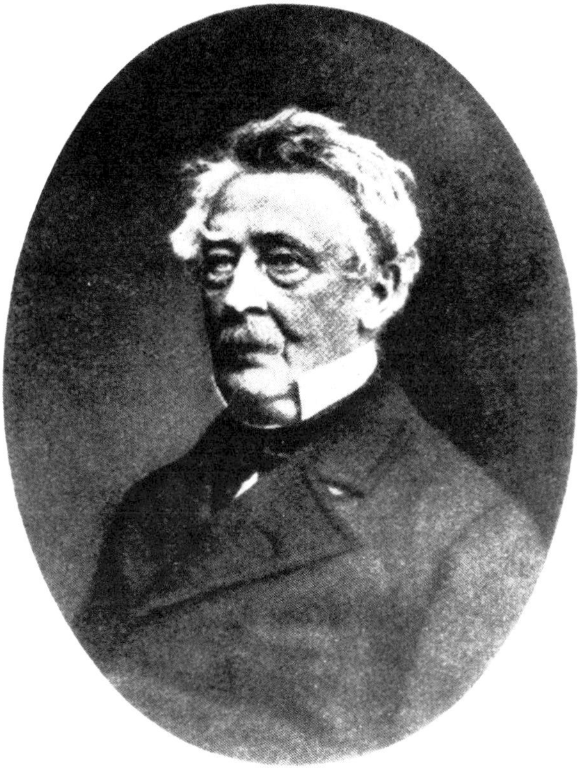

Georg Friedrich Louis Stromeyer. Deutscher Chirurg und Orthopäde. Mitbegründer der modernen Militärchirurgie.
Fotoreproduktion aus: „Ciba-Zeitschrift", 24/1935

Adolf von Strümpell (1853–1925)

Der aus Kurland gebürtige Internist Adolf von Strümpell war Sohn eines an der damaligen deutsch-baltischen Universität Dorpat (Tartu) bestallten Professors der Philosophie und Pädagogik. Er studierte zunächst in Prag Psychologie und physikalische Optik und begann sich erst nach seiner Rückkehr in die Heimat der Heilkunde zu widmen. Als sein Vater einem Ruf nach Leipzig folgte, nahm er dort seine klinische Ausbildung auf. Nach seiner Assistentenzeit in der Messestadt und einem anschließenden Studienaufenthalt in Wien, wo er seine Kenntnisse in der Laryngologie, der Dermatologie und der Psychiatrie vervollständigte, wurde er als Dreißigjähriger mit der Leitung der Leipziger Medizinischen Poliklinik betraut. Bereits in dieser Schaffensperiode erwarb sich Strümpell durch sein **„Lehrbuch der speziellen Pathologie und Therapie der inneren Krankheiten“** internationale Anerkennung. Das zweibändige Standardwerk erreichte bis zu seinem Tode fünfundzwanzig Auflagen und wurde überdies in vielen Übersetzungen weltweit verbreitet. So blieben ehrenvolle Berufungen auf renommierte Lehrkanzeln nicht aus. Mehr als anderthalb Jahrzehnte bekleidete der Hochbefähigte das Ordinariat und das Amt des Direktors der Medizinischen Klinik in Erlangen; danach wirkte er fünf Jahre als Ordinarius an der Breslauer Medizinischen Fakultät und nach einjährigem, gleichrangigem *„Intermezzo in Wien“*, wie er sich in seinem lesens- und liebenswerten Erinnerungsbuch **„Aus dem Leben eines deutschen Klinikers“** ausdrückte, bis zum Ende seiner wissenschaftlichen Laufbahn als Nachfolger des unerwartet verstorbenen berühmten Medizinprofessors und Klinikchefs Heinrich Curschmann in Leipzig. Als Hochschullehrer wie auch als Arzt zeichnete sich Strümpell durch menschliche Güte, Milde, Nachsicht und Bescheidenheit aus. In seinen Memoiren befindet sich der für seinen Edelsinn bezeichnende Satz: *„Ich habe mich stets bemüht, den jungen Medizinern die Freude an ihrem Beruf zu erhöhen, und ihnen immer wieder gesagt, wie all das Schwere und Enttäuschende dieses Berufs nur dann von ihnen überwunden werden könne, wenn sie sich stets auch der humanen, der wissenschaftlichen und der sozialen Pflichten des Arztes bewußt blieben. Von dem Guten, das man hat, anderen mitzuteilen, ist das Beste, was der Mensch im Leben tun kann.“* Seine Lebensbeschreibung erschien kurz vor seinem Hinscheiden.

Neben pathologisch-chemischen Problemen bearbeitete der an schwerer Pneumonie Gestorbene vor allem neurologische Fragen.

Mit seinem Namen verknüpfen sich mehrere von ihm erforschte Nervenkrankheiten sowie nervale Krankheitssymptome. Gemeinsam mit anderen Kapazitäten seines Faches gründete Strümpell im Jahre 1891 die **„Deutsche Zeitschrift für Nervenheilkunde“**. Von seiner weitreichenden Berühmtheit zeugt seine im Frühjahr 1923 erfolgte Mitberufung als Konsultant an das Krankenbett Lenins. Trotz seiner frühzeitigen Erhebung in den persönlichen Adelsstand, 1893, machte er von dem Prädikat kaum Gebrauch.

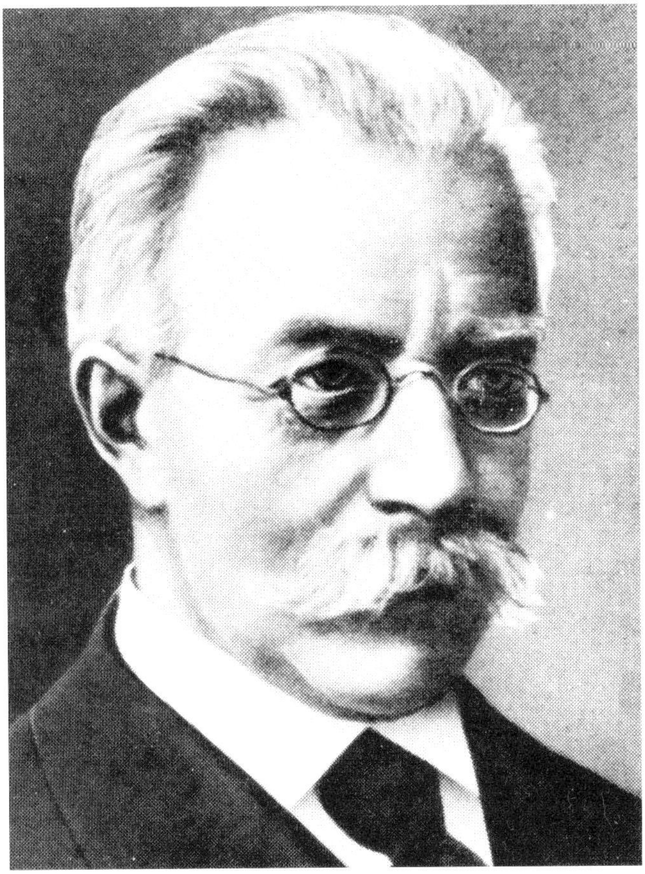

Adolf von Strümpell. Deutscher Internist. Postulierte erstmalig die Infektiosität der spinalen Kinderlähmung. Mitbegründer der deutschen Nervenheilkunde.
Fotoreproduktion aus: Institut für Geschichte der Medizin und der Naturwissenschaften der Humboldt-Universität zu Berlin (Hrsg.): Lebensbilder deutscher Ärzte, Leipzig 1963

Gerard van Swieten (1700-1772)

Solange der niederländische Internist Hermann Boerhaave als bedeutendster Kliniker und medizinischer Lehrer seiner Zeit die Geschicke der Leidener Universität bestimmte, durfte sein einstiger Lieblingsschüler Gerard van Swieten hier unter dessen Schutz Vorlesungen halten. Nach Boerhaaves Ableben freilich mußte er seine erfolgreiche akademische Tätigkeit sogleich aufgeben, da ihm als Katholik gemäß herrschender Vorschrift ein weiteres Wirken an der calvinistischen Hochschule verwehrt wurde. So beschränkte sich der gebürtige Leidener fortan auf seine ärztliche Privatpraxis; daneben verfaßte er einen umfangreichen Kommentar zu den hinterlassenen Aphorismen seines verstorbenen Lehrers. Überdies sammelte er eifrig anatomische Präparate.

Swietens guter Ruf als Heilkundiger drang bis nach Wien, zur Kaiserin Maria Theresia. Als sie ihm 1745 eine Stelle als Leibarzt wie auch als Direktor der Hofbibliothek anbot, folgte er ihrem Ruf um so lieber, als seine Konfession im katholischen Österreich kein Hindernis war, sondern vielmehr als eine Empfehlung galt. Im Hörsaal der kaiserlich-königlichen Bibliothek nahm er alsbald auch zweijährige öffentliche Vorlesungen über die Funktionen des menschlichen Körpers sowie über Physiologie und Pathologie auf. Hierbei leistete ihm seine Sammlung anatomischer Präparate wertvolle Hilfe zur Veranschaulichung seines Unterrichtes. Maria Theresia verfolgte mit Swietens Berufung jedoch noch viel ehrgeizigere Pläne. In ihm wähnte sie die bestgeeignete Persönlichkeit, um ihre seit ihrer Thronbesteigung gehegte Absicht, die dringend notwendige Reform des Wiener medizinischen Hochschul- wie auch des gesamten österreichischen Sanitätswesens von Grund auf zu reorganisieren und dadurch zugleich den Einfluß des absolutistischen Staates auch auf diese Bereiche weitestgehend durchzusetzen. Seine von der Monarchin dekretierte Reform der Wiener Universität einschließlich der medizinischen Fakultät bewirkte deren gänzliche Unterordnung unter die Staatsgewalt, eine Neugestaltung der Nachwuchsausbildung, der Examina, der Approbationserteilung. Ferner wurden spezifische Forschungsinstitute und Laboratorien, ein botanischer Garten und eine Lehrklinik ins Leben gerufen.

Anatomie und Chirurgie wurden als Disziplinen verselbständigt. Durch kaiserlichen Erlaß zudem als Direktor der Fakultät fungierend, avancierte Swieten zum Begründer und Hauptvertreter der sogenannten älteren Wiener Medizinischen Schule, die Studenten und Ärzte aus aller Welt anzog. Als Leiter des österreichischen Medizinaiwesens sorgte Swieten für die staatlich kontrollierte Lehrunterweisung des niedrigen Heilpersonals, wie der Bader, Barbiere, Hebammen, Apotheker, sowie für eine durchgreifende Verbesserung der nationalen Volksgesundheitspflege. *„So streng er im Dienste war"*, berichtete ein Zeitgenosse über sein Wirken als praktizierender Arzt, *„ein so gutes Herz hatte er für alle Unglücklichen und armen Patienten, die ihn konsultierten."*

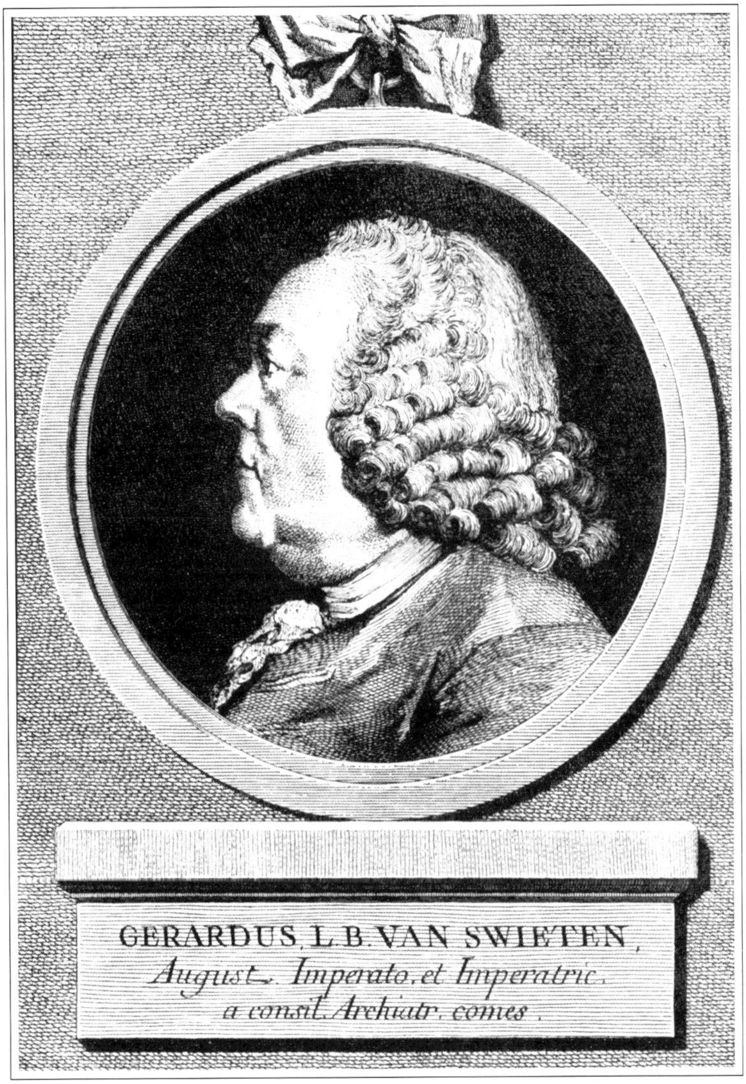

Gerard van Swieten. Niederländischer Mediziner. Begründer und Hauptvertreter der älteren Wiener medizinischen Schule.
Kupferstich von A. Bruneau nach einer Originalzeichnung von Auguste de Saint-Aubin. Aus: Adam Wolf, Hans von Zwiedineck-Südenhorst: Oesterreich unter Maria Theresia, Josef II. und Leopold II. (1740–1792), Berlin 1884

Thomas Sydenham (1624–1689)

Obwohl Thomas Sydenham nach der Einschätzung des einstigen Jenaer Medizinhistorikers Meyer-Steineg weder durch umfangreiche wissenschaftliche Arbeiten noch als Universitätslehrer oder als Begründer eines eigenen heilkundlichen Systems hervorgetreten war, ja es tunlichst vermied, ins Rampenlicht der Öffentlichkeit zu treten, hatte er dennoch die Entwicklung der ärztlichen Kunst *„stark und lange anhaltend"* beeinflußt, so daß er von der Fachwelt als *„englischer Hippokrates"* gepriesen wurde. Der aus Windford Eagle in der Grafschaft Dorsetshire gebürtige Sohn eines Großgrundbesitzers hatte in Oxford Medizin studiert. Er war verhältnismäßig spät dazu gelangt, da er während des ersten Bürgerkrieges als Soldat des Parlamentsheeres gegen die Royalisten focht. Nach Erwerb des Bakkalaureusgrades unterbrach er das Studium erneut, um in der zweiten Etappe der bürgerlichen Revolution wiederum gegen die Konterrevolutionäre zu Felde zu ziehen. Diesmal als Rittmeister. Danach erst brachte er seine akademische Ausbildung zu Ende.

Im Besitz der medizinischen Lizenz, ließ sich Sydenham im Londoner Westminster-Viertel als praktizierender Arzt nieder. Sehr viel später, zweiundfünfzigjährig, promovierte er in Cambridge. Gern hätte er sich auch als Politiker betätigt; er kandidierte sogar einmal für das britische Unterhaus, fiel jedoch in seinem Wahlkreis durch. Bis zu seinem Tode erfreute er sich als erfolgreicher Arzt in der englischen Hauptstadt allergrößter Beliebtheit. Seine lateinische Grabinschrift in der Londoner Saint James' Church weist ihn als einen der renommiertesten Ärzte aller Zeiten aus.

Sydenhams medizingeschichtliche Bedeutung liegt darin, daß er – im Gegensatz zu dem altgriechischen Arzt und Begründer der wissenschaftlichen Heilkunde Hippokrates von Kos, der den *Patienten* in den Mittelpunkt ärztlicher Betrachtung rückte und in erster Linie ihn behandelte – dem *Krankheitsprozeß* Vorrangigkeit einräumte, ihn am Krankenbett gewissenhaft beobachtete und eine auf exakte Diagnose sich gründende, womöglich spezifische Therapie betrieb.

So entdeckte Sydenham die spezielle Wirkung der Chinarinde bei Malaria. Zur Heilbehandlung wandte er den Aderlaß, Brech- und Abführmittel, Opium sowie diätetische und medikamentöse Kräftigungskuren an. Überdies unterstützte er die Heilkraft der Natur. Auf Grund seiner sorgsamen klinisch-pathologischen Untersuchungen und Erfahrungen lieferte er seit 1666 erstmalig hervorragende Abhandlungen über eine Reihe von Krankheiten. Darunter befinden sich klassische Beschreibungen der Pocken, Masern, Ruhr und Syphilis, des Scharlachs und des *„Veitstanzes"*, der noch heute mit seinem Namen verbunden ist, der kruppösen Pneumonie, der Pleuritis und nicht zuletzt der Gicht, an der er selbst seit seinem dreißigsten Lebensjahr litt. Auch neue Einsichten und Denkanstöße über die Hysterie und Hypochondrie vermittelte er.

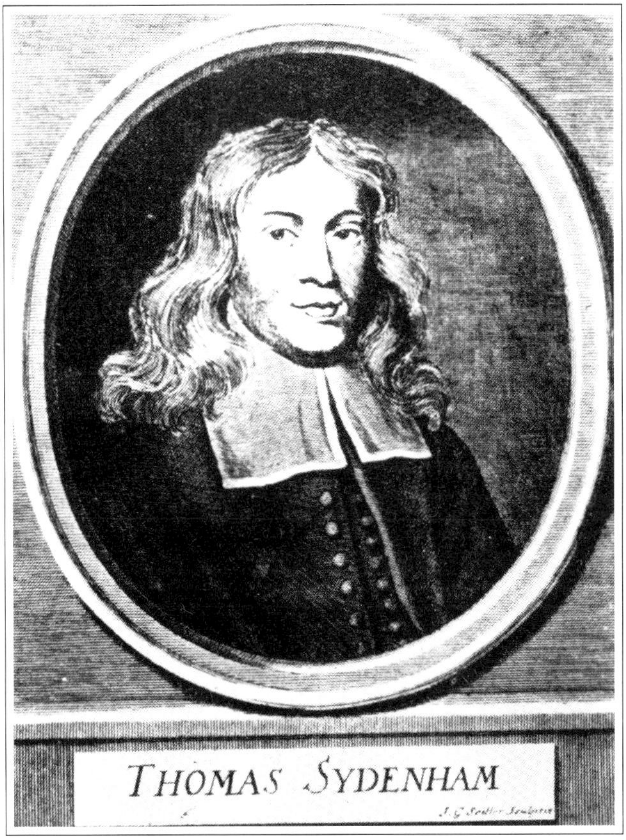

Thomas Sydenham. Englischer Arzt. Von seinen Landsleuten „der englische Hippokrates" genannt. Zeitgenössischer Kupferstich von J. G. Sciller. Aus: Hans Bauer: Fünftausend Jahre Medizin – Entdeckungen und Entdecker, Leipzig 1954

Sylvius (Franz de le Boë) (1614–1672)

Zeitlebens soll Franz de le Boë der sich nach damaligem Gelehrtenbrauch latinisiert Sylvius nannte, der Überlieferung zufolge seinem selbstgewählten Leitspruch *„Gut handeln und fröhlich sein"* alle Ehre gemacht haben. Deshalb auch war er als Arzt und als Hochschullehrer überaus beliebt. Einer nach den Niederlanden ausgewanderten und wegen späterer Kriegswirren von dort nach Deutschland übergesiedelten Hugenottenfamilie entstammend, kam er in der hessischen Stadt Hanau zur Welt. Nach seinem Medizinstudium und seiner Promotion in Basel praktizierte er zwei Jahre in seiner Vaterstadt, wandte sich dann zu weiterer Ausbildung nach Paris und betrieb anschließend anderthalb Jahrzehnte eine erfolgreiche Arztpraxis in Amsterdam.

Seit 1658 bekleidete Sylvius den Lehrstuhl für praktische Medizin an der Universität Leiden. Von der grundlegenden Bedeutung der Anatomie für den medizinischen Fortschritt durchdrungen, pflegte er seinen klinischen Unterricht sowie seine Befunde am Krankenbett durch Leichensektionen zu unterstützen. So gelang es ihm bei Autopsien an *„Schwindsucht"* Verstorbener, mit Hilfe des von holländischen Brillenschleifern erfundenen Zweilinsenmikroskops erstmalig die tuberkulösen Knoten in der Lunge zu beschreiben und die geschwürige tuberkulöse Hohlraumbildung (Kaverne) zu entdecken. Überdies fand er als erster die den Stirn- und den Schläfenlappen trennende seitliche Hirnfurche, die *„Wasserleitung"* des Mittelhirns sowie andere (nach ihm benannte) Hirnteile auf.

Nicht minder eifrig widmete sich Sylvius physiologischen Forschungen. Namentlich die noch immer heftig umstrittene Harveysche Lehre vom Blutkreislauf erregte seine entschiedene Parteinahme für sie, indem er sie nicht nur in seinen Vorlesungen vortrug, sondern sie auch in dem von ihm eingerichteten ersten Universitätslaboratorium durch eigene beweiskräftige Experimente bestätigte. Nicht zuletzt machte er sich einen Namen als eigentlicher Begründer der Chemiatrie (Iatrochemie), jener medizinischen Richtung, welche die gesunden und krankhaften Lebenserscheinungen durch chemische Vorgänge erklärte und dementsprechend mit chemischen Gegenmitteln zu beeinflussen suchte. Hierbei knüpfte er vornehmlich an die Ideen des Paracelsus an.

Auf Grund seiner chemiatrischen Erwägungen über saure und alkalische *„Schärfen"* bestimmte Sylvius seine therapeutischen Maßnahmen, durch die er die aus dem Gleichgewicht geratene richtige Mischung der Körpersäfte (Eukrasie) wieder harmonisierte. Im Jahre 1663 stellte er seine chemische Theorie der Verdauung (Fermentation) auf. Nach seinem Tode erschien sein in lateinischer Sprache abgefaßtes heilkundliches Hauptwerk **„Praxeos medicinae idea nova"** („Neue Vorstellungen der medizinischen Praxis") als Summe seiner bereits früher in Einzelarbeiten veröffentlichten wegweisenden Beobachtungen, Erkenntnisse und Erfahrungen. Mit allem machte er weltweit Schule; aus ganz Europa strömten ihm Patienten, Studenten, Praktiker zu, um von ihm geheilt zu werden beziehungsweise zu lernen.

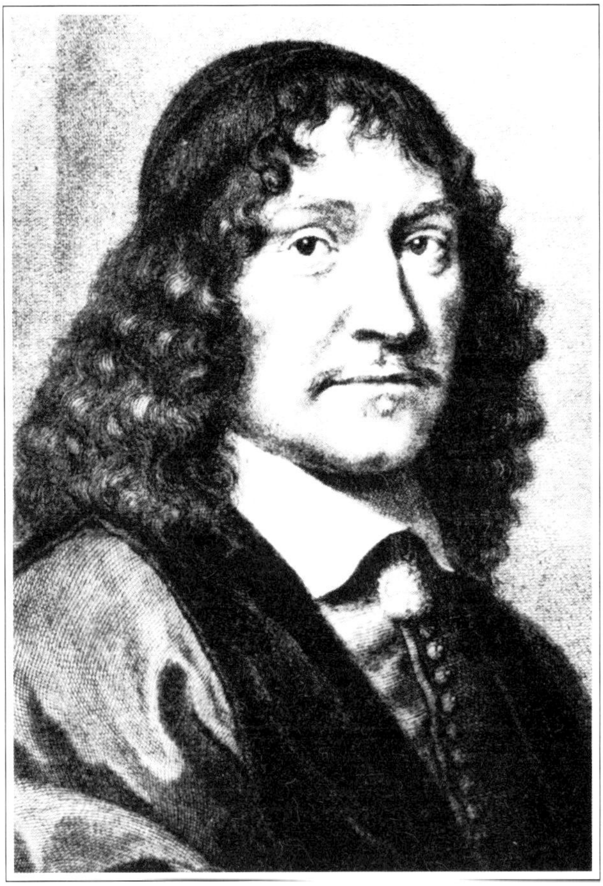

Franz de le Boë, genannt Sylvius. Niederländischer Anatom und Chemiker. Eigentlicher Begründer der Chemiatrie (Iatrochemie).
Zeitgenössischer Kupferstich von C. van Palen. Aus: Henry E. Sigerist: Große Ärzte, München 1931

Jacobus Theodorus Tabernaemontanus (um 1520–1590)

Seinen merkwürdigen Familiennamen hatte sich der in Bergzabern an der Weinstraße geborene Botaniker und Arzt Jakob Theodor nach der latinisierten Bezeichnung seiner Vaterstadt zugelegt, da es damals in Gelehrtenkreisen noch weithin Brauch war, nicht nur seine Bücher in lateinischer Sprache abzufassen, sondern sich auch selbst lateinisch zu benennen.

Bevor er sich aber dem Medizinstudium widmete, arbeitete er einige Jahre als Apotheker in Kronweißenburg. In dieser Eigenschaft befaßte er sich unter dem Einfluß des berühmten deutschen Predigers und Botanikers Hieronymus Bock, genannt Tragus, eingehend mit pflanzen- und arzneikundlichen Untersuchungen und entwickelte sich dadurch zu einem hervorragenden Kenner vornehmlich der Heilpflanzen. Als Ergebnis seiner sich über drei Jahrzehnte erstreckenden botanisch-pharmazeutischen Forschungen verfaßte Tabernaemontanus ein umfangreiches zweibändiges **„New vollkommentlich Kreuterbuch“**, in dem er der Fachwelt über fünftausend offizinelle Gewächse beschrieb und sie zugleich in kunstvollen Illustrationen vorstellte. Heute bildet dieses Werk ein von Bücherliebhabern höchst begehrtes Sammelobjekt. Während der Forscher das Erscheinen des ersten Bandes, 1588 zu Frankfurt am Main, noch selbst erlebte, mußte er kurz vor seinem Tode die Herausgabe des zweiten Teiles einem ebenbürtigen Kollegen übertragen, der sie allerdings erst im nächsten Jahrhundert besorgte.

Auf medizinischem Gebiet erwarb sich Tabernaemontanus gleichfalls große Verdienste, indem er sich besonders für den therapeutischen Gebrauch der Mineralwässer einsetzte und die in Deutschland vorkommenden Heilquellen 1584 in einer eigenen Abhandlung unter dem Titel **„Neuer Wasser-Schatz“** veröffentlichte. Bereits in den fünfziger Jahren des 16. Jahrhunderts, also als etwa Dreißigjähriger, schrieb er ein **„Pestbüchlein“**, in dem er seinen Zeitgenossen zur Abwehr jener mörderischen Seuche vernünftige Ratschläge erteilte. Diese konnten sich in jenen Tagen freilich nur auf eine symptomatische Behandlung beziehen, da man noch nichts über die Ursache der epidemischen Krankheiten wußte.

Auf Grund seiner umfassenden Kenntnis und souveränen Anwendung der Arzneipflanzen gute Heilerfolge erzielend, erfreute sich Tabernaemontanus bei seinen Patienten großer Beliebtheit. Seine Praxis reichte weit über die Stadtgrenze hinaus. Sowohl der Kurfürst von Speyer als auch später der Pfalzgraf von Zweibrücken ernannten ihn zu ihrem Leibarzt. Doch trotz seiner Fortschrittlichkeit blieb Tabernaemontanus in mancher Hinsicht dem noch immer in mittelalterlicher Enge befangenen Zeitgeist verhaftet. Das zeigte sich unter anderm darin, daß er die sogenannte Composita oder künstlichen Heilmittel, für die Paracelsus sich eingesetzt hatte, ablehnte. Er war Anhänger des Theriak, eines mittelalterlichen *„Allheilmittels“*.

Hochbetagt starb Tabernaemontanus in Heidelberg. Sein Name lebt unauslöschlich in einer tropischen Pflanzengattung aus der Familie der Hundsgiftgewächse (Apocynaceae) fort, die man ihm zu Ehren mit der wissenschaftlichen Bezeichnung *„Tabernaemontana“* belegte.

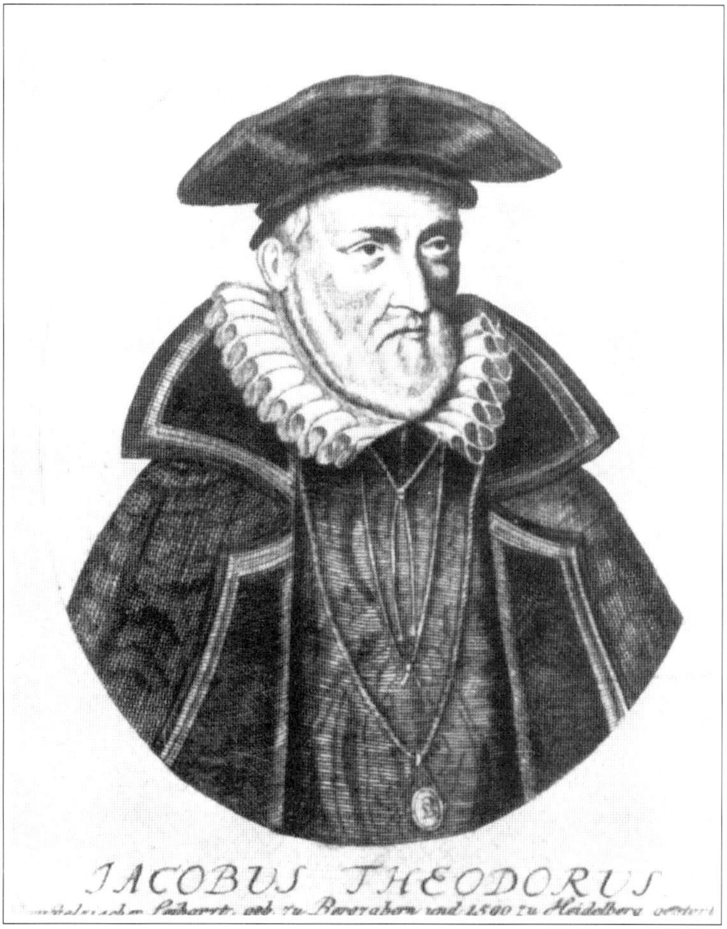

Jacobus Theodorus Tabernaemontanus. Deutscher Apotheker, Arzt und Botaniker. Ersterfasser der deutschen und niederländischen Flora.
Anonymes zeitgenössisches Bildnis. Aus: Otto Zekert: Deutsche Apotheker, Berlin – Wien 1942

Franziska Tiburtius (1843–1927)

Vor dem Berliner Schöffengericht steht eine junge Ärztin, die es gewagt hat, ihrem Namen am Türschild ihrer Praxis den von ihr rechtmäßig erworbenen Doktortitel voranzusetzen. Ein Denunziant hatte sie indes der unbefugten Führung des akademischen Grades angeschuldigt. Bei Prozeßbeginn zur Person befragt, gibt sie an, daß sie, Franziska Tiburtius, am 24. Januar 1843 in Bisdamitz auf Rügen als Tochter eines Gutspächters geboren wurde, in Stralsund eine Privatschule besucht und anschließend einige Jahre als Erzieherin und Gouvernante gearbeitet hatte, bevor sie sich entschloß, Heilkunde zu studieren. Doch da sie als Frau nicht damit rechnen durfte, an einer deutschen Universität immatrikuliert zu werden, hatte sich Franziska 1871 an der Zürcher Medizinischen Fakultät einschreiben lassen. Die Schweiz gewährte damals als einziges europäisches Land dem weiblichen Geschlecht Zutritt zur ärztlichen Hochschulausbildung. Im Februar 1876 bestand Franziska das Examen mit *„sehr gut"* und erlangte bald darauf auch die Doktorwürde. Nach Deutschland zurückgekehrt, erhielt sie glücklicherweise von Professor Franz Winckel, dem verdienten Direktor der Dresdener Entbindungsanstalt und einzigen deutschen Kliniker jener Tage, der weibliche Volontärärzte annahm, die Gelegenheit, sich bei ihm praktisch weiterzubilden. Als Franziska freilich beim Preußischen Kultusministerium ihre Approbation anstrebte, wurde sie brüsk mit Berufung auf das Gesetz abgewiesen. So ließ sie sich notgedrungen in der Berliner Innenstadt als Heilpraktikerin nieder, demzufolge sie laut der in der Gewerbeordnung von 1869 verankerten *„Kurierfreiheit"* unter der anrüchigen Gruppe der Naturheilkundigen, Magnetopathen, Kurpfuscher und Wunderheilkünstler rangierte. Der Richter, vor dem sie sich, wie eingangs dargestellt, wegen angeblicher Anmaßung des Doktortitels zu verantworten hatte, verurteilte sie dazu, auf ihrem Sprechstundenschild ausdrücklich die im Vaterland nicht anerkannte ausländische Herkunft ihres Doktorgrades zu vermerken.

Allmählich aber überwand Franziska durch ihre außerordentliche ärztliche Befähigung die Geringschätzigkeit der appropierten männlichen Kollegen wie auch der Patienten. Besonders die mittellosen Proletarierinnen zeigten sich hocherfreut, als sie zusammen mit ihrer Freundin und einstigen Kommilitonin Emilie Lehmus in der Reichshauptstadt die erste deutsche Poliklinik für Frauen ins Leben rief, in der jene sich für einen Kostenbeitrag von nur zehn Pfennigen ärztlich beraten oder behandeln lassen konnten. Darüber hinaus gründete Franziska Tiburtius eine Pflegeanstalt für erholungsbedürftige Patientinnen, aus der später eine *„Klinik weiblicher Ärzte"* erwuchs.

In dieser segensreichen Einrichtung schied sie, vierundachtzigjährig, aus der Welt in dem stolzen Bewußtsein, durch ihren unverdrossenen, entschlossenen Kampf schließlich auch zur Zulassung der Frauen auf deutschen Universitäten zunächst als Gasthörerinnen (1894) und endlich zur deutschen Staatsprüfung (1898) beigetragen zu haben.

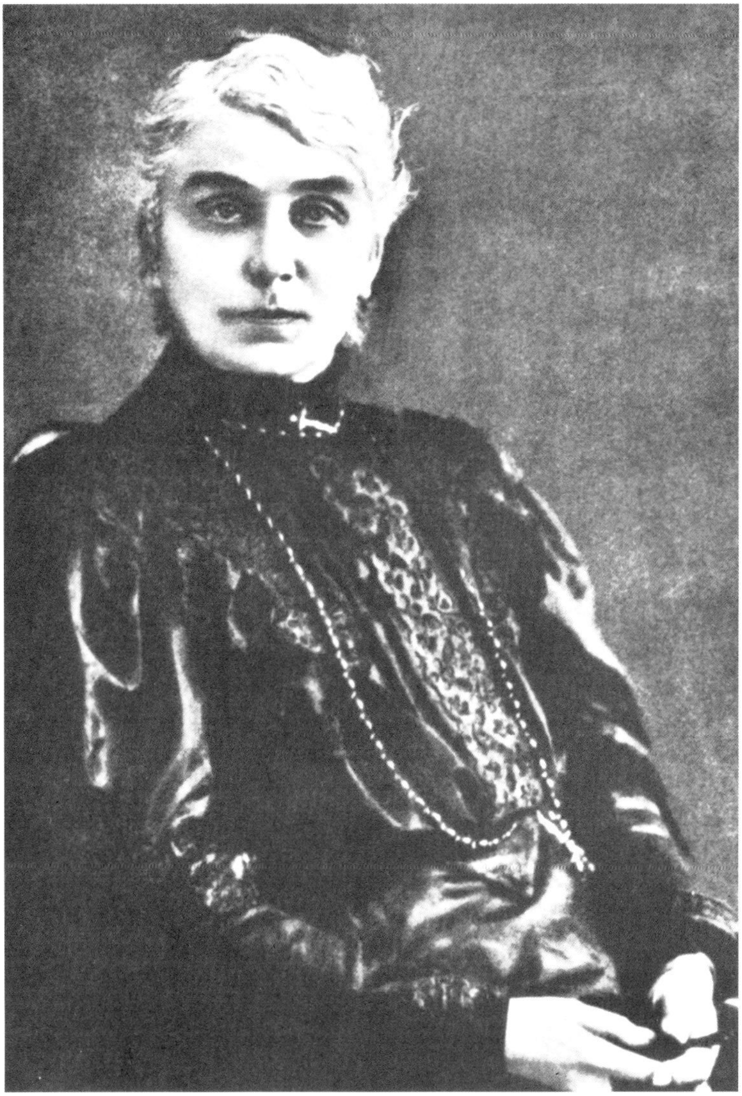

Franziska Tiburtius. Deutsche Ärztin. Förderin der Frauenbewegung. Schuf die „Klinik weiblicher Ärzte".
Fotoreproduktion. Aus: B. Karger-Decker: Die Frau in der Heilkunde, Sammelbildmappe, Reichenbach/Vogtl.
1977

Ludwig Traube (1818–1876)

Nach zweijährigem Studium in Breslau (Wroclaw) hatte der aus Ratibor (Racibórz) gebürtige Weinhändlerssohn Ludwig Traube an der Berliner medizinischen Fakultät weiterstudiert, den Doktorhut erworben und sich im Besitz der Approbation nach Wien und Paris begeben, um sich mit den dort entwickelten und bereits mit Erfolg angewandten physikalischen Untersuchungsverfahren, der Auskultation und der Perkussion, vertraut zu machen. Wieder nach Berlin zurückgekehrt, betätigte er sich hier bis zu seiner Habilitation als praktischer Arzt.

Seine wissenschaftliche Laufbahn begann Traube als erster Zivilassistent an der von dem hochangesehenen Internisten und Hochschullehrer Johann Lukas Schönlein geleiteten *„lateinischen Klinik“* in der Charité. Als dieser eine Spezialabteilung für Brustkranke mit 25 Betten angegliedert wurde, erhielt er deren Betreuung mit der Befugnis, an ihr zugleich auch Lehrkurse für Auskultation und Perkussion durchzuführen. Durch sie machte er sich um die Verbreitung und Verbesserung der brustdiagnostischen Methoden in Deutschland sehr verdient. Zudem förderte er die moderne klinische Thermometrie durch Erfindung und Einführung der graphischen Temperaturkurve.

Bei Erhebung der Abteilung für Brustkranke zur propädeutischen Klinik erhielt Traube deren Leitung unter gleichzeitiger Ernennung zum außerordentlichen Professor. Wenige Jahre danach, 1862, berief ihn das mit der Charité verbundene, der Ausbildung preußischer Militärärzte dienende königliche Friedrich-Wilhelm-Institut zum ordentlichen Professor. 1866 erfolgte seine Ernennung zum Geheimen Medizinalrat, 1874 schließlich seine Berufung zum ordentlichen Professor für Innere Medizin an der Berliner Universität. Dieses Lehramt hatte er bis zu seinem frühen Tod inne. Auf dem Jüdischen Friedhof in der Schönhauser Allee wurde er zur letzten Ruhe gebettet.

Durch seine vielfältigen bahnbrechenden Forschungen beeinflußte Traube wesentlich die wissenschaftliche Entwicklung der Berliner Inneren Medizin seiner Zeit. Außer seinem vorerwähnten avantgardistischen Wirken für physikalische Diagnostik und Thermometrie weist sein Ruhmeskonto die Begründung der experimentellen Pathologie mit dem Tierversuch als wichtigstem Hilfsmittel sowie der gezielten Digitalistherapie zur Herzleistungssteigerung als seine bedeutendsten Pioniertaten aus. Überdies bereicherte er insbesondere die Lehre von den Herzkrankheiten, beschrieb die rhythmischen Blutdruckschwankungen und bestimmte begrifflich die Lehre von den Koliken.

Größten literarischen Einfluß gewann Traubes dreibändiges Standardwerk **„Gesammelte Beiträge zur Pathologie und Physiologie“**. Lange hielt eine Büste Ludwig Traubes im Hörsaal der II. Medizinischen Klinik der Charité die Erinnerung an den renommierten Gelehrten, Lehrer und Forscher wach. Sie wurde vermutlich von den Nazis vernichtet, wie einem Gedenkbeitrag der **„Zeitschrift für ärztliche Fortbildung“** (81/1987) zu entnehmen ist.

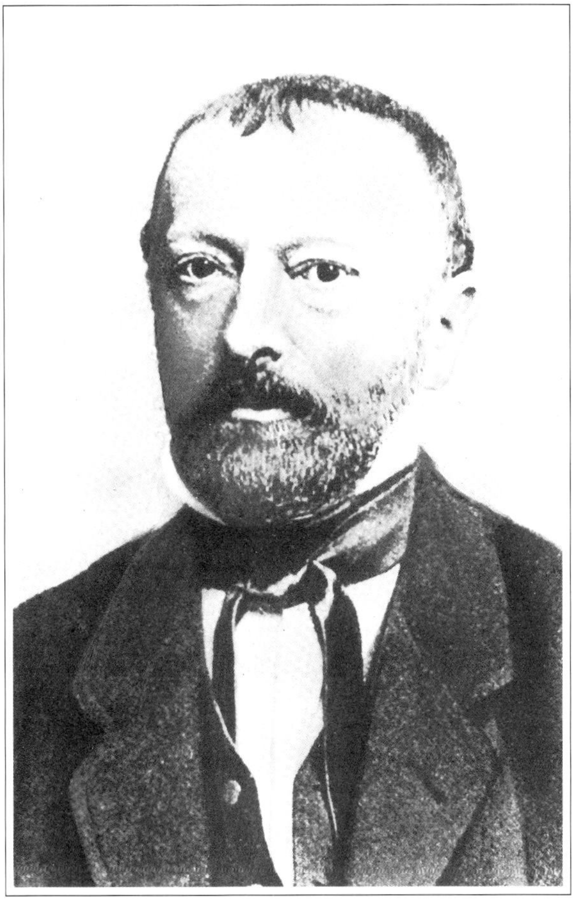

Ludwig Traube. Deutscher Internist, Kliniker und Pathologe. Begründer der modernen gezielten Digitalistherapie.
Fotoreproduktion. Aus: Grundlagen und Ergebnisse der Digitalistherapie – Zum 25jährigen Jubiläum des Digalen „Roche" 1904/1929, Berlin 1929

Friedrich Trendelenburg (1844–1924)

Wer sich mit den großen Meistern des Skalpells befaßt, denen die moderne Chirurgie außerordentlich viel verdankt, kommt nicht umhin, des Berliner Philosophensohnes Friedrich Trendelenburg zu gedenken. Schon während seines Medizinstudiums an der Universität seiner Vaterstadt machte er die Fachwelt durch die Angabe der Tamponkanüle auf sich aufmerksam, mit deren Hilfe die Luftröhrenwand dicht abgeschlossen werden kann, um zu verhindern, daß der Patient infolge eines Luftröhrenschnittes beim Einatmen Blut mit ansaugt. Diese Erfindung gilt in der Geschichte der Chirurgie als erste Vorläuferin unserer heutigen Gummi- oder Plastkatheter für die Intubationsnarkose.

Zu einem glänzenden Operateur entwickelte sich Trendelenburg nach Erlangen des Doktorhutes während seiner Assistenz bei dem damals unbestrittenen Führer der deutschen Chirurgen Bernhard von Langenbeck an der Berliner Charité. Später von eigenen Schülern um Erklärung für seine erstaunliche Geschicklichkeit der Hände ersucht, pflegte er ihnen zu berichten, daß er sich als Schuljunge beim Basteln tüchtig im Gebrauch von Säge, Hammer, Bohrer und Feile geübt hatte. Und wenn sich einer seiner Studenten im Operationskurs gar zu ungeschickt anstellte, fragte er ihn nach eigener Aussage, ob er *„schon einmal eine Säge in der Hand gehabt habe"*, was manches Mal verneint wurde.

Seine akademische Laufbahn begann Trendelenburg als Ordinarius für Chirurgie und Klinikdirektor in Rostock. Nach siebenjährigem Wirken in der Ostseestadt folgte er einem Ruf nach Bonn. Dort führte er als einer der ersten Chirurgen die aseptische Wundbehandlung ein, indem er nach Antritt der Professur sogleich einen Dampfsterilisator in die ebenfalls von ihm geleitete Universitätsklinik installieren ließ. Darüber hinaus brachte er an der rheinischen Wirkungsstätte die seit dem Mittelalter vergessene Beckenhochlagerung wieder zur Anwendung, die sich fortan rasch bei vielen Operationen einbürgerte.

Unmöglich ist es, auf engem Raum sämtliche wundärztliche Neuerungen Trendelenburgs aufzuzählen, die großenteils auch seinen Namen tragen. Als seine wissenschaftliche Haupttat, die er vor dem ersten Weltkrieg als Professor und Klinikdirektor in Leipzig vollbrachte, würdigte Ferdinand Sauerbruch in seinem Nachruf auf ihn das kühne Verfahren zur operativen Behandlung der Lungenembolie, deren erfolgreiche Durchführung ihm selbst jedoch versagt blieb. Erst nach seinem Tode vermochte der Heidelberger Chirurg Martin Kirschner, durch die Trendelenburgsche Embolektomie einen Sterbenden zu retten. Weiterhin entwickelte Trendelenburg die Resektion eines sechs bis acht Zentimeter langen Stückes der Saphena magna oder Großen Rosenader zur Heilung von Schenkelvarizen, beschrieb erstmalig diagnostische Zeichen, zum Beispiel bei angeborener Hüftverrenkung, und ersann chirurgische Geräte, wie den nach ihm benannten Haltespieß.

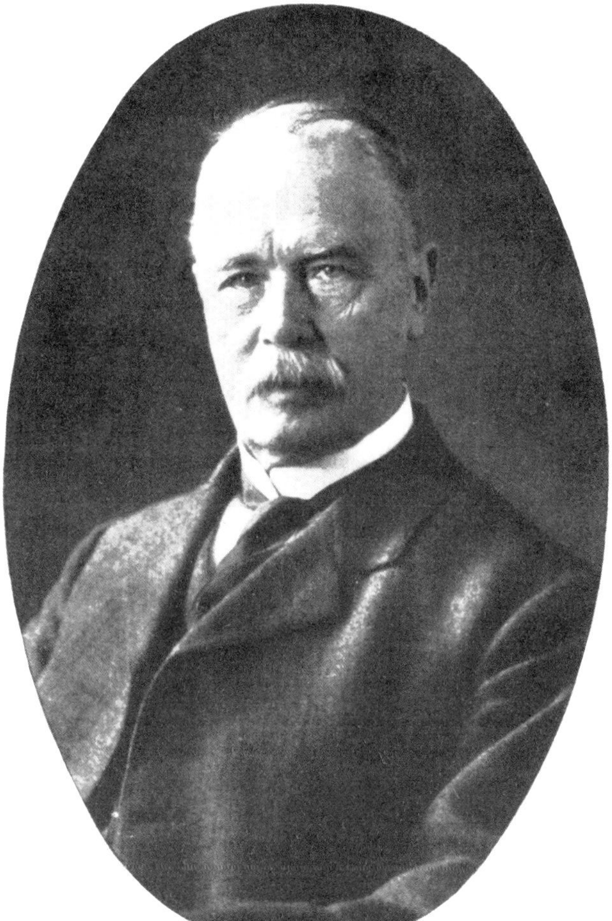

Friedrich Trendelenburg. Deutscher Chirurg. Schöpfer der nach ihm benannten Embolektomie und der gleichfalls nach ihm benannten Tampon-(Luftröhren-)Kanüle mit aufblasbarem Ballon beim Luftröhrenschnitt. Fotoreproduktion. Aus: W. von Brunn: Kurze Geschichte der Chirurgie, Berlin 1928

Anton Tschechow (1860-1904)

Vor etwas mehr als hundert Jahren unterzog sich der russische sozialkritische Schriftsteller Anton Pawlowitsch Tschechow in seiner Eigenschaft als Arzt einer überaus strapaziösen Reise durch Sibirien nach der fernöstlichen Insel Sachalin, um die Lebens- und Arbeitsbedingungen der nach jener berüchtigten zaristischen Sträflingskolonie zur Zwangsarbeit deportierten Häftlinge zu untersuchen. *„Denn aus Büchern, die ich gelesen habe und noch lese, ist zu ersehen"*, schrieb er vor Antritt seines wagemutigen Unternehmens, *„daß wir Millionen Menschen in den Gefangenenlagern auf barbarische Art für nichts verfaulen ließen, sie gefesselt in die Kälte trieben, Zehntausende von Werst weit, sie mit Krankheiten infizierten, sie demoralisierten und so das Verbrechertum vermehrten ..."*.

Der damals bereits selbst ernstlich erkrankte Erzähler und Dramatiker, Sohn eines unbemittelten Tanganroger Kleinkrämers, hatte mit Hilfe eines von der Stadtverwaltung seiner Vaterstadt erlangten Hochschulstipendiums an der Moskauer Universität Medizin studiert und zunächst zur Bestreitung seines und seiner Eltern Lebensunterhaltes nur nebenher für diverse Witzblätter belanglose Humoresken über den kleinbürgerlichen Alltag seines Vaterlandes verfaßt, bevor er sich, dessen verabscheuenswerte Misere durchschauend, zum rückhaltlosen Sittenrichter, auch im medizinischen Bereich, aufschwang. *„Ich zweifle nämlich nicht daran"*, bekundete Tschechow einmal, *„daß die Beschäftigung mit der Heilkunde auf meine literarische Tätigkeit einen wesentlichen Einfluß ausübte; sie hat mein Beobachtungsgebiet bedeutend erweitert, mich mit Kenntnissen bereichert, deren wirklichen Wert für mich als Schriftsteller nur der zu ermessen vermag, der selbst Arzt ist."*

Dies manifestierte sich erstmals in seiner 1888 entstandenen Erzählung **„Der Anfall"**, in der er mit unbestechlicher medizinischer Geradheit die im damaligen Moskau verbreitete Prostitution als *„eines der schrecklichsten Übel"* brandmarkte.

In seinem 1893 erschienenen schockierenden Sachalin-Report legte Tschechow neben den unmenschlichen Zuständen im zaristischen Strafvollzug die Krankheiten und die Mortalität der Kolonisten und der Verbannten wie auch die Übelstände im dortigen Sanitätswesen – den Krankenhäusern, Ambulanzen und Lazaretten – bloß und erzielte dadurch wenigstens die Behebung der schlimmsten Auswüchse der infernalen zaristischen Strafvollstreckung. In seiner darauf folgenden makabren Erzählung **„Krankensaal Nr. 6"** symbolisierte er das gesamte Zarenreich als Brutstätte korrupter Hoffnungslosigkeit.

Als sozial engagierter praktischer Arzt im Semstwo Melichowo bei Moskau hielt Tschechow nicht nur kostenlose Sprechstunden für mittellose Patienten, sondern bekämpfte auch selbstlos eine Choleraepidemie im Umkreis und eine Hungersnot, baute Dorfschulen nach eigenen Plänen sowie eine Chaussee, wofür er die Baumaterialien persönlich beschaffte. Während eines Kuraufenthaltes im Schwarzwald erlag er seinem schweren Lungenleiden, dessentwegen er sich sechs Jahre zuvor in Jalta angesiedelt hatte.

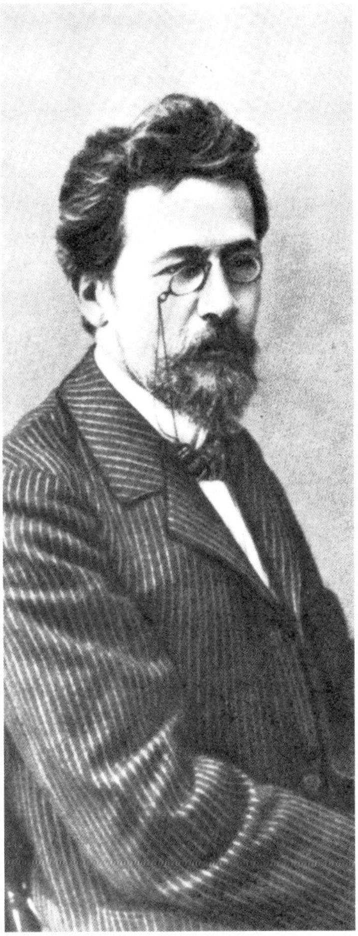

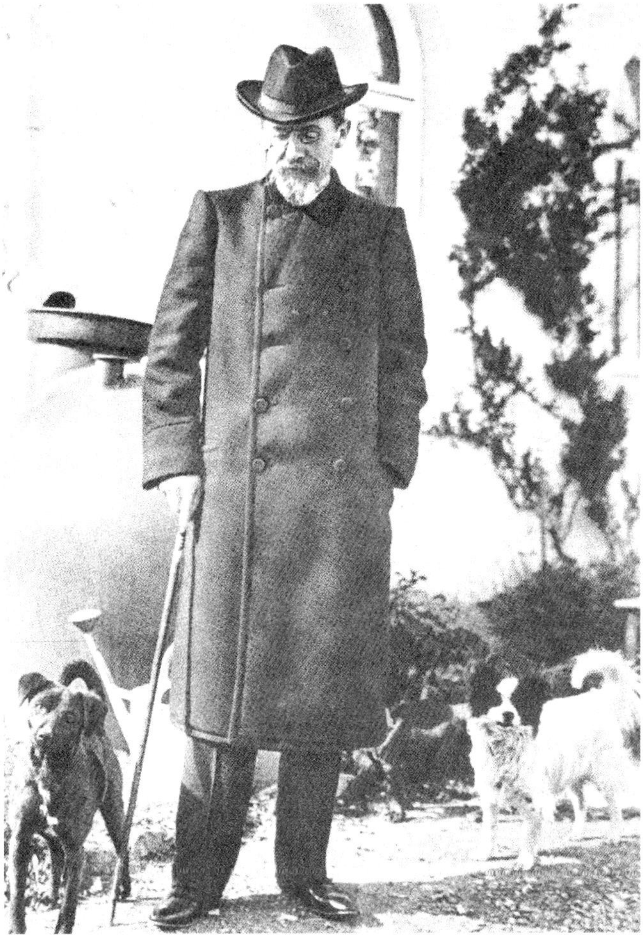

Anton Pawlowitsch Tschechow. Russischer Erzähler, Dramatiker und Arzt. Unternahm eine eigenständige medizinische Inspektionsreise nach Sachalin, um in einem gleichnamigen Buch die sanitären Mißstände in den dortigen Strafgefangenenlagern und unter den Kolonisten anzuprangern.
Nach einer Originalfotografie von F. Orlowa.
Aus: „Planeta" - Bildpostkartenserie über Tschechow, Moskwa 1970

Tschechow mit seinen Hunden Tuzik und Kashtan vor seinem Haus in Jalta im April 1904.
Nach einer älteren sowjetischen Bildpostkarte (unbezeichnet)

Michail Tschumakow (geboren 1909)

Da die Vereinigten Staaten von Nordamerika alljährlich die weitaus meisten Polioerkrankungen in der Welt aufwiesen, nahm auch dort der Kampf gegen die durch schlaffe Lähmung der Rumpf- und Beinmuskulatur gekennzeichnete Seuche seinen Anfang. So entwickelte in Ermangelung einer spezifischen Therapie zunächst der Pittsburgher Bakteriologe Jonas Edward Salk einen Impfschutz durch Injektion einer Totvakzine, der 1955 zwar mit Erfolg eingesetzt wurde, aber nicht umfassend war - abgesehen davon, daß er die Reihe der einzuspritzenden Impfstoffe unliebsamerweise um einen weiteren verlängerte.
Deshalb schuf der damalige Professor für Kinderheilkunde an der Universität Cincinnati (Ohio) Albert Bruce Sabin einen Schluckimpfstoff aus Lebendvakzinen. Auf Vorschlag des Poliomyelitis-Sonderausschusses der Weltgesundheitsorganisation erklärte sich nach zufriedenstellender Probeimmunisierung der Schulkinder einer amerikanischen Großstadt (1957) die Regierung der Sowjetunion zu einem Massenversuch in ihrem Lande bereit und beauftragte das von Professor Michail P. Tschumakow geleitete Institut für Poliomyelitis und andere Virusinfektionen der Akademie der Medizinischen Wissenschaften der UdSSR in Moskau, gemeinsam mit Professor Sabin den dafür erforderlichen Impfstoff herzustellen.
Schon als junger Mediziner hatte sich der Forscher der virologischen Wissenschaft zugewandt. Im Jahre 1937 begleitete er den hervorragenden sowjetischen Fachgelehrten Leo Alexander Silber auf dessen Expedition zur Untersuchung der sogenannten Frühjahr-Sommer-Enzephalitis im fernöstlichen Raum der Sowjetunion. Dabei gelang es, Zecken als Überträger dieser Krankheit zu entlarven und außerdem den Erreger zu isolieren. Nach seiner Rückkehr widmete sich Tschumakow auch dem Studium der europäischen Zeckenenzephalitis sowie ihrer vorbeugenden Bekämpfung. Danach arbeitete er vornehmlich über das Krimsche und Omsker Hämorrhagische Fieber, bevor er sich nach dem zweiten Weltkrieg mit der Spinalen Kinderlähmung zu befassen begann.
In Würdigung seiner wissenschaftlichen Leistungen wurde Tschumakow mit der Leitung des Iwanowski-Instituts und 1955 mit der Direktion des neugegründeten Instituts für Poliomyelitis betraut, wo er die Grundlagen für die Großproduktion des später nach ihm und Sabin benannten Schluckimpfstoffs schuf, der sich glänzend bewährte und den Erdkreis eroberte. Seine virologischen Verdienste belohnte die Sowjetmacht mit der Verleihung des Lenin-Preises, des Iwanowski-Preises und des Ordens des Roten Banners an den Forscher. In der ehemaligen DDR wurde Tschumakow mit der Hufeland-Medaille in Gold, mit der Verleihung der medizinischen Ehrendoktorwürde der Universität Leipzig sowie mit der Wahl zum Mitglied der Deutschen Akademie der Naturforscher „Leopoldina" in Halle (Saale) bedacht. Im Anschluß an seinen grandiosen Antipoliofeldzug schuf oder verbesserte Tschumakow Impfstoffe gegen Zeckenerizephalitis, Tollwut und Masern.

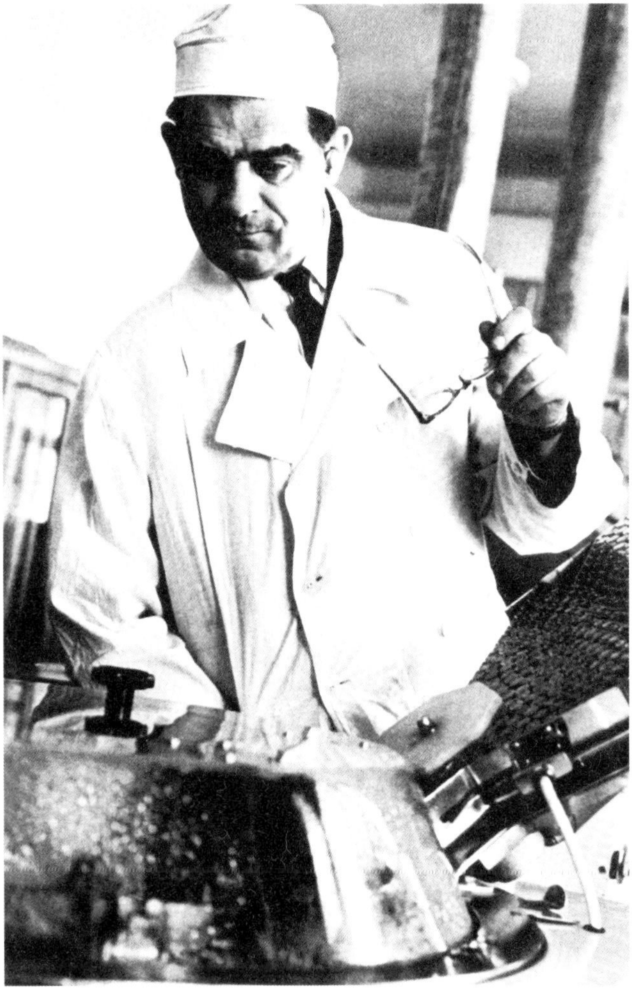

Michail Petrowitsch Tschumakow. Sowjetischer Virologe. Schuf die Grundlagen für die Großproduktion des Sabinschen Poliomyelitis-Schluckimpfstoffes.
Reproduktion einer Originalfotografie (1963). Aus: B. Karger-Decker: Kräuter, Pillen, Präparate, Leipzig 1970

Arnald von Villanova (um 1238–1312/13)

Einhellig würdigen alle Fachhistoriker den spanischen Mediziner Arnald von Villanova als einen der ausgeprägtesten, progressivsten Ärzte im Zeitalter des Feudalismus. Seinen angestammten Familiennamen Bachuone hatte er nach Beendigung seines Studiums der Philosophie und Heilkunde an der Universität Barcelona als deren frisch berufener Dozent mit dem Namen seiner geliebten katalonischen Vaterstadt vertauscht. Seine Lehrkanzel verlor er jedoch wieder, als er dem schwer erkrankten König Don Pedro III. von Aragonien den baldigen Tod prognostizierte und deswegen auf Betreiben der orthodoxen Geistlichkeit, die seine Vorhersage als eine frevlerische Einmischung in die göttliche Vorsehung brandmarkte, des Landes verwiesen wurde.
Nach vorübergehendem Aufenthalt in Paris, wo er sich vornehmlich den Naturwissenschaften widmete, übersiedelte er nach der südfranzösischen Stadt Montpellier, an deren weithin berühmten Medizinschule er nahezu ein Jahrzehnt unterrichtete. Ungeheuer belesen, verarbeitete er das gesamte damalige natur- und heilkundliche Wissen kritisch zu einem von hemmendem Autoritätsglauben freien Handbuch der Arztpraxis. Obwohl er sich als Kind seines Jahrhunderts trotz vernunftgemäßen Denkens nicht gänzlich von der abergläubischen Vorstellung zu lösen vermochte, daß astrologische Einflüsse ursächlich an der Entstehung von Krankheiten beteiligt wären, bemühte er sich stets um eine auf guter beruflicher Erfahrung basierende individuelle Therapie.
Unter anderem wandte er sich energisch gegen die Überbewertung der von mittelalterlichen Ärzten vielfach mystisch verbrämten Harnschau zur Diagnose. Als einer der ersten erkannte er die Wichtigkeit der Alchimie für die Bereitung von Arzneimitteln und fertigte selbst derartige Präparate an. Allergrößten Wert maß er der gesunden Lebens- und Ernährungsweise bei. Seine erstaunliche Kenntnis der Gifte und ihrer verhängnisvollen Wirkungen verhalf ihm zu durchgreifenden Gegenmaßnahmen. Schließlich erwarb er sich unauslöschlichen Ruhm durch sein umfangreiches medizinisch-schriftstellerisches Schaffen. Neben seinem vorerwähnten bedeutsamen Kompendium der ärztlichen Praxis sowie zahlreichen toxikologischen und hygienischen Abhandlungen verfaßte er einen Kommentar zu dem einst von der Salernitanischen Schule gestalteten Buch **„Regimen sanitatis“**, das in Versform viele leichtverständliche Gesundheitsregeln für Laien enthielt.
Auf geburtshilflichem Gebiet machte sich Villanova dadurch verdient, daß er bei falscher Kindslage im Mutterleib die von der arabischen Medizin empfohlene, aber in Vergessenheit geratene Wendung auf die Füße oder den Kopf propagierte. Auch Frankreich mußte er wegen angeblicher Teufelsbuhlschaft verlassen. Über Rom, Bologna, Florenz und Neapel zog er nach Sizilien. Während einer Seereise nach Avignon, wo er dem kranken Papst Clemens V. Genesung bringen sollte, erlitt er im Golf von Genua Schiffbruch und ertrank dabei.

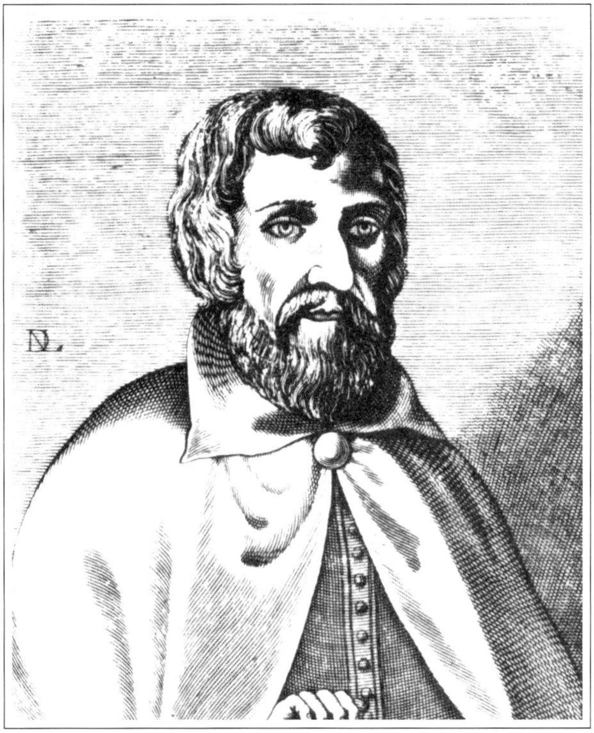

Arnald von Villanova. Spanischer Mediziner und Alchimist. Enzyklopädist des natur- und heilkundlichen Wissens seiner Zeit.
Nach einem Kupferstich des 17. Jahrhunderts in: Isaac Bullart: Académie des Sciences et des Arts (Brüssel 1695). Aus: Emil Ernst Ploss, Heinz Roosen-Runge, Heinrich Schipperges, Herwig Buntz: Alchimia, München 1970

Rudolf Virchow (1821–1902)

Der Kalender zeigte den 18. März 1848 an, den Beginn der Revolutionskämpfe in Berlin. Wie sich Carl Ludwig Schleich in seinem Buch „**Besonnte Vergangenheit**" erinnert, kam an jenem denkwürdigen Tage Rudolf Virchow in das Zimmer seines Vaters gestürmt, der damals königlich-preußischer Unterarzt war, und fragte ihn in fliegender Eile, ob er Waffen besäße. *„Nichts als eine alte Flinte und einen verrosteten Säbel!"* antwortete Schleich. *„Her damit! Auf die Barrikaden!"* sagte Virchow. Und fort war er. Seiner Mutter aber teilte der Siebenundzwanzigjährige brieflich mit, wofür er sich mit seinem Leben einsetze: Es solle *„keine bevorrechteten Stände mehr geben"*, sondern jedermann solle *„dasselbe Recht im Staate haben"*. Ein andermal äußerte Virchow, als Naturforscher könne er nur Republikaner sein...

Zeit seines Lebens focht der aus dem einst hinterpommerschen Landstädtchen Schivelbein gebürtige Landwirtssohn, der wegen finanzieller Unbemitteltheit seiner Eltern an der Berliner Militärärztlichen Akademie, der *„Pépinière"*, studiert, aber sich nach seiner Promotion rasch vom kleinen Chirurgieassistenten zum Prosektor der Charité emporgearbeitet hatte, für die Beförderung der Medizin zu einer *„sozialen Wissenschaft"*, die sie seiner Überzeugung nach in ihrem *„innersten Kern und Wesen ist"*. Der Mensch müsse zum Wohle der Gesellschaft gesund erhalten werden, postulierte Virchow.

Aus dieser Gesinnung gründete er eine eigene Zeitschrift, das „**Archiv für pathologische Anatomie und Physiologie und für klinische Medizin**", in der er unablässig für seine umwälzenden Forderungen plädierte. Aus diesem Grunde erblickte er in der oberschlesischen Typhusepidemie 1847, deren Ursache er an Ort und Stelle zu ermitteln hatte, eine katastrophale Folge der Armut, des Hungers, der Ausbeutung und der nationalen Unterdrückung der Bevölkerung. Deutlich schrieb er dies in seinem Untersuchungsbericht.

Kein Wunder, daß er, nachdem er nun noch an der Volksempörung teilgenommen, von seinem Amt suspendiert wurde! So nahm er eine Professur in Würzburg an. Hier begründete er seine avantgardistische Zellularpathologie, durch die er den Krankheiten eine materielle Grundlage gab und jedwede naturphilosophische Spekulation überwand, die jedoch in mancher Hinsicht, vor allem ob ihres Ausschließlichkeitsanspruches, umstritten blieb. Jetzt holte Berlin den Hochberühmten wieder zurück. Neben einem Lehrstuhl erlangte er die Direktion des Pathologischen Universitätsinstituts. Er verfaßte mehrere bedeutende Bücher über seine Forschungen, kreierte die wissenschaftliche Anthropologie, nahm selbst an Ausgrabungen teil, machte sich als reformfreudiger Kommunalhygieniker verdient und trat im preußischen Landtag wie auch im Reichstag als liberaler Gegner der Politik Bismarcks auf.

Rudolf Virchow. Deutscher Pathologe, Sozialhygieniker und Anthropologe, Begründer der Zellularpathologie.
Holzschnitt von Moritz Klinkicht. Aus: M. Klinkicht, K. Siebert: Dreihundert berühmte Deutsche, Stuttgart 1912

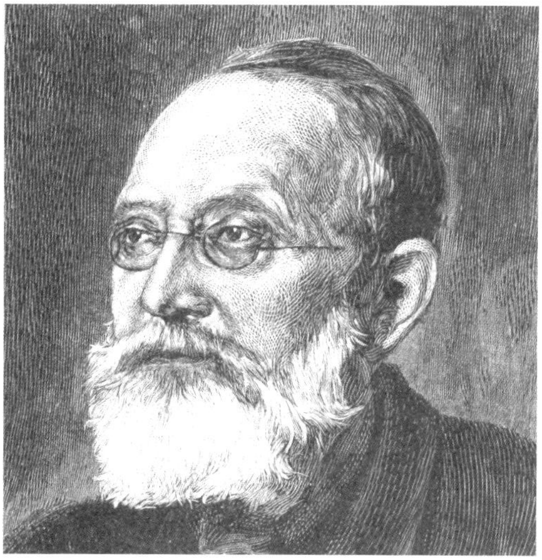

Virchow (Bildmitte) als Zuschauer bei einer Gehirnoperation in einer Pariser Klinik im August 1900.
Fotoreproduktion. Aus: B. Karger-Decker: Der Griff nach dem Gehirn, Leipzig 1977

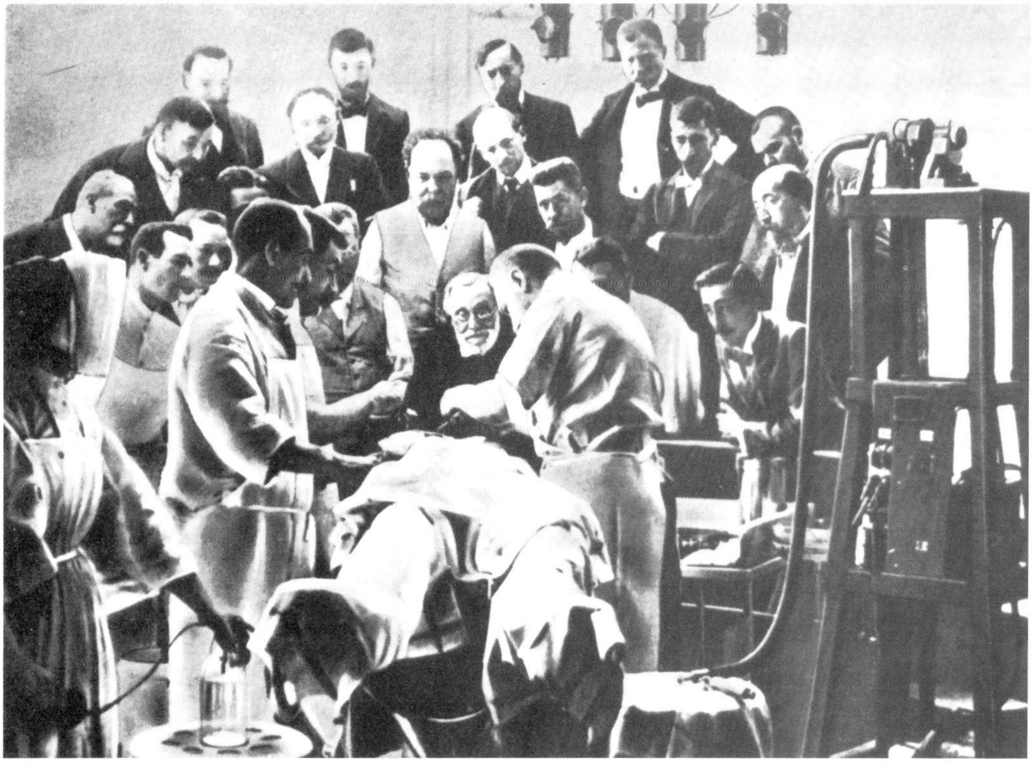

Cécile Vogt (1875–1962)

Als sich der 27jährige deutsche Hirnforscher Oskar Vogt nach seiner Promotion an der Nervenklinik der Jenaer Universität eine Zeitlang in Paris weiterbildete, lernte er im Laboratorium des berühmten französischen Neurologen Pierre Marie dessen hochbegabte Schülerin und Gehilfin Cécile Mugnier kennen. Die fünf Jahre jüngere, ungewöhnlich zielstrebige und sich durch selbständiges Denken auszeichnende Elevin stammte aus Annecy in Hochsavoyen. Sie gehörte zu den wenigen Frauen, die im damaligen Frankreich zum Medizinstudium zugelassen waren, und hatte es überdies durchgesetzt, daß sie als einziges Mädchen die Bakkalaureatsexamina ablegen durfte. Ihre Eltern hatten sich von ihr losgesagt und sie enterbt, weil sie entgegen deren Drängen nicht ins Kloster gegangen war.

Als Cécile Oskar Vogt zum erstenmal begegnete, befaßte sie sich gerade mit Studien über die Gliederung der Großhirnrinde nach ihrer Markreifung (Myelogenese). Die Beschäftigung mit der gleichen Problematik brachte beide auch menschlich näher. Rasch legte Cécile Mugnier an der Sorbonne ihr Staatsexamen ab und folgte Oskar Vogt nach Berlin, wo sie alsbald heirateten. Gemeinsam mit ihrem Mann arbeitete sie hier in der von ihm aus eigenen Mitteln errichteten *„Neuro-Biologischen Zentralstation“*, die später als *„Neurobiologisches Laboratorium“* der Berliner Universität angegliedert wurde, wie auch in dem danach ebenfalls von ihm gegründeten Bucher Institut für Hirnforschung über den Feinbau des gesunden und kranken Nervensystems. Für seine bahnbrechenden Forschungsergebnisse erhielt das Ehepaar 1950 den Nationalpreis der ehemaligen DDR.

Während Oskar Vogts Verdienst hauptsächlich in dem architektonischen Aufgliederung der Großhirnrinde und in der Fundierung der sogenannten Pathoklisenlehre liegt, nach der die normalpsychischen sowie die psychotischen Funktionen bestimmter Hirnanteile *„topistischen Einheiten“* zugeordnet sind, beruht Céciles Bedeutung vornehmlich auf der markarchitektonischen Bearbeitung des Thalamus oder Sehhügels im Zwischenhirn und auf ihren grundlegenden Untersuchungen zum *"Extrapyramidalen System"*, einer weitgehend außerhalb des Pyramidenbahnsystems liegenden Hirnformation. Die Forscherin erkannte erstmalig, daß mit Verletzungen oder Funktionshemmungen in jenem Hirnbereich gewisse Erkrankungen mit charakteristischen, die unwillkürliche Motorik betreffenden Bewegungsstörungen verbunden sind, wie beispielsweise der Veitstanz (Chorea) oder die Schüttellähmung (Paralysis agitans).

Nach dem Tod ihres Mannes übersiedelte Cécile Vogt zu ihrer Tochter Marthe nach Cambridge in England, wo sie am 4. Mai 1962 kurz vor Vollendung ihres siebenundachtzigsten Lebensjahres starb. Sie war Ehrenmitglied der Deutschen Akademie der Wissenschaften zu Berlin und gehörte der Deutschen Akademie der Naturforscher „Leopoldina“ in Halle (Saale) an.

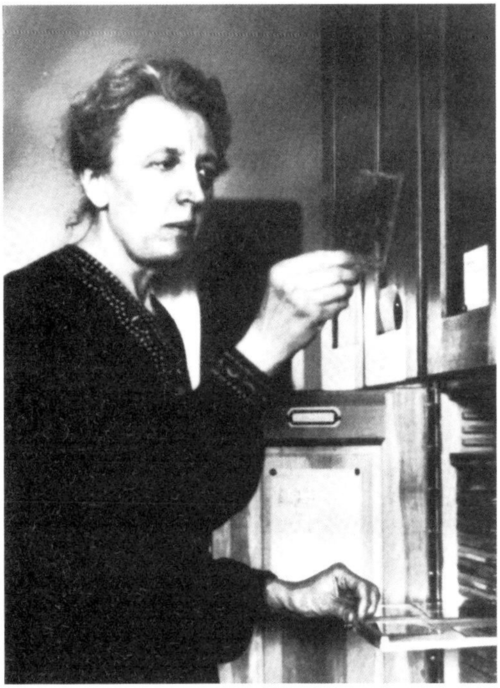

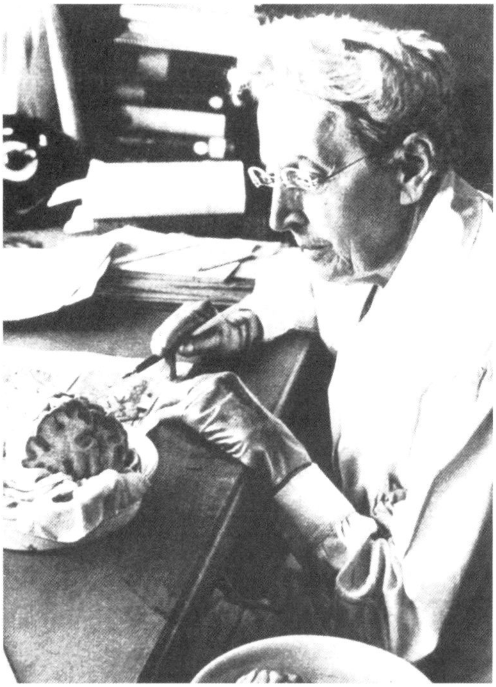

Cécile Vogt. Aus Frankreich gebürtige Lebensgefährtin Oskar Vogts. Weltberühmte Hirnforscherin.
Fotoreproduktion. Aus: B. Karger-Decker: Die Frau in der Heilkunde, Sammelbildmappe, Reichenbach/Vogtl. 1972

Cécile Vogt bei ihrer Forschungsarbeit.
Fotoreproduktion aus dem Bildarchiv des Forschungszentrums der Akademie der Wissenschaften, Berlin-Buch. Aus: B. Karger-Decker: Der Griff nach dem Gehirn, Leipzig 1977

Oskar Vogt (1870-1959)

Wer heute das Forschungszentrum für Molekularbiologie und Medizin der Berliner Akademie der Wissenschaften in Berlin-Buch besucht, bemerkt neben dem Eingang eine Gedenktafel, aus der er erfährt, daß sich in diesem Gebäude ursprünglich das weltberühmte deutsche Institut für Hirnforschung befand. Sein Begründer war der aus Husum gebürtige Pfarrerssohn Oskar Vogt, der schon als Gymnasiast den brennenden Wunsch verspürte, später einmal die anatomischen Grundlagen der Bewußtseinserscheinungen wie auch der geistigen Störungen des menschlichen Organismus zu erforschen. Deshalb spezialisierte sich der Jüngling nach dem Medizinstudium in Kiel zunächst an der Jenaer Universitätsnervenklinik unter deren damaligem namhaftem Direktor Otto Binswanger auf Neurologie und Psychiatrie und arbeitete danach eine Zeitlang als Assistent des bedeutendsten französischen Nervenarztes jener Tage, Professor Jules Joseph Déjérine, um sich in der Hirnanatomie zu vervollkommnen. Bei dieser Gelegenheit entdeckte er seine besondere Neigung zur architektonischen Hirnforschung.

Aber auch seine hochbegabte zukünftige Lebensgefährtin Cécile lernte Oskar Vogt in Paris kennen, die sich mit gleichem Eifer demselben Fachgebiet widmete. Sie folgte ihm nach Berlin, wo sie heirateten und ihre Studien über die Feinstruktur des gesunden und kranken Nervensystems gemeinsam, doch selbständig in der alsbald von ihnen gestifteten *„Neuro-Biologischen Zentralstation"* fortsetzten, die schließlich der Berliner Universität angegliedert wurde.

Während Cécile Vogt vornehmlich den im Zwischenhirn gelegenen Thalamus oder Sehhügel markarchitektonisch bearbeitete und grundlegende Untersuchungen am Extrapyramidalen System, einer weitgehend außerhalb des Pyramidenbahnsystems befindlichen Hirnformation, durchführte, wobei sie erstmalig erkannte, daß mit Verletzungen oder Funktionshemmungen in diesem Hirnbereich gewisse Erkrankungen mit charakteristischen motorischen Bewegungsstörungen verbunden sind, wie beispielsweise der Veitstanz oder die Schüttellähmung, befaßte sich Oskar Vogt vorwiegend mit der Feingestaltung und räumlichen Verteilung der Nervenzellen in der Großhirnrinde.

Diese Untersuchungen bildeten das Fundament für Oskar Vogts topistische Hirnlehre und seine Pathoklisenlehre, die nach ihren griechischen Herkunftswörtern besagt, daß die Geistesstörungen gleich den normal-geistigen Funktionen bestimmten Hirngebieten zugeordnet seien. In Anerkennung seiner Pionierarbeit erhielt der Forscher 1925 von der Sowjetregierung den Auftrag, auch in Moskau ein Hirnforschungsinstitut zu errichten und dort als dessen erster Direktor das Gehirn Lenins zu analysieren. Von den Nazis wurde er deswegen aus seinem Bucher Institut verjagt.

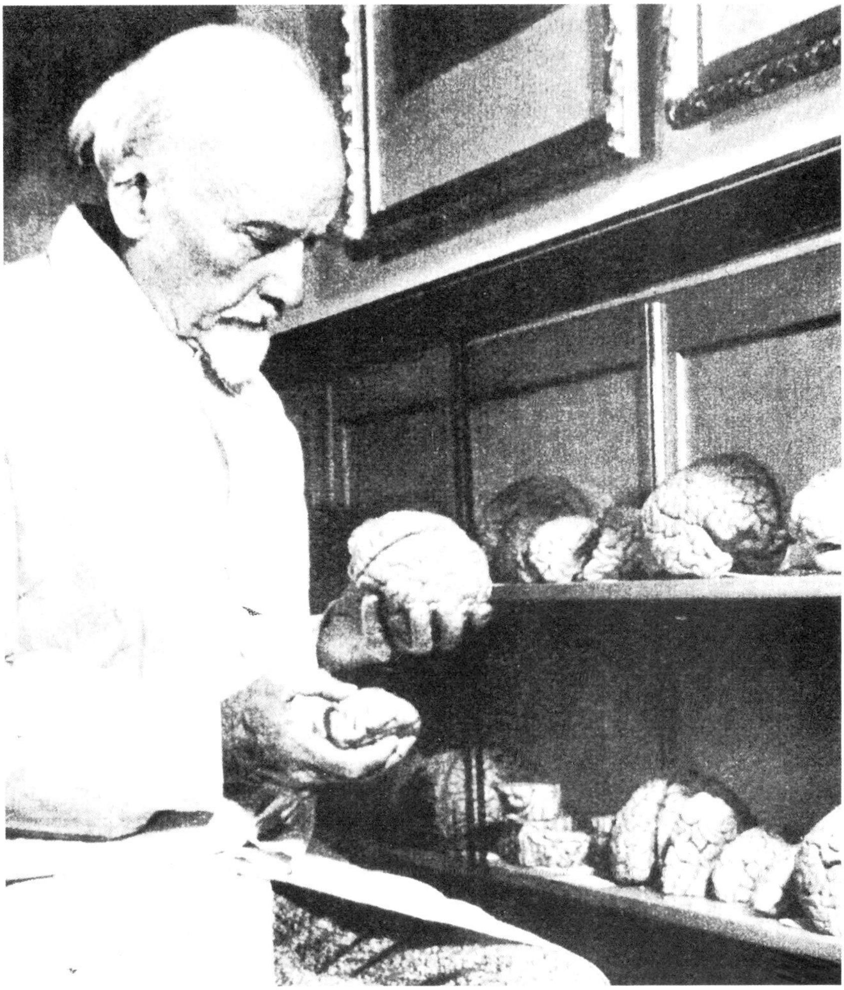

Oskar Vogt. Deutscher Hirnforscher und Hirnpathologe. Arbeitete mit seiner Frau Cécile über den Feinbau des gesunden und kranken Nervensystems. Hier: Beim Betrachten von Hirnmodellen.
Fotoreproduktion aus dem Bildarchiv des Forschungszentrums der Akademie der Wissenschaften, Berlin-Buch.
Aus: B. Karger-Decker: Der Griff nach dem Gehirn, Leipzig 1977

Richard von Volkmann (1830-1889)

Eigentlich hatte sich der am 17. August 1830 in Leipzig geborene Richard Volkmann der Altertumskunde widmen wollen. Doch dem Wunsch seines Vaters, eines namhaften deutschen Anatomen und Physiologen, folgend, studierte er an den Universitäten Halle und Gießen Medizin. In Berlin, wo er in freundschaftliche Beziehungen zum berühmten Chirurgen Bernhard von Langenbeck trat, erwarb er sein Staatsexamen. Er begann seine berufliche Laufbahn als Assistenzarzt in der Chirurgischen Klinik zu Halle, habilitierte sich dort auch, um zunächst eine Privatdozentur zu erlangen, zog sich dann aber wegen seines sich verschlechternden Verhältnisses zu seinem Chef vorübergehend vom klinischen Dienst zurück und eröffnete eine Privatpraxis.

Bis zu seiner Ernennung zum ordentlichen Professor übte Volkmann die Tätigkeit des gesuchtesten praktischen Arztes der Saalestadt aus. Dann jedoch mußte er sie aufgeben, da sich mit der Übernahme der Professur die Leitung der Chirurgischen Universitätsklinik verband. Die fesselnde Art seines Vortrags, sein persönlicher Charme sowie seine glänzende Operationskunst zogen viele Schüler von weither an. Volkmann machte Halle zu einem Mekka der Chirurgie: Hier führte er die offene Wundbehandlung bei Amputierten ein, von hier aus eroberte er die deutschen Operationssäle für die vom Engländer Joseph Lister entwickelte Antisepsis, obwohl er ihr anfänglich selbst mit Mißtrauen begegnete. Freilich, als er sich experimentell von ihrem Wert überzeugt hatte, setzte er sich als fortschrittlicher Arzt kämpferisch für sie ein.

Groß ist überdies die Zahl der eigenen Erfindungen Volkmanns, die wesentliche Verbesserungen für die chirurgische Krankenbehandlung mit sich brachten, wie etwa die nach ihm benannte „Bekkenstütze“ für das Anlegen eines Beckengipsverbandes, die gleichfalls seinen Namen tragende Blechschiene für die untere Extremität mit T-Stütze oder der scharfrandige Löffel zum Auskratzen chronisch eiternder Wundhöhlen und Fisteln. Ferner gab Volkmann eine Anzahl neuer Operationsverfahren an, so zum Beispiel den Hydrocelenschnitt und die Knieresektion. Desgleichen verlangte er als erster grundsätzlich die Ausräumung der Achselhöhle beim Krebs der Brustdrüse.

Schließlich betätigte sich Volkmann als fruchtbarer medizinischer und, was die wenigsten vermuten, als belletristischer Schriftsteller. Neben bedeutenden wissenschaftlichen Werken wie „**Krankheiten der Knochen und Gelenke**“, oder „**Krankheiten der Bewegungsorgane**“, veröffentlicht in Pitha-Billroths „**Handbuch der allgemeinen und speziellen Chirurgie**“, entstammen vor allem die unter dem Pseudonym *„Richard Leander“* herausgegebenen einst viel gelesenen Märchen „**Träumereien an französischen Kaminen**“ seiner Feder.

Gemeinsam mit seinem Freund und Kollegen von Langenbeck gründete Volkmann die Deutsche Gesellschaft für Chirurgie. Noch nicht sechzigjährig, erlag er am 28. November 1889 einer schweren Lungenentzündung, die sich seinem schleichenden Rückenmarkleiden hinzugesellte.

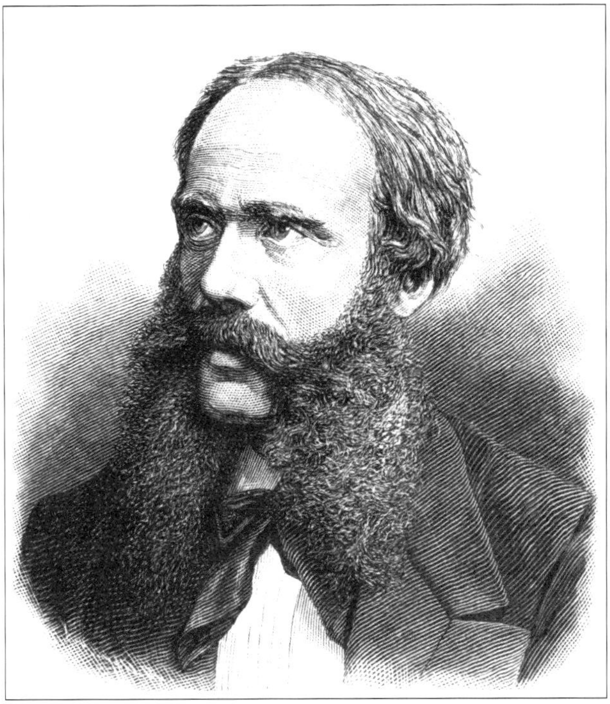

Richard von Volkmann. Deutscher Chirurg. Begründer der modernen wissenschaftlichen Orthopädie. Unbezeichnete zeitgenössische Xylographie. Aus: Hanns von Zobeltitz: Dreißig Lebensbilder deutscher Männer aus neuerer Zeit, Bielefeld – Leipzig 1892

Julius Wagner von Jauregg (1857–1940)

Mit der Entwicklung des ersten Chemotherapeutikums Salvarsan durch den deutschen Pharmakologen Paul Ehrlich und seinen japanischen Mitarbeiter Sahachiro Hata im Jahre 1909 bekamen die Ärzte ein wirksames Medikament zur Frühbehandlung der Syphilis in die Hand. Doch im Spätstadium dieser gräßlichen Krankheit, der allmählich zu tödlichem geistigem und körperlichem Verfall führenden progressiven Paralyse, versagte das Präparat. Hier galt es, neue Wege zu finden. Dies gelang acht Jahre später dem österreichischen Psychiater und Neurologen Julius Ritter Wagner von Jauregg mit der Kreation der sogenannten Malariakur, für die der Forscher 1927 den Nobelpreis erhielt.

Anfänglich schwankte der aus der oberösterreichischen Bezirksstadt Wels gebürtige Sohn eines Finanzrates zwischen dem Studium der Philosophie und dem der Medizin. Nachdem er auf Anraten seines Vaters an der Wiener Universität Heilkunde studiert hatte, zeigte er sich wiederum unschlüssig, für welches Fachgebiet er sich entscheiden sollte. Deshalb zögerte er nach seiner Assistentenzeit am Institut für allgemeine und experimentelle Pathologie nicht, eine ihm gänzlich zufällig angebotene Vakanz an der Psychiatrischen Klinik in der Wiener Landesirrenanstalt anzutreten. Danach bekleidete er eine außerordentliche Professur für Nerven- und Geisteskrankheiten in Graz, bis er schließlich als Ordinarius und Klinikdirektor in die österreichische Hauptstadt zurückkehrte. Seine wissenschaftliche Tätigkeit begann Wagner von Jauregg um 1892 mit Forschungen über die Lebensvorgänge der Schilddrüse sowie deren Erkrankungen infolge Unterfunktion. Dabei kam er zu Untersuchungen über Kretinismus und Kropf. Während er den Kretinismus, einen auf Beeinträchtigung oder völliges Versagen der Schilddrüsenfunktion beruhenden angeborenen Schwachsinn, zunächst mit frischer Organsubstanz, alsdann mit Schilddrüsentabletten erfolgreich anging, setzte er zur Verhütung des Kropfes wie auch anderer Jodmangelsymptome der Schilddrüse die Jodzugabe zum Speisesalz durch.

Bereits etliche Jahre zuvor hatte sich Wagner von Jauregg mit dem Problem des künstlichen Heilfiebers befaßt. Er fußte dabei auf der schon von Hippokrates, dem altgriechischen Begründer der wissenschaftlichen Heilkunde, gemachten Beobachtung, daß eine Psychose mitunter durch hinzutretende Fiebererkrankung geheilt wird. Als Jauregg jedoch seine Idee in Fachkreisen vortrug, blieb sie unbeachtet. Systematische Heilversuche bei progressiver Paralyse mit dem von Robert Koch geschaffenen Tuberkulin befriedigten ihn allerdings nicht. Zufriedenstellende Erfolge stellten sich indes ein, als er 1917 versuchsweise Überimpfungen von Malaria tertiana auf demente Paralytiker vornahm. Noch heute erweist sich seine Methode neben der Penizillintherapie als nützlich. Zu den zahlreichen ehrenden Ernennungen, die ihm bis zu seinem Tode am 27. September 1940 zuteil wurden, zählt auch die Ehrenmitgliedschaft der Berliner Gesellschaft für Psychiatrie und Neurologie.

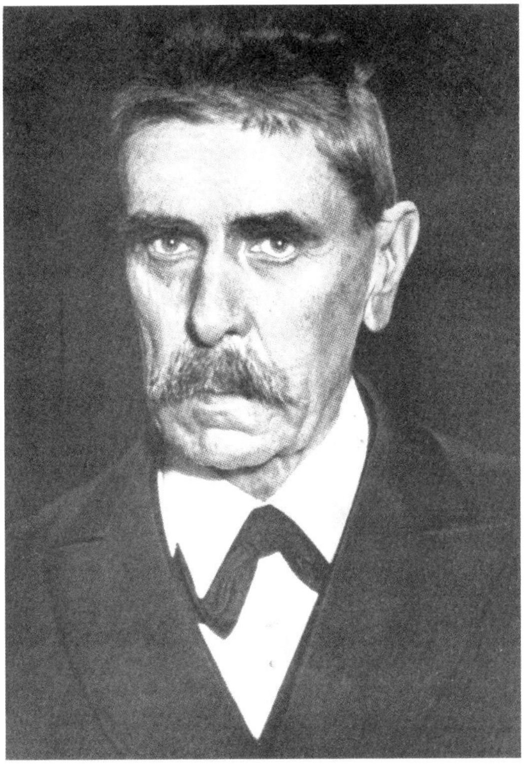

Julius Wagner von Jauregg. Österreichischer Neurologe und Psychiater. Führte Malariaimpfung zur Heilfieberbehandlung bei progressiver Paralyse ein.
Fotoreproduktion. Aus: Paul de Kruif: Kämpfer für das Leben, Berlin 1932

John Collins Warren (1778–1856)

Nachdem es dem amerikanischen Zahnarzt William Thomas Green Morton Ende September 1846 gelungen war, einem seiner Patienten einen vereiterten Backenzahn unter der von ihm entwickelten Äthernarkose schmerzfrei zu ziehen, erbat er sich von dem Chefchirurgen des Bostoner Massachusetts General Hospitals, Professor John Collins Warren, die Erlaubnis, ihm seine Methode vorführen zu dürfen, um danach deren allgemeine Anerkennung durch die Fachwelt zu erlangen. Schon zum 16. Oktober lud Warren ihn ein, einen zwanzigjährigen Buchdrucker, dem er eine Halsgeschwulst exstirpieren wollte, mit seinem Betäubungsmittel zu anästhesieren. Der junge Mann stöhnte zwar wiederholt, als Warren mit dem Skalpell die Haut spaltete und durch das Gewebe zum Sitz des Tumors vordrang, um ihn behutsam herauszuschälen, versicherte jedoch nach dem Erwachen aus der Narkose, bei dem blutigen Eingriff keinerlei Schmerz verspürt zu haben. Damit hatte Warren die erste Operation der Welt in Ätherbetäubung vollbracht und ein neues Zeitalter der Chirurgie eingeleitet. Er selbst war fassungslos erstaunt darüber, da er bislang - gleich allen Kollegen - vermeinte, daß Skalpell und Operationsschmerz niemals voneinander zu trennen sein würden. Rasch eroberte sich durch seine Pioniertat Mortons Verfahren den gesamten Erdball.

John Collins Warren hatte sein Studium an der Medizinischen Schule der Harvard-Universität in Cambridge, einem Vorort von Boston, begonnen. Bald danach setzte er seine Ausbildung am Londoner Guy's Hospital als Schüler und Hilfsoperateur der berühmten englischen Chirurgen Astley und William Cooper sowie je ein Jahr in Edinburgh und in Paris fort. Nach Boston zurückgekehrt, wirkte er als Dozent für Anatomie und als Chirurg bei seinem Vater John W. Warren, bis er als dessen Nachfolger den Lehrstuhl für Anatomie und operative Chirurgie an der Medical School der Harvard University wie auch am Massachusetts General Hospital erhielt.

Außer über Anatomie und Operationslehre las Warren über Physiologie und Gynäkologie, welche damals noch als ein Teilgebiet der Chirurgie galt. Seinen weltweiten Ruf als virtuoser Operateur verdankte er seiner sicheren, achtsamen Handhabung des Skalpells sowie seiner sehr sorgfältigen Vorbereitung und Nachbehandlung jedes chirurgischen Eingriffes. Ferner erwies er sich als unübertroffener Beherrscher aller Gelenk- und Knochenoperationen. Als Neuerer führte er die Gaumennaht bei Gaumenspaltung (Staphylorrhaphie) in den Vereinigten Staaten ein, vollführte erstmalig eine Parazentese (Einstich) des Herzbeutels und unternahm erstmalig in den USA einen Bruchschnitt (Herniotomie) zur Behebung eines eingeklemmten Leistenbruches.

Überdies errichtete John Collins Warren in Boston ein anatomisches Museum mit einer einzigartigen Fülle an Präparaten und Modellen und erwies sich als ein heftiger Gegner der Chloroformnarkose.

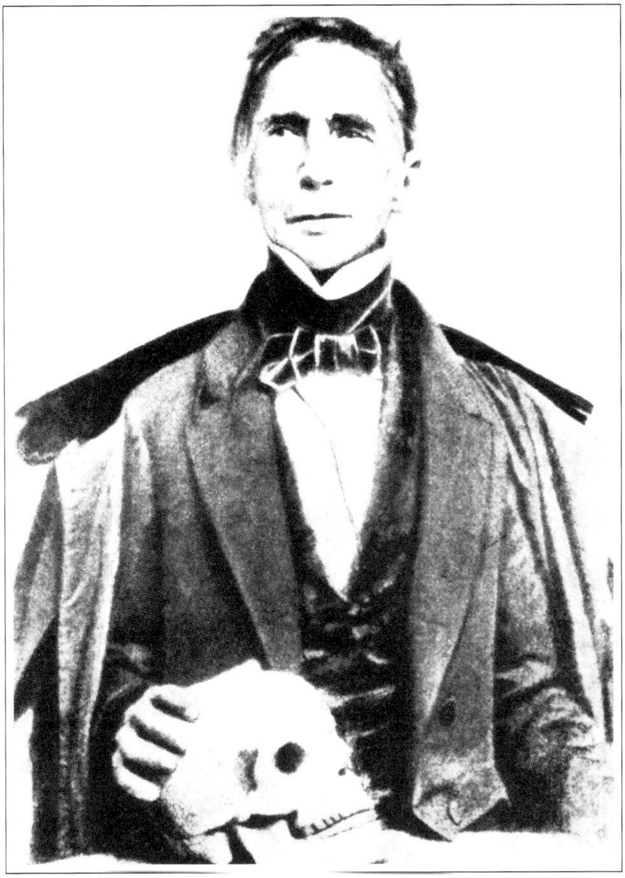

John Collins Warren. US-amerikanischer Chirurg, Physiologe und Anatom. Vollführte die erste Operation in Äthernarkose.
Fotoreproduktion. Aus: The Semi-Centennial of Anaesthesia, Boston 1897

Horace Wells (1815–1848)

Wie furchtbar die Pein eines chirurgischen Eingriffs in der vornarkotischen Ära für den Patienten war, schilderte der amerikanische Schriftstellerarzt Henry Steven Hartmann, nachdem er im Operationssaal der Amputation einer krebskranken Zunge beigewohnt hatte, mit folgenden Worten: *„Ich hatte erlebt, wie die Kranke in dem Augenblick, da das weißglühende Eisen zischend in die Wunde des Zungenstumpfes fuhr, im Schock tot zusammensank. Es war, als hallte ihr letzter Schrei noch durch den Raum, als sie schon für immer verstummt war.“*

Die erheiternde und zugleich betäubende Kraft des 1776 von dem englischen Chemiker Joseph Priestley dargestellten *„Stickoxyduls“* kannte man bereits seit 1800 durch dessen Landsmann Humphry Davy; doch die Chirurgen blieben von seinen beschriebenen Selbstversuchen mit dem *„Lachgas“*, wie er den Stoff auf Grund seiner euphorischen Eigenschaft nannte, sowie von seiner Anregung, ihn zu Narkosezwecken zu erproben, merkwürdigerweise unberührt. Erst nahezu ein halbes Jahrhundert später ergriff ein amerikanischer Zahnarzt die Initiative: Horace Wells.

Der aus Hartford im US-Staat Vermont gebürtige Sohn wohlhabender Eltern wollte ursprünglich Geistlicher werden, entschied sich aber mit neunzehn Jahren für eine dentistische Ausbildung. Er erlangte sie in Boston, der Hauptstadt Massachusetts. Nach der Lehre eröffnete er in Hartford (Connecticut/USA) eine Privatpraxis. Wegen seiner ausgezeichneten Qualifikation bürgerte diese sich rasch ein. Ja, Wells erwarb sich sogar durch eine von ihm verfaßte Aufklärungsschrift über die Zähne und deren richtige Pflege eine gewisse Popularität.

Überdies machte Wells schon bald durch die Erfindung einer kiefergerechten Gaumenprothese von sich reden, die im Gegensatz zur üblichen Gepflogenheit nicht mehr behelfsmäßig und unschön an noch vorhandene Zahnreste angeklebt zu werden brauchte, sondern nach Herausnahme aller restlichen Wurzeln und Stümpfe unauffällig eingepaßt wurde. Zu Wells Leidwesen blieben aber die Käufer für seine kosmetisch vorteilhafte Neuschöpfung aus, da sie die dazu erforderliche schmerzvolle Vorbehandlung scheuten.

Als Horace am 11. Dezember 1844 in einem wandernden Lachgas-Experimentiertheater zufällig die analgetische Natur des Stickoxyduls beobachtete, kam ihm spontan der Gedanke, daß sich jene Substanz zu schmerzloser Zahnextraktion eignen könnte. Sein sogleich unternommener Eigenversuch glückte. Weitere Anwendungen bei Patienten verliefen gleichfalls positiv. Unglücklicherweise mißlang der Tauglichkeitsnachweis vor einem Fachgremium am Harvard Medical College zu Boston (infolge nicht ausreichender Dosierung). Dies führte vorerst zur Ablehnung der Lachgasanalgesie durch die Chirurgen.

Verzweifelt hierüber, geriet Wells auf Abwege und wählte in späterer Gefängnishaft den Freitod. Verfeinert, setzte sich seine Erstlingsmethode echter Inhalationsanästhesie schließlich aber doch durch.

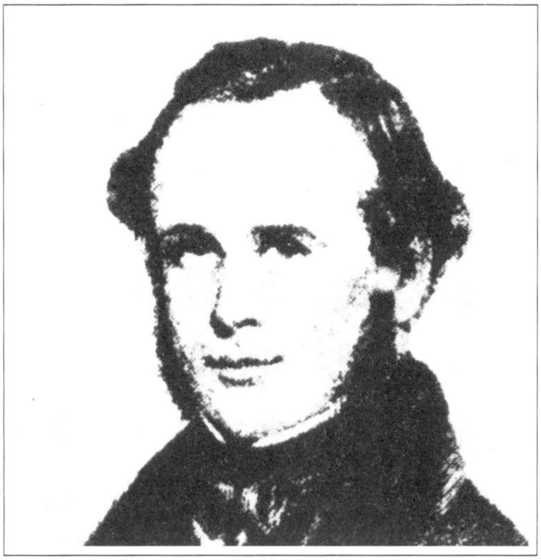

Horace Wells. US-amerikanischer Zahnarzt. Entdecker der Lachgasanalgesie. Fotoreproduktion von Kurt Heinz Römer (†), Görsdorf

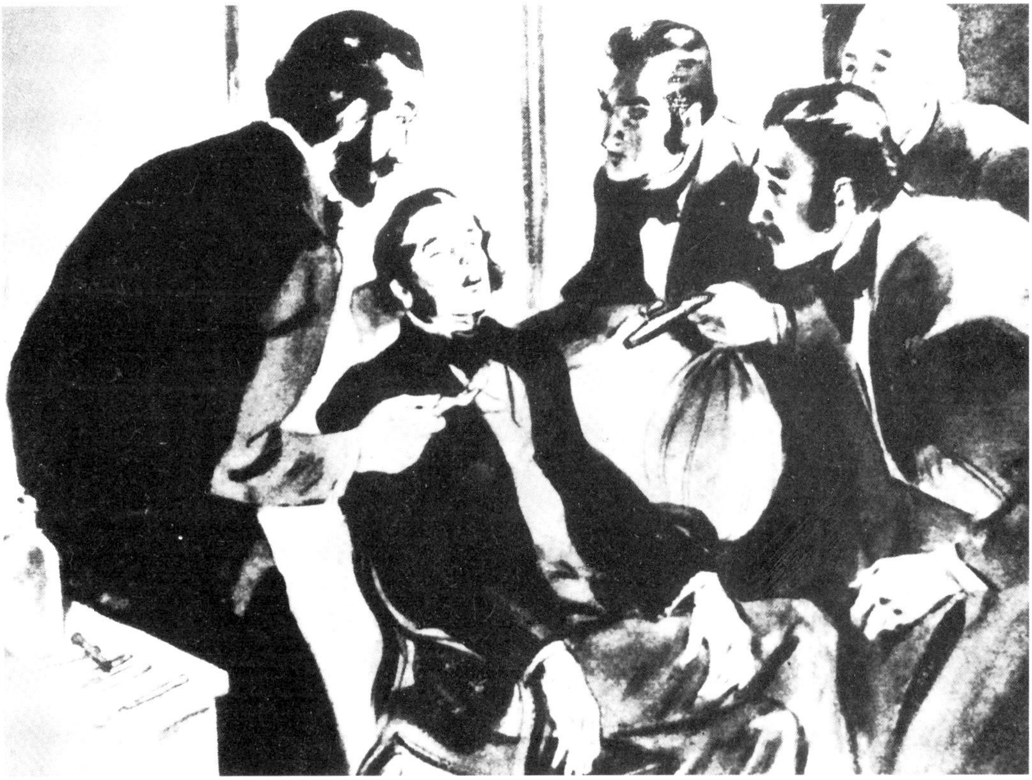

Wells läßt sich probeweise einen gesunden Backenzahn in Lachgasanalgesie ziehen. Fotoreproduktion in: Raper: Man against Pain (New York 1945). Aus: B. Karger-Decker: Ärzte im Selbstversuch, Leipzig 1981

Johann Jakob Wepfer (1620–1695)

Sein Lebenslauf ist schnell erzählt: Johann Jakob Wepfer wurde am 23. Dezember 1620 in der Schweizer Kantonshauptstadt Schaffhausen als Sohn eines Zunftherrn und Richtmeisters geboren, begann schon als Siebzehnjähriger Medizin zu studieren, promovierte, nachdem er auch einige Semester berühmte italienische Universitäten besucht hatte, siebenundzwanzigjährig in Basel. Bald danach übernahm er in seiner Vaterstadt das Amt eines Archiaters oder Stadtphysikus. *„Mein Leitstern"*, so bekannte er später selbst, *„war stets die Wahrheit. Um sie zu erforschen, habe ich bis heute, ohne mich rühmen zu wollen, so wie es einem Manne geziemt, geschwitzt und gedürstet. Davon will ich nicht lassen, solange der Geist meinen Körper bewohnt."*

Diese Einstellung, dieses Streben ließen Wepfer zu einem der bedeutendsten Mediziner des siebzehnten Jahrhunderts werden. In seinem Ringen um naturwissenschaftliche Erkenntnis erwirkte er von seiner vorgesetzten Behörde die Erlaubnis zur Leichenzergliederung, die in jener Zeit religiöser Befangenheit noch immer schwer zu erlangen war. Aber gerade durch seine intensive Beschäftigung mit pathologischer Anatomie vermochte er die Lehre von der Krankheitsentstehung um viele neue Einsichten zu bereichern. So ermittelte er beispielsweise eine Massenblutung im Gehirn als eine Ursache des Schlaganfalls. In seiner bahnbrechenden Schrift hierüber lieferte er neben zahlreichen weiteren wertvollen symptomatischen Betrachtungen auch aufschlußreiche Untersuchungen über den Bau des Gehirns. Um namentlich das Hirngefäßsystem gewissenhaft ergründen zu können, führte er Farbstoffe hinein und wurde damit zu einem Vorläufer der Angiographie oder Gefäßdarstellung.

Gleich dem genialen englischen Entdecker des doppelten Blutkreislaufs, William Harvey, betrachtete Johann Jakob Wepfer das Tierexperiment als unumgänglich notwendig zum medizinischen Fortschritt. Eine epidemieartige Vergiftung mit Wasserschierling in seiner Heimat, die er als Arzt zu bekämpfen hatte, veranlaßte ihn zu ausgedehnten Tierversuchen mit dieser Pflanze sowie anderen Giftgewächsen. In seinem 340 Seiten starken, lateinisch abgefaßten Buch **„Über den Wasserschierling"** berichtete er ausführlich darüber und teilte zugleich seine Versuchsergebnisse mit, so daß er mit Recht als der Begründer der modernen Experimentaltoxikologie gilt. In Anerkennung seiner wissenschaftlichen Verdienste ernannte ihn die Kaiserlich Deutsche Akademie der Naturforscher „Leopoldina" in Halle (Saale) im Jahre 1685 zu ihrem Mitglied. Fortan veröffentlichte Wepfer seine botanischen, zoologischen und chemischen Beobachtungen, die er ebenfalls machte, in deren Annalen. Wegen seiner treffsicheren Diagnosen reichte seine Praxis bis weit in den süddeutschen Raum. Mehreren deutschen Fürsten diente er als Leibarzt. Kaiser Leopold betraute ihn mit der ärztlichen Betreuung seiner von einer schweren Infektionskrankheit heimgesuchten Armee. Hierbei zerrüttete Wepfer seine eigene Gesundheit. Er starb am 28. Januar 1695.

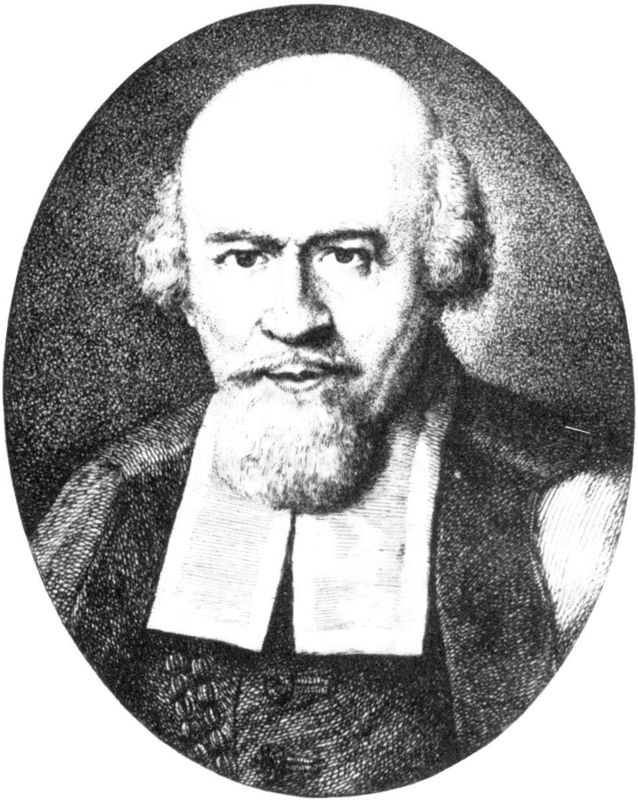

Johann Jakob Wepfer. Schweizerischer Mediziner. Begründer der experimentellen Toxikologie. Anonyme Grafik nach einem zeitgenössischen Gemälde von Melchior Roos

Wikenti Weressajew (1867–1945)

Weltbekannt wurde Weressajew durch sein in viele Sprachen übersetztes, freimütiges Bekenntnisbuch **„Aufzeichnungen eines Arztes"**. Bereits ein Jahr nach dessen Erscheinen in Rußland, 1902, war eine deutsche Ausgabe erschienen. Die jüngste Übertragung ins Deutsche legte 1960 der Buchverlag Der Morgen, Berlin, vor.

Bei dem Verfassernamen handelt es sich um ein Pseudonym. Weressajews bürgerlicher Name lautet: Wikenti Wikentjewitsch Smidowitsch. Der aus Tula, etwa 150 Kilometer südlich von Moskau, stammende Arztsohn hatte nach dem Abitur in seiner Vaterstadt zuerst in Petersburg Philosophie und im Anschluß daran an der baltischen Universität Dorpat (Tartu) Medizin studiert. Seine heilkundlichen Lieblingsfächer waren Anatomie,rPhysiologie sowie der klinische Unterricht am Krankenbett, bis hin zur *„obligatorischen Obduktion eines jeden in der Universitätsklinik Verstorbenen"*.

Denn, so äußert sich Weressajew in seinen berühmt gewordenen Bekenntnissen überzeugt weiter: *„Allein die Sektion eines - jeden selbst an der allergewöhnlichsten Krankheit - verstorbenen Patienten ermöglicht dem Arzt, sich über das anatomische Bild jeder Krankheit bis in die letzten Einzelheiten Klarheit zu verschaffen."* Auch die Medizin könne sich *„ohne Obduktion weder entwickeln noch vervollkommnen"*. In einem Landstädtchen eröffnete der frisch Approbierte und Promovierte eine Privatpraxis.

Eine Zeitlang hatte sich Weressajew als Hilfsarzt an der Bekämpfung einer Choleraepidemie in seiner Heimat beteiligt. Schließlich trat er in das Petersburger Arbeiterhospital als fest angestellter Ordinator ein. Um sich in der medizinischen Wissenschaft zu vervollkommnen, besuchte er am therapeutischen Institut der Militärärztlichen Akademie Fortbildungskurse. Während der Petersburger Schaffensperiode verfaßte er sein aufsehenerregendes Werk **„Aufzeichnungen eines Arztes"**, in dem er mit schonungsloser Offenheit die Übelstände des zaristischen Gesundheitswesens enthüllte, auf Beseitigung der sozialen Not des Volkes als der Grundvoraussetzung für wirksame Krankheitsbekämpfung pochte, die wichtigsten Errungenschaften der zeitgenössischen Medizin wertete sowie Probleme der ärztlichen Ethik zur Sprache brachte. Im Russisch-Japanischen Krieg wie auch im ersten Weltkrieg fungierte Weressajew als Militärarzt. Seine hierbei gesammelten Erfahrungen publizierte er in einem weiteren Buch unter dem Titel **„Im Kriege"**. Nach der Oktoberrevolution zum Kommissar für Volksbildung berufen und dem um Maxim Gorki gescharten Kreis avantgardistischer Schriftsteller angehörend, wirkte er nunmehr als Erzähler, Romancier und Literaturhistoriker. Ferner übersetzte er Homers unvergängliche Epen **„Odyssee"** und **„Ilias"** ins Russische.

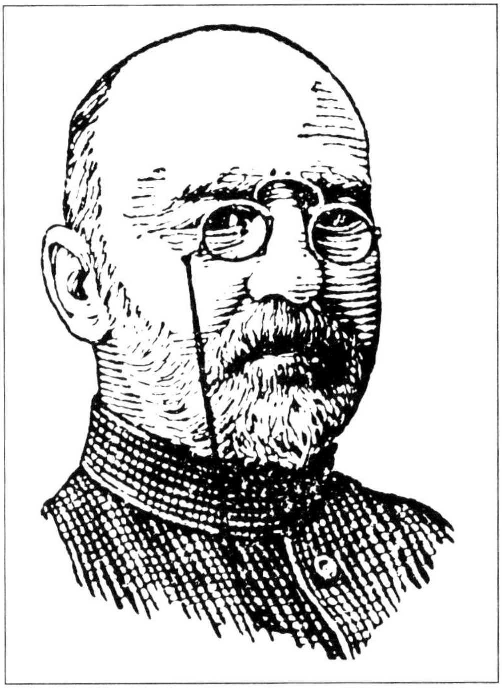

Wikenti Wikentjewitsch Weressajew. Russisch-sowjetischer Schriftsteller und Mediziner. Berühmt wurden seine „Bekenntnisse eines Arztes", in denen er Probleme der ärztlichen Ethik austrug.
Anonyme sowjetische Zeichnung aus einem biographischen Abreißkalender (Moskau o. J.)

Thomas Willis (1621–1675)

Um das Jahr 1674 kam der englische Kliniker Thomas Willis, zeitweiliger Leibarzt König Charles II. und Mitglied der Londoner Royal Society, erstmals auf den Gedanken, den Harn der Diabetiker zu schmecken, und stellte dabei, wie er sich in seiner Abhandlung **„Über die Wirkung der Arzneimittel"** ausdrückte, *„eine wunderbare Süße"* fest, *„als ob der Urin mit Honig oder Zucker durchtränkt sei"*. Mit dieser Entdeckung leitete er eine neue Epoche der Diabetesforschung ein. Fortan fügten die Mediziner der aus dem Griechischen herrührenden allgemeinen Krankheitsbezeichnung *„Diabetes" (= „Durchfluß")* das lateinische Attribut *„mellitus"* (= *„honigsüß"*) bei, um damit die von Willis gewonnene Erkenntnis über das Wesen der Zuckerharnruhr oder Zuckerkrankheit zu fixieren. Allein jener Tatbestand hätte ausgereicht, um dem aus der südwestenglischen Grafschaft Wiltshire stammenden Bauernsohn, der sich vom einfachen Diener eines Kanonikus am Christ Church College der Universität Oxford und anfänglichen Studenten der sogenannten Freien Künste über den Baccalaureus der Medizin mit gleichzeitiger ärztlicher Approbation bis zum Professor für Naturphilosophie emporgearbeitet hatte, einen dauernden Platz im Gedächtnis der Nachwelt zu sichern. Doch er machte sich darüber hinaus durch zahlreiche weitere medizinische Ruhmestaten auf den Gebieten der Anatomie, Physiologie, Pharmakologie und der klinischen Krankheitsdarstellung verdient.

Als Anatom förderte Willis insbesondere die Hirnforschung durch die Entdeckung und Erstbeschreibung des nach ihm benannten Gefäßkranzes oder Kollateralkreislaufs unter der Hirnbasis wie auch des motorisch-sensiblen Nervus recurrens und des motorischen XI. Hirnnervs. Seine diesbezüglichen Untersuchungen legte er in seinem 1664 veröffentlichten, von dem weltberühmten Erbauer der Londoner Saint-Pauls-Kathedrale Christopher Wren eindrucksvoll illustrierten Werk **„Cerebri anatome"** (Gehirnanatomie) dar.

Etwa zwei Jahre später übersiedelte Willis nach London, wo er nach zeitgenössischer Bekundung binnen kurzem eine so erfolgreiche Privatpraxis errichtete, *„daß nie ein Arzt vor ihm jährlich mehr Geld eingenommen hatte als er"*. Daneben betrieb er seine bahnbrechenden Forschungen weiter. So widmete er sich der Physiologie der Muskeln und präsentierte seine vornehmlich mechanistischen Ansichten 1670 in seiner Schrift **„De motu musculari"** (Über die Muskelbewegung). Erstmalige Krankheitsbilder zeichnete er für Bronchialasthma, Keuchhusten, Kindbettfieber, Skorbut, Typhus sowie für die Hysterie, deren Entstehungsursache er in einem Hirndefekt sah, statt in einem Gebärmutterschaden, wie die Ärzteschaft bisher vermeinte.

In seinem ersten Buch bereits, dem 1659 erschienenen Werk über Fiebererkrankungen mit dem lateinischen Titel **„De febribus"**, setzte sich Willis nachdrücklich für den Gebrauch der Chinarinde als eines von ihm erkannten wirklichen Spezifikums ein. Vierundfünfzigjährig starb er (vermutlich an Tuberkulose).

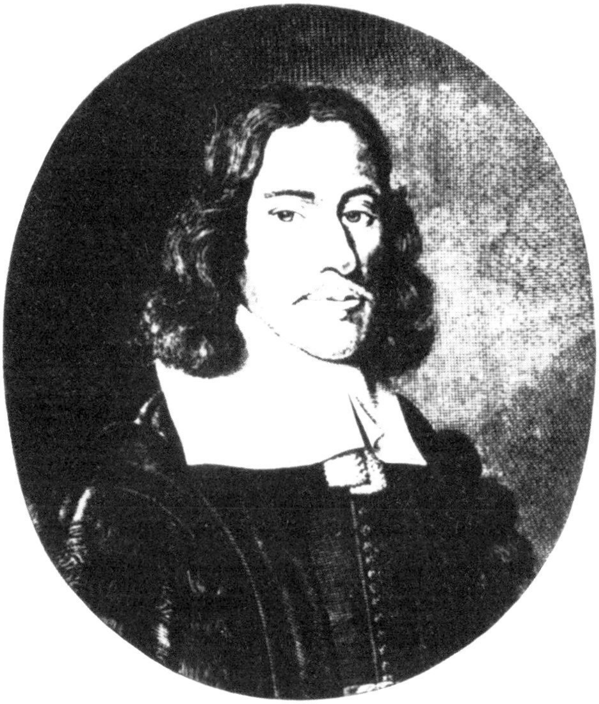

Thomas Willis. Englischer Kliniker. Entdeckte die Süße des Diabetikerurins. Erneuerer der Pharmakologie. Kupferstich von David Loggan. Frontispiz seiner „Opera omnia“ (1676)

Alexander Winokurow (1869–1944)

Am Abend des 30. August 1918 wurde Lenin, von einem Meeting in einem Moskauer Werk kommend, beim Besteigen seines Autos durch zwei Revolverschüsse der sozialrevolutionären Terroristin Fanny Kaplan niedergestreckt. Nach dem Ärztlichen Bulletin war *„die eine Kugel unter dem linken Schulterblatt in die Brusthöhle eingedrungen, verletzte dabei den oberen Lungenflügel und blieb in der rechten Halsseite über dem rechten Schlüsselbein stecken. Die andere Kugel drang in die Schulter ein, zerschlug den Knochen und blieb in der Haut der linken Schultergegend stecken. Es zeigten sich Erscheinungen innerer Blutungen“.* Zu den hinzugezogenen besten Chirurgen und Ärzten zählte der neunundvierzigjährige Alexander Nikolajewitsch Winokurow. Er stammte aus der ukrainischen Stadt Jekaterinoslawl (seit 1926 Dnjepropetrowsk), hatte sich schon frühzeitig an Kampfdemonstrationen für die soziale Besserstellung des russischen Volkes beteiligt und war als Medizinstudent wegen aktiver Mitarbeit am Aufbau sozialdemokratischer Zirkel mehrmals verbannt worden. Nach dem Erwerb des Arztdiploms an der Moskauer Universität übte er seinen Beruf fünf Jahre lang in sibirischer Gefangenschaft aus, wobei ihn seine als Hebamme ausgebildete Frau Pelageja Winokurowa unterstützte.

Ungebrochen in seine Vaterstadt zurückgekehrt, nahm Winokurow als Mitglied der Jekaterinoslawler Parteiorganisation an der Revolution von 1905 teil. Danach übersiedelte er nach Sankt Petersburg und wirkte in der zaristischen Hauptstadt als Hygienearzt. Zugleich übernahm er hier die Führung der von der Partei der Bolschewiki ins Leben gerufenen Bewegung für eine Arbeiter-Sozialversicherung. Seit Oktober 1913 gab er im Auftrag des Zentralkomitees die bolschewistische Zeitschrift „**Fragen des Versicherungswesens**“ heraus und veröffentlichte 1916 das für sein Land wegweisende Buch „**Arbeit und Gesundheit der Werktätigen**“.

Im August 1917 wurde Winokurow zum Deputierten der Petrograder Stadtduma gewählt. Lenin hatte er bereits als revolutionärer Student persönlich kennengelernt und sich seiner ideologischen Unterstützung erfreut. Mit Hingabe und gutem ärztlichem Geschick betreute er nun den durch das Attentat lebensgefährlich verletzten Patienten bis zu seiner völligen Genesung. Tief beeindruckt von Lenins menschlicher Größe auch im Leiden, vermerkte er in seinen Erinnerungen: *„Mehrere Tage schwebte Lenin zwischen Tod und Leben … Sobald es ihm etwas besser ging, scherzte er mit den Ärzten, und sobald es nur seine Kräfte erlaubten, begann er sich selber zu bedienen …“*

Nach dem Sieg der Oktoberrevolution leitete Winokurow nacheinander: die Abteilung Sozialversicherung im Volkskommissariat für Arbeit, das Volkskommissariat für Gesundheitswesen der Ukraine, das Volkskommissariat für Sozialwesen. Die sowjetische Militärmedizin rechnet ihn zu ihren Begründern.

Alexander Nikolajewitsch Winokurow. Russisch-sowjetischer Mediziner. Hygienearzt in St. Petersburg. Verdient um Aufbau einer Sozialversicherung in seinem Land.
Ausschnitt aus einem älteren anonymen sowjetischen Informationstableau

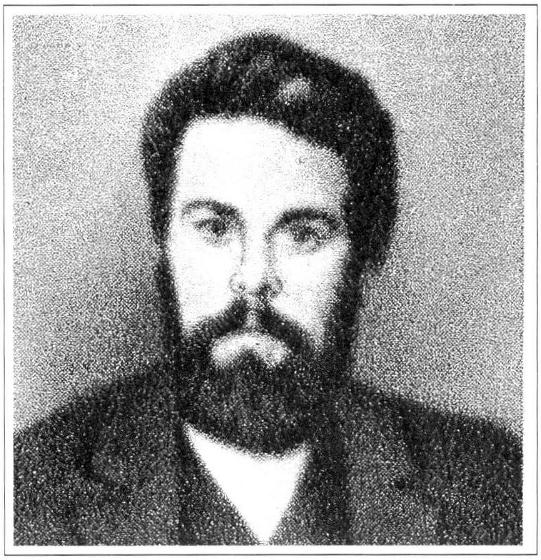

Der Petersburger Newskiprospekt zu Winokurows Zeit.
Xylographie. Aus: Spamer's „Illustriertes Conversations-Lexicon", Leipzig (Ausgabe um die Jahrhundertwende)

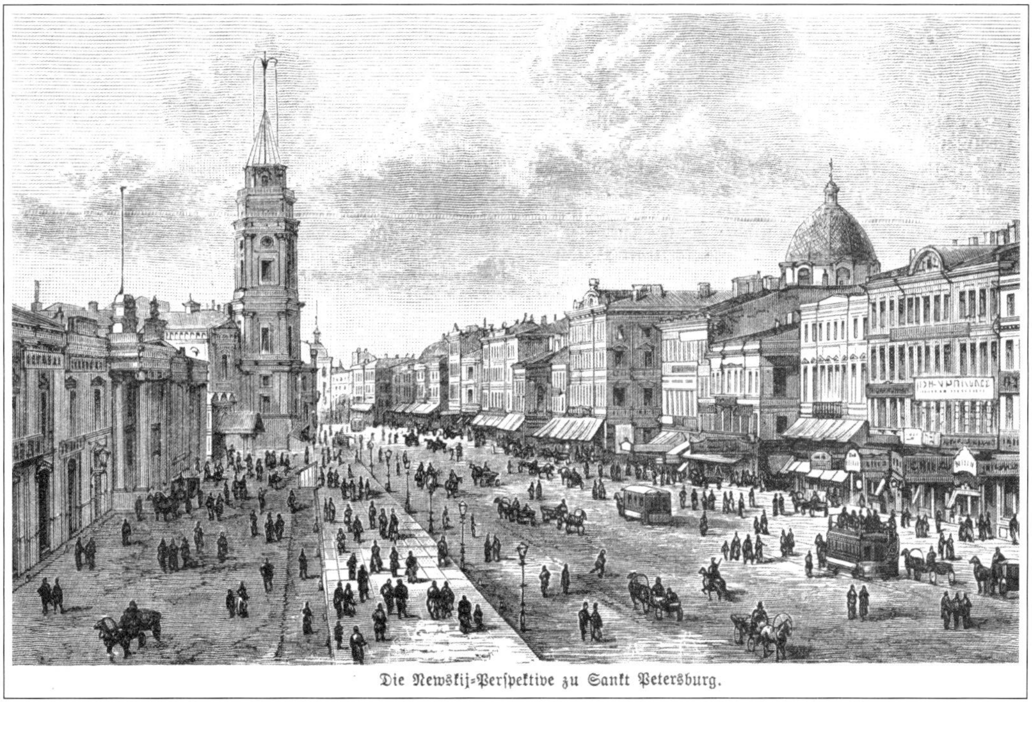

Die Newskij-Perspektive zu Sankt Petersburg.

Jacob Winslow (1669–1760)

An der Weiterentwicklung der modernen Anatomie nach ihrer Begründung durch den Deutsch-Belgier Andreas Vesalius hatten die Dänen maßgeblichen Anteil, Berühmte Namen wie Kaspar und Thomas Bartholinus oder Niels Stensen bestätigen dies für das siebzehnte Jahrhundert. An die Spitze der europäischen Erforscher des menschlichen Körpers rückte im nächsten Säkulum vor allem der aus Odense auf der Insel Fünen gebürtige Jacob Benignus Winslow. Sein Vater wie auch sein Großvater, die beide Pastoren waren, hätten ihn gern als Nachfolger in ihrem Amt gesehen; doch auf Anraten eines befreundeten jungen Mediziners gab er seine anfängliche theologische Ausbildung bald auf, um sich gleichfalls der ärztlichen Wissenschaft zuzuwenden.

Nach erfolgreichem medizinisch-botanischem Alumnat in der Heimat erhielt Winslow vom dänischen König ein Auslandsstipendium. Er ging zunächst für ein Jahr nach Holland, anschließend nach Paris, wo er als Schüler des bedeutenden französischen Chirurgen und Anatomen Guichard Duverney seine eigentliche Berufung entdeckte. Da er aber an der Seine unter dem Einfluß eines Jesuitengelehrten zur katholischen Kirche übertrat, entzog ihm der protestantische König von Dänemark seine Gunst, so daß er bis zu seinem Abschlußexamen auf finanzielle Unterstützung von Gönnern angewiesen war. In sein Vaterland kehrte Winslow nun nicht mehr zurück, zumal er auf Grund seiner außerordentlichen Befähigung mit einer glänzenden Laufbahn an der Pariser Fakultät rechnen durfte. Sein vorerwähnter Lehrer ermöglichte ihm nicht nur eine kostenfreie Promotion, sondern erwirkte überdies seine Aufnahme in die Französische Akademie der Wissenschaften und machte ihn zu seinem Unterrichtsstellvertreter. Später übernahm er selbst den Lehrstuhl für Anatomie am Jardin du Roi. Schon im darauffolgenden Jahr errichtete er ein Anatomisches Theater mit besten, neuartigen Forschungs- und Lehrmöglichkeiten.

Von weither strömten Winslow Studenten zu. Aus seiner Schule gingen zahlreiche namhafte Naturforscher hervor, darunter der später als Wegbereiter der experimentellen Physiologie in die Annalen der Medizin eingegangene Albrecht von Haller. Dieser schätzte ihn besonders wegen seiner Methode, die einzelnen Körperorgane nicht losgelöst voneinander, sondern in ihrer natürlichen Lage zueinander zu betrachten. Seine topographisch-anatomischen Untersuchungen erstreckten sich vornehmlich auf die Herzmuskelfasern, die Lungen, die Bronchien, die Muskelmechanik wie auch den passiven Bewegungsapparat des Menschen sowie auf den embryonalen Kreislauf. Die Fachbezeichnung „*Foramen Winslowi*“ für das von dem Forscher als Eingang zur Bauchfelltasche entdeckte „*Netzbeutelloch*“ hält die Erinnerung an ihn noch heute wach. In einem eigenen **anatomischen Lehrbuch** brachte er die Ergebnisse seiner jahrzehntelangen Studien zu Papier. Es wurde in viele Sprachen übersetzt. Einen Tag nach seinem einundneunzigsten Geburtstag schloß Winslow die Augen für immer.

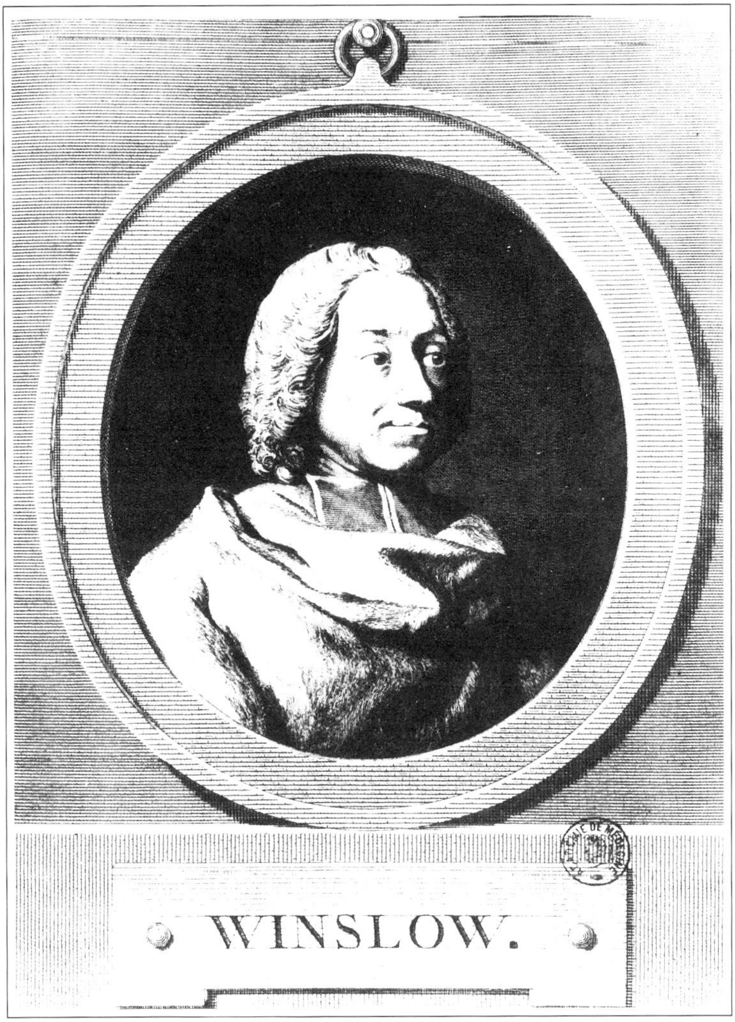

Jacob Winslow. Dänischer Anatom. Angesehener Hochschullehrer in Paris. Förderer der topographischen Anatomie.
Zeitgenössischer Kupferstich von A. Romanet nach einer in der Pariser Medizinischen Akademie befindlichen Originalzeichnung von C. N. Cochin dem Jüngeren

Alexander W. Wischnewski (1874–1948)

Alexander Wassiljewitsch Wischnewski gehörte nach Ausweis der sowjetischen Medizingeschichtsschreibung zu den hervorragendsten Chirurgen seines Vaterlandes. Er war gleichbedeutend als Operateur, Forscher und Neuerer. Seine zahleichen Erfindungen und Entdeckungen fanden sowohl daheim wie auch im Ausland weithin Beachtung und Anerkennung. Lange war er auf Grund seines verdienstvollen Wirkens Präsident der Moskauer Chirurgischen Gesellschaft; 1947 wählte ihn die Akademie der Medizinischen Wissenschaften der UdSSR zum ordentlichen Mitglied und übertrug ihm die Leitung ihres Instituts für Chirurgie.
Alexander Wassiljewitschs Sohn Alexander Alexandrowitsch Wischnewski, sein Nachfolger im Amt, äußerte einmal in einem Pressegespräch über seinen Vater: *„Ich habe ihn geliebt und war stolz auf ihn. Ich kannte ihn in mancherlei Situationen seines Lebens, hörte, wie die Patienten über ihn sprachen, und erlebte ihn mit dem Skalpell in der Hand. Ich war von seiner starken Persönlichkeit und überzeugenden meisterlichen Kraft so beeindruckt, daß ich bereits als Vierzehnjähriger fest entschlossen war, ebenfalls Chirurg zu werden."* Ähnlich bezwingend des Vaters Eindruck und Einfluß auf seine Studenten und zahllose Ärzte, welche von weither ihm zuströmten, um seine Weiterbildungskurse zu belegen. So wurde A.W. Wischnewski zum Begründer einer eigenen großen sowjetischen Chirurgenschule.
Nach einem Gedenkartikel der „**Medizinskaja Gaseta**" anläßlich seines 90. Geburtstages gelang es dem Senior, das von ihm geleitete Akademieinstitut zu einer über die Grenzen der Sowjetunion hinaus renommierten Forschungsanstalt für klinische Chirurgie mit bestausgestatteten Versuchslaboratorien zu entwickeln. Heute arbeitet man hier, wie verlautet, *„über die Chirurgie des Herzens und der großen Gefäße, der Lunge, der Verbrennungen, über Anästhesie, Transplantation von Organen und Geweben usw. Zur Ausrüstung der Wissenschaftler zählen Laboratorien für Kybernetik, künstlichen Blutkreislauf, Polymere und Gewebekonservierung."*
Über hundert Abhandlungen über Probleme der Anatomie, Physiologie, Mikrobiologie, Immunität, klinische Chirurgie, Neurotrophik und Anästhesie zeugen von der Vielseitigkeit seines Schaffens. Weltweit bekannt wurde er vornehmlich durch Entwicklung neuartiger Verfahren der Lokal- und Heilanästhesie. Langjährige Beobachtungen beim Anwenden der Novocainblockade und -wundbehandlung führten ihn zu der Entdeckung, daß jenes Lokalanästhetikum außer seiner betäubenden Kraft infolge seiner schwachen Reizwirkung auf das Nervensystem zudem eine gewebserneuernde bzw. gewebsernährende Eigenschaft besitzt, so daß gleichzeitige Anwendung der Novocainblockade mit einem Fettsalbenverband heilsam bei der Therapie von Entzündungen, Wunden, Erfrierungen sowie pleuro-pulmonalem Schock wirkt. Durch deren Einführung förderte er wesentlich auch die Feldchirurgie.

Alexander Wassiljewitsch Wischnewski.
Sowjetischer Chirurg. Hochverdient als Entdecker neuer Verfahren der Lokal- und Heilanästhesie. Anonyme zeitgenössische Grafik aus einer dreibändigen sowjetischen Enzyklopädie

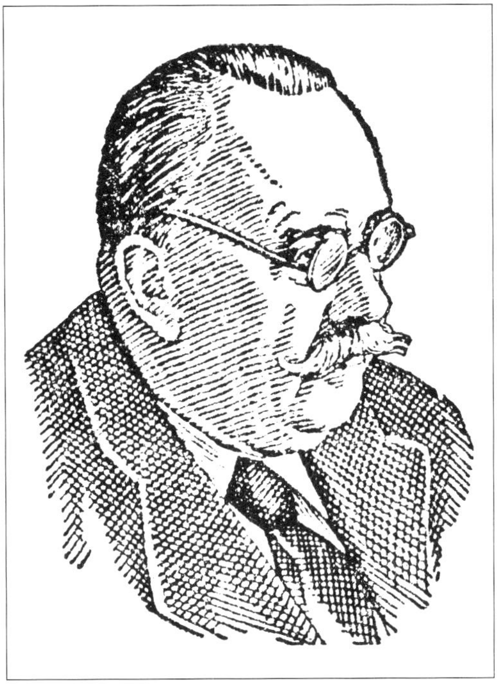

Moskauer Kreml-Bezirk zur Zeit Wischnewskis. Nach einer zeitgenössischen Aufnahme

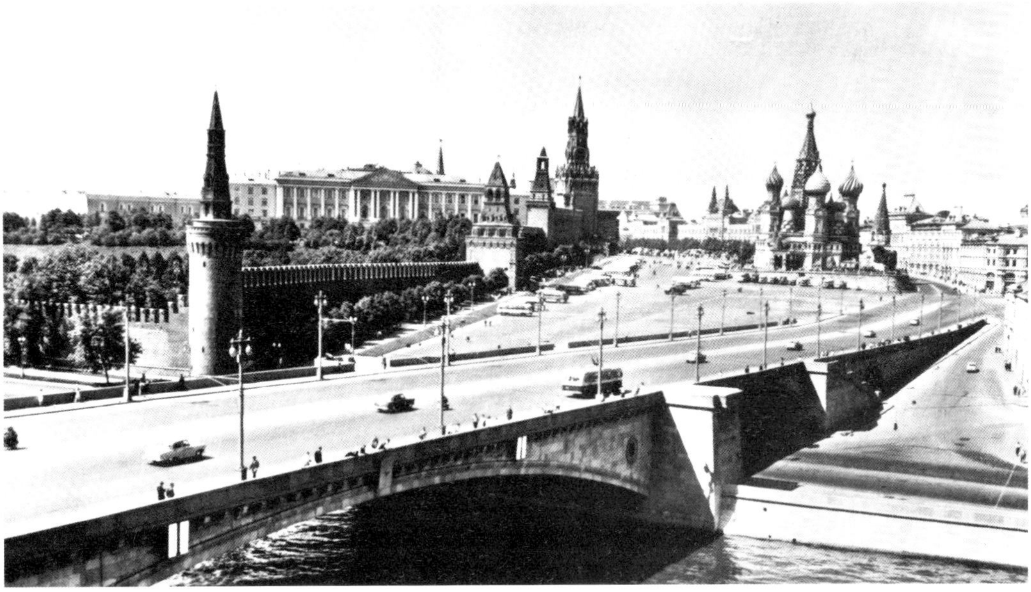

Friedrich Wolf (1888–1953)

Zuerst studierte der rheinische Kaufmannssohn an der Münchener Akademie Malerei. Er wollte bildender Künstler werden. Doch dann fand er, daß kranken Menschen zu helfen eine ihm gemäßere Sache sei. So wechselte er zur Medizin über. Nach dem Staatsexamen arbeitete er als Assistenzarzt an etlichen Krankenhäusern, wobei er sich besonders für psychische Leiden interessierte, fuhr dann einige Monate als Schiffsarzt zur See und diente während des ersten Weltkriegs als Bataillonsarzt. In dieser Eigenschaft lernte er die Schrecken des Völkermordens kennen und den Krieg hassen. Offen bezog er fortan Stellung gegen ihn, ja verweigerte alsbald auch den Kriegsdienst, woraufhin man ihn als Lazarettarzt nach Dresden kommandierte.

In der sächsischen Landeshauptstadt vollzog sich Friedrich Wolfs politische Wandlung. Er wirkte nach der Novemberrevolution sowohl als Mitglied des Arbeiter- und Soldatenrates wie auch als Gemeinderatsmitglied der USPD. 1920 ging er als Stadtarzt nach Remscheid. Dort machte er sich vor allem durch die Einrichtung von Mütterberatungsstellen und den Aufbau einer schulärztlichen Organisation verdient. Da er aber auch seine revolutionäre Einstellung nicht verleugnete und sich an der Niederschlagung des Kapp-Putsches beteiligte, wurde er bald wieder aus dem Amt entlassen.

Nach kurzem Zwischenspiel als Siedler und Torfarbeiter auf dem Barkenhoff bei Worpswede ließ sich Friedrich Wolf als Land- und Kassenarzt in der Gemeinde Hechingen auf der Rauhen Alb nieder. Etwa ein Jahrfünft betreute er aufopfernd die ansässigen Kleinbauern und Weber – bis er sich an einen einsamen Platz in der Nähe des Bodensees zurückzog, um in der Stille sein berühmt gewordenes medizinisches Volksbuch **„Die Natur als Arzt und Helfer“** zu verfassen, in dem er vornehmlich Fragen des vorbeugenden Gesundheitsschutzes, der Verhütung von Zivilisationsschäden sowie einer naturheilkundlichen Gesundheitspflege behandelte. In all diesen Jahren hatte sich Friedrich Wolf zudem als erzählender Schriftsteller und Dramatiker einen Namen gemacht, der die Kunst als eine Waffe betrachtete und propagierte. Wie geschickt er diese einzusetzen verstand, bewies er auf medizinischem Gebiet mit seinem gegen den Paragraphen 218 gerichteten sozialkritischen Schauspiel **„Cyankali“** (1929), mit dem er zugleich die Heuchelei des kapitalistischen Systems und das damalige deutsche *„Abtreibungsgesetz“* schonungslos brandmarkte. Sein antifaschistisches Stück **„Professor Mamlock“** indes erreichte größte Massenwirkung auf dem gesamten Erdball.

Bei Kriegsausbruch in Frankreich interniert, floh Wolf 1941 in die Sowjetunion. Nach der Zerschlagung der Hitlerdiktatur stellte er seine Kunst und sein diplomatisches Geschick in den Dienst für ein besseres Deutschland. In den Jahren 1950/51 war Friedrich Wolf als Botschafter in Polen tätig.

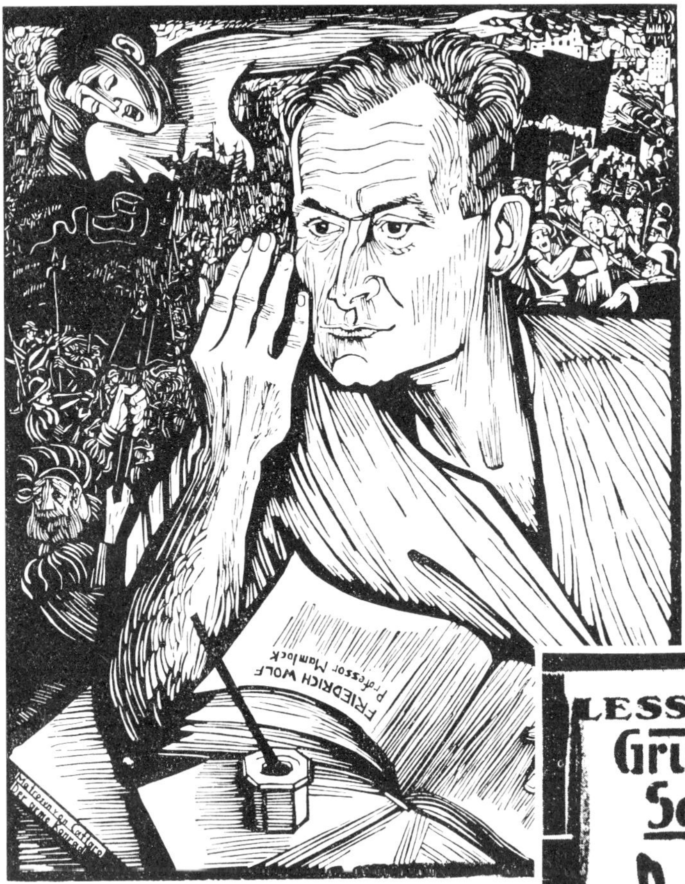

Friedrich Wolf. Deutscher Schriftsteller und Arzt. Verdient um die Einrichtung von Mütterberatungsstellen, den Aufbau schulärztlicher Betreuung wie auch um naturheilkundliche Gesundheitspflege. Reproduktion eines Holzschnitts von Conrad Felixmüller (1947). Aus: Franz Frommhold: Grafik – Waffe dieser Zeit, Dresden 1958

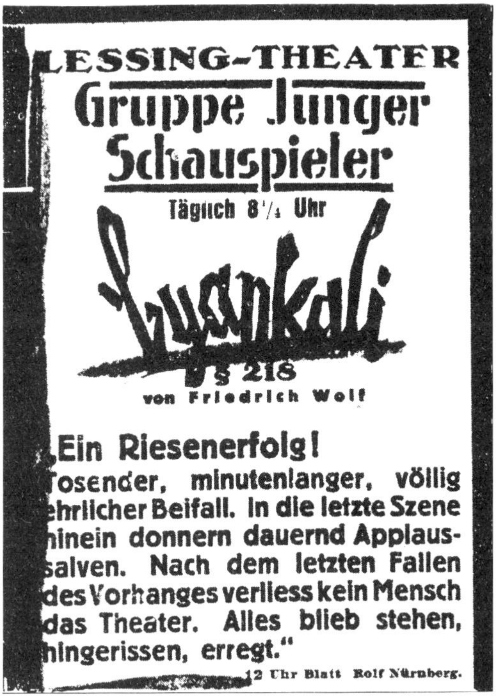

LESSING-THEATER
Gruppe Junger Schauspieler
Täglich 8¼ Uhr
Cyankali
§ 218
von Friedrich Wolf

„Ein Riesenerfolg! Tosender, minutenlanger, völlig ehrlicher Beifall. In die letzte Szene hinein donnern dauernd Applaussalven. Nach dem letzten Fallen des Vorhanges verliess kein Mensch das Theater. Alles blieb stehen, hingerissen, erregt."

12 Uhr Blatt Rolf Nürnberg.

Zeitungsinserat des Berliner Lessing-Theaters zur Aufführung von Wolfs gegen den Abtreibungsparagraphen 218 gerichteten Drama „Cyankali" (1929)

Carl August Wunderlich (1815–1877)

Wer im Krankenhaus an das Bett eines Patienten tritt, wird in dessen unmittelbarer Nähe, entweder über dem Kopfende an der Wand oder auf einem daneben stehenden Tisch, ein Blatt mit einer rot aufgezeichneten Temperaturkurve bemerken, die den Arzt rasch über den Verlauf der Körperwärme bzw. des Fiebers während des Krankheitsprozesses unterrichtet, so daß er erforderlichenfalls gewisse therapeutische Maßnahmen treffen kann. Das Verdienst, die sogenannte Thermometrie in die klinische Krankenuntersuchung und -beobachtung systematisch eingeführt zu haben, gebührt Carl August Wunderlich.

Der aus Sulz am Neckar gebürtige Sohn eines Amtsarztes hatte nach seiner Gymnasialausbildung in Stuttgart an der Tübinger Universität Medizin studiert. Als Hospitant in Pariser und Wiener Krankenhäusern machte er sich anschließend gründlich mit den dort entwickelten und eifrig gepflegten diagnostischen Methoden der Auskultation und der Perkussion vertraut. Seine Einsichten und praktischen Erfahrungen machte er als Assistent am Stuttgarter Katharinen-Hospital wie auch später an der Tübinger Universitätsklinik nutzbar.

Da ihm eine Reform der deutschen Medizin bereits in seiner Assistentenzeit als überaus dringlich erschien, gründete Wunderlich alsbald mit dem ihm befreundeten Chirurgen Wilhelm Roser die als Kampfblatt konzipierte Zeitschrift **„Archiv für physiologische Heilkunde“**. Hierin focht er als entschiedener Gegner naturphilosophischer Spekulation für eine wissenschaftlich fundierte Krankheitslehre, für die Anwendung naturwissenschaftlicher Verfahren in der klinischen Medizin sowie für praktische Ausbildung des Nachwuchses am Krankenbett.

Mit einunddreißig schon erhielt Wunderlich die Leitung der Tübinger Universitätsklinik unter gleichzeitiger Berufung zum Ordinarius. Gemäß seiner im vorerwähnten Journal manifestierten Zielsetzung erneuerte er den klinischen Betrieb von Grund auf, vergrößerte die Anstalt, richtete eine Poliklinik ein, unterwies die Studenten am Patienten und verfaßte ein **„Handbuch der speziellen Pathologie“**, das 1846 bis 1850 erschien, seinen Namen weithin bekannt machte und wohl auch mit zu seiner Berufung nach Leipzig beitrug.

Im Spätherbst 1850 trat Wunderlich seine Tätigkeit als Nachfolger des nach Wien übergesiedelten Mediziners Johann Ritter von Oppolzer an der Leipziger Universitätsklinik an. Binnen kurzem verstand er es, der Medizinischen Fakultät internationalen Glanz als Ausbildungs- und Forschungsstätte zu verleihen. Hier führte er die regelmäßige Fiebermessung ein, vollendete er 1854 sein richtungweisendes **„Handbuch der Pathologie und Therapie“**, worin er seine Lehrmeinungen fixierte, bemühte er sich um pharmakologisch wirksame Arzneimittel und hielt er zudem Vorlesungen über Geschichte der Medizin.

In Würdigung seiner Verdienste auch um das sächsische Medizinalwesen ernannte ihn die Stadt Leipzig 1866 zu ihrem Ehrenbürger. Im 83. Lebensjahr erlag Wunderlich einem Krebsleiden.

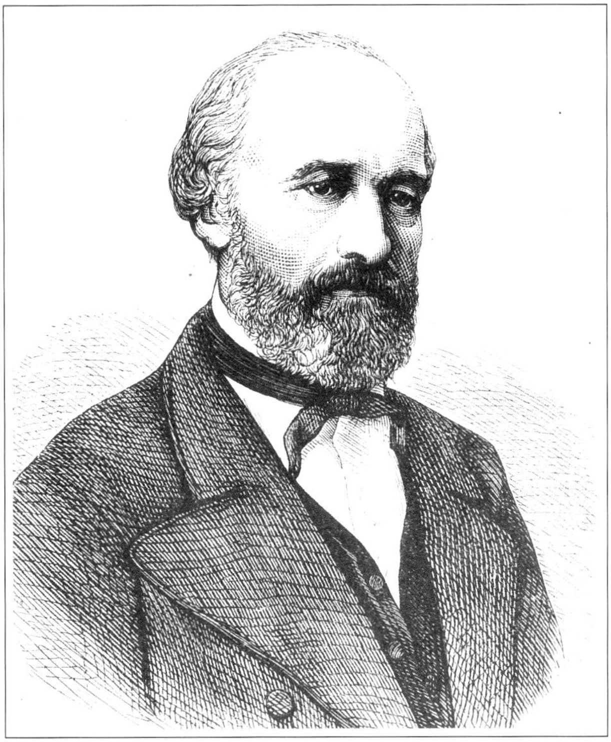

Carl August Wunderlich. Deutscher Mediziner. Führte die systematische Thermometrie in die klinische Krankenuntersuchung ein.
Xylographie. Aus: Spamer's „Illustriertes Conversations-Lexicon", Leipzig (19. Jahrhundert)

Johann Georg Zimmermann (1728-1795)

Der aus Brugg im Schweizer Kanton Aargau gebürtige Johann Georg Zimmermann galt bei seinen Zeitgenossen als ein international berühmter Modearzt. Er hatte in Göttingen bei seinem dort als Professor für Medizin und Botanik wirkenden Landsmann Albrecht von Haller, einem der hervorragendsten Vertreter der frühen Aufklärung, studiert und sich nach seiner Promotion in Leiden und Paris weitergebildet. In seine Heimat zurückgekehrt, betrieb er zwei Jahre lang eine Privatpraxis in Bern. Seinem rasch wachsenden Ansehen verdankte er sodann seine Ernennung zum Physikus seiner Vaterstadt. Während jener vierzehnjährigen Amtsperiode erwarb sich Zimmermann überdies als Verfasser mehrerer populärphilosophischer und medizinischer Bücher, wie „**Betrachtungen über die Einsamkeit**" (1756), „**Vom Nationalstolz**" (1758), „**Über die Erfahrungen in der Arzneikunst**" (1764) und „**Traktat über die Ruhr**" (1767), die den aufklärerischen Zeitgeist stark beeinflußten, höchste Anerkenung. Sein zweibändiges Werk über die arzneikundliche Erfahrung, in dem er eine Verbindung medizinischer Fragen mit experimenteller Beweisführung versuchte, trug ihm 1768 die Berufung zum ersten Leibarzt des englischen Königs in Hannover unter gleichzeitiger Bestallung zum Hofrat ein.

In dieser Eigenschaft kam Zimmermann mit zahlreichen hochgestellten Persönlichkeiten des In- und Auslands in brieflichen wie auch persönlichen Verkehr. So mit der russischen Zarin Katharina II., die ihn selbst gern als Leibarzt gehabt hätte und ihn ungeachtet seiner Ablehnung adelte, mit König Friedrich II. von Preußen, der ihn in seiner letzten Krankheit konsultierte, mit Charlotte von Stein, mit Herder, Wieland, Bodmer, Lenz, Goethe und vielen anderen.

Mit Johann Wolfgang Goethe war Zimmermann 1775 in Straßburg erstmalig zusammengetroffen. In seiner Autobiographie „**Dichtung und Wahrheit**" würdigte dieser ihn rückblickend als einen gewandten, sympathischen Medikus, der jedermann bezauberte, *„sonderlich die Weiber".* Letzteres mag Goethe vornehmlich auf seine Schwester Cornelia gemünzt haben, die sich als Zimmermanns Patientin ihrer Mutter gegenüber brieflich äußerte: *„Es ist wirklich durch seine vortreffliche Vorschriften so weit gekommen mit meiner Corperlichen Besserung, dass ich grose Lindrung spüre".*

Der alternde, krankhaft selbstgefällige, zunehmend hypochondrische Zimmermann büßte seine Beliebtheit durch eine Anzahl respektloser bzw. seine eigene Person peinlich hervorkehrender Schriften ein, mit denen er sich in geistige, politische, weltanschauliche Meinungsstreite einmischte. Paracelsus zum Beispiel, den fulminanten Überwinder der scholastischen und Wegbereiter der naturwissenschaftlich orientierten neuzeitlichen Medizin, verunglimpfte er grob:

„Er lebte wie ein Schwein, sah aus wie ein Fuhrmann, fand sein größtes Vergnügen im Umgang mit dem liederlichsten Pöbel und war die meiste Zeit seines ruhmvollen Lebens besoffen."

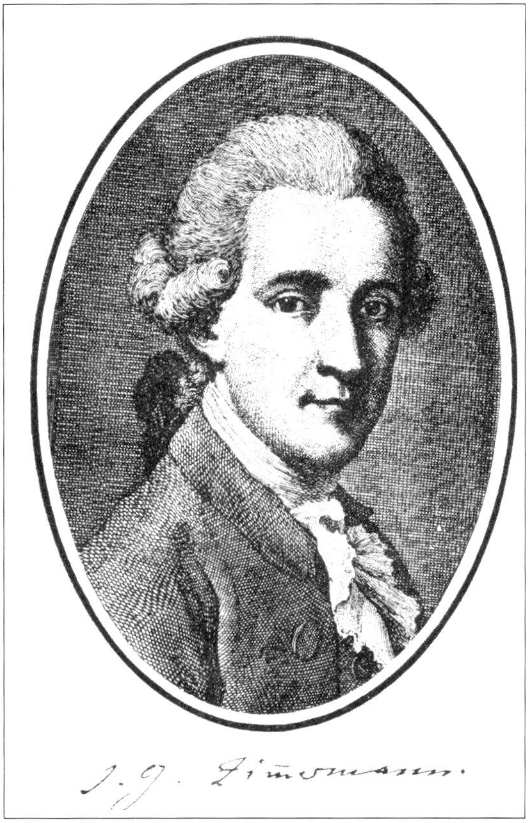

Johann Georg Zimmermann. Schweizerischer international berühmter Modearzt. Verfasser populärphilosophischer und medizinischer Bücher.
Ausschnitt eines zeitgenössischen Kupferstiches von Conti. Aus: Gustav Könnecke: Deutscher Literaturatlas, Marburg 1909

Register (Erster und Zweiter Band)

A

B

C

F

G

N

O

P

Q

R

S

T

U